全国高等职业教育护理专业"十三五"规划教材

病原生物与免疫学

BINGYUAN SHENGWU YU MIANYIXUE

主 编 叶群芳 王高峰 周 敏
副主编 徐曼丽 夏晓培 刘 睿
张 璐 杨 英 闻 婧

编 者 （以姓氏笔画为序）

王 君	铜仁职业技术学院	张 璐	贵州工程职业学院
王高峰	贵州工程职业学院	陈 玉	乐山职业技术学院
叶庆红	铜仁职业技术学院	周 敏	萍乡卫生职业学院
叶群芳	铜仁职业技术学院	胡 丽	铜仁职业技术学院
伍名芳	铜仁职业技术学院	闻 婧	萍乡卫生职业学院
刘 睿	铜仁职业技术学院	夏晓培	许昌职业技术学院
杨 英	萍乡卫生职业学院	晏龙强	铜仁职业技术学院
杨再艳	铜仁职业技术学院	徐曼丽	贵州健康职业学院
杨胜萍	铜仁职业技术学院	黄光华	铜仁市人民医院
何小娅	铜仁职业技术学院	熊 洁	铜仁职业技术学院
张 云	许昌职业技术学院	潘仁棵	铜仁职业技术学院

华中科技大学出版社
http://www.hustp.com
中国·武汉

内容简介

本书是全国高等职业教育护理专业"十三五"规划教材。

本书内容包括病原微生物学、人体寄生虫学和免疫学。本书编写突出职业教育的特点,文图简明扼要,通俗易懂,内容层次分明,重点、难点突出,利于学生形成科学的思维方式和建立正确的学习方法,注重激发学生的学习兴趣。

本书可供临床医学、护理、药学、医学检验技术等专业使用。

图书在版编目(CIP)数据

病原生物与免疫学/叶群芳,王高峰,周敏主编. —武汉:华中科技大学出版社,2019.7(2024.1 重印)
全国高等职业教育护理专业"十三五"规划教材
ISBN 978-7-5680-5527-7

Ⅰ.①病… Ⅱ.①叶… ②王… ③周… Ⅲ.①病原微生物-高等职业教育-教材 ②医学-免疫学-高等职业教育-教材 Ⅳ.①R37 ②R392

中国版本图书馆 CIP 数据核字(2019)第 169436 号

病原生物与免疫学
叶群芳 王高峰 周 敏 主编
Bingyuan Shengwu yu Mianyixue

策划编辑:余 雯
责任编辑:毛晶晶
封面设计:原色设计
责任校对:李 弋
责任监印:周治超
出版发行:华中科技大学出版社(中国·武汉)　　　电话:(027)81321913
　　　　　武汉市东湖新技术开发区华工科技园　　　邮编:430223
录　　排:华中科技大学惠友文印中心
印　　刷:武汉科源印刷设计有限公司
开　　本:787mm×1092mm　1/16
印　　张:21.75
字　　数:563 千字
版　　次:2024 年 1 月第 1 版第 6 次印刷
定　　价:68.00 元

前言

Preface

本教材根据新一轮教学标准的要求,围绕"以服务为宗旨、以就业为导向、以岗位需求为标准"的指导思想和"培养具有一定科学文化素养,德智体美全面发展,具有良好的职业素质、人际交往与沟通能力,熟练掌握专业操作技能,能在各级医疗卫生机构工作的技能型、服务型的高素质劳动者"的目标,力求体现职业教育特色,贴近社会,贴近岗位,贴近学生。针对学生的认知能力和掌握知识的程度,遵循"必需为准,够用为度,实用为先"的基本原则,精选教材内容,具有以下特点:①突出实用性,突出职业教育的特点,适当降低知识的难度,文图简明扼要,通俗易懂;②在章节编排上立足岗位需求,突出专业特色,进行内容融合,对人体寄生虫学部分削减较多,进行了重新编排,只保留了常见人体寄生虫的部分内容;③教材编排的体例尽量适应学生的认知水平和兴趣,可以更为有效地激发学生学习的热情和兴趣。每章后面附有目标检测,便于学生掌握重点内容和巩固所学知识。目标检测中的选择题参考全国护士执业资格考试试题类型设计,思考题引导学生思考和讨论,提高其发现问题、解决问题的能力。

本教材是各位编者共同努力、辛勤劳动的结果。编写过程中也得到众多同仁的大力支持和帮助,在此一并表示感谢。由于编者水平有限,编写内容难免会有错误之处,恳请各位读者批评指正!

编　者

Contents

目　录

上篇　病原微生物学

第十章　厌氧性细菌

第十一章　动物源性细菌

第十二章　其他原核性病原体

第十三章　真菌

第十四章　病毒学概述

第十五章　呼吸道感染病毒

中篇　人体寄生虫学

第二十章　人体寄生虫学概述

下篇　免　疫　学

上篇

病 原 微 生 物 学

第一章 医学微生物学概述

第一节 微生物和病原微生物

微生物(microorganism)是广泛分布于自然界的一群个体微小、结构简单、肉眼无法直接看到,必须借助显微镜放大数百倍、数千倍甚至数万倍后才能观察到的微小生物的总称。

微生物种类繁多,目前已知的达数十万种,按其结构、化学组成及分化程度等不同可分为以下三大类。

1. 非细胞型微生物 目前发现的结构最简单、体积最小的一类微生物。其特点是无细胞结构和完整的酶系统,只能寄生在易感活细胞内进行增殖,如病毒。

2. 原核细胞型微生物 具有细胞结构,但细胞核分化程度较低,无核膜和核仁,缺乏完整的细胞器。此类微生物包括细菌、螺旋体、支原体、衣原体和立克次体。

3. 真核细胞型微生物 细胞核分化程度较高,有核膜和核仁,细胞质内有多种完整的细胞器,如真菌。

微生物广泛分布自然界,在土壤、空气和水等中均有微生物的存在,在人体体表及与外界相通的腔道中也有多种微生物的分布。微生物与人类关系密切,绝大多数微生物对人类和动植物是有益的,甚至是必需的。少数微生物能引起人类和动植物疾病,被称为病原微生物。

第二节　微生物学和医学微生物学

　　微生物学(microbiology)是生物学的一个重要分支,是研究微生物在一定条件下的形态结构、生命活动规律、遗传变异,以及与人类、动植物相互关系的一门学科。

　　医学微生物学(medical microbiology)是微生物学的一个分支,主要研究与医学相关的病原微生物的生物学性状、致病性与免疫性、微生物学检查方法和防治原则等的一门学科。学习医学微生物学的目的是为了控制和消灭感染性疾病,保障和提高人类的健康水平。

第三节　医学微生物学发展简史

　　医学微生物学的发展经历了以下三个时期。

　　1. 经验微生物学时期　在古代,人类虽未观察到微生物,但已将微生物学知识应用于农业、工业生产以及疾病防治中。如我国民间用盐腌、糖渍、烟熏等方式保存食物,利用微生物发酵制作酱料和酒类,蒸熏患者衣物来控制疾病传播等。

　　2. 实验微生物学时期　17世纪70年代,荷兰人列文虎克用自制的能放大约260倍的显微镜观察河水、污水、粪便等,发现了许多具有不同形态的微小生物,为人类开启了认识微生物的大门。19世纪60年代,法国科学家巴斯德证实了酿酒中的发酵与腐败皆由微生物所致,创立了巴氏消毒法,且这种方法沿用至今。巴斯德把微生物的研究从形态学阶段推进到了生理学阶段。微生物学逐渐发展成为一门独立的学科。德国学者郭霍发明了固体培养基,创立了细菌染色法和实验动物感染法,能从环境或患者排泄物中分离培养病原菌。1892年,俄国学者伊凡诺夫斯基首先发现了烟草花叶病毒。1929年,青霉素被英国细菌学家弗莱明发现,并于20世纪40年代用于临床。随后链霉素、氯霉素、金霉素等相继问世,从而开启了抗生素时代。

　　3. 现代微生物学时期　随着细胞生物学、生物化学、免疫学、遗传学、分子生物学等学科的发展,以及电子显微镜、色谱分析、免疫标记、细胞培养等新技术的建立,微生物学得到了迅速的发展。新型的病原微生物不断地被发现和认识,自20世纪70年代以来,新发现的病原微生物有30多种,如军团菌、幽门螺杆菌、人类免疫缺陷病毒、SARS病毒等。通过应用分子生物学技术探讨病原微生物的基因结构及功能,人们对病原微生物的生物学特性、致病机制等有了更深入的认识。

　　目前,虽然医学微生物学的研究和临床应用已取得巨大成绩,但抗生素的滥用、新型病原微生物的出现等成为威胁人类健康的新问题。因此,我们还要进一步加强医学微生物学研究,促进医学微生物学的发展,为保障人类的健康做出更大贡献。

目标检测

选择题

A1 型题

1. 下列属于非细胞型微生物的是(　　)。

A. 细菌　　　　　　B. 病毒　　　　　　C. 真菌　　　　　　D. 放线菌　　　　　　E. 支原体

2. 下列属于真核细胞型微生物的是(　　)。

A. 细菌　　　　　　B. 病毒　　　　　　C. 真菌　　　　　　D. 放线菌　　　　　　E. 衣原体

3. 下列关于微生物的叙述错误的是(　　)。

A. 个体微小　　　　　　　　　　B. 结构简单　　　　　　　　　　C. 繁殖迅速

D. 必须借助显微镜才能观察到　　E. 均可致病

第二章 细菌的形态与结构

✚ 学习目标

1. 掌握细菌大小的测量单位和基本结构,细菌的特殊结构及其医学意义。
2. 熟悉细菌的基本形态,革兰阳性菌和革兰阴性菌细胞壁的异同及其临床意义。
3. 了解 L 型细菌、质粒的概念。

第一节 细菌的大小与形态

一、细菌的大小

细菌个体微小,须用显微镜放大数百甚至数千倍后才能观察到,通常以微米(μm)作为测量单位。细菌的大小随细菌种类不同而差别很大,即使同种细菌也可因生长环境或生长阶段不同而有所差异。

二、细菌的形态

细菌有球形、杆形和螺形三种基本形态,据此将细菌分为球菌、杆菌和螺形菌三类(图 2-1)。

(一) 球菌

球菌(coccus)菌体呈球形或近似球形,根据球菌繁殖时的分裂方向与分裂后的排列方式的不同,可分为双球菌、链球菌、葡萄球菌、四联球菌、八叠球菌等,球菌的排列方式具有重要的鉴别意义。

1. 双球菌 细菌在一个平面上分裂,分裂后的两个菌体成双排列,如脑膜炎奈瑟菌。

2. 链球菌 细菌在一个平面上分裂,分裂后的多个菌体粘连呈链状排列,如甲型溶血性链球菌。

3. 葡萄球菌 细菌沿多个平面分裂,分裂后的菌体无规则地粘连在一起,呈葡萄串状排

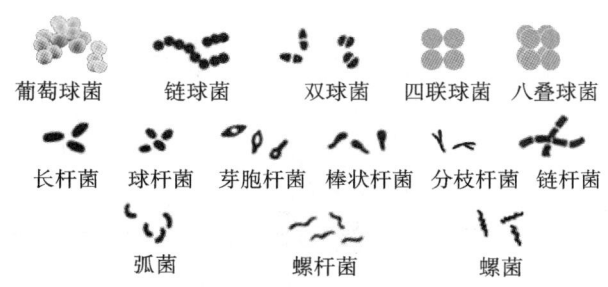

图 2-1　细菌的基本形态

列，如金黄色葡萄球菌。

4. 四联球菌　细菌沿相互垂直的两个平面分裂，分裂后每四个菌体粘连在一起，如四联加夫基菌。

5. 八叠球菌　细菌沿相互垂直的三个平面分裂，分裂后每八个菌体粘连在一起，如胃八叠球菌。

（二）杆菌

杆菌（bacillus）的菌体呈杆状或近似杆状。不同杆菌的大小、长短、粗细、形态及排列方式都有很大差异。有的菌体短、近似椭圆形，称为球杆菌；有的菌体末端膨大呈棒状，称为棒状杆菌；有的菌体呈分枝生长趋势，称为分枝杆菌。多数杆菌呈单个、分散排列，但也有菌体粘连在一起呈链状排列的，称为链杆菌。

（三）螺形菌

螺形菌（spiral bacterium）的菌体呈弯曲状，分为两种：①弧菌，菌体只有一个弯曲，呈弧形或逗点状，如霍乱弧菌；②螺菌，菌体有多个弯曲，如鼠咬热螺菌。

温度、酸碱度、培养基成分和培养时间等都会对细菌的形态产生影响。细菌在适宜的生长条件下才会呈现出典型形态。当生长环境不利或环境中含有抗生素等药物时，细菌常呈现出不规则形态，对临床实验室诊断造成干扰。

第二节　细菌的结构

细菌的结构（图 2-2）分为基本结构和特殊结构，基本结构是所有细菌都具有的结构，即细胞结构，包括细胞壁、细胞膜、细胞质和核质。特殊结构是某些细菌特有的结构，包括荚膜、鞭毛、菌毛和芽胞。

一、细菌的基本结构

（一）细胞壁

细胞壁（cell wall）是包被于细胞膜外的无色透明、坚韧而有弹性的膜状结构，大多位于细

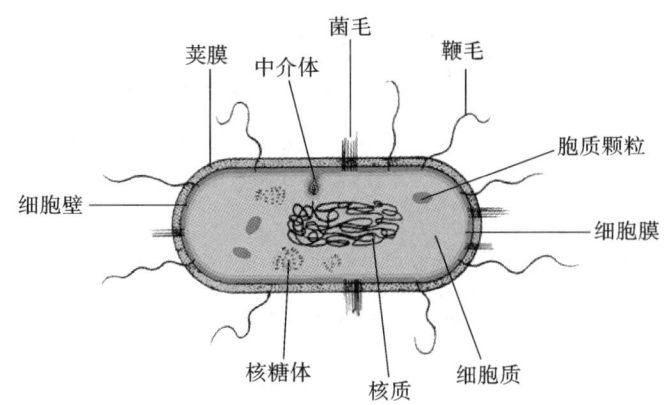

图 2-2　细菌的细胞结构模式图

菌细胞的最外层。其结构和化学组成随细菌种类不同而存在差异。

1. 化学组成及结构　通过革兰染色法可将细菌分为革兰阳性菌（G⁺）和革兰阴性菌（G⁻），两者细胞壁的化学组成与结构存在较大差异。

（1）革兰阳性菌细胞壁　主要由肽聚糖和磷壁酸组成。

①肽聚糖：又称为黏肽，是细菌细胞壁的主要组分，也是革兰阳性菌和革兰阴性菌的共有组分。革兰阳性菌的肽聚糖是由聚糖骨架、四肽侧链和五肽交联桥构成的三维立体结构。聚糖骨架由 N-乙酰胞壁酸和 N-乙酰葡糖胺交替间隔排列，由 β-1,4 糖苷键连接而成；四肽侧链的氨基酸组成和连接方式因菌种不同而异，如金黄色葡萄球菌，依次由 L-丙氨酸、D-谷氨酸、L-赖氨酸和 D-丙氨酸组成，其中第三位的 L-赖氨酸通过由五个甘氨酸构成的五肽交联桥连接于相邻四肽侧链第四位的 D-丙氨酸上，形成机械强度十分坚韧的三维立体结构（图 2-3）。

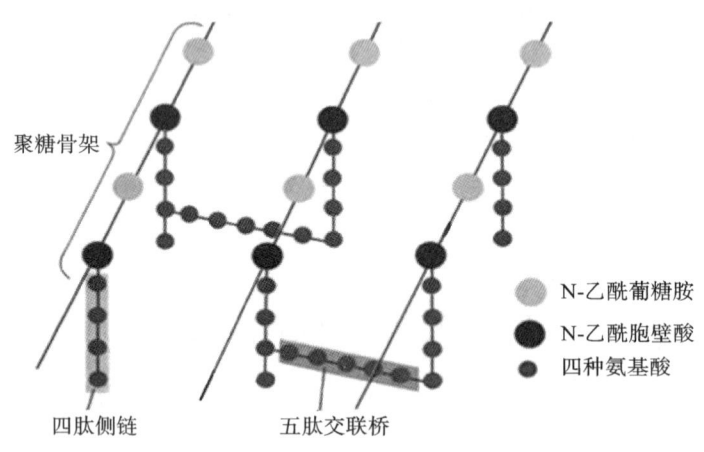

- ◯ N-乙酰葡糖胺
- ⬤ N-乙酰胞壁酸
- • 四种氨基酸

图 2-3　金黄色葡萄球菌的细胞壁肽聚糖结构模式图

②磷壁酸：革兰阳性菌细胞壁的特有组分，穿插于肽聚糖层中（图 2-4）。根据其结合的部位可分为壁磷壁酸（连接于肽聚糖的 N-乙酰胞壁酸上）和膜磷壁酸（连接于细胞膜上）。磷壁酸是革兰阳性菌的重要表面抗原，与细菌致病性密切相关。

③其他成分：某些革兰阳性菌细胞壁表面具有一些特殊的表面蛋白，与细菌的致病性、抗原性有关，如金黄色葡萄球菌的 A 蛋白。

（2）革兰阴性菌细胞壁　主要由肽聚糖和外膜组成。

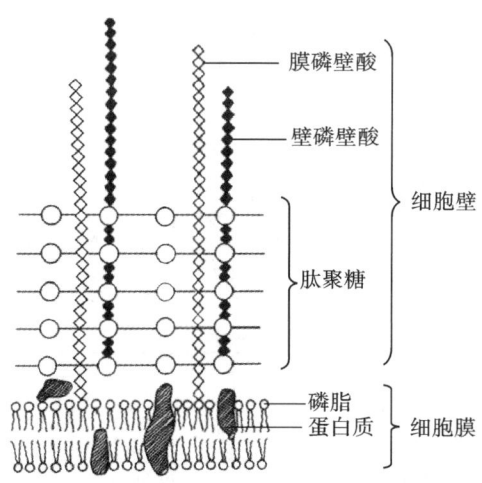

图 2-4 革兰阳性菌细胞壁结构模式图

①肽聚糖：主要由聚糖骨架和四肽侧链两部分构成，无五肽交联桥。以大肠埃希菌为例，其四肽侧链的第三位氨基酸与革兰阳性菌不同，为二氨基庚二酸（DAP），直接通过肽链与相邻四肽侧链的 D-丙氨酸相连，缺乏五肽交联桥连接，因此仅形成较疏松的单层二维平面网状结构（图 2-5）。

②外膜：革兰阴性菌细胞壁的特有组分，位于肽聚糖层外侧，由内向外依次为脂蛋白、脂质双分子层和脂多糖（LPS）（图 2-6）。其中，最外层的脂多糖是革兰阴性菌内毒素的主要成分，由脂质 A、核心多糖和特异性多糖三个部分组成，脂质 A 是内毒素的毒性部分，与细菌的致病性有关。

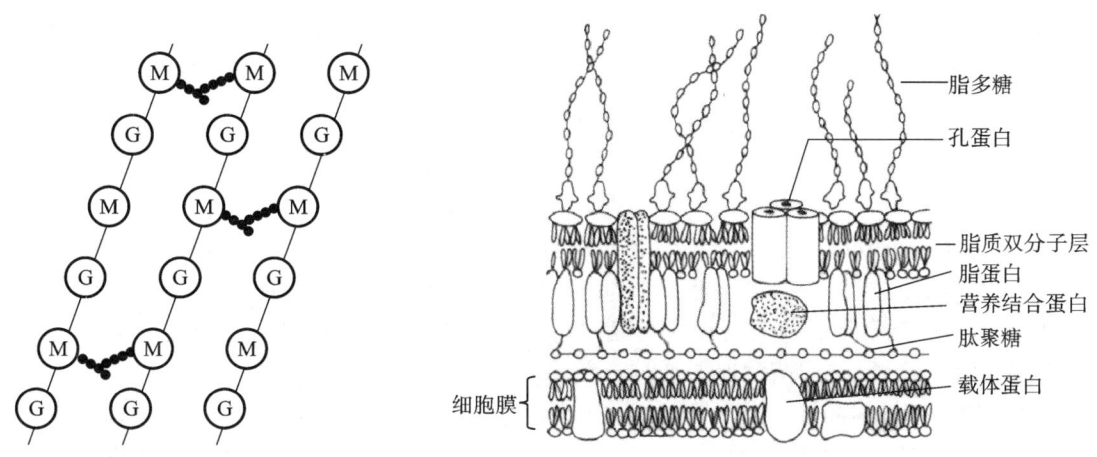

图 2-5 大肠埃希菌的细胞壁肽聚糖结构模式图

图 2-6 革兰阴性菌细胞壁结构模式图

革兰阳性菌和革兰阴性菌细胞壁组分及结构的不同（表 2-1），导致两类细菌在染色性、抗原性、致病性及对药物的敏感性等方面存在很大差异。如青霉素可竞争性抑制肽聚糖合成过程中五肽交联桥与四肽侧链的连接；溶菌酶能破坏肽聚糖骨架中 N-乙酰胞壁酸和 N-乙酰葡糖胺之间的 β-1,4 糖苷键的连接，使细菌裂解。革兰阳性菌细胞壁的肽聚糖含量较多，因而对青霉素和溶菌酶都敏感；革兰阴性菌细胞壁的肽聚糖含量少，故对青霉素和溶菌酶不敏感。

表 2-1　革兰阳性菌和革兰阴性菌细胞壁结构的区别

区别点	革兰阳性菌	革兰阴性菌
强度	较坚韧	较疏松
厚度	厚(20~80 nm)	薄(10~15 nm)
肽聚糖含量	占细胞干重的 50%~80%	占细胞干重的 5%~20%
肽聚糖层数	多,15~50 层	少,1~2 层
磷壁酸	有	无
外膜	无	有

　　(3)细胞壁缺陷型细菌(L 型细菌)　在生物或理化因素作用下,某些细菌的肽聚糖结构被破坏或合成受到抑制,造成其细胞壁缺损,无法在普通环境中生存,但在高渗环境中仍可存活,这类细菌称细胞壁缺陷型细菌或 L 型细菌。L 型细菌仍有一定的致病性,可引起慢性感染,如心内膜炎、尿路感染等。因此,在临床上遇到症状明显但常规标本细菌培养呈阴性者,应考虑 L 型细菌感染的可能性。

　　2. 主要功能　细胞壁的主要功能如下:①保护细菌抵抗低渗环境;②维持细菌固有形态;③参与细胞内外的物质交换;④决定细菌抗原性;⑤某些组分与细菌的致病性有关。

　　(二)细胞膜

　　细胞膜(cell membrane)位于细胞壁内侧,是包绕在细胞质外的一层柔软、具有弹性和半渗透性的生物膜。其基本结构与真核细胞的细胞膜基本一致,由磷脂双分子层和多种蛋白质组成。细胞膜的主要功能有:①与细胞壁共同完成细胞内外的物质交换;②具有生物合成作用,如合成肽聚糖、磷壁酸、脂多糖、转肽酶等;③参与细胞的呼吸过程;④部分细胞膜内陷、折叠、卷曲形成囊状物,称为中介体,多见于革兰阳性菌,参与细菌呼吸、生物合成及分裂繁殖。

　　(三)细胞质

　　细胞质(cytoplasm)为无色、半透明的胶状物质,由细胞膜包裹。主要成分为水、脂类、蛋白质和无机盐。细胞质中含有多种酶系统,是细菌新陈代谢的主要场所。细胞质中含有多种重要的结构。

　　1. 质粒(plasmid)　细菌染色体之外的遗传物质,为闭合环状双链 DNA。质粒不是细菌生长所必需的结构,但它携带了遗传信息,可以控制细菌某些特定的遗传性状,如 R 质粒可决定细菌的耐药性,F 质粒编码细菌的性菌毛等。质粒能自我复制,可通过细胞分裂或接合等方式在细菌之间传递,与细菌的遗传变异有关。

　　2. 核糖体(ribosome)　细菌合成蛋白质的场所,游离存在于细胞质中,每个细菌体内可达数万个。其化学成分主要是 RNA 和蛋白质,沉降系数为 70S,由 50S 的大亚基和 30S 的小亚基组成。某些抗生素,如链霉素和红霉素可分别与细菌核糖体的 30S 小亚基和 50S 大亚基结合,从而抑制蛋白质的合成,导致细菌死亡。人体细胞的核糖体与细菌核糖体存在差异,故这些药物对人体细胞没有损伤作用。

　　3. 胞质颗粒(cytoplasmic granules)　细胞质中含有多种颗粒状物质,其中多数为细菌储存的营养物质(包括多糖、脂类、糖原、多磷酸盐等)。某些细菌胞质中含有由 RNA 和多磷酸盐组成、嗜碱性强、经美蓝染色后着色较深呈深蓝色的胞质颗粒,称为异染颗粒。如白喉棒状杆菌的异染颗粒,可用于细菌的鉴定。

（四）核质

细菌的核质（nuclear material）无核膜、核仁，是由一条裸露的双链闭环状 DNA 分子反复回旋盘绕而成的松散网状结构，又称为拟核。核质具有与细胞核相同的功能，控制细菌的形态结构、生长繁殖、遗传变异等生物学性状。

二、细菌的特殊结构

（一）荚膜

荚膜（capsule）是某些细菌细胞壁外的一层黏液性物质。荚膜的化学成分因细菌种类不同而异，大多数荚膜成分为多糖，少数为多肽。荚膜与周边界限明显，厚度≥0.2 μm 者，称为荚膜；厚度＜0.2 μm 者，称为微荚膜；边界不明显且容易被洗脱者，称为黏液层。荚膜对碱性染料亲和力低，用普通染色法不易着色，用特殊染色法或用墨汁做负染色，即可在普通光学显微镜下清楚地观察到与周围界限分明的荚膜（图 2-7）。

荚膜的形成受遗传因素和环境条件影响。一般在动物体内或营养丰富的培养基中容易形成荚膜。

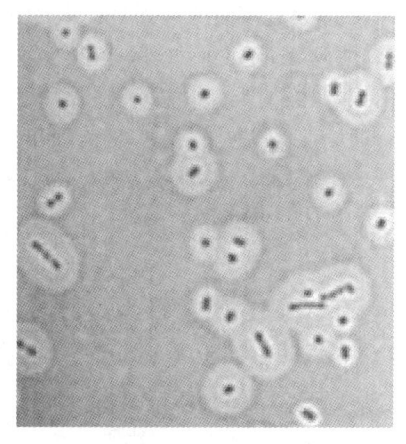

图 2-7　细菌的荚膜

其主要作用如下：①保护菌体，抵抗吞噬细胞等的吞噬和消化作用或抵抗溶菌酶、补体、抗菌药物等对菌体的损伤作用；②使细菌黏附于组织细胞或无生命物体表面，从而引起感染；③荚膜成分具有抗原性，可用于细菌的鉴定和分型。

（二）鞭毛

鞭毛（flagellum）是某些细菌菌体表面附着的细长丝状物，呈波状弯曲。鞭毛长 5～20 μm，直径为 12～30 nm，经特殊染色法增粗着色后可在光学显微镜下观察到。根据鞭毛的数量和位置，可将细菌分为：①单毛菌：菌体一端有一根鞭毛，如霍乱弧菌。②双毛菌：菌体两端各有一根鞭毛，如空肠弯曲菌。③丛毛菌：菌体的一端或两端有多根鞭毛，如铜绿假单胞菌。④周毛菌：菌体周身有许多鞭毛，如伤寒沙门菌（图 2-8）。

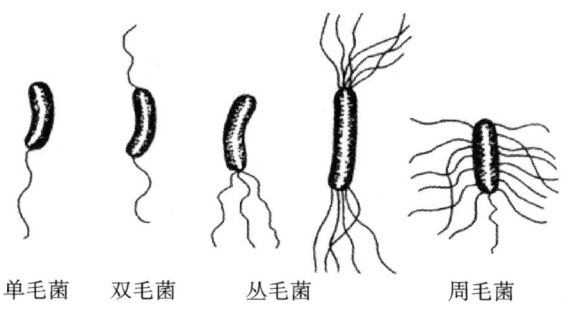

单毛菌　　双毛菌　　丛毛菌　　周毛菌

图 2-8　细菌鞭毛示意图

鞭毛的主要作用如下：①鞭毛是细菌的运动器官；②与细菌的致病性有关；③鞭毛的着生位置和数量可作为鉴别细菌的依据。此外，鞭毛的化学成分主要是蛋白质，具有良好的抗原性，亦有助于细菌的鉴定和分类。

（三）菌毛

菌毛（pilus）是某些细菌表面附着的多而直的丝状物，比鞭毛更细、更短。多见于革兰阴性菌，也可见于少数革兰阳性菌。菌毛必须用电子显微镜才能观察到（图2-9）。其化学成分主要为蛋白质，具有抗原性，与细菌的运动无关。根据其形态、分布和功能的不同，可分为以下两种。

1. 普通菌毛　遍布整个细菌表面，数量多达数百根，普通菌毛具有黏附作用，可与易感细胞表面的特异性受体结合而定植于该处，进而侵入细胞内，故与细菌的致病性有关。

2. 性菌毛　数量少，单个细菌仅有1～4根，比普通菌毛长而粗，为中空的管状结构。性菌毛由F质粒编码，有性菌毛的细菌称为F^+菌，无性菌毛的细菌称为F^-菌。当F^+菌和F^-菌结合时，可通过性菌毛在细菌间传递遗传物质（如质粒），从而使F^-菌获得F^+菌的某些生物学特性，如细菌的耐药性、毒力等。

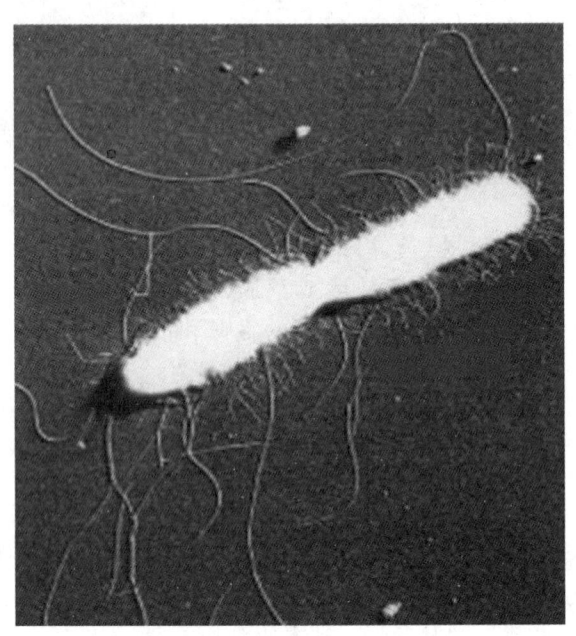

图2-9　细菌菌毛的电镜图

（四）芽胞

芽胞（spore）是某些细菌在一定条件下，细胞质脱水浓缩，在菌体内形成的圆形或椭圆形小体。芽胞壁厚、折光性强，普通染色法不易着色，须用特殊染色法染色后在光学显微镜下才可见到。芽胞是细菌的休眠体，而不是繁殖体，它并不直接致病，但当环境条件适宜时，芽胞可重新吸水、膨胀、恢复成繁殖体继而致病。一个菌体只能形成一个芽胞，而一个芽胞又只能复苏形成一个菌体。不同种类的细菌，芽胞的形状、大小、位置都有所差异，因此可用于鉴别细菌（图2-10）。

芽胞的抵抗能力很强，对干燥、高温、化学消毒剂、辐射等都有较强的抵抗力，有的芽胞在自然界可存活几年甚至几十年。医疗器械和敷料等可被芽胞污染，但一般的消毒灭菌方法不易将芽胞杀死，因此，临床上通常以杀灭细菌的芽胞作为灭菌效果的判断指标，最常用最有效的方法是高压蒸汽灭菌法。

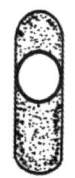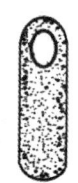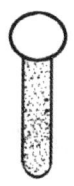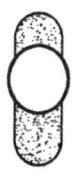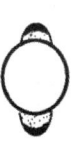

图 2-10　细菌芽胞的形态和位置示意图

目 标 检 测

一、选择题

A1 型题

1. 细菌大小的测量单位是（　　）。

A. 微米　　　　　B. 纳米　　　　　C. 厘米　　　　　D. 毫米　　　　　E. 分米

2. 革兰阳性菌细胞壁所特有的组分是（　　）。

A. 肽聚糖　　　　B. 脂多糖　　　　C. 磷壁酸　　　　D. 脂质 A　　　　E. 外膜

3. 革兰阳性菌和革兰阴性菌细胞壁共有的组分是（　　）。

A. 脂多糖　　　　　　　　　B. 肽聚糖　　　　　　　　　C. 磷壁酸

D. 脂质双分子层　　　　　　E. 外膜

4. 细菌的特殊结构不包括（　　）。

A. 核质　　　　　B. 荚膜　　　　　C. 芽胞　　　　　D. 菌毛　　　　　E. 鞭毛

5. 临床上可作为灭菌效果判断标准的是（　　）。

A. 是否杀灭芽胞　　　　　　B. 是否杀灭荚膜　　　　　　C. 是否杀灭菌毛

D. 是否杀灭鞭毛　　　　　　E. 是否杀灭脂多糖

6. L 型细菌是指（　　）。

A. 细胞壁缺陷型细菌　　　　B. 细胞膜缺陷型细菌　　　　C. 细胞核缺陷型细菌

D. 荚膜缺陷型细菌　　　　　E. 核质缺陷型细菌

7. 细菌细胞壁的主要成分是（　　）。

A. 肽聚糖　　　　B. 脂多糖　　　　C. 磷壁酸　　　　D. 纤维素　　　　E. 果胶

二、简答题

1. 简述革兰阳性菌和革兰阴性菌细胞壁结构的异同。

2. 简述细菌特殊结构的主要生物学作用。

第三章 细菌的生长繁殖与培养

学习目标

1. 掌握细菌生长繁殖的条件、方式与速度。
2. 熟悉细菌在培养基中的生长现象及其意义,细菌的合成代谢产物及其在医学中的意义。
3. 了解培养基的种类及其用途。

第一节 细菌的生长繁殖

一、细菌生长繁殖的条件

不同种类的细菌,生长繁殖的条件不尽相同,但细菌生长繁殖所需的基本条件主要包括以下方面。

（一）营养物质

细菌要进行新陈代谢及生长繁殖,必须有充足的营养物质为其提供必需的原料和足够的能量。细菌需要的主要营养物质如下。

1. 水 水是细菌细胞的主要组成成分,占细菌重量的 $70\%\sim90\%$ 。

2. 碳源 糖类是较好的碳源,尤其是单糖（葡萄糖、果糖）、双糖（蔗糖、麦芽糖、乳糖）,能被绝大多数微生物利用,用以作为能量来源和合成菌体的成分。

3. 氮源 病原菌主要从蛋白质、氨基酸等中获得氮。在实验室和发酵工业生产中,通常以铵盐、硝酸盐、牛肉膏、蛋白胨、酵母膏、鱼粉、血粉、蚕蛹粉、豆饼粉、花生饼粉作为微生物的氮源,用于合成菌体蛋白质、核酸等。

4. 无机盐 细菌在生长繁殖过程中还需要补充磷、硫、钾、钠、钙、镁、铁等无机盐。

5. 生长因子 某些细菌在生长繁殖过程中还需要一些自身不能合成而需要获取的特殊有机营养物,即生长因子。如维生素、氨基酸、嘌呤、嘧啶等。

（二）适宜的温度

不同细菌对温度的要求不同，据此可分为：①嗜冷菌，最适生长温度为 10～20 ℃；②嗜温菌，最适生长温度为 20～40 ℃；③嗜热菌，当温度为 56～60 ℃时生长最好。大多数病原菌为嗜温菌，最适生长温度与人的体温一致，即 37 ℃，故实验室一般采用 37 ℃培养细菌。一些嗜温菌在低温下也可生长繁殖，如 4 ℃冰箱内，金黄色葡萄球菌可缓慢生长并释放毒素，故食用冰箱冷存的隔夜食物，可致食物中毒。

（三）适宜的酸碱度

在细菌的新陈代谢过程中，酶的活性在一定的 pH 范围内才能发挥。多数病原菌最适宜的 pH 为中性或弱碱性（pH 7.2～7.6）。人类血液、组织液 pH 为 7.4，细菌极易生存。胃液偏酸，绝大多数细菌可被杀死。个别细菌在碱性条件下生长良好，如霍乱弧菌在 pH 8.4～9.2 时生长最好；也有的细菌在酸性条件下生长良好，如结核分枝杆菌（pH 6.5～6.8）、乳酸杆菌（pH 5.5～6.0）。细菌在代谢过程中分解糖产酸，使 pH 下降，影响细菌生长，所以培养基中应加入缓冲剂，保持 pH 稳定。

（四）必要的气体环境

不同的细菌对气体的需求不同。根据细菌对氧气的需求不同，可将细菌分为以下四类。

1. 专性需氧菌　仅能在有氧环境中生长，如结核分枝杆菌、霍乱弧菌。

2. 微需氧菌　在低氧压环境中生长最好，氧浓度大于 10% 时对其有抑制作用，如幽门螺杆菌、空肠弯曲菌。

3. 兼性厌氧菌　在有氧或无氧的条件下均能生存，大多数病原菌属于此类。

4. 专性厌氧菌　仅能在无氧环境中生长，如破伤风梭菌。

一般细菌在生长繁殖过程中都需要 CO_2，只是大多数细菌自身代谢所产生的 CO_2 即可满足需要，无须额外补充。仅有些细菌在培养过程中需额外补充 CO_2，如脑膜炎奈瑟菌在初次分离时需要较高浓度的 CO_2（5%～10%），否则生长很差甚至不能生长。

二、细菌生长繁殖的规律

（一）细菌个体的生长繁殖

细菌以简单的二分裂方式进行无性繁殖。条件适宜时，多数细菌繁殖速度很快，20～30 min 即可繁殖一代；少数细菌繁殖速度较慢，如结核分枝杆菌繁殖一代需 18～20 h。

（二）细菌群体的生长繁殖

细菌生长繁殖迅速。在适宜条件下，一般细菌分裂繁殖一代约需 20 min，如按此速度计算，10 h 后细菌数量可达到 10 亿个以上，随时间的延长细菌数量将增多到难以想象的程度。但实际上，随着细菌不断地生长繁殖，营养物质将逐渐耗竭，有害代谢产物逐渐蓄积，因此细菌不可能一直高速地无限繁殖下去。经过一段时间，细菌的增殖速度将减缓，死菌数量增多，活菌增长率随之下降并趋于停滞。

将一定数量的细菌接种于适宜的培养基，连续定期取样检测活菌数，可发现细菌生长过程的规律。以培养时间为横坐标，培养物中活菌数的对数为纵坐标，可得出一条生长曲线（图 3-1）。

根据生长曲线，细菌的群体生长繁殖可分为四期：迟缓期、对数期、稳定期和衰亡期。

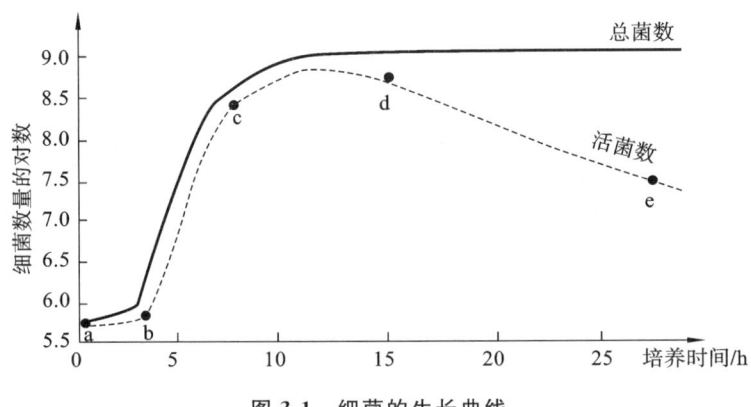

图 3-1　细菌的生长曲线

注：a-b，迟缓期；b-c，对数期；c-d，稳定期；d-e，衰亡期。

1. 迟缓期　细菌对新环境的短暂适应阶段。此期曲线平坦稳定，因为细菌繁殖极少。迟缓期长短因菌种、菌量、菌龄、培养条件等不同而异，一般为 1～4 h。此期细菌体积增大，代谢活跃，为细菌的分裂增殖合成储备充足的酶、能量及中间代谢产物。

2. 对数期　又称指数期。此期生长曲线上活菌数的对数直线上升。细菌以稳定的几何级数快速增长，最终达到顶峰状态，可持续几小时甚至几天（视培养条件及细菌代谢而异）。此期细菌形态、染色、生理活性等都很典型，对外界环境因素较敏感，因此以此期细菌研究细菌生物学性状最好。抗生素也对该时期的细菌具有最好的抑制效果。

3. 稳定期　此期活菌数大致恒定，但细菌群体活力变化较大。由于培养基中营养物质消耗、毒性产物积聚、pH 下降等不利因素的影响，此期细菌繁殖速度渐趋下降，细菌死亡数量逐渐增加，细菌增殖数量与死亡数量渐趋平衡。细菌形态、染色、生物学性状可出现变化，并产生相应的代谢产物如外毒素、内毒素、抗生素，以及形成芽胞等。

4. 衰亡期　此期细菌繁殖越来越慢，死菌数明显增多，并逐渐超过活菌数。在此期，活菌数与培养时间成反比，细菌变长、肿胀或出现畸形，甚至发生菌体自溶，难辨其形，生理代谢活动趋于停滞，故陈旧培养物上难以鉴别细菌。

机体内及自然界细菌的生长繁殖受到机体免疫因素和环境因素的多方面影响，不会出现像在培养基中那样典型的生长曲线。掌握细菌生长规律，可有目的地研究控制病原菌的生长，发现和培养对人类有益的细菌。

第二节　细菌人工培养

采用人工方法为细菌提供其生长繁殖所需的条件，使其在体外环境中生长繁殖，实现细菌的人工培养，以满足病原菌的分离鉴定、抗生素和疫苗等生物制品的制备等需求。

一、培养基

采用人工方法配制的供微生物生长繁殖的营养基质称为培养基。

（一）按其物理性状不同分类

1. 液体培养基 主要用于扩增纯培养的细菌。

2. 半固体培养基 主要用于观察细菌的动力和短期内保存细菌。

3. 固体培养基 常用于细菌的分离、纯化、鉴定、药敏试验等。

（二）按用途不同分类

1. 基础培养基 基础培养基中含有细菌生长繁殖所必需的碳源、氮源、无机盐、水等最基本的营养成分，可供多数细菌生长，作为一般培养基使用，并可作为营养培养基、鉴别培养基及选择培养基的基础原料。常用的有营养琼脂、营养肉汤、蛋白胨水等。

2. 营养培养基 在基础培养基中添加一些其他的营养物质，如葡萄糖、血液、血清、酵母浸膏、生长因子等，可培养营养要求较高的细菌。如血琼脂平板、血清肉汤培养基等。

3. 选择培养基 在培养基中加入某种或某些化学物质，使之抑制某些细菌生长，而利于另一些细菌生长，从而将后者筛选出来，此培养基称为选择培养基，常用在含有杂菌的标本中分离某种致病菌，如SS琼脂平板。

4. 鉴别培养基 利用各种细菌分解糖类和蛋白质的能力及其代谢产物的不同，在培养基中加入特定的作用底物和指示剂（一般不加抑菌剂），观察细菌在其中生长后分解底物的情况，从而鉴别细菌，这样的培养基称为鉴别培养基。例如，单糖发酵管就是在无糖的基础培养基（蛋白胨水）中加入某种糖类及指示剂，利用不同细菌对各种糖类的发酵作用不同而进行鉴别。

5. 厌氧培养基 专性厌氧菌须在无氧环境中才能生长，凡适用于厌氧菌分离、培养、鉴别的培养基称为厌氧培养基。这种培养基中加有还原性物质，可降低培养基的氧化还原电势，并在培养基表面加用凡士林或石蜡进行封闭，使培养基与外界空气隔绝，让培养基本身成为无氧的环境。如巯基乙酸盐肉汤、庖肉培养基等。进行厌氧培养的另一个办法是将培养基放在无氧环境中培养。

二、细菌在培养基中的生长现象

（一）细菌在液体培养基中的生长现象

由于细菌种类的不同，细菌在液体培养基中主要有三种生长现象（图3-2）：大多数细菌在液体培养基中生长繁殖后呈均匀混浊状态；少数链状排列的细菌如链球菌、炭疽芽胞杆菌等则呈沉淀生长；枯草芽胞杆菌、结核分枝杆菌和铜绿假单胞菌等专性需氧菌一般在液体培养基表面生长，常形成菌膜。

（二）细菌在半固体培养基中的生长现象

将细菌穿刺接种于半固体培养基中，无鞭毛菌只能沿穿刺线生长，穿刺线清晰，穿刺线周围培养基仍然澄清透明；有鞭毛菌可克服半固体培养基低黏度阻滞，游动扩散至穿刺线以外，穿刺线变混浊，穿刺线周围可见细菌呈羽毛状或雾状混浊生长（图3-3）。

（三）细菌在固体培养基中的生长现象

在固体培养基上单个细菌生长繁殖后形成肉眼可见的细菌集团称为菌落，是纯种细菌。多菌落融合在一起称为菌苔。细菌的菌落一般可分为三型：光滑型菌落、粗糙型菌落和黏液型菌落（图3-4）。

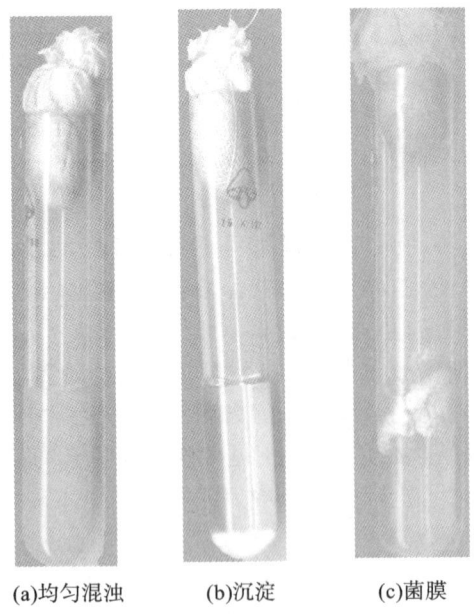

(a)均匀混浊　　　(b)沉淀　　　(c)菌膜

图 3-2　细菌在液体培养基中三种主要生长现象

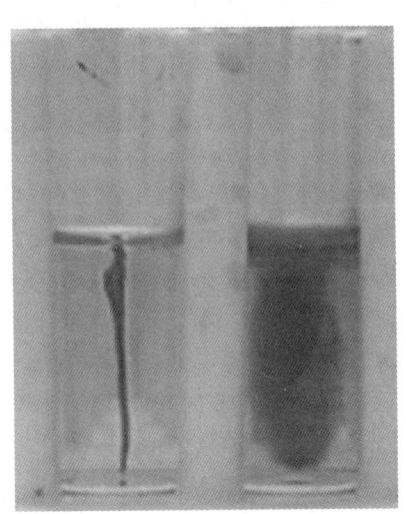

图 3-3　细菌在半固体培养基中的生长现象

注:左为无鞭毛菌,右为有鞭毛菌。

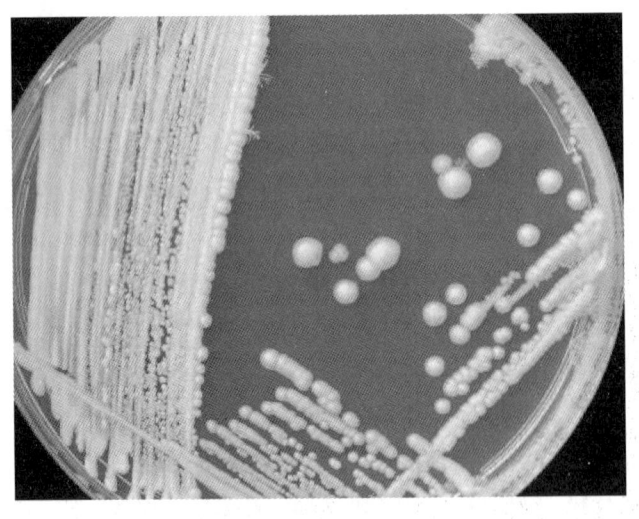

图 3-4　细菌在固体培养基中的生长现象

三、人工培养细菌的意义

(一) 在医学中的意义

人工培养细菌在疾病的预防、诊断、治疗和科学研究等多方面都具有重要的意义。

1. 感染性疾病的病原学诊断与防治　诊断感染性疾病最可靠的依据是取患者标本,进行细菌分离培养、鉴定和药敏试验。其结果同时也可指导预防和临床治疗用药。

2. 细菌学研究　研究细菌的生理、遗传变异、致病性、免疫性和耐药性等,均需人工培养细菌。人工培养细菌是人类发现新病原菌的先决条件之一。

3. 生物制品的制备　分离培养纯种细菌,制成诊断菌液,供传染病诊断使用。制备疫苗、类毒素供预防传染病使用。将制备的疫苗或类毒素注入动物体内,获取免疫血清或抗毒素,用于传染病治疗。上述制备的制剂统称为生物制品,在医学上有广泛用途。

（二）在工农业生产中的应用

细菌在培养过程中可产生多种代谢产物,经加工处理,可制成抗生素、维生素、氨基酸、有机溶剂、酒、酱油、味精等在工农业生产中有广泛用途的产品。细菌培养物还可用于处理废水和垃圾、制造菌肥和农药,以及生产酶制剂等。

（三）在基因工程中的应用

因细菌具有繁殖快、易培养的特点,所以大多数基因工程的实验先在细菌中进行。如将带有外源性基因的重组 DNA 转给受体菌,使其在菌体内获得表达,可成功制备出胰岛素和干扰素等生物制剂。

第三节　细菌代谢产物及意义

细菌的新陈代谢简称代谢,包括分解底物转化为能量的分解代谢和合成细胞组分的合成代谢。在细菌代谢过程中可产生许多医学上有重要意义的代谢产物。

一、分解代谢产物及其意义

因不同细菌具有的酶不完全相同,故它们对营养物质的分解能力不一样,致使代谢产物也有差别。据此特点,利用生物化学方法鉴别不同细菌的实验,称为细菌的生化反应实验。细菌的生化反应实验在鉴别细菌,尤其是在鉴别形态、革兰染色反应和培养特性相同或相似的细菌时其作用显著。

二、合成代谢产物及其在医学上的意义

细菌利用分解代谢产物和能量除合成菌体自身成分外,还会合成一些在医学上具有重要意义的代谢产物,如热原质、毒素、侵袭性酶类、色素、抗生素、细菌素及维生素等。

1. 热原质　热原质为细菌合成的一种注入人体或动物体内能引起发热反应的物质,也称致热原。主要由革兰阴性菌产生,是一种菌体脂多糖。热原质耐高温,一般不被高压蒸汽灭菌(121 ℃,20 min)所破坏。用特殊石棉滤板和吸附剂可除去液体中大部分热原质,蒸馏法去除热原质效果更好。因此,在制备生物制品、注射剂过程中应严格遵守无菌操作,防止细菌污染。

2. 毒素和侵袭性酶类　细菌在代谢过程中可产生对机体有致病作用的毒素和侵袭性酶类。其中毒素包括内毒素和外毒素两种。内毒素为革兰阴性菌细胞壁中的脂多糖,在菌体死亡崩解后释放;外毒素是细菌在生长繁殖过程中释放到菌体外的蛋白质,多数由革兰阳性菌产生。外毒素毒性强于内毒素。侵袭性酶类是由某些细菌产生的一类能损伤机体组织或对抗吞噬细胞而保护菌体、促使细菌侵袭和扩散的酶,如金黄色葡萄球菌产生的血浆凝固酶,链球菌

产生的透明质酸酶、产气荚膜梭菌产生的卵磷脂酶等。

3. 色素　某些细菌能产生有助于鉴别的具有不同颜色的色素,包括水溶性色素和脂溶性色素两类。前者能弥散到培养基或周围组织使其显色,如铜绿假单胞菌产生的色素可使培养基或感染的脓液呈绿色;后者为脂溶性,不溶于水,只存在于菌体,可使菌落显色而培养基颜色不变,如金黄色葡萄球菌产生的色素。

4. 抗生素　某些微生物在代谢过程中产生的、能抑制或杀死其他微生物或肿瘤细胞的物质。大多数由真菌产生,只有少数几种由细菌产生,如多黏菌素和杆菌肽等。

5. 细菌素　细菌素是由某些细菌产生的仅对有近缘关系的细菌具有抗菌作用的蛋白质。如大肠菌素、绿脓素、变形菌素和弧菌素等。

6. 维生素　细菌能合成某些维生素,除供自身需要外,还能分泌到周围环境中。如人体肠道内的大肠埃希菌,合成的维生素 K 和 B 族维生素可被人体吸收利用。

目标检测

一、选择题

A1 型题

1. 下列哪一项不是细菌生长繁殖所必需的营养物质?(　　　)

A. 水　　　　　　　B. 蛋白质　　　　　　C. 糖类　　　　　　D. 乙醇　　　　　　E. 无机盐

2. 大多数病原菌的最适生长温度为(　　　)。

A. 35 ℃　　　　　B. 36 ℃　　　　　C. 37 ℃　　　　　D. 38 ℃　　　　　E. 39 ℃

3. 根据对气体的需求分类,大多数病原菌属于(　　　)。

A. 专性需氧菌　　　　　　　　B. 专性厌氧菌　　　　　　　　C. 兼性厌氧菌

D. 微需氧菌　　　　　　　　　E. 不需要二氧化碳菌

4. 细菌的繁殖方式为(　　　)。

A. 复制生长　　　B. 出芽生长　　　C. 芽生长　　　D. 二分裂　　　E. 裂殖

5. 对细菌进行观察和鉴定,常选用细菌生长的(　　　)。

A. 迟缓期　　　B. 对数期　　　C. 稳定期　　　D. 衰亡期　　　E. 以上都不对

二、简答题

1. 简述细菌在培养基中的生长现象。

2. 简述细菌的合成代谢产物及其意义。

第四章　细菌的分布与消毒灭菌

学习目标

1. 掌握正常菌群、条件致病菌、菌群失调的概念，消毒、灭菌、无菌操作的概念，常用的消毒灭菌方法。

2. 熟悉细菌在自然界和人体的分布。

3. 了解常用化学消毒剂的浓度及用途。

细菌种类多，分布广，与人类的关系密切。其中大多数细菌对人体无害，少数可引起疾病，对人类的生活、生产和临床实践等造成了一定的影响。因此，了解细菌在自然界和人体的分布，从而可以采取有效措施防止感染的发生、控制传染病的流行。

第一节　细菌的分布

一、细菌在自然界的分布

细菌广泛分布于土壤、水和空气等自然环境中。

土壤可为细菌提供丰富的营养物质、适宜的温度和 pH 等生长繁殖的必要条件，因此，土壤中的细菌种类多、数量大，主要分布在离地面 10～20 cm 的耕作层土壤中。土壤中的细菌大多是非致病菌，主要参与自然界的物质循环。少数为致病菌，主要来自人和动物的排泄物、尸体、生活垃圾等。这些致病菌大多在土壤中容易死亡，但一些能形成芽胞的细菌，如破伤风梭菌、产气荚膜梭菌、炭疽芽胞杆菌等，它们可以芽胞的形式在土壤中存活几年甚至几十年，一旦有机会进入人体（如创伤感染），芽胞就可转化为细菌繁殖体，进而引起疾病。因此，当伤口被泥土污染时，应采取清创等必要的措施进行预防和处理。

水是细菌生存的天然环境，水中的细菌数量因水质不同而异。由于水中的细菌主要来自土壤、人和动物的排泄物，因此水中常含有伤寒沙门菌、痢疾志贺菌、霍乱弧菌等肠道致病菌。因此，保护水源，加强人畜粪便管理，是预防和控制肠道传染病的重要措施。

空气中缺乏细菌生存所需的营养物质,且受阳光直接照射,细菌不易繁殖,故空气是最不适合细菌生长繁殖的环境。但存在于人和动物呼吸道、口腔中的细菌可随唾液、飞沫等散布到空气中,且土壤中的细菌也可随尘埃飞扬至空气中,因此空气中仍有一定种类和数量的细菌分布,尤其是在人口密集的场所如医院、商场等。空气中的致病菌主要引起伤口或呼吸道感染,如金黄色葡萄球菌、脑膜炎奈瑟菌、结核分枝杆菌、白喉棒状杆菌等。空气中的非致病菌则可造成医疗器械、生物制品、培养基等的污染。因此,医院的手术室、制剂室、病房、重症监护室、实验室等要经常进行空气消毒,并应严格消毒隔离和无菌操作,以防止疾病的传播和医院感染的发生。

二、人体正常菌群及分布

正常人体的体表及与外界相通的腔道表面存在着不同种类和一定数量的微生物,通常对人体无害,称为正常菌群(normal flora)。新生儿出生数小时后,皮肤及体内某些部位便有了正常菌群的寄居,如口腔、鼻咽腔、外耳道、肠道、泌尿生殖道等部位(表 4-1),而正常人体的皮下组织、血液、内脏器官、骨髓、肌肉等部位是无菌的。

表 4-1　人体常见正常菌群的分布

部位	主要正常菌群种类
皮肤	葡萄球菌、非结核分枝杆菌、类白喉棒状杆菌、铜绿假单胞菌、丙酸杆菌、白假丝酵母菌
口腔	葡萄球菌、甲型和丙型链球菌、肺炎链球菌、类白喉棒状杆菌、非致病性奈瑟菌、乳杆菌、梭杆菌、放线菌、螺旋体、白假丝酵母菌
鼻咽腔	葡萄球菌、甲型和丙型链球菌、肺炎链球菌、非致病性奈瑟菌、类杆菌、铜绿假单胞菌、真菌、支原体
眼结膜	葡萄球菌、结膜干燥棒状杆菌、类白喉棒状杆菌
外耳道	葡萄球菌、类白喉棒状杆菌、铜绿假单胞菌、非结核分枝杆菌
尿道	葡萄球菌、类白喉棒状杆菌、非结核分枝杆菌
阴道	乳杆菌、大肠埃希菌、类杆菌、白假丝酵母菌
肠道	大肠埃希菌、葡萄球菌、双歧杆菌、产气肠杆菌、变形杆菌、铜绿假单胞菌、肠球菌、类杆菌、产气荚膜梭菌、破伤风梭菌、乳杆菌、白假丝酵母菌

(一) 正常菌群的生理意义

1. 营养作用　正常菌群参与机体的物质代谢、营养转化及合成。如肠道内的大肠埃希菌可合成 B 族维生素和维生素 K 等,乳杆菌和双歧杆菌等可合成叶酸、烟酸及 B 族维生素等,供机体吸收利用,是人体维生素的重要来源。

2. 生物拮抗作用　当致病菌侵袭机体时,正常菌群可通过竞争营养或产生细菌素等方式阻止外来致病菌的入侵,保护机体免受感染,起到生物拮抗作用。如大肠埃希菌产生的大肠菌素对志贺菌有抑制作用。

3. 免疫作用　正常菌群的菌体成分和产生的毒素等具有抗原性,能促进机体免疫器官的发育,也可刺激机体免疫系统发生免疫应答。其产生的免疫效应物质不仅可以限制正常菌群本身的危害,对与正常菌群有共同抗原的致病菌也具有一定的抑制和杀灭作用。

4. 抗肿瘤作用　肠道正常菌群如双歧杆菌、乳杆菌等具有抗肿瘤作用,它们的作用机制可能与降解亚硝酸铵、激活巨噬细胞以促进其吞噬作用有关。

5. 抗衰老作用　肠道正常菌群中的双歧杆菌、乳杆菌、肠球菌等可产生超氧化物歧化酶（SOD），能清除自由基，具有抗衰老作用。

（二）条件致病菌

寄居在人体的正常菌群通常情况下是不致病的，但在某些特定条件下正常菌群与宿主之间的平衡被打破，使得正常菌群中的某些细菌也可致病，这些细菌称为条件致病或机会致病菌。其致病条件主要有以下三种。

1. 机体免疫功能低下　当机体免疫功能低下时，如老年人、艾滋病患者、大面积烧伤患者、慢性消耗性疾病患者及使用免疫抑制剂者等，其体内正常菌群中的某些细菌可引起自身感染，导致疾病发生。

2. 寄居部位发生改变　正常菌群中的某些细菌离开原本寄居的部位，进入其他部位生长繁殖，引发感染。如手术、外伤、留置导尿管等使正常菌群进入腹腔、泌尿道或血液等引起相应病症。

3. 菌群失调及菌群失调症　由于某种原因导致正常菌群的种类、数量和比例发生较大幅度的改变，称为菌群失调。严重菌群失调引起的一系列临床症状，则称为菌群失调症。由于菌群失调症往往是在使用抗生素治疗感染性疾病的过程中引起的另一种感染，故又称为二重感染。临床上菌群失调多见于长期大量使用广谱抗生素者，因此，合理使用抗生素具有重要意义。

第二节　消毒灭菌

微生物分布广泛，会对人类生产生活与临床实践造成一定程度的影响，但我们可通过消毒、灭菌、无菌操作等措施来抑制或消除其不良作用。

1. 消毒　杀死物体上病原微生物的方法称为消毒。消毒不一定能杀死细菌芽胞和非病原微生物。用于消毒的化学试剂称为消毒剂。

2. 灭菌　杀灭物体上所有微生物（包括病原微生物、非病原微生物和细菌芽胞）的方法，称为灭菌。

3. 无菌操作　物体上没有活的微生物存在的状态，称为无菌。防止微生物进入机体或物品的操作技术，称为无菌操作。进行外科手术、微生物学实验及配制注射液等，均需进行严格的无菌操作。

4. 防腐　防止或抑制微生物生长繁殖的方法，称为防腐。用于防腐的化学制剂称为防腐剂。

一、物理消毒灭菌法

（一）热力灭菌法

高温可使细菌菌体内的蛋白质变性、酶失活、DNA断裂，具有明显的杀菌作用。热力灭菌

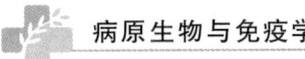
法分为干热灭菌法和湿热灭菌法两大类。

1. 干热灭菌法 干热灭菌法是通过脱水干燥使大分子变性来杀菌的方法。

（1）焚烧 直接燃烧或在焚烧炉内焚烧,适用于处理废弃物品或动物尸体等。它是一种最彻底的灭菌方法。

（2）烧灼 直接用火焰灭菌,适用于实验室的接种环、试管口、玻璃器皿瓶口等的灭菌。

（3）干烤 用电热干烤箱灭菌,一般加热至 160～170 ℃,持续 2 h,可达到灭菌的效果。该方法适用于高温下不损坏、不变质、不蒸发的物品（如瓷器、玻璃器皿、玻璃注射器等）的灭菌。

2. 湿热灭菌法

（1）煮沸法 在 100 ℃的水中煮沸 5 min 可杀死细菌的繁殖体,1～3 h 可杀灭芽胞。此法常用于餐具、刀剪、注射器等的消毒。若往水中加入 2% 碳酸氢钠溶液,可提高沸点至 105 ℃,增强杀菌作用的同时还可防止金属器皿生锈。

（2）巴氏消毒法 此法由巴斯德创建,故而得名。这是用较低温度杀灭液体中的病原菌或特定微生物,从而避免其中的不耐热成分被破坏的一种消毒方法。操作方法为 61.1～62.8 ℃持续 30 min 或 71.7 ℃维持 15～30 s,广泛用于不耐高温食品的消毒,如牛奶、酒类等。

（3）高压蒸汽灭菌法 目前临床上最常用、最有效的灭菌方法,可杀灭包括细菌芽胞在内的所有微生物。高压蒸汽灭菌锅是一个密闭的器具,灭菌时的温度取决于锅内蒸汽的压力,随着压力不断增加,蒸汽的温度也相应升高。该方法所需的条件为压力在 103.4 kPa,温度为 121.3 ℃,维持 15～20 min,即可达到灭菌效果。常用于手术器械、敷料、一般培养基、生理盐水等耐高温、耐湿物品的灭菌。

（4）流通蒸汽消毒法 利用蒸笼或阿诺蒸锅进行消毒的方法,采用温度不超过 100 ℃的水蒸气进行消毒,经 15～30 min 可杀灭细菌繁殖体,但不能杀灭细菌芽胞。

（5）间歇灭菌法 反复多次利用流通蒸汽间歇加热以达到灭菌的目的。具体操作是将已经流通蒸汽消毒的物品放置于 37 ℃孵箱过夜,使其中的芽胞发育成繁殖体,次日再用流通蒸汽加热,将繁殖体杀死。如此重复三次,可达到灭菌的效果。此法常用于不耐高温、富含营养的培养基的灭菌。

（二）辐射杀菌法

1. 紫外线 波长范围在 240～300 nm 之间的紫外线具有杀菌作用,其中以 265～266 nm 的紫外线杀菌作用最强。紫外线可干扰细菌 DNA 的复制与转录,导致细菌发生变异或死亡。但由于紫外线穿透力较弱,普通玻璃、纸张、尘埃等均能阻挡紫外线,故紫外线一般用于病房、手术室、实验室等的空气消毒,以及物品表面的消毒。需要注意的是,紫外线对人的皮肤和眼睛有损伤作用,使用时应注意防护。

2. 电离辐射 包括高速电子、X 射线和 γ 射线等。电离辐射能破坏 DNA 结构,在剂量足够时,对各种微生物均有致死作用。电离辐射具有较高的能量和穿透力,且不会破坏物品的营养成分,故适用于一次性医用塑料制品、食品、药品和生物制品等的消毒。

（三）滤过除菌法

本法是用物理阻留的方法除去液体或空气中的微生物,以达到无菌的目的。主要适用于一些不耐高温的血清、抗毒素、抗生素及药液等的除菌。此法所用的器具是一种带有滤孔装置的滤菌器,它只允许液体或气体通过,大于孔径的微生物颗粒不能通过。滤菌器的种类很多,常用的有薄膜滤菌器、玻璃滤菌器、石棉滤菌器等。

二、化学消毒灭菌法

（一）化学消毒剂的主要种类及用途

许多化学药物能影响微生物的化学组成、结构和生理活动，因此合理使用这些化学药物可起到防腐、消毒甚至灭菌的作用。许多化学药物在低浓度时是防腐剂，高浓度时则为消毒剂。常用化学消毒剂的名称、浓度及其用途见表4-2。

表 4-2　常用化学消毒剂的名称、浓度与用途

类别	名称	浓度	用途
酚类	苯酚	3%～5%	地面、器具表面的消毒
	来苏尔	2%	地面、器具表面、皮肤的消毒
醇类	乙醇	70%～75%	皮肤、体温计消毒等
重金属盐类	升汞	0.05%～0.1%	非金属器皿的消毒
	硫柳汞	0.01%～0.02%	皮肤消毒、手术部位消毒
	红汞	2%	皮肤、黏膜小创伤的消毒
	硝酸银	1%	新生儿滴眼、预防淋病奈瑟菌感染
氧化剂	高锰酸钾	0.01%～0.1%	皮肤、尿道消毒，蔬菜和水果消毒
	过氧化氢	3%～25%	创口消毒，皮肤、黏膜表面消毒
	过氧乙酸	0.2%～0.5%	塑料、玻璃器材、地面、家具表面消毒
卤素及其化合物	碘酒	2%～2.5%	皮肤消毒
	碘伏	2%～2.5%	皮肤、伤口消毒
	漂白粉	10%～20%	饮水、游泳池消毒
	氯	0.2～0.5 mg/L	地面、厕所、排泄物消毒
表面活性剂	苯扎溴铵（新洁尔灭）	0.05%～0.1%	外科手术洗手，皮肤黏膜消毒，浸泡手术器械
	度米芬	0.05%～0.5%	皮肤、创口消毒，手术器械消毒
醛类	甲醛	10%	浸泡物品、空气消毒
	戊二醛	2%	精密仪器、内镜等消毒
烷化剂	环氧乙烷	50 mg/L	手术器械、敷料等消毒
染料	龙胆紫	2%～4%	浅表创伤消毒
酸碱类	醋酸	5～10 mL/m³ 加等量水蒸发	空气消毒
	生石灰	按 1∶4 或 1∶8 加水成糊状	地面、排泄物消毒

由于化学消毒剂对人体有毒副作用、对环境有污染作用并对物体有腐蚀作用，因此化学消毒剂的应用要适度、适量，消毒时间不宜过长，且其主要用于人体体表、医疗器械、周围环境的消毒。

（二）化学消毒剂的杀菌机制

（1）促进菌体蛋白质的变性或凝固，如重金属盐类、醛类、醇类等。

（2）干扰细菌的酶系统和代谢，如某些氧化剂、重金属盐类等。

（3）损伤细菌的细胞膜，如表面活性剂、脂溶剂、酚类等。

（三）影响消毒杀菌效果的因素

1. 消毒剂的性质、浓度与作用时间   各种消毒剂对微生物的杀菌效果不同。即使是使用同一种消毒剂，当浓度不同时，其杀菌效果也不相同。一般情况下，消毒剂浓度越高、作用时间越长，杀菌效果越好。但醇类例外，如70%～75%的乙醇杀菌作用最强，浓度高于75%的乙醇杀菌效果差。

2. 细菌的种类、状态与数量   不同种类的细菌对消毒剂的抵抗力不同，同一种细菌的菌龄、生活状态不同，对消毒剂的敏感程度也不相同。如：细菌芽胞对消毒剂的抵抗力比繁殖体强；幼龄菌比老龄菌对消毒剂的作用更敏感；有荚膜的细菌比无荚膜的细菌对消毒剂抵抗力强等。另外，细菌的数量越多，消毒所需的时间就越长。

3. 环境因素   消毒剂的杀菌过程实质上是一种化学反应过程，有机物存在与否、温度的高低、酸碱度的多少都会对消毒剂的杀菌效果造成影响。当微生物与环境中的有机物（如血液、脓液、痰液等）混在一起时，这些有机物能保护微生物，还能与消毒剂发生化学反应，从而影响消毒效果。故消毒皮肤、器械时应先洗净再进行消毒。此外，消毒剂的作用效果会随温度升高而增强，还会受到pH的影响，如2%的戊二醛溶液杀灭炭疽芽胞杆菌，20℃时需15 min，56℃时仅需1 min；含氯消毒剂在酸性条件下，杀菌活性最高。除了温度、酸碱和有机物外，去垢剂、拮抗物质、湿度等也会在一定程度上影响消毒剂的作用效果。

目标检测

一、选择题

A1型题

1. 下列人体部位没有正常菌群寄居的是（   ）。

   A. 血液   B. 肠道   C. 口腔   D. 阴道   E. 眼结膜

2. 高压蒸汽灭菌的灭菌条件是（   ）。

   A. 121.3 kPa，103.4 ℃，15～30 min   B. 103.4 kPa，121.3 ℃，15～30 min

   C. 102.4 kPa，101.3 ℃，10～30 min   D. 103.4 kPa，121.3 ℃，5～10 min

   E. 121.3 kPa，103.4 ℃，10～20 min

3. 下列常用于消毒牛奶、酒类的方法是（   ）。

   A. 巴氏消毒法   B. 高压蒸汽灭菌法   C. 煮沸法

   D. 流通蒸汽灭菌法   E. 间歇蒸汽灭菌法

4. 临床上常用于手术器械、敷料等的灭菌方法是（   ）。

   A. 巴氏消毒法   B. 焚烧法   C. 煮沸法

   D. 烧灼法   E. 高压蒸汽灭菌法

5. 具有杀菌效果的乙醇浓度为（   ）。

   A. 65%   B. 95%   C. 53%   D. 75%   E. 80%

6. 临床上引起菌群失调最常见的原因是(　　)。

A. 长期大量使用广谱抗生素　　　B. 寄居部位改变　　　　　C. 长期使用免疫抑制剂

D. 慢性消耗性疾病患者　　　　　E. 长期留置导尿管

二、简答题

1. 简述影响消毒剂作用效果的因素。

2. 简述正常菌群的概念及生理意义。

第五章　细菌的遗传与变异

学习目标

1. 掌握细菌的毒力变异和耐药性变异。
2. 熟悉细菌的形态结构变异和菌落变异。
3. 了解细菌遗传变异的临床意义。

　　所有生物都具备遗传和变异的特性，细菌也不例外。遗传是指亲代与子代之间生物学性状的相似性。变异是指亲代与子代之间生物学性状的差异性。遗传使细菌的形态、结构、生理特性、免疫原性、致病性等能代代相传，保留细菌的种属特性。变异可使细菌产生新的生物学性状，形成新的变种，这些新的生物学特性又可靠遗传代代相传下去，从而可促进细菌的进化。

　　细菌的变异分为遗传性变异和非遗传性变异。前者是细菌基因组发生改变而导致了性状的改变，又称基因型变异，变异产生的新性状可以稳定地传给子代，而且是不可逆的。后者是由于环境条件改变而引起的变异，无基因的改变，因此不可遗传。

第一节　细菌的变异现象

一、形态与结构变异

　　细菌的形态受外界环境条件的影响可发生变异。如鼠疫耶尔森菌在含 30 g/L NaCl 的培养基中生长时，可由杆状变成球形、哑铃形、逗点状等多种形态；L 型细菌因失去细胞壁而呈现多形性。

　　细菌的一些特殊结构，如荚膜、芽胞和鞭毛等可发生变异而消失。如将有鞭毛的变形杆菌接种在含有 1‰苯酚的培养基上，细菌会发生变异而失去鞭毛，这种失去鞭毛的变异称为 H-O 变异；肺炎链球菌可发生变异而失去荚膜，同时其毒力随之降低。

二、菌落变异

细菌的菌落主要有光滑型(smooth type,S)和粗糙型(rough type,R)两种。S型菌落表面光滑、湿润、边缘整齐;R型菌落表面粗糙、干皱、边缘不齐。细菌经人工培养多次传代后,菌落可从光滑型变为粗糙型,称为S-R变异,多见于肠道杆菌。S-R变异不仅导致菌落的形态发生改变,还会使细菌的理化性状、免疫原性、酶活性及毒力等发生改变。一般而言,S型菌落细菌的致病性强。只有少数R型菌落的细菌致病性强,如结核分枝杆菌、炭疽芽胞杆菌等。

三、毒力变异

细菌毒力增强或减弱的变异称为毒力变异。例如,Calmette和Guérin将有毒力的牛型结核分枝杆菌在含有胆汁的甘油、马铃薯培养基上培养,连续传230代,历时13年,获得了毒力减弱但仍保持免疫原性的变异株,即卡介苗(BCG),用于预防结核病。当无毒力的白喉棒状杆菌感染了β-棒状杆菌噬菌体后,变成溶原性细菌,可产生具有致病性的白喉外毒素,导致毒力增强,引起白喉。

四、耐药性变异

耐药性变异是指细菌对某种抗菌药物由敏感变为耐药的变异。随着抗生素等抗菌药物的广泛使用,细菌的耐药性变异越来越普遍,对临床治疗造成了极大的干扰。例如,在我国,耐甲氧西林金黄色葡萄球菌的菌株已从20世纪80年代的5%逐年增至现在的70%以上。有些细菌还表现为可同时耐受多种抗菌药物,即多重耐药性菌株。甚至有的细菌变异后对药物产生依赖性,如痢疾志贺菌链霉素依赖株,离开链霉素则不能生长。为了减少耐药菌株的出现,应合理使用抗菌药物。

第二节　细菌遗传变异的临床意义

一、在疾病诊断、治疗、预防中的应用

(一) 在疾病诊断中的应用

在细菌性疾病的诊断中,由于细菌的变异可发生在形态、结构、生化特性、染色性、免疫原性、毒力等各个方面,这对病原菌的鉴定造成了诸多干扰。因此,在进行细菌学检查时不仅要熟悉细菌的典型特性,还要了解细菌的变异规律,这样才能做出正确的诊断。如金黄色葡萄球菌原本产生金黄色的色素,但其耐药菌株却多产生灰白色的色素,因此,靠色素颜色来鉴定病原菌就会出现偏差。观察血浆凝固酶试验是否为阳性是判断葡萄球菌有无致病性的一项重要指标,但目前许多凝固酶阴性的葡萄球菌也具有致病性。

(二) 在疾病治疗中的应用

由于抗生素的广泛应用,耐药菌株不断增多,甚至还出现了对多种抗生素都耐受的多重耐

药菌株,这给感染性疾病的治疗造成了很大困难。为了减少耐药菌株的出现、提高抗生素的疗效,应避免盲目使用抗生素,并且在用药前应做药敏试验,根据药敏试验结果选择敏感药物。此外,对易耐药的菌株应合理配伍、联合用药,以减少细菌耐药性变异的概率。

(三)在疾病预防中的应用

利用细菌的毒力变异,将有毒菌株的毒力减弱后制备成减毒活疫苗,用于人工主动免疫,可有效预防传染性疾病的发生和流行。

二、在基因工程方面的应用

利用细菌可通过基因转移和重组获得新性状的原理,在生物体外将目的基因结合到载体(质粒或噬菌体)上,再通过载体把目的基因转移至受体菌内,受体菌则表达出目的基因的性状,产生大量目的基因编码的产物。目前,人们利用基因工程技术已能大量生产胰岛素、干扰素、生长激素、乙肝疫苗等生物制品。人们也在进一步探索利用基因工程技术,用正常基因代替异常基因来治疗基因缺陷性疾病。

目 标 检 测

一、选择题

A1 型题

1. 卡介苗的制备是利用细菌的( )。

A.形态变异　　　B.结构变异　　　C.毒力变异　　　D.菌落变异　　　E.耐药性变异

2. 发生 H-O 变异的细菌失去了( )。

A.荚膜　　　　　B.芽胞　　　　　C.鞭毛　　　　　D.菌毛　　　　　E.细胞壁

3. 下列说法正确的是( )。

A.L 型细菌没有荚膜

B.卡介苗可用于预防白喉

C.细菌荚膜的缺失会使细菌致病性增强

D.合理使用抗生素,可有效降低细菌发生耐药性变异的概率

E.大多数 R 型菌落的致病性强

二、简答题

简述细菌耐药性变异的产生原因及防治措施。

第六章 细菌的致病性与感染

学习目标

1. 掌握细菌外毒素与内毒素的主要特性,细菌感染的常见类型。
2. 熟悉细菌致病性、毒力、侵袭力的概念,细菌感染的传播途径,医院感染的概念。
3. 了解防控医院感染的主要措施。

病原菌突破机体防御功能并进入机体,引起机体组织器官发生不同程度病理变化的过程,称为感染(infection)。凡能造成机体感染的细菌称为致病菌或病原菌,不能造成机体感染的细菌则称为非致病菌或非病原菌。病原菌能否侵入机体引起感染,主要取决于病原菌致病性的强弱、机体免疫力的高低以及外界环境因素等。

第一节 细菌的致病性

细菌的致病性(pathogenicity)是指细菌侵入机体生长繁殖并引起疾病的性能,即细菌引起感染的能力。不同种类的细菌由于致病性不一样,对机体可造成不同程度的病理损伤,引起不同类型的感染。

细菌的致病性与其毒力、侵入数量及侵入的途径和部位有着密切关系。

一、细菌的毒力

细菌致病性的强弱程度称为细菌的毒力(virulence),其物质基础是侵袭力(invasiveness)和毒素。

(一)侵袭力

病原菌突破机体的防御功能进入机体,并在体内定居、生长繁殖、扩散的能力称为侵袭力。侵袭力主要与荚膜、黏附素、侵袭性酶类等有关。

1. 荚膜和微荚膜 细菌的荚膜具有保护菌体抗吞噬，以及抵抗体液中杀菌物质的作用，使病原菌能在宿主体内大量繁殖甚至迅速扩散，导致细菌的免疫逃逸。此外，有些细菌表面具有类似荚膜的物质，如 A 群链球菌的 M 蛋白、伤寒沙门菌的 Vi 抗原、大肠埃希菌的 K 抗原等，统称为微荚膜，其功能与荚膜相同。

2. 黏附素 黏附素是细菌表面具有黏附作用的蛋白质，可分为菌毛黏附素和非菌毛黏附素两类。由细菌菌毛分泌，存在于菌毛顶端的称为菌毛黏附素，如淋病奈瑟菌的菌毛黏附素。非菌毛黏附素来自细菌表面的其他组分，如革兰阳性菌的细胞壁成分和革兰阴性菌的外膜蛋白质等。黏附素可与宿主细胞表面相应的黏附素受体特异性结合，使细菌黏附于宿主细胞，进而在局部定居、繁殖、扩散，导致感染。

3. 侵袭性酶类 侵袭性酶类是某些细菌在代谢过程中释放的胞外酶类，具有协助细菌抗吞噬并促使细菌向周围和深层组织扩散的作用。如致病性葡萄球菌能产生血浆凝固酶，使纤维蛋白原变为纤维蛋白并包绕在菌体表面，可抵抗宿主体内吞噬细胞的吞噬作用；A 群链球菌产生的透明质酸酶能分解细胞间质的透明质酸，促使细菌在组织中扩散。

（二）毒素

毒素（toxin）是细菌在代谢过程中合成的对机体有毒性作用的物质。按来源、性质和毒性作用的不同，可分为外毒素和内毒素。

1. 外毒素 多数革兰阳性菌和少数革兰阴性菌在代谢过程中合成并分泌的毒性蛋白质称为外毒素。如金黄色葡萄球菌、肉毒梭菌、破伤风梭菌等革兰阳性菌，以及霍乱弧菌、痢疾志贺菌、鼠疫耶尔森菌等革兰阴性菌均能产生外毒素。大多数外毒素由细菌分泌到菌体外，少数外毒素合成后存在于细胞内，待菌体裂解后才释放出来。外毒素的特性主要包括以下方面。

（1）大多外毒素由 A、B 两个亚单位组成。其中，A 亚单位是毒素的活性部分，决定其毒性效应；B 亚单位无毒性，能与宿主靶细胞表面的特异性受体结合，介导 A 亚单位进入靶细胞。单独的亚单位不具有致病作用，因此，外毒素的分子结构必须完整才能致病。

（2）多数外毒素的化学本质是蛋白质，不耐热、酸、碱和蛋白酶等，如加热至 60～80 ℃，30 min 即可被破坏。

（3）毒性强。如肉毒梭菌产生的肉毒毒素，毒性比氰化钾强一万倍，1 mg 肉毒毒素纯品即可杀死 2 亿只小鼠，是目前已知毒性最强的毒物。

（4）免疫原性强。外毒素可刺激机体产生特异性抗体即抗毒素，它能中和外毒素的毒性作用。用 0.3%～0.4% 甲醛处理外毒素，可使其脱去毒性但仍保留免疫原性，处理后的生物制品称为类毒素。类毒素亦可刺激机体产生抗毒素，故类毒素可制成疫苗，用于预防接种。

（5）对组织器官有高度选择性。外毒素与特定靶细胞表面的受体结合，引起特殊的病变。根据外毒素对宿主细胞的亲和力及作用机制不同，可分为神经毒素、细胞毒素、肠毒素三大类（表 6-1）。

表 6-1　细菌外毒素的种类及作用机制

类型	外毒素	产生细菌	作用机制	所致疾病
神经毒素	肉毒毒素	肉毒梭菌	抑制胆碱能运动神经释放乙酰胆碱	肉毒中毒
	痉挛毒素	破伤风梭菌	阻断抑制性神经递质的释放	破伤风

续表

类型	外毒素	产生细菌	作用机制	所致疾病
细胞毒素	白喉毒素	白喉棒状杆菌	抑制敏感细胞蛋白质的合成	白喉
	致热外毒素	A群链球菌	破坏毛细血管内皮细胞	猩红热
	表皮剥脱毒素	金黄色葡萄球菌	表皮与真皮脱离	烫伤样皮肤综合征
	毒性休克综合征毒素-1	金黄色葡萄球菌	增加对内毒素作用的敏感性	毒性休克综合征
肠毒素	霍乱肠毒素	霍乱弧菌	活化肠黏膜腺苷酸环化酶，增高细胞内cAMP水平	霍乱
	肠毒素	肠产毒型大肠埃希菌	不耐热者与霍乱肠毒素相同，耐热者使细胞内cGMP水平增高	腹泻
	肠毒素	金黄色葡萄球菌	作用于呕吐中枢，引起呕吐	食物中毒
	肠毒素	产气荚膜梭菌	同霍乱肠毒素	食物中毒

2. 内毒素 为革兰阴性菌细胞壁中的脂多糖(LPS)成分，只有当细菌死亡、裂解后才能释放出来。螺旋体、支原体、衣原体、立克次体等细胞壁中也有内毒素样物质，具有内毒素的活性。其特性主要包括以下方面。

(1) 化学成分为脂多糖，由O-特异性多糖、非特异性核心多糖和脂质A组成，其中脂质A是内毒素的毒性中心。

(2) 对理化因素稳定，耐热，需加热至160 ℃ 2～4 h或用强酸、强碱、强氧化剂煮沸30 min才能被灭活。

(3) 免疫原性弱，不能用甲醛处理制成类毒素。

(4) 毒性相对较弱，且对组织器官无选择性。各种革兰阴性菌产生的内毒素引起的病理变化和临床表现基本相似，主要有：①发热反应：极微量内毒素(1～5 ng/kg)即可使人体体温上升，其机制是内毒素可作用于中性粒细胞和巨噬细胞等，使之产生IL-1、TNF-β等内源性致热原刺激机体下丘脑的体温调节中枢，引起发热。②白细胞反应：内毒素进入血液并急剧增多，导致血中白细胞数骤减。数小时后，脂多糖可诱使中性粒细胞释放细胞因子刺激骨髓，释放大量中性粒细胞入血，白细胞数量增多。③内毒素血症与内毒素休克：当大量内毒素进入血液时，可导致内毒素血症。内毒素可引起小血管功能紊乱，从而造成微循环障碍、组织器官毛细血管灌注不足、低血压、缺氧、酸中毒等，严重时导致患者休克。④弥散性血管内凝血(DIC)：高浓度的内毒素可激活补体旁路途径，引起高热、低血压等，还可活化凝血系统，导致DIC，严重者可致休克甚至死亡。

3. 细菌外毒素与内毒素的主要区别 见表6-2。

表6-2 外毒素与内毒素的主要区别

区别点	外毒素	内毒素
来源	革兰阳性菌和少数革兰阴性菌	革兰阴性菌
化学成分	蛋白质	脂多糖

续表

区别点	外毒素	内毒素
稳定性	对理化因素不稳定,不耐热	抗酸碱,耐热
毒性作用	强,对组织器官有较强选择性,可引起特殊临床表现	较弱,对组织器官无选择性,引起的毒性效应相似
免疫原性	强,易刺激机体产生抗毒素,可经甲醛脱毒制成类毒素	弱,刺激机体产生的抗体作用弱,不能制成类毒素

二、细菌的侵入数量

病原菌能导致机体感染,除必须具有一定的毒力外,还要有足够的侵入数量。而所需病原菌数量的多少,与病原菌毒力的强弱、机体免疫力的高低有关。一般而言,细菌毒力越强,引起感染所需的细菌数量越少;反之,所需的细菌数量越多。如:鼠疫耶尔森菌,毒力强,仅需数个细菌侵入机体即能引起鼠疫;而毒力弱的沙门菌,机体常需摄入数亿个细菌才能引起感染。

三、细菌侵入的途径

感染的发生,不仅需要病原菌具有一定的毒力和足够的数量,还需要适宜的侵入途径,如破伤风梭菌须经形成厌氧环境的伤口侵入机体才能致病。不同病原菌的侵入途径不同,多数病原菌只有一种特定的侵入途径,如霍乱弧菌、痢疾志贺菌等。少数病原菌可通过多种途径侵入造成感染,如金黄色葡萄球菌可经皮肤创口、消化道等部位侵入机体,引起局部或全身感染。切断病原菌的传播途径,对于控制感染的发生有重要意义。

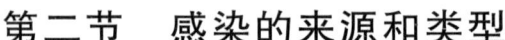

第二节　感染的来源和类型

一、感染的来源及传播途径

（一）感染的来源

根据感染的来源不同,可将感染分为外源性感染和内源性感染。

1. 外源性感染　由来自宿主体外的病原菌引起的感染。传染源包括患者、带菌者、病畜及带菌动物。其中,患者是传染病的主要来源,而带菌者由于没有临床症状,不易察觉,其危害往往更甚于患者。

2. 内源性感染　由来自宿主体表或体内的细菌引起的感染。内源性感染多发生于机体免疫力低下或菌群失调时,如老年人、艾滋病患者、器官移植者、长期服用广谱抗生素者等,其体内或体表的条件致病菌可导致内源性感染。

（二）感染的传播途径

1. 经呼吸道传播　病原菌随患者或带菌者的痰液、唾液等散布到空气中,易感者因吸入带有病原菌的空气飞沫、尘埃等而感染。如结核分枝杆菌、白喉棒状杆菌、百日咳鲍特菌等。

2. 经消化道传播　病原菌随患者或带菌者的粪便排出体外,污染水源、食物和餐具等,易感者因误饮或误食带有病原菌的饮水或食物而感染。如伤寒沙门菌、霍乱弧菌、副溶血性弧菌等。

3. 经皮肤创伤传播　病原菌经破损的皮肤、黏膜侵入机体引起感染。如金黄色葡萄球菌、铜绿假单胞菌、破伤风梭菌等。

4. 经接触传播　病原菌通过人与人之间直接或间接接触引起感染。性接触传播是其中最常见、最重要的一种方式,如淋病奈瑟菌等。

5. 节肢动物媒介传播　病原菌通过虱、蚊、蚤、螨等节肢动物的叮咬而传播,如鼠疫耶尔森菌等。

二、感染的类型

感染的发生、发展和结局,是机体与病原菌相互作用和较量的复杂过程。根据两者力量的对比,可将感染的类型分为隐性感染、显性感染和带菌状态等,这几种类型可随两者力量的消长而出现动态变化。

(一) 隐性感染

隐性感染又称为亚临床感染,是指当宿主免疫力较强,或侵入的病原菌毒力较弱、数量较少时,感染对机体的损害较轻,不出现或出现不明显的临床症状。隐性感染后,机体通常可获得特异性免疫力,以抵御相同病原菌的再次感染。在传染病的流行过程中,90%以上的感染人群都表现为隐性感染。

(二) 显性感染

当宿主免疫力较弱,或侵入的病原菌毒力较强、数量较多时,机体的组织细胞受到不同程度的损伤,生理功能发生异常,出现一系列临床症状和体征,这种感染称为显性感染。

1. 根据病情的急缓分类

(1) 急性感染　发病急、病程短,一般持续数日甚至数周,痊愈后病原菌从宿主体内消失。如霍乱、流行性脑脊髓膜炎等。

(2) 慢性感染　发病慢、病程长,常持续数月甚至数年,多见于胞内菌引起的感染。如肺结核、麻风等。

2. 根据感染的部位不同分类

(1) 局部感染　病原菌仅局限于宿主体内某一部位生长繁殖,引起局部病变。如化脓性球菌所致的疖、痈等。

(2) 全身感染　病原菌或其毒性代谢产物通过血液向全身播散,引起全身症状。临床上常见的有以下五种。

①毒血症:病原菌不进入血液,仅在局部生长繁殖,其产生的外毒素进入血液,并随血液到达易感的组织细胞,引起特殊的毒性症状,如破伤风、白喉等。

②内毒素血症:革兰阴性菌进入血液并大量繁殖,死亡裂解后释放出大量的内毒素,或由病灶中大量革兰阴性菌死亡后释放的内毒素进入血液所致。多见于严重的革兰阴性菌感染。

③菌血症:病原菌由局部一时或间断性地进入血液,但在血中不繁殖,只是通过血流到达体内适宜部位后再生长繁殖而致病。如伤寒早期出现的菌血症。

④败血症:病原菌进入血液后大量繁殖,产生毒性代谢产物,引起全身中毒症状,如高热、

肝脾肿大、皮肤黏膜淤斑等。炭疽芽胞杆菌、鼠疫耶尔森菌等可引起败血症。

⑤脓毒血症：化脓性细菌由原发病灶侵入血流后，在其中大量繁殖，并随血流扩散至其他组织器官，引起新的化脓性病灶。如金黄色葡萄球菌引起的脓毒血症，可导致多发性肝脓肿、皮下脓肿和肾脓肿等。

（三）带菌状态

隐性或显性感染后，有的病原菌并不会立即从宿主体内消失，而是继续在体内存留一段时间，与机体免疫力处于相对平衡状态，称为带菌状态（carrier state）。处于带菌状态的人称为带菌者。带菌者虽无临床症状，但会经常或间歇排出病原菌，是医学上重要的传染源之一，如伤寒、白喉等患者病后常可出现带菌状态。及时发现并治疗带菌者，对控制传染病的流行具有重要意义。

第三节　医院感染

医院是患者、带菌者密集的特殊公共场所，因此病原微生物的种类多、含量相对较高，为医院感染的发生提供了条件。同时，抗生素、激素等各类药物及侵入性诊疗技术等的广泛应用，也促使医院感染率不断升高，影响了医疗质量，增加了患者的发病率、死亡率，加重了患者的经济负担。因此，医院感染已成为目前医院面临的突出公共卫生问题之一。对医院感染的监测、预防和控制具有非常重要的临床意义。

一、概述

医院感染又称医院内感染或医院内获得性感染，主要是指患者在住院期间发生的感染，以及在医院内获得但出院后才发生的感染，但不包括患者在入院前已发生或已处于潜伏期的感染。陪护人员、探视者和医院工作人员在医院内所获得的感染也属于医院感染。

医院感染的基本特点如下。

（1）感染发生的地点必须在医院内。感染的对象是在医院活动的所有人群，但主要是住院的患者。

（2）感染的来源多以内源性感染为主，外源性感染少见。感染的传播途径以密切接触为主，如各种侵入性诊疗技术。

（3）引起医院感染的病原体主要是机会致病性微生物，常具有耐药性。以细菌为主，还包括病毒、真菌、支原体、衣原体等。

二、医院感染的预防和控制

易感人群、环境和病原微生物是导致医院感染的主要因素，控制引起医院感染的危险因素是预防和控制医院感染最有效和最有力的措施。

（一）加强管理

制定和完善监控医院感染的相关规章制度，加强对医务人员医院感染相关业务的培训。

（二）严格消毒灭菌

消毒灭菌是防止病原微生物造成医院感染的必要措施,在诊疗过程中,必须严格执行无菌操作技术。在工作中应注意:①对病房、手术室、治疗室、药房、传染病区等实行消毒灭菌质量监控;②医务人员要经常洗手,注意手部皮肤的清洁和消毒;③手术时规范穿戴无菌手术衣、口罩、手套等;④对各种无菌制剂、手术器械、侵入性诊疗器械等严格做好消毒灭菌工作;⑤做好医院污水、污物、废弃物的净化处理和消毒等。

（三）做好隔离预防

结合病原微生物的种类和宿主的特点,有效地切断感染的传播途径,防止病原体从患者或带菌者传给其他人群,这是医院感染隔离预防最重要的措施。

（四）合理使用抗菌药物

抗菌药物使用不当是造成医院感染的原因之一,应根据抗菌药物的适应证、禁忌证和不良反应等,合理使用抗菌药物。同时,要加强对耐药菌株的监控,减少耐药菌株的产生。

目标检测

一、选择题

A1 型题

1. 外毒素的特性不包括(　　　)。

A. 化学本质是蛋白质 　　　　　B. 毒性强 　　　　　　　　C. 对组织器官无选择性

D. 不耐热 　　　　　　　　　　E. 可用甲醛脱毒而制成类毒素

2. 与细菌致病性无关的是(　　　)。

A. 荚膜 　　　　B. 内毒素 　　　　C. 侵袭性酶类 　　D. 菌毛 　　　　E. 类毒素

3. 病原菌一时或间断性地进入血液,但在血中不繁殖的是(　　　)。

A. 毒血症 　　　　B. 败血症 　　　　C. 内毒素血症 　　D. 菌血症 　　　　E. 脓毒血症

4. 内毒素的主要成分是(　　　)。

A. 蛋白质 　　　　B. 脂多糖 　　　　C. 肽聚糖 　　　　D. 外膜 　　　　E. 磷壁酸

5. 医院感染的特点不包括(　　　)。

A. 感染的发生地点必须在医院 　　　　　　　B. 感染多以外源性感染为主

C. 感染的对象主要是住院患者 　　　　　　　D. 病原体以细菌为主

E. 感染的传播途径主要为密切接触传播

6. 下列关于类毒素的说法正确的是(　　　)。

A. 毒性极强 　　　　　　　　　　　　　　　B. 可用于人工被动免疫

C. 可用于人工主动免疫 　　　　　　　　　　D. 是内毒素经甲醛脱毒而成

E. 化学本质是脂多糖

二、简答题

1. 简述细菌致病性的决定因素。

2. 比较细菌外毒素和内毒素的异同。

3. 简述全身感染的类型及主要特点。

第七章　化脓性细菌

🏥 **学习目标**

1. 掌握常见化脓性细菌的主要生物学性状和致病性。
2. 熟悉常见化脓性细菌所致疾病及其防治原则、标本的采送。
3. 了解化脓性细菌的实验室检查方法。

化脓性细菌是指能够感染人体并引起化脓性炎症的细菌。主要有化脓性球菌和杆菌。化脓性球菌包括葡萄球菌、链球菌等革兰阳性球菌，脑膜炎奈瑟菌和淋病奈瑟菌等革兰阴性球菌，化脓性杆菌主要为革兰阴性杆菌，如大肠埃希菌、铜绿假单胞菌、变形杆菌及部分厌氧菌。化脓性细菌感染常引起皮肤、皮下软组织和深部组织的化脓性感染乃至内脏器官的脓肿，也能引起脓毒血症。本章将介绍主要的化脓性球菌和铜绿假单胞菌。

第一节　葡萄球菌属

葡萄球菌属（*Staphylococcus*）因常堆聚成葡萄串状而得名。广泛分布于自然界、人和动物的体表及与外界相通的腔道中，多数为非致病菌，少数可导致疾病。葡萄球菌是最常见的化脓性球菌，是医院感染的重要来源。因此在进行创伤性医疗操作时，须严格消毒和无菌操作。

一、生物学性状

（一）形态与染色

葡萄球菌呈球形或稍呈椭圆形，直径为 $1.0\ \mu m$ 左右，典型的排列为葡萄串状（图 7-1）。葡萄球菌无鞭毛，无芽胞，除少数菌株外一般不形成荚膜。革兰染色为阳性，衰老、死亡或被白细胞吞噬后的葡萄球菌，以及耐药的某些菌株的革兰染色可为阴性。

（二）培养特性

葡萄球菌的营养要求不高，在普通培养基上便能生长良好，在含有血液和葡萄糖的培养基中生长更佳,为需氧或兼性厌氧菌,少数专性厌氧。当温度为 28~38 ℃、pH 为 4.5~9.8 时均能生长,致病菌最适温度为 37 ℃,最适 pH 为 7.4。在肉汤培养基中 24 h 后呈均匀混浊生长,在琼脂平板上形成圆形、凸起、边缘整齐、表面光滑、湿润、不透明的菌落。不同种的葡萄球菌产生不同颜色的脂溶性色素,如金黄色、白色、柠檬色的色素。葡萄球菌在血琼脂平板上形成的菌落较大,有的菌株菌落周围形成明显的全透明溶血环(β 溶血)(图 7-2),也有不发生溶血者。溶血性菌株大多具有致病性。

图 7-1

图 7-2

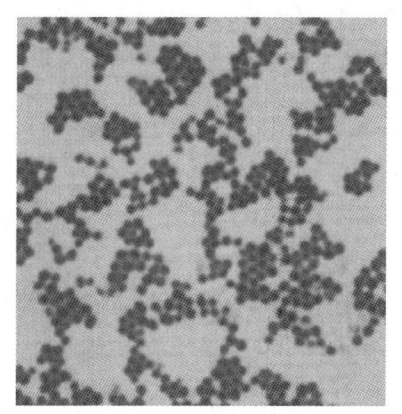

图 7-1　葡萄球菌

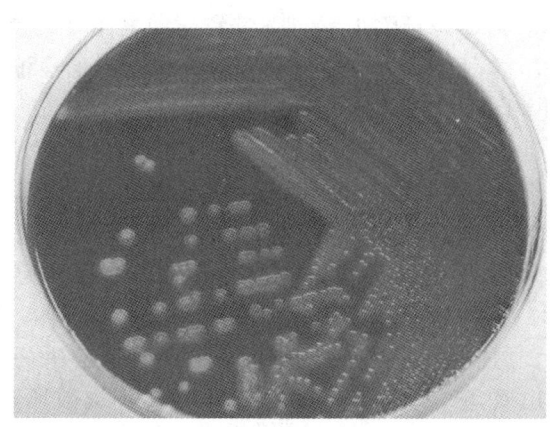

图 7-2　金黄色葡萄球菌在血琼脂平板上形成的菌落特点

（三）生化反应

多数葡萄球菌能分解葡萄糖、麦芽糖和蔗糖,产酸不产气。致病性菌株能分解甘露醇。

（四）分类

根据生化反应和产生的色素不同,可分为金黄色葡萄球菌、表皮葡萄球菌和腐生葡萄球菌三种。其中金黄色葡萄球菌多为致病菌,表皮葡萄球菌偶尔致病,腐生葡萄球菌一般不致病。

（五）抗原构造

葡萄球菌的抗原构造复杂,目前已发现的有 30 种以上,化学组成及生物学活性已被了解的抗原构造仅有少数几种。

1. 葡萄球菌 A 蛋白（SPA）　存在于细菌细胞壁的一种单链多肽,位于菌体表面,与细胞壁肽聚糖呈共价结合,是细菌表面重要的完全抗原,具有种属特异性。所有来自人类的菌株均有此抗原,含 SPA 的动物源性菌株则少见。SPA 可与多种哺乳动物血清中的 IgG 的 Fc 段结合,因而可用含 SPA 的葡萄球菌作为载体,结合特异性抗体,进行协同凝集试验。SPA 有抗吞噬作用,还可激活补体替代途径等。

2. 多糖抗原　具有群特异性,存在于细胞壁,据此可将葡萄球菌分为 A、B 两群。

3. 荚膜抗原　几乎所有金黄色葡萄球菌菌株的表面有荚膜多糖抗原的存在,而表皮葡萄球菌中仅个别菌株有此抗原。

二、致病性

（一）致病物质

金黄色葡萄球菌能产生多种毒素与侵袭性酶,致病作用强;表皮葡萄球菌产生的毒素和酶类较少,致病作用相对较弱,为机会致病菌。

1. 血浆凝固酶　能使含有枸橼酸钠或肝素抗凝剂的人或兔血浆发生凝固的酶类物质。致病菌株多能产生,常作为鉴别葡萄球菌有无致病性的重要指标。

凝固酶和葡萄球菌的毒力关系密切。凝固酶阳性菌株进入机体后,使血液或血浆中的纤维蛋白沉积于菌体表面,阻碍体内吞噬细胞的吞噬,即使细菌被吞噬也不易被杀死。同时,凝固酶集聚在菌体四周,亦能保护细菌不受血清中杀菌物质的杀伤。葡萄球菌引起的感染易于局限化和导致血栓形成,与凝固酶的生成有关。

2. 葡萄球菌溶血素　多数致病性葡萄球菌能产生溶血素。按抗原性不同,分为 α、β、γ、δ、ε 五种,对人类致病的主要是 α 溶血素。它是一种外毒素,化学成分为蛋白质,不耐热,65 ℃经 30 min 即可被破坏。如将 α 溶血素注入动物皮内,能引起皮肤坏死,如采用静脉注射,则导致动物迅速死亡。α 溶血素还能使小血管收缩,导致局部缺血和坏死,并能引起平滑肌痉挛。α 溶血素具有良好的抗原性,可经甲醛处理制成类毒素。

3. 杀白细胞素　含 F 和 S 两种蛋白质,能破坏人和兔的中性粒细胞和巨噬细胞。此毒素有抗原性,不耐热,产生的抗体能阻止葡萄球菌感染的复发。

4. 肠毒素　从临床分离的金黄色葡萄球菌,约 1/3 产生肠毒素。肠毒素可引起急性胃肠炎即食物中毒。与误食产肠毒素菌株污染的牛奶、肉类、蛋类等食品有关。肠毒素是一种可溶性蛋白质,耐热,经 100 ℃煮沸 30 min 不被破坏,也不受胰蛋白酶的影响。

5. 表皮溶解毒素　也称表皮剥脱毒素,是一种蛋白质,具有抗原性,可被甲醛脱毒制成类毒素,可引起表皮剥脱性病变,主要发生于新生儿和婴幼儿等,引起烫伤样皮肤综合征。

6. 毒性休克综合征毒素-1　可引起机体发热、脱屑、休克等综合症状,并增加机体对内毒素的敏感性。

（二）所致疾病

1. 侵袭性疾病　主要引起化脓性炎症。葡萄球菌可通过多种途径侵入机体,导致皮肤或器官的多种感染,甚至引起败血症。

（1）皮肤软组织感染　主要表现为疖、痈、甲沟炎、麦粒肿、蜂窝组织炎等。

（2）内脏器官感染　如肺炎、脓胸、中耳炎、脑膜炎、心包炎、心内膜炎等,主要由金黄色葡萄球菌引起。

（3）全身感染　如败血症、脓毒血症等,多由金黄色葡萄球菌引起,新生儿或机体防御能力严重受损时表皮葡萄球菌也可引起严重败血症。

2. 毒素性疾病　由金黄色葡萄球菌产生的有关外毒素引起。

（1）食物中毒　进食含肠毒素的食物后 1～6 h 即可出现症状,如恶心、呕吐、腹痛、腹泻,大多数患者于数小时至 1 日内恢复。发病急,病程短,恢复快。

（2）烫伤样皮肤综合征　由表皮溶解毒素引起。多见于新生儿、婴幼儿和免疫功能低下的成人,初始有红斑,1～2 天有皮起皱,继而形成水疱,至表皮大片状脱落。

（3）毒性休克综合征　由毒性休克综合征毒素-1 引起,主要表现为发热、低血压、红斑皮疹伴脱屑和休克等,半数以上患者有呕吐、腹泻、肌痛、黏膜充血、肝肾功能损害等,偶尔有心脏受累的表现。

（4）假膜炎肠炎　本质是一种菌群失调性肠炎,病理特点是肠黏膜被一层炎性假膜所覆盖,该假膜由炎性渗出物、肠黏膜坏死块和细菌组成。人群中 10%～15% 有少量金黄色葡萄球菌寄居于肠道,当优势菌如大肠埃希菌等因抗生素的应用而被抑制或杀灭后,耐药的金黄色葡萄球菌乘机繁殖而产生毒素,引起以腹泻为主的临床症状。

（三）免疫性

人类对致病性葡萄球菌有一定的天然免疫力。只有当皮肤黏膜受到创伤，或机体免疫力降低时，才易引起感染。患病后所获免疫力不强，难以防止再次发生感染。

三、微生物学检查

不同疾病采取不同检材，如脓液、血液、可疑食物、呕吐物及粪便等。

（一）直接涂片镜检

取标本涂片，革兰染色后镜检，根据细菌形态、排列和染色性可做出初步诊断。

（二）分离培养与鉴定

将标本接种于血琼脂平板、甘露醇和高盐培养基中进行分离培养，孵育后挑选可疑菌落进行涂片、染色、镜检。致病性葡萄球菌的主要特点如下：凝固酶试验阳性，产生金黄色的色素，有溶血性，可发酵甘露醇。

食物中毒患者的呕吐物、粪便或剩余食物在做细菌分离鉴定的同时，接种于肉汤培养基中，孵育后取滤液注射于 6～8 周龄的幼猫腹腔，注射后 4 h 内幼猫发生呕吐、腹泻、体温升高或死亡，提示有肠毒素存在的可能。近年来，检测葡萄球菌肠毒素的免疫学方法繁多，如反向间接血凝、ELISA、放射免疫等方法较快速且敏感。

四、防治原则

加强卫生宣传教育，注意个人卫生，及时处理皮肤创伤，加强食品卫生监管。医务人员注意手卫生和无菌操作。根据药敏试验结果合理用药，避免滥用抗生素。

第二节　链球菌属

链球菌属（*Streptococcus*）是另一类常见的化脓性球菌，广泛存在于自然界、人和动物粪便、健康人鼻咽部，可引起猩红热、丹毒、新生儿败血症、脑膜炎及超敏反应性疾病等。

一、生物学性状

（一）形态染色

链球菌呈球形或卵圆形，直径为 0.6～1.0 μm，呈链状排列，长短不一，短者由 4～8 个细菌组成，长者由 20～30 个细菌组成，固体培养基或临床标本中多为短链或成对出现（图 7-3）。幼龄培养物中大多可见到透明质酸形成的荚膜。无芽胞，无鞭毛，革兰染色阳性。

图 7-3

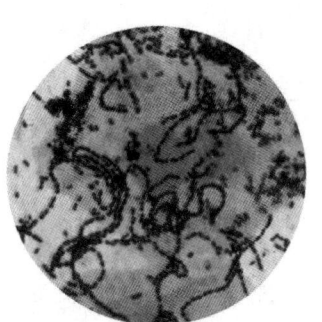

图 7-3　链球菌

（二）培养特性

营养要求较高。普通培养基中需加血液、血清、葡萄糖等才能生长。为需氧或兼性厌氧菌，有些为厌氧菌。最适温度为 37 ℃，最适 pH 为 7.4～7.6，血琼脂平板上形成灰白、光滑、透明或半透明、圆形、凸起的小菌落，不同菌株有不同溶血现象。

（三）生化反应

能发酵简单的糖类，产酸不产气。一般不分解菊糖，不被胆汁或 1% 去氧胆酸钠所溶解。这两种特性可用来鉴别甲型溶血性链球菌和肺炎链球菌。

（四）抗原构造

抗原构造主要有以下三种。

1. 核蛋白抗原（P 抗原）　无特异性，各种链球菌的核蛋白抗原均相同，与葡萄球菌有交叉。

2. 多糖抗原（C 抗原）　为群特异性抗原，是细菌壁的组成成分。对人致病的 90% 属于 A 群，其次为 B 群，其他群少见。

3. 蛋白质抗原（表面抗原）　有 M、R、T、S 四种不同性质的抗原组分，具有型特异性，是链球菌细胞壁的蛋白质抗原，位于 C 抗原外层，同群链球菌可根据表面抗原不同进行分型，如 A 群链球菌可据此分为 60 多型。

（五）分类

1. 根据溶血现象分类

（1）甲型溶血性链球菌　菌落周围有 1～2 mm 宽的草绿色溶血环，称甲型溶血或 α 溶血。这类链球菌亦称草绿色链球菌，为条件致病菌。

（2）乙型溶血性链球菌　菌落周围形成一个 2～4 mm 宽、界限分明、完全透明的溶血环，称乙型溶血或 β 溶血。这类链球菌又称溶血性链球菌，致病力强，可引起多种疾病。

（3）丙型链球菌　不产生溶血素，菌落周围无溶血环，故又称不溶血性链球菌，一般不致病。

2. 根据抗原构造分类　根据细胞壁多糖 C 抗原不同可将链球菌分为 A、B、C、D 等 20 个群。对人致病的大多（约 90%）属于 A 群。因此 A 群链球菌又称为化脓性链球菌。

3. 根据对氧的需求分类　可分为需氧、兼性厌氧和厌氧三大类链球菌。

（六）抵抗力

链球菌抵抗力不强，55 ℃时大部分可被杀死，对一般消毒剂敏感，在干燥尘埃中可存活数日，对青霉素、红霉素、氯霉素、四环素等均敏感，耐药发生率低。

二、致病性

（一）致病物质

A 群链球菌有较强的侵袭力，可产生多种侵袭性酶和外毒素，致病力强。

1. M 蛋白　为链球菌细胞壁中的蛋白质组分，具有抗吞噬细胞吞噬和杀伤作用。纯化的 M 蛋白能使纤维蛋白原沉淀，凝集血小板、白细胞，溶解多形核细胞，并抑制毛细血管中细胞的移动。M 蛋白有抗原性，可刺激机体产生型特异性抗体，并与超敏反应性疾病有关。

2. 脂磷壁酸（LTA）　与细菌黏附于宿主细胞表面有关，大多数 LAT 位于细胞膜和肽聚糖之间,通过肽聚糖孔伸展至细菌细胞表面,人类口腔黏膜和皮肤上皮细胞、血细胞等细胞膜上均有 LAT 的结合位点。

3. 透明质酸酶 能分解细胞间质的透明质酸,使病原菌易于在组织中扩散,又称为扩散因子。

4. 链激酶 又称链球菌溶纤维蛋白酶,是一种激酶,能激活血液中的纤维蛋白酶原,使其转变为纤维蛋白酶,溶解血块或阻止血浆凝固,有利于细菌在组织中的扩散。耐热,100 ℃加热 50 min 仍保持活性。

5. 链道酶 又名脱氧核糖核酸酶,能分解黏稠脓液中具有高度黏性的 DNA,使脓液变稀薄,利于细菌扩散。

6. 链球菌溶血素 有溶解红细胞、杀死白细胞及毒害心脏的作用,主要包括以下两种:①链球菌溶血素 O(SLO),为含—SH 的蛋白质,对氧敏感,遇氧时—SH 即被氧化为—S—S—,暂时失去溶血能力。若加入半胱氨酸等还原剂,可恢复溶血能力。SLO 对机体的白细胞、血小板和心肌细胞等具有毒害作用,免疫原性强,感染后 2～3 周,85% 以上患者可产生抗"O"抗体,病愈后仍可持续数月甚至数年,可作为新近链球菌感染、风湿活动的辅助诊断。②链球菌溶血素 S(SLS),是一种小分子糖肽,无抗原性。对氧稳定,对热和酸敏感。血琼脂平板所见透明溶血环由 SLS 所致。

7. 致热外毒素 又称红疹毒素,是人类猩红热的主要致病物质,为外毒素,可使患者产生红疹。该毒素为蛋白质,但对热稳定,具有抗原性。该毒素还有内毒素样的致热作用,可损害细胞或组织。

(二)所致疾病

链球菌可引起人类多种疾病,由 A 群链球菌引起的占 90% 以上,可分为化脓性感染、猩红热和超敏反应性疾病。

1. 化脓性感染 链球菌由皮肤伤口侵入,引起皮肤及皮下组织化脓性炎症,如疖、痈、蜂窝组织炎等;沿淋巴管扩张,可引起淋巴管炎、淋巴腺炎等;经呼吸道侵入,常引起急性扁桃体炎、咽峡炎,并蔓延周围引起脓肿、中耳炎、乳突炎、气管炎、肺炎等。

2. 猩红热 由产生致热外毒素的 A 群链球菌所致的急性呼吸道传染病,临床特征为发热、咽峡炎、全身弥漫性皮疹和疹退后的明显脱屑。

3. 超敏反应性疾病 由链球菌感染引起。

(1)风湿热 由 A 群链球菌引起,临床表现以关节炎、心肌炎为主。致病机理包括:①Ⅱ型超敏反应,因链球菌细胞壁多糖抗原与心脏瓣膜、关节组织糖蛋白有共同抗原而引起。②Ⅲ型超敏反应,可能是由 M 蛋白相关的免疫复合物沉积于心脏瓣膜和关节滑膜上造成的。

(2)急性肾小球肾炎 多见于儿童和青少年,大多数由 A 群 M12 型链球菌引起。临床表现为少尿、血尿、蛋白尿、水肿和高血压等。致病机理包括:链球菌的某些抗原与肾小球基底膜有共同抗原,机体针对链球菌所产生的抗体与肾小球基底膜发生反应,属Ⅱ型超敏反应;由链球菌的 M 蛋白诱导机体所产生的相应抗体形成的免疫复合物沉积于肾小球基底膜,造成肾小球基底膜损伤,属于Ⅲ型超敏反应。

4. 其他疾病 B 群链球菌又称无乳链球菌,为机会致病菌,当机体免疫功能低下时,可引起皮肤感染、心内膜炎、产后感染、新生儿败血症和新生儿脑膜炎。甲型(草绿色)链球菌属于人类口腔和上呼吸道的正常菌群,若心脏瓣膜已有缺陷或损伤,本菌可在损伤部位繁殖,引起亚急性细菌性心内膜炎。在拔牙或摘除扁桃体时,寄居在口腔、龈缝中的草绿色链球菌可侵入血流引起菌血症。变异链球菌为厌氧菌,可引起龋齿。

(三)免疫性

A 群链球菌感染后,可产生型特异性免疫,主要是产生针对 M 蛋白的抗体(IgG)。由于型别多,无交叉免疫性。猩红热患者病后可产生针对同型红疹毒素的抗体,建立同型抗毒素免疫。

三、微生物学检查

根据链球菌所致疾病不同,可采取脓液、咽拭子、血液等标本送检。

(一)直接涂片镜检

取脓液涂片,进行革兰染色,镜检发现革兰染色阳性且呈链状排列的球菌,可做出初步诊断。

(二)分离培养

将脓液或咽拭子直接划线接种在血琼脂平板上,培养后观察有无链球菌菌落。根据溶血性的不同,可区分为甲型、乙型或丙型链球菌。有 β 溶血的菌落,应与葡萄球菌鉴别;有 α 溶血的菌落,要和肺炎链球菌鉴别。疑有败血症的血标本,应先在葡萄糖肉汤中增菌后再在血琼脂平板上分离鉴定。心内膜炎病例的标本,培养草绿色链球菌宜孵育 3 周以上。

(三)血清学试验

抗链球菌溶血素"O"试验简称抗"O"试验。常用于风湿热的辅助诊断。狄克试验在猩红热患者的早期阶段为阳性,病后转阴。

四、防治原则

链球菌感染的防治原则与葡萄球菌相同。链球菌主要通过飞沫传染,应对患者和带菌者进行及时治疗,以减少传染源。空气、器械、敷料等注意消毒。对急性咽喉炎和扁桃体炎患者,尤其是儿童患者,须治疗彻底,防止超敏反应性疾病的发生。所有溶血性 A 群链球菌对磺胺、青霉素及红霉素等都敏感。其他群细菌对抗菌药物的敏感度不同,临床应用抗菌药物前最好做药敏试验。

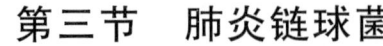

第三节　肺炎链球菌

肺炎链球菌俗称肺炎球菌,常寄居于正常人的鼻咽腔中,仅少数有致病力,是细菌性肺炎的主要病原菌。

一、生物学性状

肺炎链球菌呈矛头状,在痰液或脓液中可呈单个、成双或短链状排列,在液体培养基中常呈短链状(图7-4)。在机体内形成厚荚膜(图7-5),革兰染色阳性。

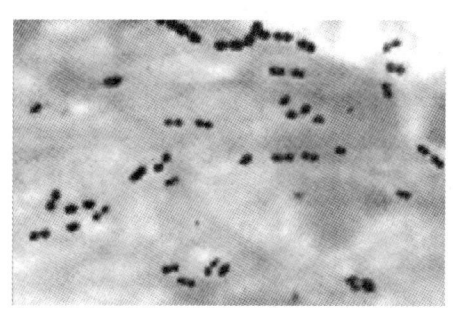

图7-4 肺炎链球菌

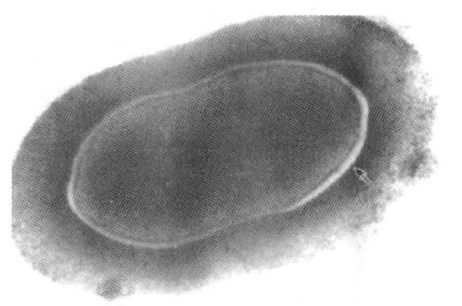

图7-5 肺炎链球菌菌体荚膜示意图

图7-4、
图7-5

肺炎链球菌的营养要求高,在含有血液或血清的培养基中才能生长,为兼性厌氧菌,最适温度为37 ℃,最适pH为7.4～7.8。初次培养需要CO_2箱,因5％～10％的肺炎链球菌菌株需要较高浓度的CO_2。在血琼脂平板上可形成细小、灰色、有光泽的扁平菌落,菌落周围有草绿色溶血环。该细菌可产生自溶酶,培养时间稍久,即出现溶菌现象,菌落呈脐窝状。

肺炎链球菌有荚膜多糖抗原(可分型)和菌体抗原(包括C多糖和M蛋白)。

肺炎链球菌的抵抗力较弱。对一般消毒剂敏感。有荚膜菌株抗干燥力较强,在干痰中可存活1～2个月。对青霉素、红霉素、林可霉素等敏感,但亦有耐药菌株出现。

二、致病性

肺炎链球菌的致病力,主要是荚膜的抗吞噬作用。有荚膜的光滑型(S)菌株有毒力,失去荚膜的粗糙型(R)菌株毒力减低或消失。荚膜多糖本身对机体无直接毒性作用,但可与血液中相应抗体发生特异性结合,从而消耗体内的抗荚膜特异性抗体。肺炎链球菌自溶后能释放出溶血毒素"O",能溶解人和动物的红细胞,高浓度时对动物有致死作用。在新分离培养物中尚有神经氨酸酶,能分解细胞糖蛋白和糖脂的末端N-乙酰神经氨酸。该酶对肺炎链球菌在鼻咽部和支气管黏膜上的定居和繁殖可能有一定作用。

肺炎链球菌主要引起人类大叶性肺炎。本菌从上呼吸道侵入,经支气管到达肺组织。少数病例中,肺炎链球菌先侵入血流,引起菌血症而后进入肺部。患者突然发病,表现为畏寒、发热、咳嗽、胸痛,咳铁锈色痰。正常人群一般不发生感染,只能形成带菌状态,当机体免疫功能降低时才能引起疾病,属内源性感染。本菌尚可引起小儿和老年人的化脓性胸膜炎,病死率较高,并可引起细菌性心内膜炎、中耳炎及关节炎等。

肺炎链球菌感染后,机体可建立较牢固的型特异性免疫,同型病原菌二次感染少见。正常机体对肺炎链球菌的抵抗力较强,未经治疗的病例中也有70％可自愈。机体的自然康复取决于机体产生的荚膜多糖型特异性抗体,该抗体在病后5～6天就可形成。荚膜与相应抗体结合后易被吞噬。某些型别荚膜能激活补体,对杀灭细菌有意义。

三、微生物学检查

不同病种采取不同的标本,如痰液、脓液、血液、脑脊液等。涂片经革兰染色后镜检,发现革兰染色阳性且具有荚膜的双球菌存在,即可做出初步诊断。取痰液或脓液直接划线接种于血琼脂平板上,37℃培养24 h后,挑取α溶血的可疑菌落,做菊糖发酵试验、胆汁溶菌试验和奥普托欣试验进行鉴别。脑脊液标本须先经血清肉汤增菌后,再接种于血琼脂平板。菌型鉴定可采用凝集试验、沉淀试验和荚膜肿胀试验。

四、防治原则

除一般防止呼吸道传染的措施外,对免疫力低下的儿童、老年人等可采用肺炎链球菌荚膜多糖疫苗预防。根据药敏试验选用敏感抗生素进行治疗。

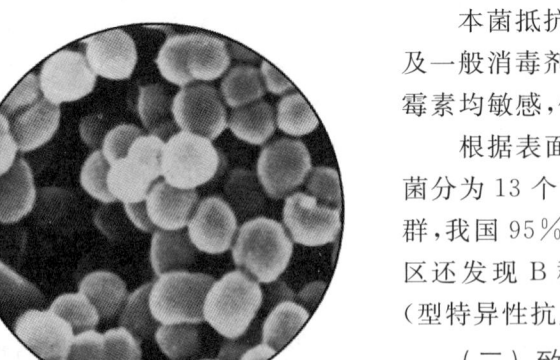

第四节　奈瑟菌属

奈瑟菌属为革兰阴性双球菌,无鞭毛、无芽胞、有菌毛。对人致病的主要有脑膜炎奈瑟菌和淋病奈瑟菌。

一、脑膜炎奈瑟菌

脑膜炎奈瑟菌俗称脑膜炎球菌,为流行性脑脊髓膜炎(简称流脑)的病原菌。

(一) 生物学性状

脑膜炎奈瑟菌为革兰阴性双球菌,在急性期或早期患者脑脊液中,大多位于中性粒细胞内,菌体呈肾形,呈双排列,凹面相对(图7-6)。电镜下可以观察到自患者分离的毒性菌株有微荚膜和菌毛。培养条件要求较高,普通培养基上不生长,在含有血清或血液的培养基上才能生长,如经加热的血液琼脂培养基(也称为巧克力平板培养基)。该菌为专性需氧菌,初次培养时,在含5%～10% CO_2 的低氧环境中生长最旺盛,最适pH为7.0～7.4,最适温度为37 ℃,培养24～72 h后,菌落呈圆形、光滑、湿润、透明、微带灰蓝色。在血清肉汤中均匀生长。

图7-6

本菌抵抗力弱,对寒冷、日光、热力、干燥、紫外线及一般消毒剂均敏感。对磺胺类、青霉素、链霉素、金霉素均敏感,但容易耐药。

根据表面荚膜多糖抗原的不同,可将脑膜炎奈瑟菌分为13个血清群,对人类致病的多属于A、B、C群,我国95%以上的病例为A群引起的感染,有的地区还发现B群和C群。另外可根据外膜蛋白抗原(型特异性抗原)将各血清群分为若干血清型。

(二) 致病性

脑膜炎奈瑟菌的主要致病物质为荚膜、菌毛和内毒素。

图7-6　脑膜炎奈瑟菌电镜图

本菌通常寄居于正常人鼻咽腔,有5%～10%的健康人鼻咽部带有本菌,流行期带菌者人数高达 70%，但带菌者 90% 并不发病，仅少数人出现鼻咽炎，严重者导致菌血症，仅 1%～2% 的人，脑膜炎奈瑟菌经血流或淋巴传播引起化脓性脑脊髓膜炎。带菌者和患者是传染源。

本菌经飞沫传染，也可通过接触患者呼吸道分泌物污染的物品而感染。潜伏期为 1～4 天。脑膜炎奈瑟菌所致疾病的发生与机体免疫力有密切的关系，当机体抵抗力低下时，侵入鼻咽腔的细菌大量繁殖而侵入血流，引起菌血症和败血症，患者出现畏寒、发热、恶心、呕吐，皮肤上有出血性皮疹，皮疹内可查到本菌。严重者侵犯脑脊髓膜，发生化脓性脑脊髓膜炎，出现头痛、喷射性呕吐、颈项强直等脑膜刺激征。甚至由于两侧肾上腺出血，导致肾上腺功能衰竭、中毒性休克。上述症状的产生，与细菌自溶和死亡释放出大量内毒素有关。

此外，目前已证实脑膜炎奈瑟菌和淋病奈瑟菌能产生一种胞外酶，即 IgA 蛋白酶，能特异性地裂解人 IgA，进而破坏人的正常免疫功能。

成人对脑膜炎奈瑟菌有较强免疫力，感染后仅 1%～2% 表现为脑膜炎。儿童免疫力较弱，感染后发病率较高。母体内抗体可通过胎盘传给胎儿，故 6 个月以内婴儿很少患流脑。

感染后机体产生的荚膜多糖抗体、抗外膜蛋白抗体，有特异杀伤脑膜炎奈瑟菌的作用，抗脂多糖抗体可能在中和毒性作用方面有一定意义。

（三）微生物诊断

流脑流行期间，根据典型症状和体征不难诊断。对散发的或不典型病例，可采取淤斑中血液、外周血或脑脊液等标本，保暖、保湿，立即送检。

1. 直接染色镜检　标本经革兰染色或美蓝染色镜检，在中性粒细胞内外找到肾形双球菌，结合临床症状即可做初步诊断，也可用免疫荧光法直接查菌体。

2. 分离培养　对无菌采取的淤斑中血液或脑脊液先行葡萄糖肉汤增菌，或直接接种于巧克力血琼脂平板上，在 5%～10% CO_2 环境下培养 18～24 h，观察结果。

3. 血清学检查　可用间接血凝试验、ELISA 等方法检测流脑抗体，以辅助诊断。

（四）防治原则

"控制传染源，切断传播途径，提高易感人群的免疫力"是预防的关键。对易感儿童可注射流脑荚膜多糖疫苗进行特异性预防。流行期间可口服磺胺类药物预防。治疗流脑首选磺胺类药物，也可选用青霉素、氯霉素或氨苄青霉素等。

二、淋病奈瑟菌

淋病奈瑟菌（*N. gonorrhoeae*）俗称淋球菌，是淋病的病原菌，为严格的人体内寄生菌，常存在于急性尿道炎与阴道炎的脓性分泌物的白细胞中，形态染色类似于脑膜炎奈瑟菌。培养要求高，一般不易培养，需在培养基中加入腹腔积液或血液。抵抗力弱，不耐干燥和寒冷，对一般消毒剂敏感，对磺胺类药物、青霉素较敏感，但易产生耐药性。

淋病奈瑟菌的致病机理复杂，其毒力与菌毛、荚膜、脂多糖和外膜蛋白的某些成分有关。其产生的 IgA 蛋白酶能裂解人 IgA，因此也是不可忽视的毒力因子。

人类是淋病奈瑟菌唯一的自然宿主，淋病主要通过性接触传播。淋病奈瑟菌侵入泌尿生殖系统繁殖。男性感染后发生尿道炎，女性感染后发生尿道炎和宫颈炎。如治疗不彻底，可扩散至生殖系统。淋病奈瑟菌可经产道感染胎儿造成新生儿淋病性结膜炎。

人类对淋病奈瑟菌无自然免疫力，均易感，病后免疫力不强，不能防止再感染。

微生物学检查主要是采取尿道脓性分泌物涂片,革兰染色镜检,如在中性粒细胞中发现革兰阴性双球菌,就有诊断价值,必要时进行分离培养。对患者应早期用药,彻底治疗。

第五节　铜绿假单胞菌

铜绿假单胞菌(*Pseudomonas aeruginosa*)俗称绿脓杆菌,属假单胞菌属(*Pseudomonas*),广泛分布于自然界及正常人皮肤、肠道和呼吸道,是临床上较常见的条件致病菌之一。

一、生物学性状

铜绿假单胞菌为革兰阴性杆菌,大小为(1.5~3.0)μm×(0.5~0.8)μm。菌体一端有单鞭毛,运动活泼。无芽胞,有菌毛,有些菌株有多糖荚膜或糖萼,具有抗吞噬作用。

在普通培养基上生长良好,专性需氧。菌落形态不一,多数直径为2~3 mm,边缘不齐,扁平湿润。在血琼脂平板上形成透明溶血环。在液体培养中呈混浊生长,并有菌膜形成。铜绿假单胞菌能产生两种水溶性色素:一种是绿脓素,为蓝绿色,无荧光性,具有抗菌作用;另一种为荧光素,呈绿色。绿脓素只有铜绿假单胞菌能产生,故有诊断意义。但广泛使用有效抗生素后筛选出的变异株常丧失其合成能力。

发酵糖类的能力较低,可分解葡萄糖,产酸不产气,不分解甘露醇、乳糖及蔗糖,能液化明胶。分解尿素,不形成吲哚,氧化酶试验阳性,可利用枸橼酸盐。

铜绿假单胞菌有菌体O抗原和鞭毛H抗原。O抗原具有型特异性。

二、致病性

铜绿假单胞菌能产生多种与毒力有关的物质,如内毒素、菌毛、外毒素A、弹性蛋白酶、胶原酶、胰肽酶等,其中以外毒素A最为重要。

铜绿假单胞菌外毒素A为一种对热不稳定的单链多肽,经甲醛处理可脱毒为类毒素,并被特异性抗毒素中和。毒性强,注入动物后,主要靶器官肝脏可出现细胞肿胀、脂肪变性及坏死;其他脏器病变为肺出血和肾脏坏死。外毒素A的致病机理是使核糖体上延长因子失活,抑制宿主细胞的蛋白质合成。

铜绿假单胞菌感染可发生在人体任何部位和组织,常见于烧伤或创伤部位、中耳、角膜、尿道和呼吸道。也可引起心内膜炎、胃肠炎、脓胸,甚至败血症。

患者感染后可产生特异性抗体,有一定的抗感染作用。应用抗铜绿假单胞菌血清可降低患者继发败血症的发生率和病死率。

三、微生物学检查

标本可取创面渗出物、脓液、尿液、血液等。分离培养,根据菌落特征、色素以及生化反应予以鉴定。必要时可用血清学试验确诊。

四、防治原则

铜绿假单胞菌是院内感染的常见病原菌,因此消毒措施对预防感染有重要作用。治疗根据药敏试验结果选用青霉素类、氨基糖苷类、头孢菌素类等抗生素。联合用药可减少耐药菌株的产生。

目标检测

选择题

A1 型题

1. 葡萄球菌中致病性最强的是(   )。

A. 金黄色葡萄球菌   B. 表皮葡萄球菌   C. 腐生葡萄球菌

D. 链球菌   E. 以上都不是

2. 对青霉素 G 有 90%以上耐药菌株的细菌是(   )。

A. 葡萄球菌   B. 脑膜炎奈瑟菌   C. 淋病奈瑟菌

D. 链球菌   E. 以上都不是

3. 金黄色葡萄球菌引起的化脓性感染,其病灶特点是(   )。

A. 化脓病灶与周围组织分界不清   B. 脓液黏稠   C. 细菌易扩散

D. 脓液呈稀薄血性   E. 以上都不对

4. 大叶性肺炎的病原体是(   )。

A. 葡萄球菌   B. 脑膜炎奈瑟菌   C. 淋病奈瑟菌

D. 肺炎链球菌   E. 乙型溶血性链球菌

5. 下列哪种疾病与链球菌无关?(   )

A. 扁桃体炎   B. 猩红热   C. 风湿热   D. 流脑   E. 心内膜炎

6. 能产生自溶酶,长出脐状菌落的球菌是(   )。

A. 葡萄球菌   B. 脑膜炎奈瑟菌   C. 淋病奈瑟菌

D. 肺炎链球菌   E. 乙型溶血性链球菌

7. 引起流脑的病原体是(   )。

A. 葡萄球菌   B. 脑膜炎奈瑟菌   C. 淋病奈瑟菌

D. 肺炎链球菌   E. 乙型溶血性链球菌

8. 主要通过性接触传播致病的是(   )。

A. 葡萄球菌   B. 脑膜炎奈瑟菌   C. 淋病奈瑟菌

D. 肺炎链球菌   E. 乙型溶血性链球菌

9. 下列细菌中,能产生水溶性色素,并可使周围环境染色的细菌是(   )。

A. 铜绿假单胞菌   B. 金黄色葡萄球菌   C. 乙型溶血型链球菌

D. 沙门菌属   E. 大肠埃希菌

第八章 呼吸道感染细菌

学习目标

1. 掌握肺炎链球菌、脑膜炎奈瑟菌、结核分枝杆菌的生物学性状、致病性与防治原则。

2. 熟悉结核菌素试验原理、结果分析及应用，白喉棒状杆菌、百日咳鲍特菌、流感嗜血杆菌、嗜肺军团菌的生物学性状及致病性。

3. 了解白喉棒状杆菌、百日咳鲍特菌、流感嗜血杆菌的免疫性。

呼吸道感染细菌是指以呼吸道为侵入门户，传播感染人体致病的细菌。本章主要介绍分枝杆菌属、白喉棒状杆菌、百日咳鲍特菌、流感嗜血杆菌、嗜肺军团菌和克雷伯菌属。

第一节　分枝杆菌属

分枝杆菌属（*Mycobacterium*）是一类细长或稍弯的杆菌，因有分枝生长的趋势而得名。此菌属胞壁中含有大量类脂，可达菌体干重的40％左右，故生长形成粗糙的畏水性菌落。本菌属难以用一般染料染色，然而若设法使之着色，又不易被含3％ HCl 的乙醇脱色，故又称为抗酸杆菌。本菌属种类颇多，分致病菌和非致病菌两大类。对人致病的主要有结核分枝杆菌和麻风分枝杆菌。引起的人类疾病主要有人型、牛型结核杆菌和几种非典型分枝杆菌所致的感染和麻风。这些感染多数为慢性感染，长期迁延，并有破坏性的组织病变。其中结核分枝杆菌简称结核杆菌，是结核病的病原菌。在我国对人类致病的主要有人型结核杆菌和牛型结核杆菌，非典型分枝杆菌也可引起类似结核样病变，但少见。

一、生物学性状

（一）形态与染色

结核分枝杆菌为细长略弯曲的杆菌，大小为$(1\sim4)\mu m \times 0.4~\mu m$，呈单个或分枝状排列（图8-1），无荚膜、无鞭毛、无芽胞。在陈旧的病灶和培养物中，形态常不典型，可呈颗粒状、串球状、短棒状、长丝形等。本菌一般常用抗酸性染色法染色，为抗酸染色阳性菌，被染成红色，其他非抗酸性细菌及细胞质等呈蓝色。

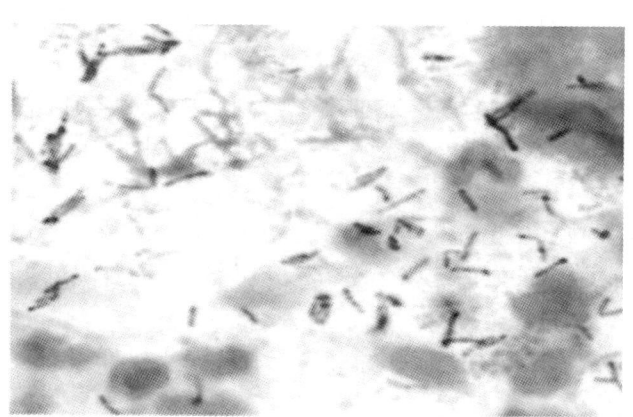

图 8-1

图 8-1　结核分枝杆菌

（二）培养特性

结核分枝杆菌为专性需氧菌。营养要求高,在含有蛋黄、马铃薯、甘油等的固体培养基上才能生长。最适 pH 为 6.5～6.8,最适温度为 37 ℃,生长缓慢,接种后培养 3～4 周才出现肉眼可见的菌落。菌落干燥、坚硬,表面呈颗粒状、乳酪色或黄色,形似菜花样。在液体培养基内呈粗糙皱纹状菌膜生长。

（三）抵抗力

结核分枝杆菌对某些理化因子的抵抗力较强。在干痰中可存活 6～8 个月,若黏附于尘埃上可保持传染性 8～10 天。对酸碱也有较强的抵抗力,在 3% HCl 或 4% NaOH 溶液中能耐受 30 min,因而常以酸碱中和处理严重污染的检材,杀死杂菌,消化黏稠物质,提高检出率。但对湿热、紫外线、乙醇的抵抗力弱。在液体中 62～63 ℃加热 15 min、日光直射 2～3 h、75%乙醇内数分钟即死亡。

（四）变异性

结核分枝杆菌可发生形态、菌落、毒力和耐药性等多种变异,对链霉素、利福平、异烟肼等抗结核药物较易产生耐药性,耐药菌菌株常伴随活力和毒力减弱,但对人仍有一定的致病性。

Calmette 和 Guérine 二人将牛型结核分枝杆菌培养于胆汁、甘油、马铃薯培养基中,经230 次传代,历时 13 年,使其毒力发生变异,成为对人无致病性,而仍保持良好免疫原性的菌株,称为卡介苗（BCG）。人体接种卡介苗后,可获得抗结核免疫力。

二、致病性

（一）致病物质

结核分枝杆菌无内毒素,也不产生外毒素和侵袭性酶,其致病作用主要靠菌体成分,特别是胞壁中所含的大量脂质。脂质含量与结核分枝杆菌的毒力呈正相关,含量愈高,毒力愈强。

1. 脂质　脂质占菌体干重的 20%～40%,占胞壁干重的 60%,包括磷脂、脂肪酸和蜡质,它们大多与蛋白质或多糖结合成复合物存在。①磷脂:能刺激单核细胞增生,结核结节形成并可抑制蛋白酶的分解作用,使病灶组织溶解不完全,形成干酪样坏死。②脂肪酸:在脂质中比重较大,其中 6,6-双分枝菌酸海藻糖能破坏细胞线粒体膜,毒害微粒体酶类,影响细胞呼吸,抑制中性粒细胞游走和吞噬作用,引起慢性肉芽肿。具有该物质的结核分枝杆菌毒株,在液体培养基中能紧密黏成索状,故称为索状因子。③蜡质 D:为胞壁的主要成分,是一种肽糖脂与分枝菌酸的复合物,能引起迟发型超敏反应,并具有佐剂作用。④硫酸脑苷脂和硫酸多酰基化海藻糖:在结核分枝杆菌毒株胞壁中存在,能抑制吞噬细胞中的吞噬体与溶酶体融合,使结核分枝杆菌在细胞内存活。这一类糖脂能结合中性红染料,产生中性红反应,借此可鉴定结核分枝杆菌有无毒力。

2. 蛋白质　结核分枝杆菌菌体内含有多种蛋白质,其中重要的蛋白质是结核菌素。结核菌素与蜡质 D 结合,能引起较强的迟发型超敏反应。其他蛋白质可引起机体产生相应的抗体,但无保护作用。

3. 荚膜　主要成分为多糖,具有抗吞噬、帮助结核分枝杆菌黏附和入侵、保护菌体的作用。

4. 核酸　结核分枝杆菌的核糖核酸是本菌的免疫原,可刺激机体产生特异性细胞免疫。

（二）所致疾病

结核分枝杆菌的致病作用与细菌在组织细胞内顽强增殖引起的炎症反应、菌体成分及其代谢物的毒性、诱导机体产生迟发型超敏反应性损伤有关。本菌可通过呼吸道、消化道和破损的皮肤黏膜等多个途径进入机体,侵犯多种组织器官,引起相应器官的感染,其中以肺结核最常见。人类肺结核有两种表现类型。

1. 原发感染　原发感染多见于儿童,为首次由结核分枝杆菌引发的感染。病原菌随同飞沫和尘埃通过呼吸道进入肺泡,被巨噬细胞吞噬后,由于细菌细胞壁的硫酸脑苷脂抑制吞噬体与溶酶体结合,吞噬细胞不能发挥杀菌溶菌作用,致使结核分枝杆菌在细胞内大量生长繁殖,最终导致细胞死亡崩解,释放出的结核分枝杆菌在细胞外繁殖侵害或被另一巨噬细胞吞噬再重复上述过程,如此反复引起渗出性炎症病灶,称为原发灶。原发灶内的结核分枝杆菌可经淋巴管扩散到肺门淋巴结,引起淋巴管炎和淋巴结肿大,称为原发综合征。随着机体抗结核免疫力的产生,原发灶大多可纤维化或钙化而自愈。但原发灶内可长期潜伏少量结核分枝杆菌,不断刺激机体强化已产生的抗结核免疫力,也可作为以后内源性感染的来源。只有极少数免疫力低下者,结核分枝杆菌可经淋巴、血流扩散至全身,导致全身粟粒性结核病或结核性脑膜炎。

2. 继发感染　继发感染也称原发后感染,为再次感染,多见于成人。大多为内源性感染,极少由外源性感染所致。因机体已建立对结核分枝杆菌的特异性细胞免疫,所以继发性感染具有病灶局限的特点,一般不累及邻近的淋巴结,主要表现为慢性肉芽肿性炎症,形成结核结节,发生纤维化或干酪样坏死。病变常发生在肺尖部位。

三、免疫性与超敏反应

结核分枝杆菌的免疫原 rRNA 和结核菌素可诱发机体产生由 T 淋巴细胞介导的两种免疫应答反应,即细胞免疫和迟发型超敏反应。

（一）免疫性

人类感染结核分枝杆菌的发生率很高,但发病率却较低,这表明人体感染该菌可获得一定的抗结核免疫力。抗结核免疫力的持久性,依赖于结核分枝杆菌在机体内的存活,一旦体内结核分枝杆菌消亡,抗结核免疫力也随之消失,这种免疫称为有菌免疫或传染性免疫。

抗结核免疫主要是细胞免疫,参与的细胞包括致敏的 T 淋巴细胞和被激活的巨噬细胞。

致敏的 T 淋巴细胞可直接杀死带有结核分枝杆菌的靶细胞,同时释放多种作用于巨噬细胞的淋巴因子,使巨噬细胞聚集在病灶周围,形成以巨噬细胞浸润为主的增生性炎症。巨噬细胞被激活后可极大地增强对结核分枝杆菌的吞噬消化、抑制繁殖、阻止扩散的功能,充分发挥细胞免疫的作用。

(二) 免疫与超敏反应的关系

在结核分枝杆菌感染时,细胞免疫与迟发型超敏反应同时存在,此可用郭霍现象说明:①在健康豚鼠皮下首次注射一定量结核分枝杆菌,10~14 天后注射部位缓慢地出现溃疡,病灶深而不易愈合,邻近淋巴结肿大,细菌扩散至全身,此时结核菌素试验为阴性,表现为原发感染的特点。②用相同等量的结核分枝杆菌注入曾感染该菌而现已康复的豚鼠皮下,在 1~2 天内即迅速发生溃疡,但溃疡浅而易愈合,邻近淋巴结不肿大,细菌也很少扩散,结核菌素试验为阳性,表现为继发感染的特点。③在康复的豚鼠皮下注射大量结核分枝杆菌,则引起注射局部及全身严重的迟发型超敏反应,甚至导致动物死亡。上述三种现象表明,首次感染出现的炎症反应偏重于免疫预防,溃疡深而不易愈合,细菌扩散至全身,说明机体尚未产生抗结核免疫力;再次感染发生的炎症反应则偏重于免疫防御,溃疡浅而易愈合,细菌不扩散,说明机体对结核分枝杆菌已具有一定的细胞免疫力,而溃疡迅速形成,则说明在产生细胞免疫的同时有迟发型超敏反应,表现出对机体有利的一面;用过量的结核分枝杆菌进行再次感染,则引起剧烈的迟发型超敏反应,说明迟发型超敏反应对机体有不利的一面。人类的原发性肺结核、继发性肺结核、严重而恶化的肺结核,相当于郭霍现象的三种情况。

近年来的研究表明,针对结核分枝杆菌的细胞免疫与迟发型超敏反应是由不同的 T 淋巴细胞亚群介导、不同的淋巴因子承担的独立存在的两种反应。

(三) 结核菌素试验

因结核分枝杆菌感染时,感染、免疫和超敏反应三者同时存在,故可以通过结核菌素试验检测机体对结核菌素的反应,间接了解机体对结核分枝杆菌的细胞免疫水平。方法是将一定量的结核菌素注入皮内,如果受试者曾感染结核分枝杆菌,则在注射部位出现迟发型超敏反应炎症,为阳性;未感染结核分枝杆菌则为阴性。此法可用于检测可疑患者是否曾感染结核分枝杆菌、接种卡介苗后是否转阳,以及机体细胞免疫功能。

结核菌素试验以往一般使用旧结核菌素(简称 OT),是结核分枝杆菌在肉汤中的培养物经加热杀菌浓缩的滤液。主要成分是结核蛋白。现今结核菌素试验多采用 OT 纯蛋白衍生物(简称 PPD)。常规试验取 5 个单位 OT(2000 倍稀释 0.1 mL)或 PPD 注入受试者前臂屈侧皮内,48~72 h 内出现红肿硬节、直径大于 5 mm 者为阳性,虽有红肿但无硬结或硬结直径不到 5 mm 者为阴性。应注意受试者处于原发感染早期、超敏反应尚未发生,或正患严重的结核病(如全身粟粒性结核病和结核性脑膜炎)时机体无反应能力,或患其他严重疾病(麻疹、结节病、恶性肿瘤)、用过免疫抑制剂时结核菌素试验均可转为阴性。

四、微生物学检查

应根据结核分枝杆菌感染的类型采取病灶部位的适当标本,如肺结核者取咯出的痰液(最好取早晨第一次咯出的痰液,挑取带血或脓性部分);肾或膀胱结核者以无菌导尿管取尿液或取中段尿液;肠结核者采取粪便标本,结核性脑膜炎者进行腰椎穿刺采取脑脊液;脓胸、肋膜炎、腹膜炎或骨髓结核等患者则穿刺取脓液。

（一）直接涂片染色

咯出的痰液可直接涂片。用抗酸染色法染色，若镜检找到抗酸杆菌，可能是结核分枝杆菌，应报告："查到抗酸杆菌。"因标本中可能混杂有非致病性抗酸杆菌，单凭形态染色不能确定是否为结核分枝杆菌，需进一步分离培养鉴定。如标本中结核分枝杆菌量少，杂菌和杂质多时，直接涂片不易检出，应浓缩集菌后，再涂片染色镜检，以提高检出阳性率。无菌采取的脑脊液、导尿获得的尿液或中段尿可直接用离心沉淀法集菌。痰液和粪便标本因含杂菌多，需用 4% NaOH、3% HCl 或 6% H_2SO_4 溶液处理后再用离心沉淀法取沉淀物涂片做抗酸染色检查、分离培养或动物实验。

（二）分离培养

结核分枝杆菌生长缓慢，培养期长，可以酸碱中和浓缩集菌的沉淀物，接种于固体培养基上，以蜡封口防止干燥。37 ℃培养 4～6 周后检查结果。若生长缓慢，菌落干燥，呈颗粒状、乳酪色，呈菜花样，菌体染色抗酸性强，多数为结核分枝杆菌。如菌落形态、菌体染色都不典型，则可能为非典型分枝杆菌，应进一步做鉴别试验。

五、防治原则

（一）预防

接种卡介苗是预防结核病的有效措施，广泛接种卡介苗能大大地降低结核病的发病率。婴儿因免疫力低，为卡介苗接种的主要对象。6 个月以内健康儿童可直接接种，较大儿童须做结核菌素试验，阴性者接种。一般在接种后 6～8 周如结核菌素试验转阳，则表示接种者已产生免疫力。试验阴性者应再行接种。皮内接种卡介苗后，结核菌素试验转阳率可达 96%～99%，阳性反应可维持 5 年左右。

（二）治疗

结核病的治疗在于控制疾病，促使病灶愈合，消除症状和防止复发。常用的药物有异烟肼、利福平、链霉素、对氨基水杨酸钠和乙胺丁醇等。各种抗结核药物如合并应用，有协同作用，且能减少耐药菌株的产生，减少毒性。因耐药菌株出现较多，故由患者体内分离的结核分枝杆菌菌株在治疗过程中应做药敏试验，以测定耐药性的产生情况。

第二节　白喉棒状杆菌

白喉棒状杆菌（Corynebacterium diphtheriae）是引起人类白喉的病原菌，属于棒状杆菌属。白喉为一种急性呼吸道传染病，多发生于儿童。

一、生物学性状

（一）形态与染色

白喉棒状杆菌细长稍弯，一端或两端膨大呈棒状，排列不规则，常呈 L 形、V 形或呈栅栏

状。革兰染色阳性。用美蓝染色法或奈瑟染色法菌体着色不均匀,常可见着色深的颗粒,称为异染颗粒(图8-2),是本菌形态特征之一。

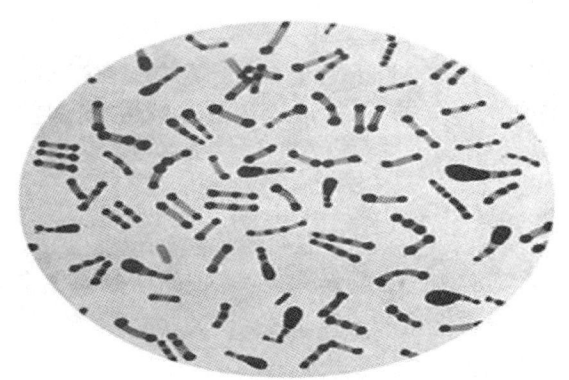

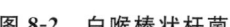

图8-2　白喉棒状杆菌

(二)培养特性

白喉棒状杆菌为需氧菌或兼性厌氧菌,最适温度为 37 ℃,最适 pH 为 7.2～7.8,在含血液、血清或鸡蛋的培养基上生长良好。菌落呈灰白色、光滑、圆形凸起,在含有 0.033% 亚碲酸钾的血琼脂平板上能吸收碲盐,并将其还原为碲,使菌落呈黑色。可分解葡萄糖、果糖、麦芽糖等,产酸不产气。

(三)抵抗力

白喉棒状杆菌对湿热的抵抗力不强,对一般消毒剂敏感。60 ℃经 10 min 或煮沸迅速被杀死,1% 苯酚中经 1 min 死亡,但对干燥、寒冷和日光的抵抗力较其他无芽胞的细菌强,在食品及衣服上能生存多日,本菌对青霉素等常用抗生素比较敏感。

二、致病性

(一)致病物质

白喉棒状杆菌的主要致病物质是白喉毒素,为外毒素。白喉毒素的化学本质是蛋白质,由 A 和 B 两个亚单位组成,中间由二硫键连接。B 亚单位无酶活性,但能与宿主易感细胞表面特异性受体结合,并通过易位作用使 A 亚单位进入细胞。A 亚单位具有酶活性,进入细胞后使蛋白质合成受阻,导致细胞病变、坏死。

仅携带 β-棒状杆菌噬菌体的溶原性白喉棒状杆菌才能产生外毒素,因白喉毒素就是 β-棒状杆菌噬菌体毒素基因编码的蛋白质。

白喉棒状杆菌还可产生一些侵袭性物质,类似于结核分枝杆菌的索状因子,能破坏细胞的线粒体膜,导致氧化磷酸化作用受到抑制。

白喉的传染源是白喉患者及恢复期带菌者。本菌存在于假膜及鼻咽腔或鼻分泌物内,经飞沫、污染物品而传播。白喉棒状杆菌侵入易感者上呼吸道,通常在咽部黏膜生长繁殖,并分泌外毒素及侵袭性物质,引起局部炎症和全身中毒症状。局部黏膜上皮细胞发生坏死,血管扩张,粒细胞浸润及纤维素渗出,因此形成灰白色膜状物,称为假膜。若病损进一步扩展至喉部或气管内,可引起呼吸道阻塞,甚至窒息。尽管细菌一般不侵入血流,但外毒素可被吸收入血,迅速与易感组织细胞结合,使心肌、肝、肾和肾上腺等发生退行性病变,并可侵犯膈肌和咽肌的周围神经细胞,临床表现为心肌炎和软腭麻痹、声嘶、血压下降等。本菌偶可侵害眼结膜、外耳道、阴道和皮肤伤口等,导致假膜形成。

(二)免疫性

白喉患者病后有较强的免疫力,主要是机体能产生中和白喉毒素的抗体(IgG)。1~5岁儿童易感性最高,5岁以后易感性逐渐下降,成人绝大多数由于隐性感染或预防接种,已获得免疫力。

三、微生物学检查

临床上疑似白喉的患者不必等待检验结果,应立即给予抗毒素和抗生素治疗。但对于白喉流行期的首例患者应做微生物学检验予以证实。

四、防治原则

注射白喉类毒素可有效预防白喉,显著降低发病率和病死率。6个月以上至3岁儿童应预防接种百日咳灭活菌苗、白喉类毒素、破伤风类毒素三联制剂。8岁以上锡克试验阳性者也需接种。对密切接触过白喉患者的易感儿童,可肌内注射 1000~2000 U 白喉抗毒素进行紧急预防,同时注射白喉类毒素以便延长免疫力。

白喉抗毒素作为特效治疗制剂,应在发病早期足量注射。使用抗毒素血清之前需进行皮肤试验,防止发生异种血清过敏反应。使用白喉抗毒素的同时,应给予抗菌治疗,如用普鲁卡因青霉素肌内注射,直至症状消失和白喉棒状杆菌培养阴性为止。

第三节 百日咳鲍特菌

百日咳鲍特菌(*Bordetella pertussis*)属鲍特菌属,是人类百日咳的病原菌。

一、生物学性状

百日咳鲍特菌为卵圆形短小杆菌,大小为 $(0.5\sim1.5)\mu m \times (0.2\sim0.5)\mu m$,有菌毛、有荚膜,无鞭毛、无芽胞。革兰染色阴性。用甲苯胺蓝染色可见两极异染颗粒。专性需氧,初次分离培养时营养要求较高,需用鲍-金培养基才能生长。经 37 ℃培养 2~3 天后,可见细小、圆形、光滑、凸起、银灰色、不透明的菌落,周围有模糊的溶血环。液体培养呈均匀混浊生长,并有少量黏性沉淀。

生化反应弱,一般不发酵糖类,但分解蔗糖和乳糖,产酸不产气,不产生 H_2S 和吲哚,过氧化氢试验阳性。

百日咳鲍特菌含有耐热的菌体(O)抗原和不耐热的荚膜(K)抗原。前者为鲍特菌属共同抗原,后者仅存于百日咳鲍特菌。

本菌抵抗力弱,56 ℃持续 30 min、日光照射 1 h 可致其死亡。对多黏菌素、氯霉素、红霉素、氨苄青霉素等敏感,对青霉素不敏感。

二、致病性

百日咳鲍特菌中与致病性有关的物质除荚膜、细胞壁脂多糖外,尚有多种生物活性因子。百日咳外毒素是主要的致病因子,能诱发机体的持久免疫力,并有多种生物活性,如促进白细胞增多,抑制巨噬细胞功能,损伤呼吸道上皮细胞导致阵发性痉挛性咳嗽等。细菌破裂后还能在宿主细胞胞质中查到一种热不稳定性毒素和其他几种抗原成分,可引起呼吸道上皮细胞炎症和坏死。

百日咳鲍特菌引起人类百日咳。患者尤其是症状轻微的非典型患者是重要的传染源。主要经飞沫传播。易感儿童接触患者后发病率接近90%,一岁以下患儿病死率高。百日咳潜伏期为1~2周。患者发病早期(卡他期)仅有轻度咳嗽。细菌此时在气管和支气管黏膜上大量繁殖并随飞沫排出,传染性最大。1~2周后出现阵发性痉挛性咳嗽(痉挛期),这时细菌释放毒素,导致呼吸道上皮细胞纤毛运动失调,大量黏稠分泌物不能排出,刺激呼吸道黏膜中的感受器产生强烈痉挛性咳嗽,呈现出特殊的高音调鸡鸣样吼声,形成的黏液栓子还能堵塞小支气管导致肺不张、呼吸困难、发绀,患者还可伴有呕吐、惊厥。4~6周后逐渐转入恢复期,阵咳减轻,趋向痊愈,但有1%~10%患者易继发溶血性链球菌、流感嗜血杆菌等的感染。本病病程较长,故名百日咳。致病过程中百日咳鲍特菌始终存在于呼吸道上皮细胞表面,并不入血。

百日咳患者病后可出现多种特异性抗体,免疫力较为持久。仅少数患者可再次感染,再发病情亦较轻。黏膜局部的分泌型IgA具有阻止细菌黏附于呼吸道上皮细胞纤毛的作用,其抗感染作用比血清中的抗体更重要。

三、微生物学检查

以分离培养为主,卡他期分离阳性率可达91.5%,而恢复期仅约为26%。标本采用鼻咽拭子,在鲍-金培养基上孵育,根据菌落形态、涂片染色镜检做出初步诊断。确诊可用分离菌与免疫血清做血清玻片凝集或免疫荧光染色。

四、防治原则

隔离患者,隔离期自发病起至第7周。预防以注射疫苗为主,在我国常用百白破(百日咳灭活菌苗、白喉类毒素、破伤风类毒素,DPT)三联疫苗对儿童进行免疫接种,接种后能显著降低发病率和死亡率。治疗可用红霉素、氨苄青霉素等。

第四节　流感嗜血杆菌

流感嗜血杆菌(*Haemophilus influenzae*)首先从流感患者鼻咽腔中分离出来,而被认为是流感的病原体,直至流感病毒分离成功后,才明确流感嗜血杆菌是流感流行时引起呼吸道继发感染的细菌。现已知流感嗜血杆菌是小儿及老年人感染的常见病原体,可引起多种组织的化脓性病变,最常见的是婴幼儿脑膜炎及某些病毒性疾病的继发感染。

一、生物学性状

(一)形态与染色

大小为(1.0～1.5)μm×(0.3～0.4)μm,为短小球杆菌,长期培养后可呈球杆状、长杆状、丝状等多种形态,无芽胞、无鞭毛,多数菌株有菌毛,有毒株在新鲜培养物中可见明显荚膜,陈旧培养物中则常消失。革兰染色为阴性。

(二)培养特性

流感嗜血杆菌为需氧菌。最适生长温度为37℃,最适pH为7.6～7.8。生长需要血液中的V因子和X因子,在巧克力平板培养基上生长较好。培养18～24 h后呈现无色透明小菌落,表面光滑,边缘整齐。48 h后转变为较大的灰白色菌落。当流感嗜血杆菌与金黄色葡萄球菌在血琼脂平板上共培养时,因后者能合成较多的V因子供流感嗜血杆菌生长,使金黄色葡萄球菌周围的流感嗜血杆菌菌落较大,距离金黄色葡萄球菌菌落越远则菌落越小,此称为"卫星现象"(图8-3),有助于细菌的鉴定。

图 8-3

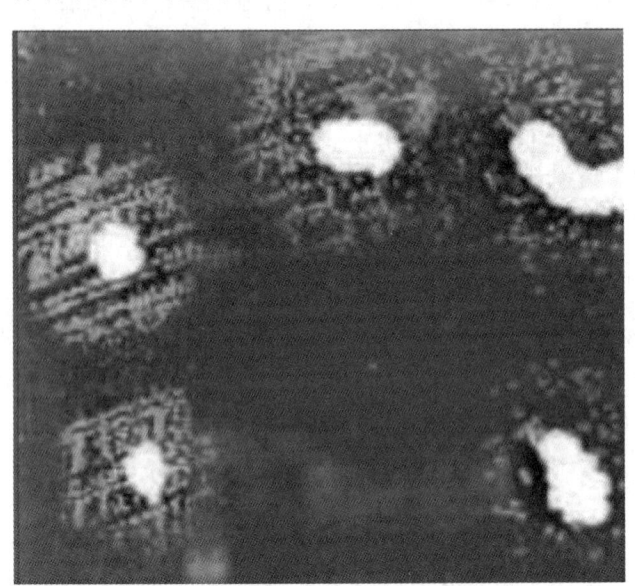

图 8-3　流感嗜血杆菌"卫星现象"

一般分解葡萄糖产酸,不发酵乳糖,可还原硝酸盐,有荚膜菌株产生吲哚,不溶血,可产生自溶酶,可被胆汁溶解。

(三)抵抗力

抵抗力较弱,50～55℃ 30 min则被杀死。对一般消毒剂极敏感。在干燥痰液中生存时间不超过48 h。

二、致病性

流感嗜血杆菌的主要致病物质为内毒素,在致病过程中起重要作用。另外荚膜有抗吞噬作用。还可产生IgA蛋白酶,水解局部的sIgA而使细菌发挥致病作用。

流感嗜血杆菌寄居于正常人上呼吸道,通过呼吸道传播。所致人类疾病可分为原发性感染和继发性感染两类。原发性感染为强毒株引起的急性化脓性感染,常见的有脑膜炎、鼻咽炎、急性气管炎、化脓性关节炎和心包炎等。继发性感染常发生在流感、麻疹、百日咳及肺结核等疾病之后,如支气管肺炎和中耳炎等。

感染后以体液免疫为主。病后有特异性抗体产生,能增强吞噬作用及补体溶菌作用。

三、微生物学检查

标本可采集脑脊液、鼻咽分泌物、痰液及血液等。脑脊液检材行涂片染色镜检,若可疑菌较多,可直接用特异性血清进行荚膜肿胀试验,阳性即可确诊。脑脊液沉渣及其他检材接种于巧克力平板和血琼脂平板上进行分离培养,依可疑菌落的形态、培养特性、卫星现象等进行鉴定。

快速诊断方法有荧光抗体染色、对流电泳、乳胶凝集试验及 ELISA 等。

四、防治原则

婴幼儿可接种荚膜多糖疫苗进行预防,一年内保护率在 90% 以上。治疗可用氨苄青霉素、氯霉素等。特异性免疫血清与磺胺类药物合用对脑膜炎治疗非常有效。

第五节　嗜肺军团菌

嗜肺军团菌是军团病的病原体,属军团菌科军团菌属(*Legionella*)。

一、生物学性状

嗜肺军团菌大小为 $(2\sim20)\mu m\times(0.3\sim0.9)\mu m$。革兰染色呈微弱阴性。通常采用 Gimenez 染色法或镀银染色法染色。无芽胞、无荚膜,但有菌毛和一至数根鞭毛,能运动。在不同生长阶段形态不同,如菌丝状、短菌丝状、杆状等。

营养要求高,为专性需氧菌,2.5%～5% 的 CO_2 能促进其生长。最适温度为 36 ℃,最适 pH 为 6.1。生长缓慢,3 天后才可见圆形菌落,直径为 1～2 mm,颜色多变,有光泽、湿润、半透明,有特殊臭味。大多数军团菌产明胶酶和 β 乳酸酶,过氧化氢酶试验阳性,不还原硝酸盐。一般不发酵糖类。嗜肺军团菌可分解马尿酸盐。

军团菌属目前已发现有 34 个种 53 个血清型。嗜肺军团菌是当前流行的主要菌种,至少有 15 个血清型。

军团菌在自然界中抵抗力很强,尤以水中为最强,在自来水中可生存一年左右。对化学消毒剂敏感,0.05% 苯酚 1 min 即致其死亡。对酸有抵抗力,对 pH 为 2 的盐酸可耐受 30 min。

二、致病性

80%～85% 的军团菌感染由嗜肺军团菌引起。它常藏匿于空调冷却器(塔)、热水管道、淋浴喷头等处,并以气溶胶的形式传染宿主。嗜肺军团菌有微荚膜和菌毛等结构,能抵抗宿主吞噬细胞内杀菌物质的作用,并在其中生长繁殖,产生多种酶、外毒素及内毒素样物质,最后导致吞噬细胞死亡,释放出数百个细菌。

军团病多发于夏秋季,既可暴发流行也可散发。临床表现有两种类型:①军团病,也称肺炎型。潜伏期为2～6天,症状以高热、呼吸系统症状及全身中毒性表现为特点。常有干咳或少量黏液痰,亦可见咯血,胸痛、腹泻常见。患者可因休克、呼吸衰竭、肾功能衰竭而死亡。病死率约为16%。胸片出现肺部点状和结节状浸润,尸检常见大叶性肺炎或大叶融合性肺炎。②庞提亚克热,又称流感样型。病情温和,有自限性,以肌痛、发热、头痛为特点。无肺部炎症表现,胸片检查无异常,预后良好,无死亡病例。

嗜肺军团菌为胞内寄生菌,其致病性依赖于胞内寄生能力。当该菌侵入体内后,一般先被中性粒细胞和巨噬细胞吞噬,但不能被杀死,反而利于其扩散。经过7～10天后,机体免疫系统产生了对该菌的特异性细胞免疫,与非特异性免疫相互配合,抑制胞内细菌繁殖并增强NK细胞活性,杀伤感染细胞。此外,特异性抗体也有一定作用,能起调理素作用并激活补体,增加巨噬细胞的吞噬作用。

三、微生物学检查

标本可采集痰液、胸腔积液、血液或肺活检组织等,用镀银染色法涂片镜检,亦可用特异性荧光抗体对标本直接进行检查。分离培养用缓冲的活性炭酵母浸液琼脂培养基,根据菌落特征、形态染色、生化反应等做鉴定。此外,也可用特异性核酸探针和聚合酶链反应的方法进行诊断。

四、防治原则

治疗可选用乙酰螺旋霉素、红霉素和利福平等药物。

第六节　克雷伯菌属

克雷伯菌属(Klebsiella)为革兰阴性杆菌。主要有肺炎克雷伯菌、臭鼻克雷伯菌和鼻硬结克雷伯菌。其中肺炎克雷伯菌对人致病性较强,是重要的条件致病菌和医源性感染菌之一。

一、生物学性状

克雷伯菌属为较短粗的杆菌,大小为$(0.5～0.8)\mu m \times (1～2)\mu m$,单独、成双或短链状排列。无芽胞,无鞭毛,有较厚的荚膜,多数有菌毛。兼性厌氧菌,营养要求不高,在普通琼脂培养基上可形成较大的灰白色黏液型菌落,以接种环挑之,易拉成丝,有助于鉴别。在肠杆菌选择性培养基上能发酵乳糖,呈现有色菌落。具有O抗原与K抗原,K抗原可用于分型。本属细菌55℃ 30 min被杀死。在培养基上可存活数周甚至数月。

二、致病性

（一）肺炎克雷伯菌

肺炎克雷伯菌简称肺炎杆菌,可产生胞外毒性复合物(荚膜多糖、脂多糖和少量蛋白质)。有些菌株还可产生肠毒素。荚膜也与致病力有关。本菌存在于人体肠道、呼吸道,可引起支气管炎、肺炎、泌尿系统感染,甚至败血症、脑膜炎、腹膜炎等。

（二）臭鼻克雷伯菌

臭鼻克雷伯菌简称臭鼻杆菌,可引起慢性萎缩性鼻炎(有恶臭)、败血症、泌尿系统感染等。

（三）鼻硬结克雷伯菌

鼻硬结克雷伯菌简称鼻硬结杆菌,可引起慢性肉芽肿性病变,侵犯鼻咽部,使组织发生坏死。

三、微生物学检查

应根据病型采取病灶部位的适当标本,如肺部感染者取痰液、肠炎者采取粪便标本、败血症者采集血液,其他病症者分别采取尿液、脑脊液、胸腹腔积液等。

除血液、粪便以外的标本(如痰液)可直接涂片染色镜检,若发现大量带荚膜的革兰阴性杆菌可初步判断,若需进一步确定则需进行分离和鉴定。

四、防治原则

一般对氨基糖苷类(链霉素、庆大霉素、卡那霉素等)、氯霉素、多黏菌素等敏感,但易于发生耐药。

目标检测

一、选择题

A1 型题

1. 结核分枝杆菌的染色特点是( )。

A. 抗酸染色阴性　　　　　　B. 革兰阴性　　　　　　　C. 镀银染色黑色

D. 抗酸染色阳性　　　　　　E. 以上都不是

2. 结核分枝杆菌的培养特性,下列说法正确的是( )。

A. 营养要求不高　　　　　　B. 专性厌氧　　　　　　　C. 细菌生长快速

D. 菜花样菌落　　　　　　　E. 以上都不是

3. 结核分枝杆菌的致病物质主要是( )。

A. 侵袭性酶　　B. 内毒素　　C. 外毒素　　D. 菌体成分　　E. 芽胞

4. 能形成异染颗粒的细菌是( )。

A. 痢疾杆菌　　　　　　　　B. 金黄色葡萄球菌　　　　　C. 大肠埃希菌

D. 白喉棒状杆菌　　　　　　E. 霍乱弧菌

5. 下列关于流感嗜血杆菌的叙述,错误的是( )。

A. 引起流感流行　　　　　B. 引起呼吸道继发感染　　　C. 致病物质主要是内毒素

D. 培养需提供 X 和 V 因子　　E. 培养可出现"卫星现象"

6. 制备卡介苗利用了结核分枝杆菌的何种变异机制？（　　　）

A. 形态变异　　　B. 结构变异　　　C. 毒力变异　　　D. 耐药性变异　　E. 以上都不是

二、填空题

BCG 可用来预防_____。

三、简答题

简述结核菌素试验的原理、方法、结果判断和意义。

第九章　消化道感染细菌

学习目标

1. 掌握消化道感染细菌的种类和致病特点。
2. 熟悉消化道感染细菌的生物学性状。
3. 了解消化道感染细菌的防治原则。

第一节　埃希菌属

大肠埃希菌($E. coli$)俗称大肠杆菌,为埃希菌属($Escherichia$)最常见的临床分离菌。一般不致病,为人和动物肠道中的正常菌群,当人体免疫力低下或细菌侵入肠道以外部位时,也可引起人类肠道疾病或肠道外感染,故为条件致病菌。某些血清型菌株的致病性强,引起腹泻,统称致病性大肠杆菌。

一、生物学性状

(一) 形态与染色

大小为$(0.4～0.7)\mu m×(1～3)\mu m$,为革兰阴性杆菌,大多数菌株有鞭毛、普通菌毛与性菌毛,有些菌株有多糖类微荚膜,无芽胞。

(二) 培养特性

营养要求不高,在普通培养基上生长良好。为兼性厌氧菌。在血琼脂平板上,有些菌株产生 β 溶血。在鉴别或选择培养基上形成有颜色、直径为 2～3 mm 的光滑型菌落。生化反应活泼,大部分菌株发酵乳糖产酸产气,并发酵葡萄糖、麦芽糖、甘露醇等产酸产气。IMViC 试验结果为＋、＋、－、－,即为典型大肠杆菌。

(三) 抗原构造

抗原构造较复杂,主要有 O、K、H 抗原。O 抗原为脂多糖,已发现的有 171 种,其中 162

种与腹泻有关,具有群特异性。K 抗原有 103 种,为荚膜多糖抗原,从患者体内新分离的大肠杆菌多有 K 抗原,有抗吞噬作用和抗补体杀菌作用。H 抗原有 60 种。表明大肠杆菌血清型的方式是按 O∶K∶H 排列,例如 O111∶K58(B4)∶H2。

(四)抵抗力

该菌对热的抵抗力较其他肠道杆菌强,55 ℃经 60 min 或 60 ℃加热 15 min 仍有部分细菌存活。在自然界的水中可存活数周甚至数月,在温度较低的粪便中存活更久。胆盐、煌绿等对大肠杆菌有抑制作用。大肠杆菌对磺胺类、链霉素、氯霉素等敏感,但易耐药。

二、致病性

(一)致病物质

1. 黏附素　也称定植因子,包括大肠杆菌的菌毛、定植因子抗原及紧密黏附素等。致病性大肠杆菌须先黏附于宿主肠壁或泌尿道,以免被肠蠕动和肠分泌液清除或尿液冲刷。对人类致泻的定植因子为 CFAⅠ、CFAⅡ,定植因子具有较强的免疫原性,能刺激机体产生特异性抗体。

2. 外毒素　某些致病性大肠杆菌在生长繁殖过程中能释放多种外毒素,如肠毒素、志贺毒素等,其中肠毒素分为耐热肠毒素和不耐热肠毒素两种。

(1) 不耐热肠毒素(LT)　对热不稳定,65 ℃维持 30 min 即失活。化学本质为蛋白质,分子质量大,有免疫原性。由 A、B 两个亚单位组成,A 又分成 A_1 和 A_2,其中 A_1 是毒素的活性部分。B 亚单位与小肠黏膜上皮细胞膜表面的 GM_1 神经节苷脂受体结合后,A 亚单位穿过细胞膜与腺苷酸环化酶作用,使胞内 ATP 转化为 cAMP。cAMP 的增加导致小肠液体过度分泌,超过肠道的吸收能力而出现腹泻。LT 的免疫原性与霍乱肠毒素相似,两者的抗血清可交叉中和。

(2) 耐热肠毒素(ST)　对热稳定,100 ℃维持 20 min 仍不被破坏,分子质量小,免疫原性弱。ST 可激活小肠上皮细胞的鸟苷酸环化酶,使胞内 cGMP 增加,在空肠部分改变液体的运转,使肠腔积液而引起腹泻。ST 与霍乱肠毒素无共同的抗原关系。

肠产毒性大肠杆菌的有些菌株只产生一种肠毒素,即 LT 或 ST;有些则可产生两种肠毒素。有些致病性大肠杆菌还可产生 Vero 毒素。

3. 其他　胞壁脂多糖的类脂 A 具有毒性,O-特异性多糖有抵抗宿主防御屏障的作用。大肠杆菌的 K 抗原有抗吞噬作用。

(二)所致疾病

1. 肠道外感染　多为内源性感染,以泌尿系统感染为主,如尿道炎、膀胱炎、肾盂肾炎。上行性尿路感染多见于已婚妇女。也可引起腹膜炎、胆囊炎、阑尾炎等。大肠杆菌可侵入婴儿、年老体弱者、慢性消耗性疾病患者、大面积烧伤患者的血流,引起败血症。早产儿,尤其是一月龄内的新生儿,易患大肠杆菌性脑膜炎。

2. 急性腹泻　某些血清型大肠杆菌能引起人类腹泻。根据其致病机理不同,分为五种类型。

(1) 肠产毒性大肠杆菌(ETEC)　引起婴幼儿和旅游者腹泻。患者可出现轻度水泻,也可出现严重的霍乱样症状。腹泻有自限性,一般 2~3 天即痊愈。营养不良者腹泻持续时间可达数周,也可反复发作。致病因素是 LT 或 ST,或两者同时致病。有些菌株具有定植因子,常见者为 O6：K15：H16 和 O25：K7：H42。

（2）肠致病性大肠杆菌（EPEC）　婴儿腹泻的主要病原菌,有高度传染性,严重者可致死。成人少见。细菌侵入肠道后,主要在十二指肠、空肠和回肠上段大量繁殖。切片标本中可见细菌黏附于绒毛,导致刷状缘破坏、绒毛萎缩、上皮细胞排列紊乱和功能受损,造成严重腹泻。EPEC 不产生 LT 或 ST。EPEC 可产生 VT 毒素。VT 毒素的结构、作用与志贺毒素相似,具有神经毒性、细胞毒性和肠毒性。

（3）肠侵袭性大肠杆菌（EIEC）　EIEC 的多数菌株无动力,生化反应和抗原结构均近似痢疾杆菌,应予注意。发病机制与痢疾相似,侵袭和破坏结肠黏膜上皮,细菌侵入结肠黏膜上皮细胞,在细胞内生长繁殖,导致炎症、溃疡、腹泻。

（4）肠出血性大肠杆菌（EHEC）　主要的血清型为 O157：H7,还有 O26、OⅢ 等。毒力因子是菌毛和 Vero 毒素,Vero 毒素能使肠上皮细胞死亡脱落、肠道出血、肾远曲小管和集合管变性,以及血小板聚集、内皮细胞损伤,引起散发性或暴发性出血性肠炎、溶血性尿毒综合征等。

（5）肠集聚性大肠杆菌（EAEC）　发病机制为聚集性黏附和产生毒性物质,该菌是导致儿童持续性腹泻的病原菌之一。

三、微生物学检查

（一）细菌的分离鉴定

1. 根据病症采集相应标本　肠道外感染者取中段尿、血液、脓液、脑脊液等,腹泻者取粪便。

2. 分离培养与鉴定　粪便标本直接接种于选择性培养基。血液先经肉汤增菌,再转种血琼脂平板。其他标本可同时接种血琼脂平板和选择性培养基。37 ℃培养 18～24 h 后,观察菌落并涂片染色镜检。采用一系列生化反应进行鉴定。肠致病性大肠杆菌须先做血清学试验,必要时检测肠毒素。泌尿系统标本除确定大肠杆菌外,还应计数,每毫升尿液含菌量≥100000 时,才有诊断价值。

（二）卫生细菌学检查

大肠杆菌不断随粪便排出体外,可污染周围环境和水源、食品等。取样检查时,样品中大肠杆菌越多,表示样品被粪便污染越严重,也表明样品中存在肠道致病菌的可能性越大,故应对饮水、食品等进行卫生细菌学检查。

1. 细菌总数　检测每毫升或每克样品中所含细菌数,采用倾注培养计算。我国规定的卫生标准是每毫升饮水中细菌总数不得超过 100 个。

2. 大肠菌指数　指每升饮水中大肠菌群数,采用乳糖发酵法检测。我国的卫生标准是每1000 mL 饮水中不得检出大肠菌群;每 100 mL 瓶装汽水、果汁等大肠菌群数不得超过 5 个。

四、防治原则

预防大肠杆菌感染的措施主要是加强卫生宣传教育,切断传播途径,加强饮食卫生及粪便管理,培养良好的饮食卫生习惯。根据药敏试验结果选择敏感的药物治疗。

第二节　志贺菌属

志贺菌属（Shigella）是人类细菌性痢疾的病原菌，俗称痢疾杆菌。

一、生物学性状

（一）形态与染色

大小为$(0.5\sim0.7)\mu m\times(2\sim3)\mu m$，无芽胞，无荚膜，无鞭毛，多数有菌毛，为革兰阴性杆菌。

（二）培养特性

营养要求不高，能在普通培养基上生长，为兼性厌氧菌，形成中等大小、半透明的光滑型菌落。在肠道杆菌选择性培养基上形成无色菌落。

可分解葡萄糖，产酸不产气。VP试验阴性，不分解尿素，不形成硫化氢（H_2S），不能利用枸橼酸盐作为碳源。宋内志贺菌能迟缓发酵乳糖（37 ℃ 3~4 天）。

（三）抗原构造与分类

常见抗原有K抗原和O抗原。K抗原是自患者体内新分离的某些菌株的菌体表面抗原，在血清学分型上无意义，但可阻止O抗原与相应抗血清的凝集反应。O抗原分为群特异性抗原和型特异性抗原，前者常在几种近似的菌种间出现；型特异性抗原的特异性高，可用于区别菌型。根据志贺菌抗原构造的不同，可分为四群。

1. A群　又称痢疾志贺菌，俗称志贺痢疾杆菌。不发酵甘露醇。约有10个血清型，其中8型又分为三个亚型。

2. B群　又称福氏志贺菌，俗称福氏痢疾杆菌。发酵甘露醇。约有15个血清型（含亚型及变种），抗原构造复杂，有群抗原和型抗原。根据型抗原的不同，分为6型，又根据群抗原的不同将型分为亚型；X、Y变种没有特异性抗原，仅有不同的群抗原。

3. C群　又称鲍氏志贺菌，俗称鲍氏痢疾杆菌。发酵甘露醇，约有18个血清型，各型间无交叉反应。

4. D群　又称宋内志贺菌，俗称宋内痢疾杆菌。发酵甘露醇，并迟缓发酵乳糖，一般需要3~4天。只有一个血清型。

我国以福氏志贺菌为主，其次为宋内志贺菌，痢疾志贺菌与鲍氏志贺菌则较少见，但近年来，我国某些地区有痢疾志贺菌流行。

（四）抵抗力

本菌属细菌对理化因素的抵抗力较其他肠道杆菌弱。对酸敏感，在外界环境中的抵抗力以宋内志贺菌最强，痢疾志贺菌次之，鲍氏志贺菌最弱。一般$56\sim60$ ℃经10 min即被杀死。在37 ℃水中可存活20天，在冰块中可存活96天，蝇肠内可存活9~10天，对化学消毒剂敏感，在1%苯酚中15~30 min即死亡。

二、致病性

（一）致病物质

1. 侵袭力　志贺菌的菌毛能黏附于回肠末端和结肠黏膜的上皮细胞表面,继而在侵袭蛋白作用下穿入上皮细胞内生长繁殖,向周围扩散,一般在黏膜固有层形成感染灶,引起局部炎症反应。此外,凡具有 K 抗原的志贺菌,一般致病力较强。

2. 内毒素　各型志贺菌均具有毒性很强的内毒素。内毒素作用于肠壁,使其通透性增高,促进内毒素吸收,导致发热、神志障碍,甚至中毒性休克等一系列内毒素血症。内毒素还能破坏肠黏膜,形成炎症、溃疡,患者出现典型的黏液脓血便。内毒素还作用于肠壁自主神经系统,导致肠道功能紊乱、肠蠕动失调和痉挛,直肠括约肌痉挛尤其明显,患者出现腹痛、里急后重(频繁便意)等症状。

3. 外毒素　志贺菌 A 群 I 型及部分 II 型菌株还可产生外毒素,称志贺毒素。该毒素为蛋白质,具有三种生物活性:①神经毒性,毒素可作用于中枢神经系统,引起机体四肢麻痹、死亡;②细胞毒性,对人肝细胞、猴肾细胞和 Hela 细胞均有毒性;③肠毒性,具有类似大肠杆菌、霍乱弧菌的肠毒素的活性,可以解释疾病早期出现的水样腹泻。

（二）所致疾病

志贺菌引起的细菌性痢疾(简称菌痢),是最常见的肠道传染病,好发于夏秋两季。传染源主要为患者和带菌者。志贺菌可污染食物、饮水等,经粪-口途径传播。人类对志贺菌易感,10～200个细菌可对 10％～50％志愿者致病。一般说来,痢疾志贺菌所致菌痢的病情较重;宋内志贺菌引起的症状较轻;福氏志贺菌介于二者之间,但排菌时间长,易转为慢性。

1. 急性菌痢　分为典型菌痢、非典型菌痢和中毒性菌痢三型。中毒性菌痢多见于小儿,各型志贺菌都可引起。发病急,常在腹痛、腹泻未出现时就呈现严重的全身中毒症状。

2. 慢性菌痢　急性菌痢治疗不彻底,或机体抵抗力低下、营养不良或伴有其他慢性病时,易转为慢性。病程多在 2 个月以上,迁延不愈或时愈时发。

部分患者可成为带菌者,带菌者不能从事饮食业及保育工作。

（三）免疫性

病后患者免疫力不牢固,不能防止再感染。但同一流行期中再感染者较少,即具有型特异性免疫。志贺菌菌型多,各型间无交叉免疫。机体对该菌的免疫主要依靠肠道的局部免疫,即肠道黏膜细胞吞噬能力的增强和 sIgA 的作用。sIgA 可阻止志贺菌黏附到肠黏膜上皮细胞表面,在病后三天左右即出现,但维持时间短。由于志贺菌不侵入血液,故血清型抗体(IgM、IgG)不能发挥作用。

三、微生物学检查

（一）采集标本

在用药前取患者的黏液便。如不能及时送检,应将标本保存于30％甘油缓冲盐水或增菌培养液中。中毒性菌痢者可取肛门拭子检查。

（二）分离培养与鉴定

将标本接种于选择性培养基中,37 ℃培养 18～24 h,挑取无色半透明的可疑菌落,做生化反应和血清学凝集试验,确定菌群和菌型。如遇非典型菌株,须做系统生化反应以确定菌属。

(三) 快速诊断法

1. 荧光菌球法　适用于检查急性菌痢患者的粪便标本。将标本接种于含有荧光素标记的志贺菌免疫血清液体培养基中,37 ℃培养4～8 h。如标本中有相应型别的志贺菌,繁殖后与荧光素抗体凝集成小菌球,在低倍或高倍荧光显微镜下易于检出。方法简便、快速,有一定的特异性。

2. 协同凝集试验　用志贺菌的IgG抗体与富含A蛋白的葡萄球菌结合,以此为试剂,测定患者粪便滤液中志贺菌的可溶性抗原。

四、防治原则

加强卫生宣传教育,切断传播途径;加强饮食卫生及粪便管理,培养良好的饮食卫生习惯。对患者及带菌者要早发现、早隔离、早治疗,其排泄物应彻底消毒,对饮食加工人员和餐饮服务人员定期进行检查,严禁志贺菌带菌者从事餐饮服务工作。对重点人群应用志贺菌链霉素依赖株的多价疫苗进行预防。可根据药敏试验结果选择磺胺类、氨苄青霉素、氯霉素等药物进行治疗。

第三节　沙门菌属

沙门菌属(*Salmonella*)是一大群寄生于人类和动物肠道内、生化反应和抗原构造相似的革兰阴性杆菌。目前已发现至少有67种O抗原和2500个血清型,多数对动物致病,对人致病的仅为少数,与人类关系密切的沙门菌如下:伤寒沙门菌、甲型副伤寒沙门菌、肖氏沙门菌、希氏沙门菌、鼠伤寒沙门菌、猪霍乱沙门菌、肠炎沙门菌等十余种。

一、生物学性状

(一) 形态与染色

为革兰阴性杆菌,大小为$(0.6～1.0)\mu m \times (2～3)\mu m$,无芽胞,无荚膜,一般有周鞭毛,多数有菌毛。

(二) 培养特性与生化反应

营养要求不高,在普通琼脂平板上形成中等大小、半透明的光滑型菌落,为兼性厌氧菌。在肠道杆菌选择性培养基上形成无色菌落。

不发酵乳糖和蔗糖,不产生吲哚,不分解尿素,VP试验阴性,大多产硫化氢。可发酵葡萄糖、麦芽糖和甘露醇,除伤寒沙门菌产酸不产气外,其他沙门菌均产酸产气。

(三) 抗原构造与分类

抗原主要有O抗原和H抗原。少数菌具有表面抗原,功能与大肠杆菌的K抗原相似,一般认为与毒力有关,故称Vi抗原。

1. O抗原　为细胞壁上的脂多糖,性质稳定。能耐100℃达数小时,不被乙醇或0.1%苯酚破坏。目前已知沙门菌有67种O抗原,将具有共同O抗原的沙门菌归为一组,可将沙门菌属分为A~Z、O_{51}~O_{63}、O_{65}~O_{67}等组。我国已发现26个菌组、161个血清型。对人致病的沙门菌大多属于A~E组。O抗原刺激机体主要产生IgM抗体。

2. H抗原　为鞭毛抗原,化学本质为蛋白质,不耐热,60℃ 15 min或乙醇处理可被破坏。具有鞭毛的细菌经甲醇液固定后,其O抗原全部被H抗原遮盖,而不能与相应抗O抗体发生反应。沙门菌的H抗原有两种,称为第1相和第2相。第1相特异性高,又称特异相;第2相特异性低,为数种沙门菌所共有,也称非特异相。具有第1相和第2相H抗原的沙门菌称为双相菌,仅有一相者称单相菌。每组沙门菌根据H抗原的不同,可进一步分种或分型。H抗原刺激机体主要产生IgG抗体。

3. Vi抗原　因与毒力有关而命名为Vi抗原。由聚-N-乙酰-D-半乳糖胺糖醛酸组成。不稳定,经60℃加热、苯酚处理或人工传代培养易破坏或丢失。新从患者标本中分离出的伤寒沙门菌、希氏沙门菌等有此抗原。Vi抗原存在于沙门菌表面,可阻止O抗原与其相应抗体发生反应。Vi抗原的免疫原性弱。当体内有沙门菌存在时可产生一定量抗体;沙门菌被清除后,抗体也随之消失。故测定Vi抗体有助于对伤寒带菌者的检出。

（四）抵抗力

对热抵抗力不强,60℃ 15~20 min即可被杀死。在水中能存活2~3周,粪便中可存活1~2个月,可在冰冻土壤中过冬。胆盐、煌绿等对沙门菌属细菌的抑制作用较对其他肠道杆菌小,故可用其制备肠道杆菌选择性培养基,利于分离粪便中的沙门菌。

二、致病性

（一）致病物质

1. 侵袭力　沙门菌侵入小肠黏膜上皮细胞,穿过上皮细胞层到达上皮下组织。沙门菌虽被细胞吞噬,但不被杀灭,并在其中继续生长繁殖。这可能与Vi抗原和O抗原的保护作用有关。菌毛的黏附作用也是细菌侵袭力的一个因素。

2. 内毒素　内毒素是沙门菌的主要致病物质,可引起发热、白细胞减少等,大剂量时患者可发生中毒性休克。内毒素可激活补体系统释放趋化因子,吸引粒细胞,导致肠道局部炎症反应。

3. 肠毒素　有些沙门菌,如鼠伤寒沙门菌可产生肠毒素,性质类似肠产毒性大肠杆菌的肠毒素。

（二）所致疾病

1. 肠热症　即伤寒、副伤寒,主要由伤寒沙门菌、甲型副伤寒沙门菌、肖氏沙门菌和希氏沙门菌引起。

典型伤寒的病程较长,为3~4周。沙门菌经消化道到达小肠后,穿过肠黏膜上皮细胞,侵入肠壁淋巴组织,被吞噬细胞吞噬,但不被杀灭,并在其中生长繁殖,然后经淋巴循环至肠系膜淋巴结及其他淋巴组织并在其中大量繁殖,经胸导管进入血流,引起第一次菌血症。此时相当于病程的第1周,称前驱期。患者可出现发热、全身疼痛等前驱症状。沙门菌随血流至骨髓、肝、脾、肾、胆囊、皮肤等并在其中大量繁殖,被脏器中吞噬细胞吞噬的沙门菌再次进入血流,引起第二次菌血症。此期症状明显,相当于病程的第2~3周,患者出现持续高热、相对缓脉、肝脾肿大及全身中毒症状,部分病例皮肤出现玫瑰疹。存在于胆囊中的沙门菌随胆汁排至肠道,一部分随粪便排出体外,另一部分沙门菌可再次侵入肠壁淋巴组织,出现超敏反应,引起局部坏死和溃疡,严重者发生肠出血和肠穿孔。肾脏中的沙门菌可随尿液排出。第 4 周进入恢复期,患者逐渐康复。病愈后部分患者可自粪便或尿液继续排菌 3 周至 3 个月,称恢复期带菌者。约 3‰的伤寒患者成为慢性带菌者。副伤寒与伤寒症状相似,但病情一般较轻,病程较短,1～3 周即可痊愈。

2．急性肠炎(食物中毒)　为最常见的沙门菌感染。多由鼠伤寒沙门菌、猪霍乱沙门菌、肠炎沙门菌等引起。系因食入未煮熟的病畜、病禽的肉类、蛋类而发病。潜伏期短,一般为 4～24 h,主要症状为发热、恶心、呕吐、腹痛、腹泻。沙门菌通常不侵入血流,病程较短,一般 2～4 天内可完全恢复。

3．败血症　常由猪霍乱沙门菌、希氏沙门菌、鼠伤寒沙门菌、肠炎沙门菌等引起。沙门菌进入肠道后,迅速侵入血流,导致组织器官感染,如脑膜炎、骨髓炎、胆囊炎、肾盂肾炎、心内膜炎等。患者出现高热、寒战、厌食、贫血等。在发热期,血培养阳性率高。

（三）免疫性

伤寒或副伤寒患者病后有牢固的免疫力,很少再出现感染。主要依靠细胞免疫,表现为单核-巨噬细胞系统在淋巴因子的作用下,胞内酶数量增多,活性增强,从而杀死寄生在细胞内的沙门菌。

在体液免疫方面,局部抗体较重要,尤其是 sIgA,其具有特异性防止沙门菌黏附于肠黏膜表面的能力。抗 O 抗体和抗 Vi 抗体能抵抗沙门菌的感染。而血液循环中 IgM、IgG 抗体对胞内寄生菌无免疫作用。

三、微生物学检查

（一）分离与鉴定

1．标本采集　根据伤寒病程采取不同标本,通常在第 1～2 周取血液,第 2～3 周取粪便或尿液。急性肠炎者取吐泻物和剩余食物。败血症者取血液进行培养。

2．分离培养与鉴定　血液应先接种于胆汁肉汤增菌;粪便和经离心的尿沉渣可直接接种于肠道杆菌选择性培养基。37 ℃经 18～24 h 培养后,挑选无色半透明的不发酵乳糖的菌落涂片、染色、镜检,并接种于双糖铁或三糖铁培养基。疑为沙门菌时,进行生化反应和玻片凝集试验鉴定。

3．快速诊断法　近年来应用葡萄球菌 A 蛋白协同凝集试验、酶联免疫吸附试验、放射免疫测定等方法,检测患者血清或尿液中伤寒沙门菌、甲型副伤寒沙门菌的可溶性抗原,协助临床早期诊断肠热症。

（二）血清学试验

常用肥达试验。即用已知的伤寒沙门菌 O 抗原、H 抗原和甲型副伤寒沙门菌的 H 抗原、肖氏沙门菌的 H 抗原与待检血做定量凝集试验。根据抗体含量多少及其增长情况,辅助临床诊断肠热症。肠热症常由伤寒沙门菌、甲型副伤寒沙门菌和肖氏沙门菌引起,故通常采用上述三种菌的抗原进行试验。有的地区可由希氏沙门菌引起,应增添希氏沙门菌 H 抗原进行试验。

本试验在肠热症患者病程第 1 周末时,即可出现阳性结果。判定结果时必须考虑下述情况。

1. 正常抗体水平　正常人因隐性感染或预防接种,血清中可含有一定量抗体,其效价随各地区情况而不同。一般说来,O 凝集效价≥1∶80、H 凝集效价≥1∶160 时才有诊断价值。

2. 动态观察　判断肥达试验结果须结合临床症状、病期等。单次凝集效价增高,有时不能定论。如间隔数天重复采用,凝集效价随病程延长而逐渐上升 4 倍以上,有诊断意义。

3. O 抗体与 H 抗体在诊断上的意义　患肠热症后,O 抗体与 H 抗体在体内的消长情况不同。IgM 型 O 抗体出现较早,持续时间仅半年左右,消失后不易受伤寒、甲型副伤寒沙门菌以外细菌的非特异性抗原刺激而重新出现。IgG 型 H 抗体出现较晚,维持时间可长达数年,消失后易受非特异性抗原刺激而短暂地重新出现。因此,可考虑以下情况:①若 H、O 凝集效价均超过正常值,则感染伤寒、甲型副伤寒沙门菌的可能性大;②若 H 与 O 凝集效价均低,则患肠热症的可能性甚小;③若 H 凝集效价高而 O 凝集效价不高,可能系预防接种或非特异性回忆反应;④如 O 凝集效价高而 H 凝集效价不高,可能是感染早期或其他沙门菌感染(肠炎沙门菌与伤寒沙门菌有共同 O 抗原)引起的交叉反应。

4. 其他　少数病例在整个病程中,肥达试验始终呈阴性。可能原因如下:①发病早期曾用大量或多种抗生素治疗;②患者免疫功能低下。故本试验阴性时,不宜匆忙地否定诊断。

伤寒患者不同病期血液、粪便、尿液中病原菌与特异性凝集素的阳性检出率,如图 9-1 所示。

(三) 伤寒带菌者的检查

最可靠的方法是分离培养病原菌,但检出率不高。一般可先检测可疑血清中有无 Vi 抗体,当凝集效价≥1∶10 时,再取粪便或尿液多次分离培养,才能确定。

四、防治原则

加强卫生宣传教育,切断传播途径;加强饮食卫生及粪便管理,培养良好的卫生习惯。加强食品加工业的监督,严禁沙门菌带菌者从事食品行业工作。

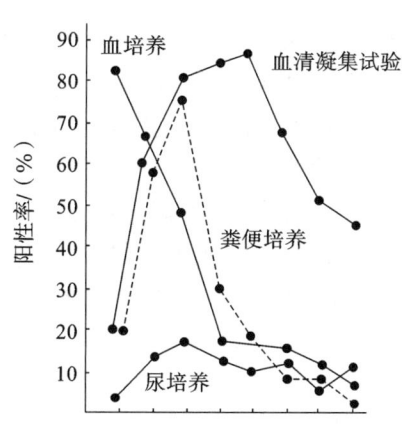

图 9-1　伤寒病程中各种试验阳性率

对患者及带菌者要早发现、早隔离、早治疗,其排泄物应彻底消毒,对重点人群可接种疫苗预防肠热症。根据药敏试验结果选择敏感药物治疗。

第四节　弧　菌　属

弧菌属(Vibrio)广泛分布于自然界,尤以水中为多,有 100 多种,主要致病菌为霍乱弧菌和副溶血性弧菌。前者引起烈性传染病——霍乱;后者引起食物中毒。

一、霍乱弧菌

霍乱弧菌(V. cholera)是人类霍乱的病原体。霍乱是一种古老且流行广泛的烈性传染病。曾在世界上引起多次大流行,主要表现为剧烈的呕吐、腹泻、脱水,死亡率甚高,属于国际检疫传染病。

(一) 生物学性状

1. 形态与染色　新分离出的霍乱弧菌为革兰阴性菌,菌体弯曲呈弧状或逗点状,菌体一端有单根鞭毛,运动活泼,有菌毛,无荚膜,不形成芽胞。经人工培养后,易失去弧形而呈杆状。取霍乱患者米泔水样粪便做活菌悬滴观察,可见细菌运动极为活泼,呈流星穿梭样运动。

2. 培养特性　营养要求不高,在 pH 8.8～9.0 的碱性蛋白胨水或平板中生长良好。此环境中其他细菌不易生长,故碱性蛋白胨水可作为选择性增殖霍乱弧菌的培养基。在碱性平板上形成圆形、光滑、透明、直径为 2 mm 的菌落。

霍乱弧菌能分解葡萄糖、麦芽糖、蔗糖和甘露醇,产酸不产气,能还原硝酸盐为亚硝酸盐,靛基质试验阳性。其在含硝酸盐及色氨酸的培养基中,产生亚硝酸盐与靛基质,在浓硫酸存在时,呈红色,称为霍乱红反应。

3. 抗原构造　霍乱弧菌有耐热 O 抗原和不耐热 H 抗原。根据 O 抗原不同,可分成 155 个血清群,其中 O_1 群和 O_{139} 群引起霍乱,其他血清型可引发散在性人类胃肠炎等。O_1 群霍乱弧菌可分为两个生物型:古典生物型和埃尔托生物型。这两种型别除个别生物学性状稍有不同外,形态和免疫学性状基本相同,在临床病理及流行病学特征上没有本质的差别。O_1 群霍乱弧菌根据抗原成分不同又可分为三个血清型:稻叶型、小川型和彦岛型。

4. 抵抗力　霍乱弧菌古典生物型对环境抵抗力较弱,埃尔托生物型抵抗力较强,在河水、井水、海水中可存活 1～3 周,在鲜鱼、贝类上可存活 1～2 周。霍乱弧菌对热、干燥、日光、化学消毒剂和酸均很敏感,耐低温、耐碱。湿热 55 ℃ 15 min、100 ℃ 1～2 min、水中加 0.5 mg/L 氯 15 min 可被杀死。0.1%高锰酸钾溶液浸泡蔬菜、水果可达到消毒目的。其在正常胃酸中仅生存 4 min。

(二) 致病性

1. 致病性　人类在自然情况下是霍乱弧菌的唯一易感者,主要通过污染的水源或食物经口感染。在一定条件下,霍乱弧菌进入小肠后,依靠鞭毛的运动,穿过小肠黏膜表面的黏液层,通过菌毛黏附于肠黏膜上皮细胞,在肠黏膜表面迅速繁殖,经过短暂的潜伏期后便急骤发病。该菌不侵入肠黏膜上皮细胞和肠腺,也不侵入血流,仅在局部繁殖和产生霍乱肠毒素,此毒素作用于肠黏膜上皮细胞与肠腺使肠液过度分泌,从而使患者出现上吐下泻,泻出物呈米泔水样并含大量霍乱弧菌,此为本病典型的特征。

霍乱肠毒素为外毒素,本质是蛋白质,为目前已知的最强致泻毒素。不耐热,56 ℃ 30 min 即可被破坏。具有很强的抗原性。霍乱肠毒素由 A 和 B 两个亚单位组成。A 亚单位为毒性单位;B 亚单位为结合单位,能特异地识别肠上皮细胞上的受体。1 个毒素分子由一个 A 亚单位和 5 个 B 亚单位组成多聚体。霍乱肠毒素作用于肠黏膜上皮细胞膜表面上的受体(由神经节苷脂 GM1 组成),其 B 亚单位与受体结合,使毒素分子变构,A 亚单位进入细胞,进而激活腺苷酸环化酶,使三磷酸腺苷(ATP)转化为环磷酸腺苷(cAMP),细胞内 cAMP 浓度增高,导致肠黏膜上皮细胞分泌亢进,使大量液体和电解质进入肠腔而发生剧烈吐泻。由于大量脱水和失盐,患者可发生代谢性酸中毒、血液循环衰竭,甚至休克或死亡。

2. 免疫性　患过霍乱的人可获得牢固的免疫力,再感染者少见。患者在发病数日后,血液中即可出现特异性抗体,病后小肠内可出现分泌型 sIgA。sIgA 可在肠黏膜与病原菌之间形成免疫屏障,有阻断黏附、中和毒素的作用。

（三）微生物学诊断

由于霍乱流行迅速,且在流行期间发病率及死亡率均高,危害极大,因此早期、迅速、正确的诊断,对治疗和预防本病的蔓延有重大意义。

1. 直接镜检　采取患者米泔水样便或呕吐物镜检(涂片染色及悬滴法检查)观察细菌形态、动力特征。

2. 细菌分离培养　可将标本接种至碱性蛋白胨水 37 ℃培养 6~8 h 后,取生长物做形态观察,并转种于碱性平板做分离培养,取可疑菌落进行玻片凝集试验,阳性者再做生化反应及生物型别鉴定试验。

3. 特异性制动试验　取检材或新鲜碱性蛋白胨水培养物一滴,置于载玻片上,再加霍乱弧菌多价诊断血清,加盖玻片,用暗视野镜观察,3 min 内运动被抑制的即为阳性,此法快速准确、操作简便,但必须有数量较多的霍乱弧菌才能检出。

4. 免疫荧光试验　除一般免疫荧光法外,还可用荧光菌球法检查。

（四）防治原则

必须贯彻预防为主的方针,做好对外交往及入口的检疫工作,严防本菌传入,此外应加强饮水、粪便管理,注意饮食卫生。对患者要严格隔离,必要时实行疫区封锁,以免疾病扩散蔓延。特异性预防可皮下注射接种 O_1 群霍乱弧菌死疫苗,可获良好效果。治疗主要为及时补充液体和电解质,应用抗菌药物如链霉素、氯霉素、强力霉素、复方新诺明等。

二、副溶血性弧菌

副溶血性弧菌是一种嗜盐性革兰阴性菌,为多形性杆菌或稍弯曲弧菌。呈杆状、弧状、卵圆状,无芽胞,属弧菌科弧菌属,嗜盐畏酸,当 pH 在 6 以下时即不能生长,在普通食醋中 1~3 min 即死亡。对高温抵抗力低,50 ℃ 20 min、65 ℃ 5 min 或 80 ℃ 1 min 即可被杀死。本菌对常用消毒剂抵抗力很弱,可被低浓度的酚和来苏尔溶液杀灭。其广泛存在于海水和海产品中,是我国沿海地区常见的食物中毒病原菌。副溶血性弧菌食物中毒也称嗜盐菌食物中毒,是进食含有该菌的食物所致。该菌主要来源于海产品或盐腌渍品,常见者为蟹类、乌贼、海蜇、鱼、黄泥螺等,其次为蛋、肉类或蔬菜。临床上以急性腹痛、呕吐、腹泻及水样便为主要症状。主要病理变化为空肠及回肠有轻度糜烂,以及胃黏膜炎、内脏(肝、脾、肺)淤血等。

第五节　其他消化道感染细菌

一、幽门螺杆菌

幽门螺杆菌属于螺杆菌属,其与胃炎、消化性溃疡、胃癌、淋巴增生性胃淋巴瘤等的发生发展密切相关。幽门螺杆菌为革兰阴性菌,弯曲成螺旋形、弧形、S 形或海鸥状,有鞭毛,运动活泼,微厌氧,对生长条件要求十分苛刻,营养要求高,培养时需动物血清或血液,不分解糖类,过氧化氢酶试验和氧化酶试验阳性,尿素酶丰富,故快速尿素酶试验是鉴定该菌的主要依据之一。

幽门螺杆菌的致病物质和致病机制目前尚未完全阐明,可能为多种因素如鞭毛、黏附素、尿素酶、蛋白酶、空泡毒素、内毒素等协同作用的结果。幽门螺杆菌感染可刺激机体产生 IgM、IgG 和 IgA 型抗体,但是否对机体有保护作用尚不清楚。微生物学检查标本最好采取胃黏膜活体组织,直接涂片染色镜检,并行快速尿素酶试验。离体培养可将活体组织磨碎后接种于鉴别培养基,经 2~7 天培养后再鉴定。目前尚无有效的预防措施,治疗多采用以铋剂或质子泵抑制剂为基础,再加两种抗生素的三联疗法。

二、弯曲菌属

弯曲菌属形态似弧菌,菌体轻度弯曲似逗点状,长 1.5~5 μm,宽 0.2~0.8 μm。菌体一端或两端有鞭毛,运动活泼,在暗视野镜下观察似飞蝇。有荚膜,不形成芽胞。空肠弯曲菌是多种动物如牛、羊、狗及禽类的正常寄居菌,存在于动物的生殖道或肠道,故可通过分娩或排泄物污染食物和饮水。对人致病的主要是空肠弯曲菌,可引起急性肠炎。人群普遍易感,5 岁以下儿童的发病率最高,夏秋季多见。苍蝇亦起重要的媒介作用,可经接触感染。感染的产妇可在分娩时传染给胎儿。

本菌有内毒素,能侵袭小肠和大肠黏膜引起急性肠炎,亦可引起腹泻的暴发流行或集体食物中毒。潜伏期一般为 3~5 天。对人致病的部位是空肠、回肠及结肠,主要症状为腹泻和腹痛,有时发热,偶有呕吐和脱水。该菌有时可通过肠黏膜入血引起败血症和其他脏器感染,如脑膜炎、关节炎、肾盂肾炎等。孕妇感染本菌可导致流产、早产,还可使新生儿受到感染。

该菌感染后能刺激机体产生特异性血清抗体,可增强吞噬细胞的功能。预防关键在于及时诊断和治疗患者,以免传播。加强卫生防疫及人畜粪便管理,注意饮食卫生。本菌对多种抗生素敏感,常用红霉素、四环素治疗。

三、变形杆菌属

变形杆菌属(*Proteus*)也是肠杆菌科成员,有 5 个种:普通变形杆菌、奇异变形杆菌、产黏变形杆菌、潘氏变形杆菌和豪氏变形杆菌。其中普通变形杆菌和奇异变形杆菌与临床关系较为密切。

(一) 生物学性状

1. 形态与染色　变形杆菌属为革兰染色阴性小杆菌,两端钝圆,无芽胞、无荚膜,有菌毛、有周身鞭毛,运动活泼。可黏附于真菌等表面。菌体大小为(0.4~0.6)μm×(1.0~3.0)μm。

2. 培养特性与生化反应　兼性厌氧菌。营养要求不高,在普通琼脂上生长良好,在湿润的固体琼脂平板上常呈扩散生长,在肉汤培养物中呈均匀混浊生长且有菌膜。如接种于平板中心部位,培养 24 h 形成以接种部位为中心的厚薄交替的波纹状菌苔,称为迁徙生长现象,为本属细菌的特征。此现象可被苯酚或胆盐等抑制。在血琼脂平板上有溶血现象。具有尿素酶,能迅速分解尿素,是本属细菌重要的生化反应特征。发酵葡萄糖,产酸产气,个别菌株发酵乳糖,多数能产生吲哚和 H_2S。

3. 抗原构造 变形杆菌属 O 抗原有 49 个,为分群的主要依据;有 H 抗原,是分型的依据。O 抗原和 H 抗原在本属不同种间有交叉,O 抗原与大肠埃希菌、沙门菌 O 抗原间也有交叉反应。另外,普通变形杆菌 X_{19}、X_2 和 X_k 三个菌株的 O 抗原与斑疹伤寒立克次体等的脂多糖为类属抗原,根据这一特性,临床上可用普通变形杆菌 OX_{19}、OX_2 和 OX_k 代替立克次体作为抗原,与患者血清进行凝集试验,即外斐试验(Weil-Felix test),以辅助诊断相应立克次体病。

（二）致病性

致病物质有鞭毛、菌毛、内毒素、溶血毒素等。本属细菌中奇异变形杆菌引起的感染最为常见,其次是普通变形杆菌,为条件致病菌,在引起泌尿系统感染的病原菌中,这两种菌仅次于大肠埃希菌,其中医源性感染较多见。变形杆菌属的脲酶分解尿素产氨,使尿液 pH 增高,碱性环境利于该菌生长,也是重要因素。此外,肾结石、膀胱结石的形成可能与此也有关,因尿液碱化可以促进磷酸铵镁结石的形成。该菌还可引起创口感染,呼吸道、咽部、耳、眼部感染及败血症等。某些菌株产生耐热肠毒素,污染食物可致食物中毒和婴儿肠炎。

（三）微生物学检查

采取尿液、脓液、血液等标本接种于血琼脂平板及肠道选择性培养基,本属细菌可呈现迁徙生长现象。以生化反应加以鉴定,脲酶试验呈阳性。

（四）防治原则

有些菌株产生青霉素酶,对青霉素有抗性。防止污染、控制繁殖和食用前彻底加热杀灭病原菌是预防变形杆菌食物中毒的三个主要环节。发现中毒后要立即停止食用可疑食品。注意食品储藏卫生条件和个人卫生条件,防止食品污染。变形杆菌食物中毒患者,病情较轻者,不经治疗可自行恢复。患者的治疗一般不必用抗生素,仅需补液、解痉等对症处理。对于重症患者,应注意根据药敏试验,选择敏感药物如氯霉素、诺氟沙星、庆大霉素等及时治疗。

目标检测

选择题

A1 型题

1. 以下不是肠杆菌科共同特点的是（   ）。

A. 革兰阴性　　　　　　　　B. 中等大小　　　　　　　　C. 营养要求不高

D. 抵抗力强　　　　　　　　E. 抗原结构复杂

2. 沙门菌引起的疾病主要是（   ）。

A. 伤寒和副伤寒　　　　　　B. 食物中毒　　　　　　　　C. 痢疾

D. 水样腹泻　　　　　　　　E. 以上都不是

3. 肥达试验用于检测下列哪种细菌？（   ）

A. 沙门菌属　　B. 志贺菌属　　C. 埃希菌属　　D. 霍乱弧菌　　E. 以上都不是

4. 志贺菌引起的疾病主要是（   ）。

A. 伤寒和副伤寒　　　　　　B. 食物中毒　　　　　　　　C. 细菌性痢疾

D. 水样腹泻　　　　　　　　E. 以上都不是

5. 以下属于细菌性痢疾中由内毒素引起的典型表现是（   ）。

A. 黏液脓血便　　B. 腹痛　　　　　C. 腹泻　　　　　D. 发热　　　　　E. 以上都是

6. 沙门菌属的主要致病物质是内毒素,以下哪项不是它所引起的主要临床表现?(　　)

A. 发热　　　　　　　　　　B. 白细胞计数下降　　　　　　　C. 玫瑰疹

D. 急性肠胃炎　　　　　　　E. 中毒性休克

7. 肥达试验检查结果,伤寒沙门菌 O 抗体和 H 抗体凝集效价大于多少有意义?(　　)

A. O 抗体>1：40,H 抗体>1：30　　　　　　　B. O 抗体>1：80,H 抗体>1：160

C. O 抗体>1：40,H 抗体>1：80　　　　　　　D. O 抗体>1：30,H 抗体>1：90

E. 以上都不是

8. 生化反应活泼,能分解多种糖类产酸产气的肠杆菌是(　　)。

A. 沙门菌属　　B. 志贺菌属　　C. 埃希菌属　　D. 变形杆菌属　　E. 以上都不是

9. 可用来做外斐试验,帮助诊断立克次体的肠杆菌是(　　)。

A. 沙门菌属　　B. 志贺菌属　　C. 埃希菌属　　D. 变形杆菌属　　E. 以上都不是

10. 用悬滴法观察,可见鱼群样或流星样穿梭运动的细菌是(　　)。

A. 沙门菌属　　B. 志贺菌属　　C. 霍乱弧菌　　D. 变形杆菌属　　E. 以上都不是

11. 霍乱肠毒素引起的典型临床表现是(　　)。

A. 急性肠胃炎　　　　　　　B. 剧烈水样腹泻　　　　　　　C. 黏液脓血便

D. 肠穿孔　　　　　　　　　E. 以上都不是

12. 耐碱不耐酸,常用碱性琼脂平板进行培养的细菌是(　　)。

A. 沙门菌属　　B. 志贺菌属　　C. 霍乱弧菌　　D. 变形杆菌属　　E. 以上都不是

13. 常引起沿海地区急性食物中毒的病原菌是(　　)。

A. 沙门菌属　　　　　　　　B. 空肠弯曲菌　　　　　　　　C. 霍乱弧菌

D. 变形杆菌属　　　　　　　E. 副溶血性弧菌

14. 下列细菌中可引起烈性传染病的是(　　)。

A. 沙门菌属　　　　　　　　B. 空肠弯曲菌　　　　　　　　C. 霍乱弧菌

D. 变形杆菌属　　　　　　　E. 副溶血性弧菌

15. 与胃和十二指肠溃疡、慢性胃炎、胃癌密切相关的病原菌是(　　)。

A. 空肠弯曲菌　　B. 幽门螺杆菌　　C. 大肠埃希菌　　D. 肠炎沙门菌　　E. 变形杆菌属

第十章　厌氧性细菌

学习目标

1. 掌握破伤风梭菌的生物学性状、防治原则。
2. 熟悉产气荚膜梭菌、肉毒梭菌的致病性。
3. 了解无芽胞厌氧菌的防治原则。

厌氧性细菌(anaerobic bacterium)简称厌氧菌,是一大群种类繁多、专性厌氧,必须在无氧环境中才能生长的细菌。根据菌体是否形成芽胞,可将厌氧性细菌分为两大类:厌氧芽胞梭菌属和无芽胞厌氧菌。厌氧芽胞梭菌属主要引起外源性感染,临床常见的有破伤风梭菌、产气荚膜梭菌、肉毒梭菌和艰难梭菌;无芽胞厌氧菌大多为人体正常菌群的成员,主要引起内源性感染,包括多个属的球菌和杆菌。早期研究多集中在厌氧芽胞梭菌属,随着对厌氧性细菌研究的日益深入,人们发现临床上由无芽胞厌氧菌引起的感染也很常见。

第一节　厌氧芽胞梭菌属

厌氧芽胞梭菌属(*Clostridium*)为革兰阳性菌,能形成芽胞,芽胞直径比菌体大,菌体膨大呈梭形。大多数需在严格无氧环境中才能生长,少数能在低氧分压环境中生存。主要分布于土壤、人和动物肠道,多数为腐生菌,少数为致病菌。在适宜环境条件下,芽胞形成繁殖体,产生具有强烈毒性的外毒素,使人和动物患病,常见疾病有破伤风、气性坏疽和肉毒中毒等。此外,还可感染皮肤与软组织,与抗生素相关的腹泻和肠炎也与厌氧芽胞梭菌属有关。因含有芽胞,该属细菌对热、干燥和消毒剂均有强大的抵抗力。该属绝大多数细菌有周鞭毛,无荚膜(产气荚膜梭菌例外)。可从芽胞形态及在菌体中的位置来区分本属细菌。

一、破伤风梭菌

破伤风梭菌(*C. tetani*)是破伤风的病原体。机体受到深部创伤或手术时使用不洁器械等情况下易感染该菌,发病后机体呈强直性痉挛,可因窒息或呼吸衰竭而死亡。

（一）生物学性状

破伤风梭菌菌体细长,大小为$(0.5\sim1.7)\mu m\times(2.1\sim18.1)\mu m$,繁殖体革兰染色为阳性。有周鞭毛、无荚膜,芽胞位于菌体顶端,呈正圆形,直径大于菌体,使细菌呈鼓槌状或羽毛球拍状(图 10-1)。为专性厌氧菌,最适生长温度为 37 ℃,最适 pH 为 7.0~7.5,营养要求不高,在普通琼脂平板上培养 24~48 h 后,可形成中心紧密、周边疏松的不规则菌落,似羽毛状。易在培养基表面迁徙扩散。在血琼脂平板上有明显溶血环;在疱肉培养基中培养时,肉汤混浊,肉渣部分被消化,微变黑,产生气体。一般不发酵糖类,能液化明胶,产生硫化氢,形成吲哚,不能还原硝酸盐为亚硝酸盐。对蛋白质有微弱消化作用。

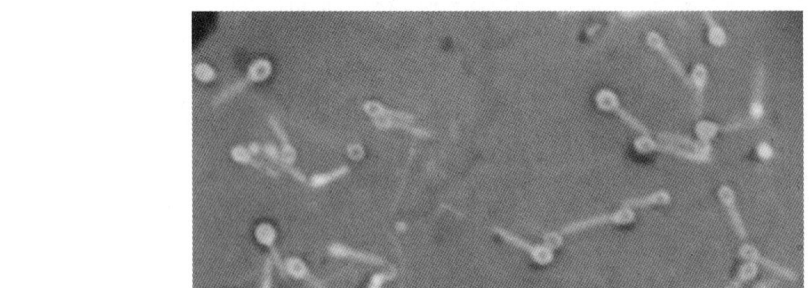

图 10-1　破伤风梭菌(光镜 $100\times$)

本菌繁殖体抵抗力与其他细菌相似,但芽胞抵抗力强大。在干燥土壤和尘埃中可存活数十年,能耐煮沸 40~50 min,煮沸 1 h 才可破坏芽胞。对青霉素敏感。

（二）致病性

1. 致病物质　破伤风梭菌本身无侵袭力,仅在感染部位繁殖,由菌体本身造成的感染有限,但其产生的毒素致病力强。破伤风梭菌可分泌两种外毒素:一种是对氧气敏感的破伤风溶血毒素,特性与链球菌溶血素 O 相似。但具体致病机制不详。第二种是由质粒编码的破伤风痉挛毒素,是破伤风梭菌的主要致病物质,属神经毒素,毒性极强。在目前已知的外毒素中,破伤风痉挛毒素毒性仅次于肉毒毒素。但毒素不耐热(因化学本质为蛋白质),65 ℃ 30 min 即被破坏;蛋白酶可破坏其活性,因此不能经消化道感染。

破伤风痉挛毒素对脊髓前角细胞和脑干神经细胞有高度的亲和力。当毒素被局部神经细胞吸收或经淋巴、血液循环到达中枢神经系统即可致病。具体致病过程为:细菌最初合成一条分子质量约为 150 kD(1 D＝1 u)的痉挛毒素前体,释出菌体时被细菌蛋白酶分解为一条轻链(A 链,50 kD)和一条重链(B 链,100 kD),两者由二硫键连接。A 链为毒性部分,B 链为结合部分,可与神经细胞结合并转运毒素分子。B 链通过蛋白羧基端与神经肌肉接头处神经细胞膜上的受体结合,使毒素进入由细胞膜组成的小泡中,此后含毒素的小泡从外周神经末梢沿神经轴突逆行而上,到达运动神经细胞,再通过跨突触运动从运动神经细胞进入神经末梢,最终进入中枢神经系统。再通过 B 链氨基端介导的膜转位作用使轻链进入胞质溶胶。B 链为一种锌内肽酶,可裂解含抑制性神经递质的小泡上的膜蛋白特异性肽键,使小泡膜蛋白发生改变,从而阻止抑制性神经递质(γ-氨基丁酸、甘氨酸)的释放。

生理状态下,当机体屈肌的运动神经细胞受到刺激而兴奋时,信号传递给抑制性神经细胞,使其释放 γ-氨基丁酸或甘氨酸等抑制性神经递质,抑制同侧伸肌的运动神经细胞,使屈肌收缩时伸肌自然松弛。同时,抑制性神经细胞也反馈调节屈肌运动神经细胞,从而使肢体动作协调。破伤风痉挛毒素可阻止抑制性神经递质的释放,使肌肉的兴奋与抑制失调,导致屈肌和伸肌同时收缩,骨骼肌出现强烈痉挛。

2. 所致疾病　破伤风梭菌生长需要严格无氧环境,在一般浅表伤口不能生长。常见易感条件:窄而深伤口且伴有泥土等异物污染;大面积创伤或烧伤,局部组织缺血,坏死组织多;需氧菌或兼性厌氧菌混合感染。

破伤风梭菌感染潜伏期长短不一,与原发感染部位离中枢神经系统的距离有关,为几天甚至几周,离中枢神经系统越近,潜伏期越短。感染后典型症状是由骨骼肌痉挛所造成的苦笑面容及角弓反张(持续性背部痉挛)。早期症状有漏口水、易出汗和激动,以及心律不齐和血压波动(自主神经功能紊乱)。

3. 免疫性　破伤风梭菌致病的主要原因是痉挛毒素的毒性作用,故可采用抗毒素中和外毒素的作用。但由于破伤风痉挛毒素毒性很强,极少量毒素即可致病,而如此少量的毒素尚未达到引起机体免疫效应的有效量;除此之外,痉挛毒素与中枢神经系统结合后,不能有效刺激免疫系统产生抗体,也不与抗毒素结合,因此,破伤风患者病后不会获得牢固免疫力。

(三) 微生物学检查

由于临床症状非常典型,根据典型症状和病史即可做出诊断。

(四) 防治原则

1. 预防　可以分为非特异性预防和特异性预防。非特异性预防是指及时正确处理创口。及时清创扩创,用过氧化氢溶液防止厌氧微环境的形成;再辅以抗生素杀灭破伤风梭菌,以消除毒素的产生。特异性预防是指通过疫苗进行预防,属我国计划免疫范畴。目前多采用含有百日咳灭活菌苗、白喉类毒素和破伤风类毒素制成的百白破三联疫苗(DPT),对适龄儿童进行免疫。若患者遇到有可能引发破伤风的外伤时,再接种一针类毒素,可在几天内迅速形成抗毒素。若患者未进行基础免疫,可立即注射足量破伤风抗毒素(tetanus antitoxin,TAT)进行紧急被动免疫,同时给予类毒素进行主动免疫。常用 TAT 剂量为 1500～3000 U。

2. 特异性治疗　已发病者应尽早、足量、多途径注射 TAT,以防痉挛毒素与细胞受体结合。常用方法是以 100000～200000 U TAT 同时进行静脉滴注、肌内注射和伤口局部注射。注射前须先做皮肤试验,必要时可采用脱敏注射法或用人抗破伤风免疫球蛋白。常用抗菌药物是红霉素。

二、产气荚膜梭菌

产气荚膜梭菌(*C. perfringens*)广泛存在于土壤、人和动物肠道中,能引起多种疾病,也是引起严重创伤感染的重要病原菌。

(一) 生物学性状

1. 形态与染色　产气荚膜梭菌大小为$(0.6～2.4)\mu m \times (1.3～19.0)\mu m$,两端钝圆,繁殖体呈革兰阳性。无鞭毛,有荚膜(图 10-2),与菌体等大的椭圆形芽胞位于次极端。

2. 培养特性　该菌厌氧,但不十分严格。生长温度范围大,20～50 ℃均能旺盛生长,42 ℃为最适生长温度。高温下酶活性增强,繁殖速度快,约 8 min 繁殖一代,易于培养分离。在血琼脂平板上,多数菌体可形成双层溶血环(内环是完全溶血环,外环是不完全溶血环)。在蛋黄琼脂平板上,菌落周围可见乳白色混浊圈(卵磷脂被 α 毒素分解所致)。若在培养基中预先加入 α 毒素的抗血清,则无混浊圈形成,此现象称 Nagler 反应。产气荚膜梭菌可分解多种糖

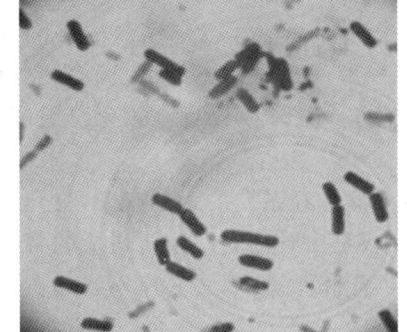

图 10-2

图 10-2　产气荚膜梭菌

注：光镜 $100\times$，浙江大学附属第一医院陈晓提供。

类，产酸产气。在庖肉培养基中可分解肉渣中糖类产生大量气体。能分解牛奶液体培养基中的乳糖产酸，使酪蛋白凝固，同时产生大量气体（H_2 和 CO_2），迅速将凝固的酪蛋白冲成蜂窝状，将固封液面的凡士林上推，甚至冲开试管塞，称"汹涌发酵"现象。

3. 抗原分型　按主要毒素产生情况可将产气荚膜梭菌分为 A、B、C、D、E 五个血清型。A 型很容易从外环境中分离到，属人和动物肠道正常菌群，对人致病的主要为 A 型。B～E 群寄生在动物肠道，在土壤中不能存活，其中 C 型是坏死性肠炎的病原菌。

（二）致病性

1. 致病物质　产气荚膜梭菌有荚膜，侵袭力强，且能产生多种外毒素和侵袭性酶类。主要致病物质为五种毒素，其中 α 毒素毒性最强，A～E 型菌均可能产生，以 A 型菌分泌最多。α 毒素的主要作用是分解细胞膜上磷脂和蛋白形成的复合物，使红细胞、白细胞、血小板和内皮细胞溶解，引起血管通透性增加伴大量溶血、组织坏死，使肝脏和心功能受损，是产气荚膜梭菌致病的主要机制。除五种主要毒素外，部分菌株还能产生不耐热肠毒素，作用于回肠和空肠，嵌入细胞膜，使离子运输功能受损，进而改变肠道通透性而引起腹泻。肠毒素还可作为超抗原，大量激活外周 T 淋巴细胞并释放各种淋巴因子，参与致病作用。

2. 所致疾病

（1）气性坏疽　半数以上病例由 A 型产气荚膜梭菌引起。多发生于战争和自然灾害，偶见于严重的创伤等。易感条件与破伤风梭菌相似。

气性坏疽潜伏期较破伤风梭菌短，一般为 8～48 h。产气荚膜梭菌感染患者后，迅速产生多种毒素和侵袭性酶，破坏组织细胞，发酵糖类，产生大量气体，造成气肿。患者血管通透性增加，水分渗出，局部形成水肿，进而挤压软组织和血管，影响血供造成组织坏死。严重者组织胀痛剧烈，水气夹杂，触摸有捻发感，最后大块组织坏死伴有恶臭。当毒素或其他毒性物质被吸收入血，可引起毒血症或休克，死亡率最高可达 100%。

（2）食物中毒　患者误食被产气荚膜梭菌污染的食物（主要为肉类食品）而引起，较多见。潜伏期约 10 h，临床表现为腹痛、腹胀、水样腹泻，无发热、无恶心呕吐。1～2 天后自愈。

（三）微生物学检查法

气性坏疽发病急剧，后果严重，及早诊断甚为重要。因为本菌分布广泛，所以单凭创口发现此菌还不足以诊断。尚需结合临床表现，才能确诊。

1. 直接涂片镜检　标本采集参考破伤风梭菌，从深部创口取材涂片，镜检见到革兰阳性大杆菌、白细胞极少且形态不典型、伴有其他杂菌等三个特点即可报告初步结果。直接涂片镜检是极有价值的快速诊断法，可有效避免患者截肢或者死亡。

2. 分离培养　若为气性坏疽，取坏死组织样本，接种于血琼脂平板或庖肉培养基，在无氧条件下培养，观察后取培养物涂片镜检，并进行生理生化反应鉴定。若为食物中毒，病发后一日内取剩余食物或粪便进行细菌学检查，若每克食品中检出 10^5 个以上或每克粪便中检出 10^6 个以上病原菌即可确诊。

3. 动物实验　用 1 mL 细菌培养物对小鼠静脉注射，10 min 后处死，置 37 ℃ 5～8 h 后观察动物躯体膨胀情况,取肝或腹腔渗出液涂片镜检并分离培养。

（四）防治原则

若为躯体局部感染应尽早切除感染和坏死组织,必要时予以截肢防止扩散,同时大剂量使用青霉素等抗生素。有条件者采用高压氧舱疗法并注射气性坏疽多价抗毒素,可提高血液和组织中的氧含量、破坏无氧环境、中和毒素。

三、肉毒梭菌

肉毒梭菌(*C.botulinum*)主要存在于土壤中,在无氧环境下分泌肉毒毒素致病,常见引起食物中毒和婴儿肉毒病。

（一）生物学特性

1. 形态与染色　大小为 0.9 μm×(4～6.0)μm,为革兰阳性粗短杆菌。有鞭毛,无荚膜,芽胞呈椭圆形位于次极端,直径大于菌体,使细菌呈汤匙状或网球拍状(图 10-3)。

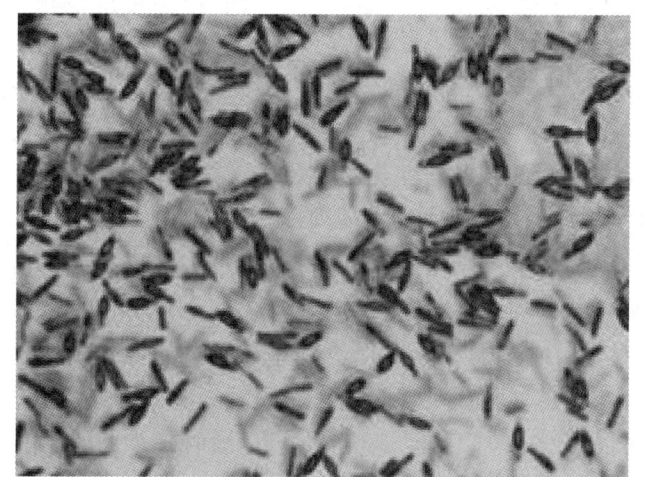

图 10-3　肉毒梭菌(光镜 100×)

2. 培养特性　该菌严格厌氧。在普通平板上可产生酯酶,在卵黄琼脂培养基上菌落周围出现混浊圈。

3. 抗原分型　根据肉毒毒素抗原性不同,可将肉毒梭菌分 A～G 七个型,我国患者多为 A 型感染。

（二）致病性与免疫性

1. 致病物质　肉毒梭菌分泌的外毒素为肉毒毒素,属神经外毒素,是目前已知毒性最强的毒素,对人的致死量约为 0.1 μg,1 mg 纯肉毒毒素能杀死 2 亿只小鼠,毒性比氰化钾强一万倍。肉毒毒素的结构、功能和致病机制与破伤风痉挛毒素非常相似。肉毒毒素是一种嗜神经毒素,经肠道吸收后进入血液,作用于脑神经核、神经肌肉接头处及自主神经末梢,阻止乙酰胆碱的释放,妨碍神经冲动的传导而引起肌肉松弛性麻痹。

2. 所致疾病

（1）食物中毒　由肉毒毒素引起。食品在制作过程中被肉毒梭菌污染,若未经彻底灭菌,芽胞在无氧环境下发芽繁殖,而食用前又加热不彻底则诱发食物中毒。肉毒毒素引起的食物中毒在我国各省区均有发现,由发酵豆制品(臭豆腐、豆瓣酱等)、肉制品(香肠、火腿等)和面制品(甜面酱等)引发的食物中毒均有报道。国外则以罐头、香肠等引起的食物中毒常见。

肉毒毒素中毒时胃肠道症状很少见，主要表现为神经末梢麻痹。潜伏期较短，一般为几小时。病发过程如下：患者先出现乏力、头痛等症状，接着出现眼肌麻痹症状(复视、斜视、眼睑下垂等)，进而出现咽部肌肉麻痹(吞咽咀嚼困难、口干、口齿不清等)，再出现膈肌麻痹、呼吸困难，直至死亡。若及时给予支持疗法，控制呼吸道感染，可有效提高存活率，但患者恢复十分缓慢，短则数月长则数年。少见肢体麻痹，不发热，神志清楚。

(2)婴儿肉毒病　症状与食物中毒相似，早期症状有便闭、吮吸、啼哭无力。死亡率不高。致病原因是 6 个月以内的婴儿肠道缺乏正常菌群，无法拮抗肉毒梭菌，当摄入被肉毒梭菌芽胞污染的食品后，芽胞发芽、繁殖，产生的毒素被吸收而致病。

(3)创伤感染　伤口被肉毒梭菌芽胞污染后，芽胞在局部无氧环境中发芽，释放肉毒毒素，机体吸收后致病。

(三)微生物学检查法

1. 标本的采集　食物中毒、婴儿肉毒病患者可取粪便和残留食物分离病原菌。粪便、食物和患者血清可分析毒素活性。

2. 镜检与分离培养　取标本涂片，革兰染色后在显微镜下检查，观察染色情况及是否含有芽胞。为提高分离效率，可将粪便或食物等标本 80 ℃加热 10 min，再进行无氧分离培养。

3. 动物实验　将培养物滤液或残留食物混悬液上清分成两份，一份直接注射小鼠腹腔，另一份与抗毒素混合后再注射小鼠腹腔，观察毒性作用。若抗毒素处理组小鼠无明显发病而未处理组小鼠发病，则说明有毒素存在。

(四)防治原则

因肉毒毒素毒性极强，应以预防为主，治疗为辅。加强食品卫生监督管理、增强个人防护意识是有效防止肉毒梭菌感染的重要措施。食用食物时，80 ℃加热至少 20 min。根据患者症状尽早做出诊断，及时注射 A、B、E 三型多价抗毒素，同时加强护理和对症治疗，维护呼吸功能，可有效降低死亡率。

第二节　无芽胞厌氧菌

对人类致病的无芽胞厌氧菌多是人体的正常菌群，主要分布于人和动物的体表及与外界相通的腔道，包括革兰阳性的球菌或杆菌及革兰阴性的球菌或杆菌。在正常菌群中，无芽胞厌氧菌占有绝对优势，非厌氧性细菌含量极少。在正常情况下，无芽胞厌氧菌对人体无害，但在某些特定状态下可导致内源性感染。

一、生物学性状

无芽胞厌氧菌有 30 多个菌属，200 多个菌种，与人类疾病相关的主要有 10 个属，详见表10-1。

表 10-1 人类感染常见无芽胞厌氧菌

类别	革兰阴性	革兰阳性
杆菌	类杆菌属	丙酸杆菌属
	梭杆菌属	真杆菌属
	普雷沃菌属	双歧杆菌属
	紫单胞菌属	放线菌属
球菌	韦荣球菌属	消化链球菌属

（一）革兰阴性无芽胞厌氧杆菌

临床上常见的 4 类革兰阴性无芽胞厌氧杆菌包括类杆菌属、普雷沃菌属、紫单胞菌属和梭杆菌属，类杆菌属中的脆弱类杆菌（$B.\ fragilis$）最为常见，占类杆菌属分离株的 50% 以上，占临床无芽胞厌氧菌分离株的 1/4，是直肠的正常菌群。脆弱类杆菌两端钝圆、浓染，中间着色浅似空泡状。在感染样本中，脆弱类杆菌呈多型性、有荚膜。梭杆菌属是口腔、直肠和女性生殖道中的正常菌群，菌体呈梭形。其余菌属形态均较小。

类杆菌属在培养基上生长迅速，其余菌属均生长缓慢。因类杆菌属 N-乙酰氨基葡萄糖残基上脂肪酸较少且缺乏磷酸基团，故无内毒素活性。

（二）革兰阴性无芽胞厌氧球菌

韦荣球菌属最常见，是咽喉部主要厌氧菌，也是混合感染病原菌之一。菌体直径为 $0.3\sim 0.5\ \mu m$，常呈 2 个以上聚集状态。临床分离率低。

（三）革兰阳性无芽胞厌氧杆菌

临床分离率较高，约占临床无芽胞厌氧菌分离株的 22%。

1. 丙酸杆菌属 菌体短小，无鞭毛，呈链状或簇状排列，发酵糖类形成丙酸。在普通培养基上生长需 2~5 天。属于皮肤正常菌群，占临床革兰阳性无芽胞厌氧杆菌分离株的 57%。痤疮丙酸杆菌（$P.\ acnes$）为代表菌株。

2. 双歧杆菌属 菌体有分枝，呈多形性，无鞭毛，严格厌氧，耐酸。在大肠中发挥重要作用，可控制肠道 pH 来抵御外源致病菌的感染。在婴儿肠道菌群中比例很高。齿双歧杆菌（$B.\ dentium$）与口腔疾病有关，但致病机理不清。

3. 真杆菌属 菌体细长，形态不定，个别菌株有鞭毛，严格厌氧，生化反应活泼，在普通培养基上生长需 7 天左右。属于肠道正常菌群，部分菌与混合感染有关。占临床革兰阳性无芽胞厌氧杆菌分离株的 23%。迟钝真杆菌（$E.\ lentum$）为常见感染菌。

（四）革兰阳性无芽胞厌氧球菌

菌体生长缓慢，在普通培养基上生长需 7 天左右。多数菌与混合感染有关，占临床无芽胞厌氧菌分离株的 20%~35%，仅次于脆弱类杆菌。消化链球菌属是代表菌属，主要寄居于女性阴道，与生殖道感染有关，可致厌氧菌菌血症。

二、致病性

（一）致病条件

无芽胞厌氧菌是人体正常菌群，当寄居部位改变、宿主免疫力下降或菌群失调时，若伴有局部无氧微环境的形成则易引起内源性感染。

（二）致病物质

无芽胞厌氧菌主要有以下3种致病因素：①物理吸附：通过菌毛、荚膜等表面结构吸附和侵入；②毒素及代谢性酶类：肠毒素、胶原酶、蛋白酶、纤溶酶、溶血素、DNA酶和透明质酸酶等；③对氧的耐受性提高：通过分泌超氧化物歧化酶（SOD），菌株对局部含氧微环境的耐受性增强。

（三）致病特征

无芽胞厌氧菌的致病特征如下：①内源性感染是主要感染形式。感染部位遍及全身，呈慢性过程。②无特定病型。感染结果有化脓性感染、组织坏死、败血症等。③有分泌物形成。脓液黏稠，多呈乳白色、粉红色、血色或棕黑色，有恶臭，时有气体形成，分泌物涂片可见细菌。④易对氨基糖苷类抗生素耐药。

（四）所致疾病

在临床上，无芽胞厌氧菌的感染率高达90%以上，且以混合感染多见，所致疾病多样。

1. 败血症　临床败血症标本无芽胞厌氧菌培养阳性率在5%左右，脆弱类杆菌最多见，革兰阳性无芽胞厌氧球菌次之。50%原发病灶来自胃肠道，20%来自阴道。

2. 中枢神经系统感染　主要继发于中耳炎、鼻窦炎等邻近部位感染，脑脓肿最常见。病原菌以革兰阴性无芽胞厌氧杆菌最常见。

3. 口腔感染　源于牙齿感染，主要包括三类：牙龈脓肿和下颌骨骨髓炎、奋森咽峡炎和牙周病。由革兰阴性无芽胞厌氧杆菌引起，以核梭杆菌和普雷沃菌属为主。

4. 呼吸道感染　由无芽胞厌氧菌引起的上、下呼吸道感染，包括扁桃体周围蜂窝组织炎、吸入性肺炎、坏死性肺炎、肺脓肿和脓胸等。以肺部感染常见，发生率仅次于肺炎链球菌肺炎。病原菌以普雷沃菌属、坏死梭杆菌、核梭杆菌、消化链球菌属和脆弱类杆菌等常见。

5. 腹部和会阴部感染　常因胃肠道手术或损伤引起腹膜炎、腹腔脓肿等感染。胃酸分泌失调可致口腔微生物（如普雷沃菌属）定植。腹部、会阴部等部位的感染主要由脆弱类杆菌引起。

6. 女性盆腔与生殖道感染　无芽胞厌氧菌可引起女性盆腔生殖道感染，如盆腔脓肿、输卵管卵巢脓肿、子宫内膜炎等。病原菌以消化链球菌属、普雷沃菌属和卟啉单胞菌属等常见。

7. 其他　可引起皮肤和软组织感染、心内膜炎等。

三、微生物学检查法

1. 标本采集　从感染部位中心处采集标本，避免正常菌群的污染。样本多为无菌切取或活检的组织标本、感染深部吸取的渗出物或脓液。采集标本后立即放入厌氧标本瓶中，并迅速送检。

2. 直接涂片镜检　将标本直接涂片、革兰染色后观察细菌形态、染色性及菌量。

3. 分离培养与鉴定　标本应在无氧条件下接种于含有还原剂的培养基中，常用牛心脑浸液血琼脂平板，37℃无氧培养2~3天，观察细菌生长情况，若无细菌生长再培养至1周后观察。挑取菌落转接2块血琼脂平板，分别置于有氧和无氧条件下培养。若细菌在两块平板中均能生长，则该菌是兼性厌氧菌；若只在无氧环境中生长，则为专性厌氧菌。分离纯化后，再利用生理生化反应继续鉴定。该法是证实无芽胞厌氧菌感染的关键方法。

4. 其他鉴定方法 利用气相色谱法(GC)检测细菌代谢终产物进行菌种鉴定。需氧菌和兼性厌氧菌只产乙酸,若检测出其他短链脂肪酸,如丁酸、丙酸,则提示该菌为厌氧菌。利用核酸杂交、PCR 等分子生物学方法,可快速检测出标本中是否含无芽胞厌氧菌。

四、防治原则

及时清创,避免造成无氧环境,是预防厌氧菌感染的重要措施。正确选用抗菌药物,抑制细菌的生长或杀死细菌,可有效控制无芽胞厌氧菌的感染。临床常用抗菌药物有氯霉素、亚胺培南、哌拉西林、万古霉素及甲硝唑等。随着临床耐药菌株的逐渐增多,治疗难度越来越大。因此,对分离菌株进行药敏试验,对临床用药具有指导作用。

目 标 检 测

一、选择题

A1 型题

1. 破伤风梭菌芽胞的形状是(　　　)。

A. 鼓槌状　　　　B. 水瓶状　　　　C. 鱼状　　　　D. 锅盖状　　　　E. 月状

2. 破伤风的紧急治疗用(　　　)。

A. 卡介苗　　　　　　　　B. 破伤风抗毒素　　　　　　C. 破伤风痉挛毒素

D. 破伤风类毒素　　　　　E. 百白破三联疫苗

3. 破伤风患者伤口的特点是(　　　)。

A. 宽而浅　　　　B. 窄而浅　　　　C. 宽而深　　　　D. 窄而深　　　　E. 以上都不对

4. 破伤风患者的典型症状是(　　　)。

A. 牙关紧闭　　　　B. 苦笑面容　　　　C. 角弓反张　　　　D. 肌肉强直　　　　E. 以上都是

5. "汹涌发酵"现象是下列哪种细菌的培养现象?(　　　)

A. 破伤风梭菌　　　　　　B. 艰难梭菌　　　　　　C. 产气荚膜梭菌

D. 无芽胞厌氧菌　　　　　E. 肉毒梭菌

6. 目前已知毒性最强的毒素是(　　　)。

A. 破伤风痉挛毒素　　　　B. 氰化钾　　　　　　C. 肠毒素

D. 细胞毒素　　　　　　　E. 肉毒毒素

二、简答题

1. 简述破伤风梭菌感染的防治原则。

2. 简述无芽胞厌氧菌的所致疾病。

第十一章　动物源性细菌

学习目标

1. 掌握布鲁杆菌的生物学性状和致病特点。
2. 熟悉炭疽芽胞杆菌和鼠疫耶尔森菌的致病性。
3. 了解炭疽芽胞杆菌和鼠疫耶尔森菌的生物学性状。

动物源性细菌是指以动物为传染源,可引起人畜共患病的病原菌。可通过直接接触媒介动物,也可经污染物(土壤、污水和食物等)而传播。这些病原体具有共同特点:①宿主范围很广;②引起的疾病多是职业病;③可为研究人类传染病提供良好的动物模型;④人畜共患,既危害牲畜,又可引起人类传染病。这些病原体包括细菌、立克次体、衣原体及钩端螺旋体等。本章主要介绍布鲁杆菌、鼠疫耶尔森菌和炭疽芽胞杆菌。

第一节　布鲁杆菌

布鲁杆菌属布鲁菌属($Brucella$),是一类革兰阴性的短小杆菌,最易感染牛、羊、猪等动物,引起母畜流产。人类接触带菌动物或食用病畜及其乳制品,均可被感染。布鲁菌病广泛分布于世界各地。在我国部分地区曾有流行,现已基本得到控制。布鲁菌属分为羊、牛、猪、鼠、绵羊及犬布鲁杆菌 6 个种,20 个生物型。我国流行的主要是羊布鲁菌病、牛布鲁菌病、猪布鲁菌病,其中以羊布鲁菌病最为多见。

一、生物学性状

本菌初次分离培养时多呈小球杆状或短杆状,经传代培养后逐渐呈杆状,革兰染色为阴性,毒力菌株有菲薄的微荚膜。

本菌为专性需氧菌。牛布鲁菌在初次分离时,需 $5\% \sim 10\%$ CO_2 才能生长,最适温度为

37 ℃,最适的 pH 为 6.6～7.1,营养要求高,实验室常用肝浸液培养基或改良厚氏培养基培养。生长缓慢,培养 48 h 后才出现透明的小菌落,鸡胚培养基也能使其生长。

布鲁杆菌有两种抗原成分:A 抗原(牛布鲁菌主要抗原成分)和 M 抗原(羊布鲁菌主要抗原成分)。这两种抗原在各种菌中含量不同,牛布鲁菌(Am)含 A 抗原多,含 M 抗原少。羊布鲁菌(aM)含 M 抗原多,而含 A 抗原少。可利用凝集吸收试验制备单因子血清——单价 A 或 M 血清,用于菌种鉴定。

布鲁杆菌在自然界中抵抗力较强,在病畜的脏器和分泌物中,一般能存活 4 个月左右,在食品中约能生存 2 个月。对低温的抵抗力也强,对热和消毒剂抵抗力弱。对链霉素、氯霉素和四环素等均敏感。

二、致病性

本菌侵入人体后,被吞噬细胞吞噬,由于本菌具有荚膜,能抵抗吞噬细胞的杀伤作用,因而能在该吞噬细胞内增殖。经淋巴循环到达局部淋巴结,待细菌繁殖到一定数量后,突破淋巴结屏障而进入血流,反复出现菌血症。由于内毒素的作用,患者出现发热、乏力等中毒症状,以后细菌随血液侵入脾、肝、骨髓等部位,在细胞内寄生,血流中细菌逐步消失,体温也逐渐消退。细菌在细胞内繁殖至一定程度时,再次进入血流,又出现菌血症,体温再次上升,如此反复,呈波浪热型。本菌多为细胞内寄生,治疗难以彻底,易转为慢性及反复发作,在全身各处引起迁徙性病变。

患者病后可产生免疫力,在不同菌种和生物型之间有交叉免疫。布鲁杆菌多为细胞内寄生,抗体不易直接发挥作用,机体主要通过细胞免疫杀灭病原菌。

三、微生物学检查

本菌传染性大,要注意防止实验室污染。

(一) 分离培养

急性期采集血液,慢性期采取骨髓,将标本接种于双相肝浸液培养基(一半斜面,一半液体),置于 37 ℃含 10% CO_2 的环境中培养,每隔 2 天检查一次,如无细菌生长则摇荡培养基,使液体浸过斜面,如有细菌生长,可依鉴定项目确定是否为布鲁杆菌。经 1 个月培养无细菌生长,可报告阴性。

(二) 血清学检查

通常采用凝集试验,凝集效价为 1：50 可做出诊断,效价为 1：100 以上为可疑阳性。效价增高 4 倍以上时,更有诊断价值。

四、防治原则

预防本病的根本措施在于控制和消灭畜间布鲁菌病的流行。对经常接触牲畜的人员或有关人群用减毒活疫苗做皮上划痕接种。急性期患者的治疗以抗菌药物为主,一般认为四环素与链霉素或磺胺类药物联合治疗效果较好,需彻底治疗,防止转为慢性。

第二节　鼠疫耶尔森菌

鼠疫耶尔森菌俗称鼠疫杆菌,属于耶尔森菌属,是引起烈性传染病——鼠疫的病原菌。

一、生物学性状

鼠疫耶尔森菌为短小的革兰阳性球杆菌,新分离株以美蓝或吉姆萨染色,显示菌体两端浓染,有荚膜(或称封套)。在病灶标本中及初代培养时,呈卵圆形。在液体培养基中呈短链状排列生长。

本菌为需氧及兼性厌氧菌,最适温度为 $27\sim28$ ℃,初次分离该菌需在培养基中加入动物血液、亚硫酸钠等,以促进其生长。在血琼脂平板上, 28 ℃培养 48 h 后,可长成不透明、中央隆起、不溶血、边缘呈花边样的菌落,这种菌落形态为本菌的特征。在液体培养基中孵育 24 h 逐渐形成絮状沉淀, 48 h 在液体培养基表面形成薄菌膜,菌膜向管底生长出垂状菌丝,呈钟乳石状。

鼠疫耶尔森菌对外界抵抗力强,在寒冷、潮湿的条件下不易死亡,在 -30 ℃仍能存活,在 $5\sim10$ ℃尚能生存。可耐直射日光 $1\sim4$ h,在干燥痰液和蚤粪中存活数周,在冻尸中能存活 $4\sim5$ 个月,但对一般消毒剂、杀菌剂的抵抗力不强。对链霉素、卡那霉素及四环素敏感。

二、致病性

(一) 致病物质

鼠疫耶尔森菌毒株有下列抗原成分和毒素。

1. 荚膜 F1 抗原　在荚膜中存在两种抗原成分,一种是糖蛋白,另一种为蛋白质。只在 37 ℃培养时产生,有抗吞噬作用。

2. 毒力 V/W 抗原　在细菌表面, V 抗原是蛋白质,有保护作用, W 抗原为脂蛋白,不能使豚鼠获得保护力。 V/W 抗原结合物有促使荚膜产生、抑制吞噬的作用,并具有在细胞内保护细菌生长繁殖的能力,因此与侵袭力有关。

3. 鼠毒素　此为鼠疫耶尔森菌产生的外毒素(毒性蛋白质)。其主要作用是抑制辅酶还原,损害心肌细胞内线粒体,损害末梢血管及淋巴管内皮细胞,造成血压下降及休克,又可使肝、肾及心肌组织变性、出血、坏死。鼠毒素抗原性强,可制成类毒素。

4. 内毒素　与一般革兰阴性杆菌的内毒素性质相同,但毒性较强,耐热,能引起发热、弥散性血管内凝血、中毒性休克。

5. 杀菌素　有杀死其他细菌的作用,与侵袭力有关,有助于鼠疫耶尔森菌的侵袭扩散。

(二) 所致疾病

本病可经多途径传染,靠荚膜、多种毒性抗原、内毒素及透明质酸酶、纤维蛋白溶酶等致病。按传播方式不同分为以下几种。

1. 鼠间的鼠疫　一般在人群发生流行之前发生。通过鼠蚤吸血传播。

2. 人间的鼠疫　人被感染的鼠蚤叮咬而传染。也可因宰杀感染后的动物（鼠疫耶尔森菌由破损创口侵入），或因吸入含本菌的气溶胶而感染。临床常见的病型如下。

（1）腺鼠疫　主要由野鼠传染家鼠，再由家鼠叮咬人时，将鼠疫耶尔森菌注入人体皮下。鼠疫耶尔森菌再进入淋巴结内繁殖侵害，最常侵犯腹股沟淋巴结或腋窝淋巴结，引起淋巴结肿胀化脓及全身中毒症状，病死率很高。

（2）败血症型鼠疫　继发于腺鼠疫之后，此时机体抵抗力极度低下。细菌侵入血流，机体发生败血症，病死率极高。

（3）肺鼠疫　原发性肺鼠疫由吸入空气中鼠疫耶尔森菌直接引起，传染性极强，在寒冷季节里很容易造成扩大流行，此型病症最危险。继发性肺鼠疫是由腺鼠疫或败血症型鼠疫患者体内细菌侵入自身肺内而引起的并发性肺炎，由患者呼吸散播，病死率极高。

（三）免疫性

人体对鼠疫耶尔森菌无天然免疫力，容易感染。鼠疫患者病愈后可获得持久性免疫力，很少再次感染。

三、微生物学检查

鼠疫耶尔森菌的检验必须严格执行烈性传染病的病原菌管理规则，注意防止气溶胶感染，防蚤叮咬。动物实验应有防护设备，实验用过的培养物及器材应及时消毒。

取检材涂片，用甲醇或乙醇乙醚混合液固定 5～10 min，然后进行革兰染色或美蓝染色，镜检观察鼠疫耶尔森菌的形态特征。

将检材划线接种于普通琼脂平板、龙胆紫血琼脂平板及厚金格尔琼脂平板上。28 ℃孵育48 h 后观察菌落特征，挑取可疑菌落，涂片、染色、镜检。必要时，做噬菌体裂解、凝集或沉淀试验等进一步鉴定。确诊第一例鼠疫报告时，须做豚鼠皮下或擦皮接种试验。

四、防治原则

预防鼠疫的基本原则如下：①严格控制传染源，隔离可疑患者或患者，严格执行检疫制度；②切断传播途径，灭鼠、灭蚤；③提高人群免疫力（预防接种鼠疫无毒活疫苗），注意个人防护。高效价鼠免疫血清在治疗上有效，可与抗生素合用。

第三节　炭疽芽胞杆菌

炭疽芽胞杆菌属于需氧芽胞杆菌属，能引起羊、牛、马等动物及人类的炭疽。平时，牧民、农民和屠宰工作者易受感染。皮肤炭疽在我国各地还有散在发生，不能放松警惕。

一、生物学性状

(一)形态染色

炭疽芽胞杆菌菌体粗大,两端平切或凹陷。排列似竹节状(图 11-1),无鞭毛,无动力,革兰染色阳性。本菌在氧气充足、温度适宜(25~30 ℃)的条件下易形成芽胞。在活体或未经解剖的尸体内,则不能形成芽胞。芽胞呈椭圆形,位于菌体中央,其宽度小于菌体的宽度。在人和动物体内能形成荚膜,在含血清和碳酸氢钠的培养基中,孵育于 CO_2 环境下,也能形成荚膜。荚膜是该菌的毒性特征。炭疽芽胞杆菌在低浓度青霉素的作用下,菌体可肿大形成圆珠,称为串珠反应。这也是炭疽芽胞杆菌特有的反应。

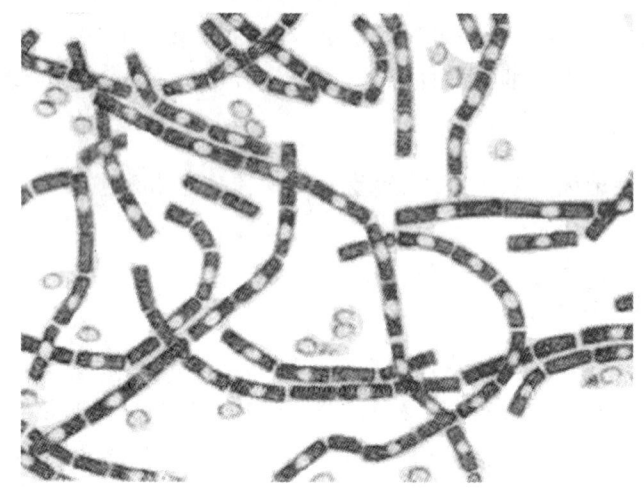

图 11-1 炭疽芽胞杆菌

(二)培养特性

专性需氧菌,在普通培养基中易生长繁殖。最适温度为 37 ℃,最适 pH 为 7.2~7.4,在琼脂平板培养 24 h,长成直径为 2~4 mm 的粗糙菌落。菌落呈毛玻璃状,边缘不整齐,呈卷发状,有一个或数个小尾突起,这是本菌向外伸延繁殖所致。在 5%~10%绵羊血液琼脂平板上,菌落周围无明显的溶血环,但培养较久后可出现轻度溶血。菌落特征出现的最佳时间为 12~15 h。菌落有黏性,用接种针钩取可拉成丝,称为拉丝现象。在普通肉汤中培养 18~24 h,管底有絮状沉淀生长,无菌膜,菌液清亮。有毒株在碳酸氢钠平板、20% CO_2 的条件下培养,形成黏液状菌落(有荚膜),而无毒株则呈粗糙状。

(三)抵抗力

繁殖体抵抗力不强,易被一般消毒剂杀灭,而芽胞抵抗力强,在干燥的室温环境中可存活数十年,在皮毛中可存活数年。牧场一旦被污染,芽胞可存活数年甚至数十年。煮沸 10 min 或干热 140 ℃、3 h 可将芽胞杀死。炭疽芽胞对碘特别敏感,对青霉素、链霉素、卡那霉素等高度敏感。

(四)抗原结构

1. 荚膜多肽抗原 由 D-谷氨酸多肽组成,抗原性单一,若将具有荚膜的炭疽芽胞杆菌置于高效价抗荚膜血清中,其周边发生抗体的特异性沉淀反应,镜下可见荚膜肿胀。

2. 菌体多糖抗原　由分子质量相同的 N-乙酰葡糖胺和 D-半乳糖组成,能耐热,与毒力无关。这种抗原没有特异性,能与其他需氧芽胞杆菌、肺炎链球菌 14 型及人类的 A 血型物质发生交叉反应。

3. 外毒素复合物　即炭疽芽胞杆菌的外毒素,包含水肿因子、保护性抗原(因子)及致死因子。三种成分均具有抗原性,不耐热,是致病的物质基础之一。

二、致病性

(一) 致病物质

炭疽芽胞杆菌主要由荚膜和炭疽毒素致病。荚膜能抑制抗体,抵抗吞噬细胞的吞噬作用,促进该菌入侵后扩张繁殖。炭疽毒素可直接损伤血管的内皮细胞,增加微血管的通透性,改变血液正常循环,导致有效血容量减少,微循环灌注量下降,损害肝脏功能,干扰糖代谢,使血液呈高凝状态,患者出现 DIC 和感染性休克。最后可导致患者死亡。

(二) 所致疾病

炭疽芽胞杆菌可经损伤的皮肤、胃肠黏膜及呼吸道进入人体引起炭疽。进入机体的炭疽芽胞杆菌首先在局部繁殖,产生毒素而致组织及脏器发生出血性浸润、坏死和高度水肿,形成原发性皮肤炭疽、肺炭疽、肠炭疽等。

1. 皮肤炭疽　最常见,多发生于屠宰、制革或毛刷工人及饲养员。炭疽芽胞杆菌由体表破损处进入体内,开始在入侵处形成水疖、水疱、脓疱,中央部呈黑色坏死,周围有浸润水肿,如不及时治疗,细菌可进一步侵入局部淋巴结或侵入血流,引起败血症而导致患者死亡。皮肤炭疽患者因缺血及毒素的作用,其真皮的神经纤维发生变化,故病灶处常无明显的疼痛感。

2. 肺炭疽　少见,由吸入病原菌芽胞所致,多发生于皮毛工人,病死率高。病初似感冒,进而出现严重的支气管肺炎。患者可在 2～3 天内死于中毒性休克。

3. 肠炭疽　较少见,由食入未煮熟的病畜肉制品、奶或被污染的食物所致,以全身中毒症状为主,并有胃肠道溃疡、出血及毒血症,发病后 2～3 日内死亡。

当机体抵抗力降低时,病原菌即迅速沿淋巴管及血管向全身扩散,引起败血症,可继发炭疽性脑膜炎。

(三) 免疫性

机体注射炭疽外毒素中保护性抗原后,能形成抗毒素免疫,对机体有保护作用,但单纯的荚膜抗体对机体没有保护作用。患者病后可获较强的免疫力。

三、微生物学检查

采集皮肤炭疽者的脓液、渗出物,肺炭疽者的痰液,肠炭疽者的粪便及患者的血液等送检。病畜尸体严禁解剖,可割取耳朵或舌尖一片送检。

将标本直接涂片,荚膜染色镜检,观察形态及荚膜特征,可以帮助初步诊断,确诊应进行血琼脂平板分离培养,37 ℃孵育 12～15 h,取可疑菌落,进行青霉素串珠试验、噬菌体裂解试验,并行荚膜肿胀试验和小白鼠毒力试验等与其他需氧芽胞杆菌进行鉴别确定。

四、防治原则

预防人类炭疽首先应防止家畜炭疽的发生。家畜炭疽消灭后,人类的传染源也随之消失。

目前我国使用炭疽减毒活疫苗,做皮上划痕接种,抗体免疫力可维持半年至一年。青霉素是治疗炭疽的首选药物,但对肠炭疽及肺炭疽不敏感,有条件者可用抗血清。

目 标 检 测

选择题

A1 型题

1. 胞内寄生菌是(　　)。

A. 金黄色葡萄球菌　　　　　　　B. 大肠埃希菌　　　　　　　　　C. 痢疾杆菌

D. 布鲁杆菌　　　　　　　　　　E. 霍乱弧菌

2. 关于炭疽芽胞杆菌错误的是(　　)。

A. 革兰阳性大杆菌　　　　　　　B. 能形成芽胞

C. 是炭疽的病原菌　　　　　　　D. 因炭疽而死亡的动物尸体应解剖

E. 炭疽患者病后可获得持久免疫力

3. 甲类传染病是(　　)。

A. 伤寒　　　　　B. 鼠疫　　　　　C. 结核病　　　　　D. 麻风　　　　　E. 流脑

4. 通过鼠蚤的叮咬而传染给人类的疾病是(　　)。

A. 波浪热　　　　B. 鼠疫　　　　　C. 炭疽　　　　　　D. Q 热　　　　　E. 乙脑

第十二章　其他原核性病原体

学习目标

1. 掌握梅毒螺旋体的传播途径、致病性及防治原则。
2. 熟悉钩端螺旋体、立克次体、支原体、衣原体的传播途径、致病性和防治原则。
3. 了解钩端螺旋体、立克次体、支原体、衣原体的生物学性状。

第一节　螺　旋　体

螺旋体是一类细长、柔软、弯曲、呈螺旋状、运动活泼的原核细胞型微生物。在生物学上的位置介于细菌与原虫之间。其与细菌的相似之处如下：具有与细菌相似的细胞壁，内含脂多糖和胞壁酸，以二分裂方式繁殖，无定型核（属原核型细胞），对抗生素敏感。与原虫的相似之处如下：体态柔软，胞壁与胞膜之间绕有弹性轴丝，借助轴丝的屈曲和收缩能活泼运动，易被胆汁或胆盐溶解。在分类学上由于更接近细菌而归属在细菌的范畴。

螺旋体广泛分布于自然界和动物体内，种类很多。根据螺旋数目、大小、规则程度和两个螺旋间的距离分为三科五属，对人有致病性的有三个属（图12-1）。

1. 疏螺旋体属　有5～10个稀疏而不规则的螺旋，其中对人致病的有回归热螺旋体、奋森螺旋体和伯氏疏螺旋体等。

2. 密螺旋体属　有8～14个较细密而规则的螺旋，对人致病的主要是梅毒螺旋体、雅司螺旋体、品他螺旋体等。

3. 钩端螺旋体属　螺旋数目较多，螺旋较密，比密螺旋体更细密而规则，菌体一端或两端弯曲呈钩状。

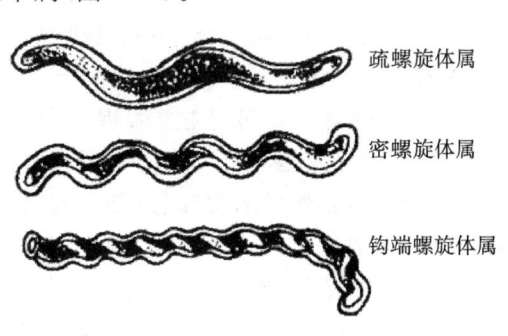

图 12-1　三个螺旋体属形态模式图

一、梅毒螺旋体

梅毒螺旋体是梅毒的病原体,因其透明,不易着色,又称苍白螺旋体。梅毒是一种广泛流行的性病,近年在我国发病率有所回升。

(一) 生物学特性

梅毒螺旋体细长,长 6～15 μm,直径为 0.1～0.2 μm,形似细密的弹簧,两端尖直,运动活泼。一般染料不易着色,可经镀银染色染成棕褐色,在暗视野显微镜下观察活动的螺旋数目。电镜下显示梅毒螺旋体结构复杂,从外向内分为:外膜(主要由蛋白质、糖及类脂组成)、轴丝(主要由蛋白质组成)、圆柱形菌体(包括细胞壁、细胞膜及胞质内容物)。梅毒螺旋体的发育周期,分为颗粒期、球形体期及螺旋体期,平均约 30 h 增殖一代,发育周期与所致疾病周期、隐伏发作及慢性病程有关。至今在人工培养基上尚不能培养。

梅素螺旋体抗原分为以下三类:①梅毒螺旋体表面特异性抗原:刺激机体产生特异的凝集抗体及密螺旋体制动或溶解抗体,后者加补体可溶解梅毒螺旋体。②梅毒螺旋体内类属抗原:可产生补体结合抗体,与非病原性螺旋体有交叉反应。③梅毒螺旋体与宿主组织磷脂形成的复合抗原:当梅毒螺旋体侵入组织后,组织中的磷脂可黏附在梅毒螺旋体上,形成复合抗原,此种复合抗原可刺激机体产生抗磷脂的自身免疫抗体,称为反应素,可与牛心肌或其他正常动物心肌提取的类脂质抗原起沉淀反应(康氏试验)或补体结合反应(华氏试验)。

梅素螺旋体对温度、干燥均特别敏感,离体干燥 1～2 h 死亡,41 ℃时 1 h 死亡,对化学消毒剂敏感,1%～2%苯酚中数分钟死亡,对青霉素、四环素、砷剂等敏感。

(二) 致病性与免疫性

人是梅毒的唯一传染源,由于感染方式不同可分先天性梅毒和后天性梅毒。前者是患梅毒的孕妇经胎盘传染给胎儿的;后者是出生后感染的,其中 95% 由性交直接感染,少数通过输血等间接途径感染。

先天性梅毒又称胎传梅毒。梅毒螺旋体经胎盘进入胎儿血液循环,引起胎儿全身感染,梅毒螺旋体在胎儿体内脏器(肝、脾、肺及肾上腺)及组织中大量繁殖,造成流产或死胎。感染的新生儿则称为梅毒儿,可出现皮肤梅毒瘤、骨膜炎、锯齿形牙、神经性耳聋等。

后天性梅毒表现复杂,依其传染过程可分为三期。

1. 一期梅毒　梅毒螺旋体侵入皮肤黏膜约 3 周后,在侵入局部出现无痛性硬结及溃疡,称硬下疳。局部组织镜检可见淋巴细胞及巨噬细胞浸润。硬下疳多发生于外生殖器,其溃疡渗出物含有大量梅毒螺旋体,传染性极强。硬下疳常可自然愈合,经 2～3 个月无症状的隐伏期后进入第二期。

2. 二期梅毒　此期的主要表现为全身皮肤黏膜出现梅毒疹,全身淋巴结肿大,有时亦累及骨、关节、眼等其他器官。在梅毒疹及淋巴结中有大量梅毒螺旋体。不经治疗症状一般可在 3 周～3 个月后自然消退而痊愈;部分病例经隐伏 3～12 个月后可再发作。二期梅毒因治疗不当,经过 5 年或更久的反复发作,而进入三期。

3. 三期梅毒　主要表现为皮肤黏膜的溃疡性损害或内脏器官的肉芽肿样病变(梅毒瘤),严重者在 10～15 年后出现心血管及中枢神经系统损害,导致动脉瘤、全身麻痹等,此期的病灶中梅毒螺旋体很少,不易检出。

一、二期梅毒又统称为早期梅毒,此期传染性强而破坏性小。三期梅毒又称为晚期梅毒,该期传染性小,病程长,而破坏性大。

目前梅毒螺旋体致病机理尚不清楚,可能与梅毒螺旋体对宿主细胞的直接损害及Ⅰ、Ⅳ型超敏反应有关。

梅毒患者的免疫反应是有菌免疫,以细胞免疫为主,体液免疫只有一定的辅助防御作用,意义不大。在梅毒螺旋体从体内清除后,机体仍可再感染梅毒,而且仍可出现一期梅毒症状。此病周期性潜伏与再发的原因可能与体内产生的免疫力有关,若机体免疫力强,梅毒螺旋体能变成颗粒形或球形,在体内一些部位潜伏起来;若机体免疫力下降,梅毒螺旋体又可侵犯体内某些部位而复发。

(三)微生物学检查

1. 检查梅毒螺旋体　采取一期及二期梅毒硬下疳、梅毒疹的渗出物等,用暗视野或墨汁显影,如查见有运动活泼的密螺旋体即可确诊。

2. 血清学检查　梅毒血清学试验方法有很多,所用抗原有非螺旋体抗原(心磷脂抗原)和梅毒螺旋体特异性抗原两类。前者有快速血浆反应素环状卡片试验(RPR)、甲苯胺红不加热血清试验(TRUST)等,可做定量检测,用于判断疗效、判断病情活动程度。后者有梅毒螺旋体颗粒凝集试验(TPPA)、梅毒螺旋体酶联免疫吸附试验(TP-ELISA)等,特异性强,可用于确诊梅毒螺旋体感染。

(四)防治原则

梅毒是一种性病,预防的主要措施是加强健康宣传教育和社会管理,避免不安全的性行为。目前尚无疫苗预防。对患者应早诊、早治,现多采用青霉素进行治疗,以血清中抗体转阴为治愈指标。

二、钩端螺旋体

钩端螺旋体简称钩体,种类很多,可分为致病性钩体及非致病性钩体两类。致病性钩体能引起人及动物的钩端螺旋体病,简称钩体病,是在世界各地都广泛流行的一种人畜共患病,我国大多数地区都有不同程度的流行,对人民健康危害很大,是我国重点防治的传染病之一。

(一)生物学性状

1. 形态与染色　菌体纤细,长短不一,一般长为6～12 μm,直径为 0.1～0.2 μm,具有细密而规则的螺旋,菌体一端或两端弯曲呈钩状,常呈"C""S"等形状。革兰染色阴性,但不易被碱性染料着色,常用镀银染色法,把菌体染成褐色,但因银粒堆积,其螺旋不能显示出来。悬液标本可在暗视野显微镜下直接观察钩端螺旋体的形态和运动方式,镜下可见钩端螺旋体像一串发亮的微细珠粒,运动活泼,可屈曲、前后移动或围绕长轴做快速旋转(图 12-2)。

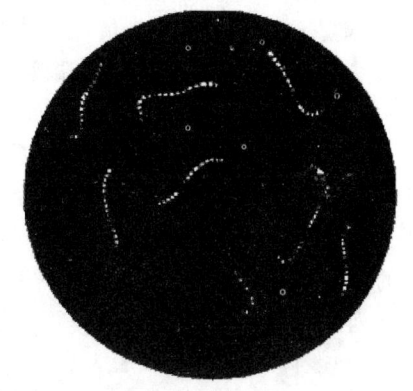

图 12-2　钩端螺旋体(暗视野映光法)

电镜下钩端螺旋体为圆柱状结构,由外向内依次为鞘膜(由脂多糖和蛋白质组成)、胞壁(成分与革兰阴性菌相似)、浆膜,在胞壁与浆膜间有一根由两条轴丝扭成的中轴,位于菌体一侧。钩端螺旋体是以整个圆柱形菌体缠绕中轴而形成。

2. 培养特性　钩端螺旋体是唯一可用人工培养基培养的螺旋体,最适温度为 28～30 ℃,

最适 pH 为 7.2～7.5。营养要求高,常用柯索夫(Korthoff)培养基培养,生长缓慢,接种后 3～4 天开始繁殖,1～2 周后,液体培养基呈半透明云雾状混浊生长。

3. 抗原构造 致病性钩端螺旋体的抗原组成比较复杂,与分型有关的抗原主要有两种:一种是表现抗原(P 抗原),另一种是内部抗原(S 抗原)。前者存在于钩端螺旋体的表面,为蛋白质多糖复合物,具有型特异性,是钩端螺旋体分型的依据;而后者存在于钩端螺旋体的内部,是类脂多糖复合物,具有属特异性,为钩端螺旋体分群的依据。目前全世界已发现 25 个血清群,273 个血清型,我国至少发现了 19 个血清群,多于 70 个血清型。

4. 抵抗力 钩端螺旋体对理化因素的抵抗力较其他致病螺旋体强,在水或湿土中可存活数周甚至数月,这对其传播有重要意义。钩端螺旋体对干燥、热、日光直射的抵抗力均较弱,56 ℃ 10 min 即可被杀死,60 ℃ 只需 10 s。对常用消毒剂如 0.5% 来苏尔、0.1% 苯酚、1% 漂白粉等敏感,10～30 min 可被杀死,对青霉素、金霉素等抗生素敏感。

(二) 致病性

1. 致病物质 钩端螺旋体主要的致病物质有溶血毒素、细胞毒性因子和内毒素样物质。①溶血毒素:不耐热,对氧稳定,具有类似磷脂酶的作用,能破坏红细胞膜而致溶血。②细胞毒性因子:在试管内对哺乳动物细胞有致细胞病变作用,小鼠在脑内接种 1～2 h 后出现肌肉痉挛、呼吸困难,最后死亡。③内毒素样物质:其性质不同于一般细菌的内毒素,但也能使动物发热,引起炎症和坏死。

此外,钩端螺旋体在宿主体内的代谢产物如有毒脂类及某些酶类(如脂酶、脱氢酶、脲酶等),则可损害毛细血管壁,使其通透性升高,引起广泛出血,对肾也有损害,可致血尿、蛋白尿等。

2. 所致疾病 钩端螺旋体病为自然疫源性疾病,在野生动物和家畜中广泛流行。长期带菌的鼠和猪是钩端螺旋体的重要储存宿主和传染源。钩端螺旋体在肾小管中生长繁殖,并不断从尿中排出污染水和土壤。人与被污染的水和土壤接触而被感染。进食被病鼠排泄物污染的食物或饮水时,钩端螺旋体可经消化道黏膜进入人体,也可经胎盘感染胎儿引起流产;此外,钩端螺旋体还可经吸血昆虫传播。

人群普遍对钩端螺旋体易感,但发病率高低与接触被污染水的机会和机体免疫力有关。以农民、支农外来人员、饲养员发病率较高。钩端螺旋体病主要在多雨、鼠类等动物活动频繁的夏秋季节流行,此时环境被钩端螺旋体污染严重,人群与被污染的水接触机会多。

钩端螺旋体通过皮肤黏膜侵入机体,在局部经 7～10 天潜伏期,然后进入血流大量繁殖,引起早期钩端螺旋体败血症。在此期间,由于钩端螺旋体及其释放的毒性产物的作用,机体出现发热、畏寒、全身酸痛、头痛、结膜充血、腓肠肌痛。钩端螺旋体约在血中存在一个月,随后侵入肝、脾、肾、肺、心、淋巴结和中枢神经系统,引起相关脏器和组织的损害和体征。由于钩端螺旋体的菌型、毒力、数量不同及机体免疫力强弱不同,病程发展和症状轻重差异很大,临床上常见有下列几种类型。①流感伤寒型:此为早期钩端螺旋体败血症的症状,临床表现如流感,症状较轻,一般内脏损害也较轻。②黄疸出血型:除发热、畏寒、全身疼痛外,还有出血、黄疸及肝肾损害症状。出血可能与毛细血管损害有关,即钩端螺旋体毒性物质损伤血管内皮细胞,使毛细血管通透性增高,导致全身器官,主要是肝、脾、肾点状出血,临床表现为便血、黄疸。③肺出血型:有出血性肺炎症状,如胸闷、咳嗽、咯血、发绀等,病情凶险,患者常死于大量咯血,死亡率高。

此外,尚有脑膜脑炎型、肾功能衰竭型、胃肠炎型等,均表现出相应器官损害的症状;部分患者还可能出现恢复期并发症,如眼葡萄膜炎、脑动脉炎、失明、瘫痪等,可能是由于超敏反应所致。

钩端螺旋体菌型与钩端螺旋体临床分型无固定关系,临床分型随病情发展也可变动。

(三) 免疫性

感染早期机体可通过非特异性免疫杀灭钩端螺旋体,但作用不强。感染1～2周后血中出现特异性抗体,可迅速清除血中钩端螺旋体,一般7～10天可将器官中的钩端螺旋体清除,但肾脏中钩端螺旋体受抗体影响较小,维持时间长。故尿中可较长时间(数周甚至数年)排菌。

钩端螺旋体隐性感染或病后可获得对同型钩端螺旋体的持久免疫力,以体液免疫为主,细胞免疫作用不大。

(四) 微生物学检查

1. 病原学检查　发病1周内取血液,第2周以后取尿液,有脑膜脑炎型症状者取脑脊液进行检查。

(1) 显微镜检查　可取血浆离心沉淀物在暗视野显微镜下直接检查,也可涂片后用镀银染色法染色后镜检。另外,还可用免疫荧光法或免疫酶染色法检查。

(2) 分离培养与鉴定　将血液数滴接种于柯氏培养基,于30 ℃培养5天,每隔3～5天,用暗视野显微镜检查一次。如有钩端螺旋体生长,再传代培养,用生长良好的菌液进行鉴定,阴性者至少培养30～40天,仍未查到才能报告。尿液标本一般需浓缩(离心)后培养,培养时需加抑菌剂如5-氟尿嘧啶等;也可将标本接种于豚鼠腹腔进行分离。

2. 血清学试验　一般在病初及发病2～3周各采血一次进行显微镜凝集试验或间接凝集试验。亦可用补体结合试验、间接免疫荧光试验、ELISA等血清学方法诊断。

(五) 防治原则

钩端螺旋体病的预防需采取综合措施,包括消灭传染源、切断传播途径和提高易感人群免疫力。大力灭鼠,加强病畜管理;保护好水源,避免或减少与疫水接触;对被污染环境,可用2%～5%漂白粉溶液,或2%氢氧化钠溶液,或3%来苏尔消毒;对流行区的矿工、饲养员及外来易感人员等进行多价钩端螺旋体死疫苗接种。

钩端螺旋体对多种抗生素敏感,但以青霉素治疗效果最好,过敏者可应用庆大霉素或金霉素。

三、疏螺旋体

(一) 回归热螺旋体

回归热螺旋体(*Borrelia recurrentis*)是人类回归热的病原体。回归热是一种以周期性反复发作为特征的急性传染病,临床特点为周期性高热伴全身疼痛、肝脾肿大和出血倾向,重症者可有黄疸,以节肢动物为媒介而传播。一般根据媒介昆虫的种类进行分类:①虱传回归热螺旋体,引起流行性回归热,国内流行的主要是该种。②蜱传回归热螺旋体,引起地方性回归热,国内少见。两型回归热螺旋体形态基本相同,长10～20 μm,宽0.3～0.5 μm,有4～30个粗大而不规则的螺旋,两端尖锐,运动活泼,以横断分裂增殖。革兰染色阴性;瑞氏或吉姆萨染色呈紫红色。培养较为困难,需用加有血清、腹腔积液或兔肾脏碎片的培养基在微氧条件下培养才能增殖,接种于幼小白鼠腹腔或鸡胚绒毛尿囊膜容易繁殖。回归热螺旋体壁不含脂多糖,但有内毒素样活性。对热、干燥及多种化学消毒剂均较敏感,但耐寒,能在0 ℃的凝固血块内存活100天。

（二）伯氏疏螺旋体

伯氏疏螺旋体（*Borrelia burgdorferi*）是莱姆病的病原体，为疏螺旋体中最长（均长 20～30 μm）和最细（0.2～0.3 μm）的一种螺旋体。莱姆病是一种以蜱为传播媒介，以野生动物为储存宿主的自然疫源性疾病，以神经系统损害为最主要的临床表现。其神经系统损害以脑膜炎、脑炎、颅神经炎、运动和感觉神经炎最为常见。早期以慢性皮肤游走性红斑为特点，以后出现神经、心脏或关节病变，通常在夏季和早秋季发病，可发生于任何年龄，男性略多于女性。发病以青壮年居多，与职业密切相关。以野外工作者感染率较高。

（三）奋森螺旋体

奋森螺旋体（*Borrelia vincenti*）属于疏螺旋体，寄居在人类口腔中，一般不致病，当机体抵抗力降低时，常与寄居在口腔的梭杆菌协同引起奋森咽峡炎、牙龈炎等。

第二节　支　原　体

支原体是目前已知能在无生命培养基上生长繁殖的最小原核细胞型微生物，大小为 0.2～0.3 μm，可通过滤菌器，无细胞壁，不能维持固定的形态而呈现多形性。革兰染色不易着色，故常用吉姆萨染色法染成淡紫色。细胞膜中胆固醇含量较多，约占 36%，对保持细胞膜的完整性具有一定作用。凡能作用于胆固醇的物质（如两性霉素 B、皂素等）均可引起支原体膜的破坏而使支原体死亡。

营养要求比一般细菌高，除基础营养物质外还需加入 10%～20% 人或动物血清以提供支原体所需的胆固醇。最适 pH 为 7.8～8.0，低于 7.0 易死亡，但解脲脲原体最适 pH 为 6.0～6.5。大多数兼性厌氧，有些菌株在初分离时加入 5% CO_2 则生长更好。生长缓慢，在琼脂含量较少的固体培养基上孵育 2～3 天出现典型的"荷包蛋样"菌落：圆形（直径 10～16 μm），核心部分较厚，向下长入培养基，周边为一层薄的透明颗粒。此外，支原体还能在鸡胚绒毛尿囊膜或培养细胞中生长。繁殖方式多样，主要为二分裂繁殖，还有断裂、分枝、出芽等方式。同时，支原体分裂和其 DNA 复制不同步，可形成多核长丝体。

一般能分解葡萄糖的支原体不能利用精氨酸，能利用精氨酸的不能分解葡萄糖，据此可将支原体分为两类。解脲脲原体不能利用葡萄糖或精氨酸，但可利用尿素作为能源。

各种支原体都有特异的表面抗原结构，很少有交叉反应，具有型特异性。应用生长抑制试验、代谢抑制试验等可鉴定支原体，进行分型。

支原体对热的抵抗力与细菌相似。其对环境渗透压敏感，渗透压的突变可致细胞破裂。对重金属盐、苯酚、来苏尔等较细菌敏感，但对醋酸铊、结晶紫等的抵抗力比细菌大。对影响细胞壁合成的抗生素如青霉素不敏感，但红霉素、四环素、链霉素及氯霉素等作用于支原体核蛋白体的抗生素，可抑制或影响其蛋白质合成，有杀灭支原体的作用。

支原体不侵入机体组织与血液，而是在呼吸道或泌尿生殖道上皮细胞黏附并定居后，通过不同机制引起细胞损伤，如获取细胞膜上的脂质与胆固醇造成膜的损伤，释放神经（外）毒素、磷酸酶及过氧化氢等。

巨噬细胞、IgG 及 IgM 对支原体均有一定的杀伤作用。呼吸道黏膜产生的 sIgA 抗体已证明有阻止支原体吸附的作用。在儿童中,致敏淋巴细胞可增强机体对肺炎支原体的抵抗力。

支原体在自然界分布广泛,种类多,分为两个属。与人类感染有关的主要是肺炎支原体和解脲脲原体。

一、肺炎支原体

肺炎支原体(*M. pneumonia*)是人类支原体肺炎的病原体。支原体肺炎的病理改变以间质性肺炎为主,有时并发支气管肺炎,称为原发性非典型性肺炎。主要经飞沫传染,潜伏期2~3周,发病率以青少年最高。临床症状较轻,甚至根本无症状,若有也只是头痛、咽痛、发热、咳嗽等一般的呼吸道症状,但也有个别死亡病例报道。一年四季均可发生,但多发生于秋冬季。

肺炎支原体的致病首先通过其顶端结构黏附在宿主细胞表面,并伸出微管插入胞内吸取营养、损伤细胞膜,继而释放出核酸酶、过氧化氢等代谢产物引起细胞的溶解、上皮细胞的肿胀与坏死。诱发机体产生的抗体也可能参与了上述病理损伤。呼吸道分泌的 sIgA 对再感染有一定防御作用,但不够牢固。

肺炎支原体的诊断方法主要依靠分离培养和血清学试验。标本可采可疑患者的痰液或咽拭子。亦可用间接免疫荧光试验、间接血凝 ELISA、冷凝集试验检测标本。治疗可选用红霉素、四环素和氯霉素等。

二、解脲脲原体

解脲脲原体(*M. urealyticum*)为脲原体属中唯一的一个种,因生长需要尿素而得名。分解尿素为其代谢特征,产生氨氮,使培养基 pH 上升,导致自身死亡。

解脲脲原体可引起泌尿生殖道感染,并被认为是非淋菌性尿道炎中仅次于衣原体(占50%)的重要病原体。由于 80% 孕妇的生殖道内带有解脲脲原体,因此可通过胎盘感染胎儿而导致早产、死胎,或在分娩时感染新生儿,引起呼吸道感染。此外,解脲脲原体还可引起不孕症。治疗用红霉素、四环素、强力霉素等抗生素。

第三节　衣　原　体

一、概述

衣原体是一类严格细胞内寄生、有独特发育周期、能通过滤菌器的原核细胞型微生物。这类微生物具有共同的特性:①为球形或椭球形;②具有独特的发育周期,以类似细菌的二分裂方式繁殖;③有与革兰阴性菌相似的细胞壁;④有 DNA 和 RNA 两种类型的核酸;⑤具有独立的酶系统,能分解葡萄糖释放 CO_2,有些还能合成叶酸盐,但缺乏代谢所需的能量来源,必须依赖宿主细胞的代谢中间产物,因而表现为严格的细胞内寄生;⑥对许多抗菌药物敏感。

衣原体广泛寄生于哺乳动物及禽类,仅少数致病。对人致病的主要有沙眼衣原体、鹦鹉热衣原体和肺炎衣原体,能引起多种疾病。

在光学显微镜下可见到两种大小、形态不同的颗粒结构。较小的称原体,直径约为 0.3 μm,呈卵圆形,是衣原体具有感染性的形态。较大的称为始体,直径为 0.5~0.3 μm,呈圆形或不规则形,是衣原体的无感染性形态。

衣原体有其独特的生活周期,种间无差异。原体在宿主细胞外较稳定,但具有高度的感染性。当原体与易感细胞接触时,以吞饮的方式进入细胞内,由宿主细胞膜包围原体而形成空泡,在空泡内的原体增大,发育成为始体。始体在空泡内以二分裂形式繁殖,在空泡内形成众多的子代原体,构成各种形态的包涵体。包涵体的形态、在细胞内存在的位置、染色性等特征,可用于鉴别衣原体。成熟的子代原体从宿主细胞释放出来,再感染其他的宿主细胞,开始新的发育周期。每个发育周期约需 40 h。始体是衣原体周期中的繁殖型,不具有感染性。

衣原体感染宿主后,诱导机体产生细胞免疫和体液免疫。但这些免疫应答的保护性强,因此常常造成持续感染和反复感染。细胞免疫和体液免疫也可造成免疫病理损伤,如再感染沙眼衣原体时易发生Ⅳ型超敏反应,而使沙眼病情更加严重。

二、主要致病性衣原体

(一)沙眼衣原体

沙眼衣原体分为 3 个亚种,即小鼠生物亚种、沙眼生物亚种和性病淋巴肉芽肿生物亚种,后二者与人类疾病有关。

1. 生物学特性

(1)形态与染色　将鸡胚卵黄囊或细胞培养的沙眼衣原体高度提纯,于电镜下检查,可见原体呈球形或类球形,胞质膜外有刚性细胞壁,壁外有平滑表层。始体的体积较大,形状不甚规则,其包膜富有韧性,无刚性细胞壁,原体和始体内皆含有 DNA 与 RNA。沙眼衣原体具有特殊的染色性状,在不同的发育阶段其染色性状有所不同。成熟原体的吉姆萨(Giemsa)染色为紫色,与蓝色的宿主细胞胞质呈鲜明对比。始体的 Giemsa 染色呈蓝色。沙眼包涵体在上皮细胞胞质内,如以 Giemsa 染色,则呈深紫色密集的颗粒状。

(2)免疫性　衣原体感染机体后,能诱导机体产生型特异性细胞免疫和体液免疫。但通常免疫力不强,且维持时间短暂,因而常造成持续性感染、隐性感染和反复感染。此外,机体也可能出现免疫病理损伤,由迟发型超敏反应引起,如性病淋巴肉芽肿等。

2. 所致疾病

(1)沙眼　由沙眼衣原体沙眼生物亚种引起。主要经直接或间接接触传播,即眼—眼或眼—手—眼的途径传播。当沙眼衣原体感染眼结膜上皮细胞后,在其中增殖并在胞质内形成散在型、帽型、桑葚型或填塞型包涵体。该病发病缓慢,早期出现眼睑结膜急性或亚急性炎症,表现为流泪、有黏液脓性分泌物、结膜充血等。后期出现结膜瘢痕、眼睑内翻、倒睫,甚至角膜血管翳而引起角膜受损,以致影响视力,最后导致失明。据统计,沙眼居致盲病因的首位。1956 年我国学者汤飞凡等人用鸡胚卵黄囊接种法,在世界上首次成功地分离出沙眼衣原体,从而促进了有关原体的研究。

(2)包涵体性结膜炎　由沙眼生物亚种 D~K 血清型引起。感染对象包括婴儿及成人。前者系婴儿经产道感染,引起急性化脓性结膜炎(包涵体性脓漏眼),不侵犯角膜,能自愈。成人可因两性接触,经手至眼的途径而感染,或者接触污染的游泳池水,引起滤泡性结膜炎(又称游泳池结膜炎)。病变类似沙眼,但不出现角膜血管翳,亦无结膜瘢痕形成,一般经数周或数月痊愈,无后遗症。

(3)泌尿生殖道感染　经性接触传播,由沙眼生物亚种 D~K 血清型引起。男性多表现为尿道炎,不经治疗可缓解,但多数转变成慢性,周期性加重,并可合并附睾炎、直肠炎等。女性能引起尿道炎、宫颈炎等,输卵管炎是较严重并发症。有时也能引起沙眼衣原体性肺炎。

(4)性病淋巴肉芽肿　由沙眼衣原体性病淋巴肉芽肿生物亚种引起,主要通过两性接触传播,是一种性病。对于男性患者,其侵犯腹股沟淋巴结,引起化脓性淋巴结炎和慢性淋巴肉芽肿。对于女性患者,其可侵犯会阴、肛门、直肠,出现会阴-肛门-直肠组织狭窄和梗阻。

3. 微生物学诊断　多数沙眼衣原体引起的疾病可根据临床症状和体征确诊。

4. 防治原则　沙眼无特异的预防方法。注意个人卫生,不使用公共毛巾和脸盆,避免直接或间接接触传染,是预防沙眼的重要措施。对生殖道沙眼衣原体感染的预防与其他性病一样。治疗一般用利福平、四环素、氯霉素、强力霉素及磺胺类等药物。

(二)鹦鹉热衣原体

鹦鹉热衣原体的主要宿主是禽类,因此提出了另一个病名"鸟疫",以示该病的传染源不限于鹦鹉科鸟类,而包括家禽和野禽在内的诸多鸟类。次要宿主为人类以外的哺乳动物,人只有在接触这种动物后才会受到感染。人类有无原发性的鹦鹉热衣原体感染问题,尚在争论之中。但人类的鹦鹉热作为一种养禽业的职业病已被医学界所公认。

人类在接触鹦鹉热衣原体后即可被感染。但是潜伏期往往难以确定,一般认为潜伏期为 6~15 天,个别病例的潜伏期可长达 40 天。本病呈急性发病,患者出现喉痛、头痛等不适,体温在 38 ℃左右,若出现脉速,则意味着预后不良。初发症状很像流感。少数病例可逐渐发作,在开始 1 周内仅有不同程度的头痛,颇似普通感冒。随着病情发展,患者出现失眠,甚至谵妄,严重者出现昏迷、全身中毒症状、急性肾功能衰竭、胰腺炎。可从肺脏中分离到鹦鹉热衣原体。但是,典型病例临床表现为非典型肺炎,个别主诉胸痛。白细胞稍低。衣原体毒素引起的毒血症可使患者恶心、呕吐,甚至出现黄疸、少尿。严重病例可累及心血管系统及神经系统,表现为心肌炎、心内膜炎、脑膜炎和脑炎等,可在心肌炎患者心肌内的巨噬细胞中检查到包涵体。一般有心脏损害的病例同时会出现肺炎,病死率也高。严重感染患者多在发病 2~3 周时死亡。在抗生素未问世前,本病暴发流行病死率达 20%。目前已降至 1% 以下,且多数为老年人和幼儿。临床上根据症状,有鸟粪接触史即可做出初步诊断。但鉴于病情变化很大,必须辅以实验室的检查,以明确诊断。

(三)肺炎衣原体

肺炎衣原体具有严格的细胞内寄生特点,主要引起成人及青少年的非典型肺炎,亦可引起支气管炎、咽炎及扁桃体炎等急性呼吸道感染。感染者以老年人最多,其次为 20 岁以下者。据统计,在引起肺炎的病因中,肺炎衣原体是继肺炎链球菌、流感嗜血杆菌之后引起社区获得性肺炎的第三位主要病原体。支气管炎通常呈亚急性过程,症状持续数日或数周。咽炎可伴有发热。鼻窦炎可同时伴有中耳炎。扁桃体炎和鼻窦炎也常伴发于肺炎衣原体肺炎或支气管炎。肺炎衣原体与慢性冠心病和急性心肌梗死密切相关。肺炎衣原体的微生物学检查可利用病原体分离和 PCR 试验进行。

第四节　立克次体

立克次体(*Rickettsia*)是一类严格细胞内寄生的原核细胞型微生物,在形态结构、化学组成及代谢方式等方面均与细菌类似。立克次体是斑疹伤寒、恙虫病、Q热等的病原体。立克次体病多数是自然疫源性疾病,且人畜共患。节肢动物和立克次体病的传播密切相关,其可为储存宿主,也可同时为传播媒介。对人类致病的立克次体包括立克次体属、柯克斯体属和罗沙利马体属三个属。立克次体属又可分成三个生物群:斑疹伤寒群、斑点热群与恙虫病群。

立克次体的共同特点如下:①大小为(0.3～0.6)μm×(0.8～2.0)μm,有细胞形态,一般不能通过滤菌器,在光学显微镜下清晰可见。②呈球状、杆状或丝状,有的呈多形性。③有细胞壁,无鞭毛,呈革兰阴性(除恙虫病立克次体外),但不易着色。④含有RNA和DNA两种核酸。⑤由于酶系不完整,需在活细胞内寄生。大多数不能用人工培养基培养,须用鸡胚、敏感动物及动物组织细胞来培养立克次体。宿主一般为虱、蚤等节肢动物,并可传至人或其他脊椎动物。⑥以二分裂方式繁殖,但繁殖速度较细菌慢,一般9～12 h繁殖一代。⑦对热、光照、干燥及化学药剂抵抗力差,60 ℃ 30 min即可被杀死,100 ℃很快死亡,对多种抗生素敏感。

一、概述

(一) 生物学性状

呈多形态性,以球杆状或杆状多见。柯克斯体属最小。最大者为斑点热群,大小为0.6 μm×1.2 μm。在感染细胞内,立克次体常聚集成致密团块状,但也可成单或成双排列。不同立克次体在细胞内的分布不同,可供初步识别。革兰染色阴性,但一般着色不明显,因此常用Giemnez法染色。除恙虫病立克次体呈暗红色外,其他立克次体均呈鲜红色。Giemsa法将立克次体染成紫色或蓝色,Macchiavello法染成红色。立克次体在结构上与革兰阴性杆菌非常相似。最外层为由多糖组成的黏液层,有黏附宿主细胞及抗吞噬作用。其内为微荚膜或称外包膜,由多糖或脂多糖组成。细胞壁包括外膜(磷脂双分子层)、肽聚糖及蛋白质。有与细菌内毒素性质相似的脂多糖复合物,但脂类含量比一般细菌高得多。

立克次体常用的培养方法有动物接种、鸡胚接种及细胞培养。

除贝纳(Q热)柯克斯体外,立克次体对理化因素的抵抗力与细菌繁殖体相似。56 ℃ 30 min即死亡;室温放置数小时即可丧失活力。对低温及干燥的抵抗力强,在干燥虱粪中能存活数月。对一般消毒剂敏感,对四环素和氯霉素敏感。磺胺类药物不仅不能抑制,反而促进立克次体的生长、繁殖。

(二) 致病性

立克次体的致病物质已证实有两种。一种为内毒素,由脂多糖组成,具有与肠道杆菌内毒素相似的多种生物学活性;另一种为磷脂酶A,可分解脂膜而溶解细胞,导致宿主细胞中毒。

立克次体感染的传播媒介是节肢动物,如虱、蚤、蜱、螨等。虱、蚤的粪便含大量病原体,立克次体可由搔抓皮损处侵入人体;蜱、螨则是将病原体由叮咬处直接注入人体内而传播。立克次体进入人体后,首先侵入局部淋巴组织或小血管内皮细胞,通过吸附细胞膜上受体而被吞入胞内,再由磷脂酶 A 溶解吞噬体膜的甘油酸而进入胞质,随后分裂繁殖,导致细胞肿胀、中毒,出现血管炎症,管腔堵塞而形成血栓、组织坏死。立克次体也能进入血流而扩散,到达皮肤、肝、脾、肾等处而出现毒血症症状。立克次体还能直接破坏血管内皮细胞,使血管通透性增加、血容量下降,导致水肿。另外,血管活性物质的激活可加剧血管扩张,导致血压降低,患者可出现休克、DIC 等。发病后期由于免疫复合物等的参与还可使患者临床表现加重。

由于立克次体是严格细胞内寄生的病原体,其抗感染免疫以细胞免疫为主,体液免疫为辅。患者病后一般能获得较强的免疫力。感染后产生的特异性群抗体和种抗体有中和毒性物质、促进吞噬的作用。特异性细胞因子有增强巨噬细胞杀灭胞内立克次体的作用。

(三) 诊断与防治

1. 微生物学检查

(1) 分离培养立克次体　在急性发热期,患者血液中可有较多的病原体。除恙虫病和立克次体痘的病原体可用小白鼠分离外,其他均可采用接种雄性豚鼠腹腔的方法进行分离。如雄性豚鼠体温>40 ℃,有阴囊红肿,表示有立克次体感染,应进一步将分离株接种于鸡胚或进行细胞培养,用免疫荧光试验等加以鉴定。

(2) 血清学试验　特异性试验目前较多应用可溶性(群特异性)抗原和(或)颗粒性(种特异性)抗原进行补体结合试验和(或)凝集试验,从而进行确切诊断。

非特异性试验是用变形杆菌属某些菌株的菌体抗原代替立克次体抗原,以检测相应抗体的凝集试验,即外斐试验。抗体效价≥1:160 有意义。如恢复期血清效价高于急性期血清效价 4 倍以上也有诊断价值。但应注意外斐试验不能区别斑疹伤寒群和斑点热群,而且对群内各种立克次体也无鉴别作用。此外,变形杆菌所致的尿路感染、钩端螺旋体感染、严重肝病、妊娠等均可造成假阳性反应。

2. 防治原则　预防立克次体的重点是对中间宿主及储存宿主(节肢动物)加以控制和消灭。讲究卫生,消灭体虱有望杜绝流行性斑疹伤寒;灭鼠、杀灭媒介节肢动物、进行个人预防是防止地方性斑疹伤寒、恙虫病等的有效措施。目前在国内斑疹伤寒已得到基本控制,大城市中极为少见,恙虫病和 Q 热也仅在少数地区时有发生。特异性预防以接种灭活疫苗为主,接种后有一定的效果。恙虫病因病原体抗原型别多、抗原性弱,至目前仍未获得满意的疫苗。氯霉素和四环素类抗生素对各种立克次体均有很好效果,能明显缩短病程,大幅度降低病死率。但某些立克次体病容易复发,可能原因是药物未能杀死所有病原体。病原体的最终清除仍有赖于机体的免疫机能(尤其是细胞免疫)。

二、主要致病性立克次体

(一) 普氏立克次体

普氏立克次体($R. prowazekii$)是流行性斑疹伤寒的病原体。呈短杆状,大小为(0.8~2.0)μm×(0.3~0.6)μm,单个存在或呈短链状排列。在宿主细胞的细胞质内生长。鸡胚对其高度敏感,接种后于 4~13 日内死亡。接种于豚鼠、家兔睾丸、兔眼前房是保菌的良好方法。对热、紫外线、一般消毒剂很敏感,对低温及干燥抵抗力较强。

患者是唯一传染源,主要传播媒介是体虱。虱叮咬患者后,普氏立克次体进入虱肠管上皮细胞内繁殖。当虱再去叮咬健康人时,普氏立克次体即随粪便排泄在皮肤上,并经搔抓的皮肤破损处侵入人体。普氏立克次体在干燥的粪便中于室温下能保持感染性达两个月。偶可经呼吸道或眼结膜传染。

隐性感染者或病愈患者体内可潜伏普氏立克次体,一般认为这类人可能是普氏立克次体的储存宿主。当机体免疫力降低时,潜伏于巨噬细胞内的普氏立克次体重新繁殖,可导致复发。人感染普氏立克次体后,经两周左右的潜伏期后急性发病,主要表现为高热、皮疹,伴有神经系统、心血管系统或其他实质脏器损害的症状。这些症状与普氏立克次体在体内的繁殖及其毒素样物质的作用有关。患者病后免疫力持久,而且对斑疹伤寒群中其他立克次体感染有交叉免疫。

消灭体虱是预防本病的重要措施。治疗可采用氯霉素、四环素。我国目前采用甲醛处理的灭活疫苗,可使发病率降低 70%～90%,免疫力维持一年。

(二) 莫氏立克次体

莫氏立克次体(*R. mooseri*)是地方性斑疹伤寒的病原体,在形态、染色性、抵抗力及易感细胞、易感动物方面与普氏立克次体相似,只是莫氏立克次体所致的豚鼠阴囊反应比普氏立克次体更强。

地方性斑疹伤寒的临床特征也同流行性斑疹伤寒相似,只是症状较轻,病程较短。莫氏立克次体长期寄生于隐性感染鼠体,鼠蚤吸鼠血后,莫氏立克次体进入其消化道并在肠上皮细胞内繁殖。细胞破裂后将莫氏立克次体释出,混入蚤粪中,在鼠群间传播。鼠蚤只在鼠死亡后才离开鼠而转向叮吸人血,而使人感染。若此时人体寄生有人虱,可通过人虱继发地在人群中传播。此外,带有莫氏立克次体的干燥蚤粪还可经口、鼻及眼结膜进入人体而致病。

预防主要是讲究卫生,灭虱、灭蚤、灭鼠。疫苗接种可提高机体免疫力。氯霉素、四环素治疗有效。

(三) 恙虫病立克次体

恙虫病立克次体(*R. tsutsugamushi*)是恙虫病的病原体。呈短杆状,平均长度为 1.2 μm,常见成双排列,在细胞质近核处聚集生长。易感细胞有大鼠肺细胞和猴肾细胞及鸡胚卵黄囊等。抵抗力低。种内有不同型,不同型的毒力亦有差异。豚鼠一般对其不敏感。对幼鼠致病力强,常用小白鼠腹腔接种,进行病原体分离。

恙虫病是一种自然疫源性疾病,主要在啮齿动物之间流行。啮齿动物体内能长期保存病原体且多无症状,是本病的主要传染源。恙虫病立克次体寄居于恙螨,并可经卵传代。恙螨幼虫需吸取人或动物的淋巴或血液才能完成从幼虫到稚虫的发育过程。人若被恙螨叮咬则可感染得病。叮咬部位出现溃疡,周围有红晕,上盖黑色痂皮(焦痂),为恙虫病特征表现之一。另外,本病还可有皮疹,神经系统、心血管系统以及肝、脾、肺等的损害症状。病死率随毒株不同而有很大差异。病后对同型毒株有持久免疫力。

预防措施以灭鼠为主,消灭恙螨滋生地。目前尚无理想的预防接种疫苗。治疗可用氯霉素和四环素。

(四) 贝纳柯克斯体

贝纳柯克斯体,又称Q热柯克斯体,是Q热的病原体。具有高度多形性,呈球杆形或短杆形,甚至球形。大小为(0.2～0.4)μm×(0.4～1.0)μm。革兰染色多为阴性。在鸡胚卵黄囊中生长旺盛,能在多种细胞中繁殖。抵抗力大于一般无芽胞细菌。70～90 ℃ 30～60 min,牛乳煮沸超过 10 min 方可将其杀死。1‰甲醛需 48 h 才能将其灭活。耐干燥,在蜱粪、尘土中 4 ℃时可活一年以上。

Q 热的传染源主要是受染家畜,如牛、羊等。病原体在蜱体内能保存很久并可经卵传代。贝纳柯克斯体通过蜱传播给野生啮齿动物和家畜,再经受染动物的粪便、尿液污染环境,由接触或呼吸道(气溶胶)感染人。Q 热的症状类似流感或原发性非典型肺炎,轻者可自愈,重症病例可并发肝炎、心内膜炎。

病后有一定免疫力,且以细胞免疫为主。

预防应着重于消除家畜的感染,对可疑乳制品严格消毒。对易感人群可接种用灭活或减毒疫苗,有一定效果。对牛、羊也可接种疫苗。治疗可用四环素和氯霉素。

第五节　放线菌属和诺卡菌属

放线菌是一大类微生物,大多数不致病。对人致病的放线菌可分含分枝菌酸和不含分枝菌酸两类。含分枝菌酸的放线菌有诺卡菌属、分枝杆菌属和棒状杆菌属;不含分枝菌酸的有放线菌属。

放线菌属和诺卡菌属因能形成有分枝的长丝,缠绕成团,且引起的疾病常呈慢性过程,酷似真菌感染,故以往曾将上述两菌属列入真菌。实则,它们是原核细胞型微生物,细胞核无核膜,细胞壁由二氨基庚二酸和磷壁酸构成。菌丝横径比真菌细,以分裂方式繁殖,对常用的抗生素敏感,而对抗真菌药物不敏感。

本章的放线菌属为不含分枝菌酸的放线菌,为微需氧或厌氧菌,致病性较弱。

一、放线菌属

放线菌属正常寄居在人和动物口腔、上呼吸道、胃肠道和泌尿生殖道。对人致病性较强的主要为衣氏放线菌。放线菌主要引起内源性感染,一般不在人群之间及人与动物间传播。

生物学性状为革兰阳性、非抗酸性丝状菌,菌丝细长无隔,直径为 0.5～0.8 m,有分枝,菌丝 24 h 后断裂成链球状或链杆状,不形成气生菌丝,有的很像类白喉杆菌。培养比较困难,厌氧或微需氧。初次分离加 5‰ CO_2 可促进其生长,在血琼脂平板上 37 ℃ 4～6 天可长出灰白或淡黄色微小圆形菌落(直径为 1 mm)。不溶血,过氧化氢酶试验阴性。在含糖肉汤中长成球形小团。能分解葡萄糖,产酸不产气,不形成吲哚。衣氏放线菌能还原硝酸盐和分解木糖,从而与牛放线菌区别。

在患者病灶组织和瘘管流出的脓样物质中,可找到肉眼可见的黄色硫黄状小颗粒,称为硫黄样颗粒。它是放线菌在组织中形成的菌落。

放线菌大多存在于正常人口腔等与外界相通的腔道,属正常菌群。在机体抵抗力减弱、口腔卫生不良、拔牙或外伤时引起内源性感染,导致软组织的化脓性炎症。若无继发感染,则大多呈慢性无痛性过程,并常伴有多发性瘘管形成,排出硫黄样颗粒为其特征,称为放线菌病。

根据感染途径和涉及的器官,临床分为面颈部、胸部、腹部、盆腔和中枢神经系统等感染。

最常见的为面颈部感染,约占患者的60%。患者大多近期有口腔炎、拔牙史或下颌骨骨折,感染放线菌后面颈部肿胀,不断产生新结节、多发性脓肿和瘘管。病原体可沿导管进入唾液腺和泪腺,或直接蔓延至眼眶和其他部位。若累及颅骨可引起脑膜炎和脑脓肿。胸部感染者常有吸入史,也可由面颈部感染通过血行传播。开始在肺部形成病灶,症状和体征类似肺结核。病灶广泛、连续蔓延,可扩展到心包、心肌,并能穿破胸膜和胸壁,在体表形成多数瘘管,排出脓液。腹部感染常因患者吞咽含病原体的唾液或由于腹壁外伤、阑尾穿孔而导致。盆腔感染大多继发于腹部感染。原发性皮肤放线菌病常由外伤或昆虫叮咬引起,先出现皮下结节,然后结节软化破溃形成瘘管。中枢神经系统感染常继发于其他病灶。

放线菌与龋齿、牙周炎有关。将从人口腔分离出的内氏和黏液放线菌接种于无菌大鼠口腔内,可导致龋齿的发生。因这两种放线菌能产生一种黏性很强的多糖物质,使口腔中其他细菌也黏附在牙釉质上,形成菌斑。由于细菌对食物中糖类的分解产酸而腐蚀釉质,导致龋齿形成。细菌能进一步引起牙龈炎和牙周炎。

注意口腔卫生是预防的主要方法。患者的脓肿和瘘管应进行外科清创处理,同时应用大剂量青霉素进行较长时间治疗。甲氧苄啶-磺胺甲基异噁唑(TMP-SMZ)有高效,亦可用克林霉素、红霉素或林可霉素等治疗。

二、诺卡菌属

诺卡菌属细胞壁含分枝菌酸,广泛分布于土壤,不属于人体正常菌群,故不呈内源性感染。对人致病的主要有3种:星形诺卡菌、豚鼠诺卡菌和巴西诺卡菌。在我国最常见的为星形诺卡菌。

(一)生物学性状

形态与放线菌属相似,但菌丝末端不膨大。菌丝内出现一连串的阳性颗粒。部分诺卡菌抗酸染色阳性,但仅可用1%盐酸乙醇脱色,脱色时间延长则变为阴性,据此能与结核分枝杆菌区别。

诺卡菌属与放线菌属不同,为严格需氧菌,能形成气生菌丝。营养要求不高,在普通培养基上于室温或37℃均可生长。但繁殖速度慢,一般需1周以上始见菌落。菌落可呈干燥或蜡样,颜色呈黄色、白色。诺卡菌属在液体培养基中形成菌膜,浮于液面,液体澄清。

(二)致病性与免疫性

可因吸入肺部或侵入创口引起化脓性感染,多见于T淋巴细胞缺陷患者(如白血病或艾滋病患者)及用免疫抑制剂治疗的器官移植患者。此菌常侵入肺部,主要引起化脓性炎症与坏死,症状与结核病相似。诺卡菌易通过血行播散,可使患者出现脑膜炎与脑脓肿。皮肤创口的诺卡菌感染以化脓性炎症和坏死为特征,可形成结节、脓肿、慢性瘘管。从瘘管中可流出许多小颗粒,即诺卡菌的菌落。感染好发于脚和腿部,称为足菌肿。主要病原菌为巴西诺卡菌。

(三)诊断与防治

根据脓液、痰液涂片和压片检查,可见有革兰阳性和部分抗酸性分枝菌丝。若见散在的抗酸杆菌,应与结核分枝杆菌相区别。分离可用沙保培养基或脑心浸液琼脂平板。分离菌株进一步做生化反应鉴定。需注意,诺卡菌入侵肺部后由于巨噬细胞等的作用可使之变为L型。因此,常需反复检查才能证实。研究者将豚鼠诺卡菌注入112只小鼠的鼻腔,使小鼠出现急性致死性肺炎,再将死鼠肺匀浆接种在脑心浸液琼脂平板上,不易分离出病原菌,但在高渗培养基上均能分离出 L 型。

局部治疗主要为手术清创,切除坏死组织。各种感染应用磺胺类药物治疗。有时还可加用环丝氨酸。一般治疗时间不少于 6 周。

目标检测

选择题

A1 型题

1. 支原体与病毒的相同点是( )。

A. 对抗生素敏感　　　　　　　　　　　　B. 有两种核酸

C. 胞膜中含有大量胆固醇　　　　　　　　D. 个体微小,能通过滤菌器

E. 能在无生命培养基上生长繁殖

2. 免疫力下降和菌群失调会引起真菌感染,其感染类型为( )。

A. 病原性真菌感染　　　　　　　　　　　B. 条件致病性真菌感染

C. 真菌超敏反应性疾病　　　　　　　　　D. 真菌性中毒

E. 以上都不是

3. 关于真菌的培养要求,以下说法正确的是( )。

A. 营养要求高　　　　　B. 厌氧　　　　　　　　C. 要求较高湿度

D. 生长迅速　　　　　　E. 以上都不是

4. 引起梅毒的病原体是( )。

A. 真菌　　　　B. 衣原体　　　　C. 支原体　　　　D. 螺旋体　　　　E. 以上都不是

5. 关于梅毒,下述哪项是错误的?( )

A. 病后可获终身免疫　　　　　　　　　　B. 病原体是螺旋体

C. 可通过性接触传播或通过垂直传播　　　D. 人是唯一传染源

E. 治疗不及时易转为慢性

6. 引起沙眼的病原体属于( )。

A. 真菌　　　　B. 衣原体　　　　C. 支原体　　　　D. 螺旋体　　　　E. 以上都不是

7. 能引起非淋菌性尿道炎的病原体是( )。

A. 钩端螺旋体　　B. 沙眼衣原体　　C. 解脲脲原体　　D. 梅毒螺旋体　　E. 白色念珠菌

8. 下列选项中,不会通过性接触传播的病原体是( )。

A. 淋病奈瑟菌　　B. 沙眼衣原体　　C. 解脲脲原体　　D. 梅毒螺旋体　　E. 白色念珠菌

9. 以吸血节肢动物为媒介传播的病原体是( )。

A. 真菌　　　　B. 衣原体　　　　C. 支原体　　　　D. 立克次体　　　　E. 螺旋体

10. 梅毒的各阶段中,传染性小而危害性大的阶段是( )。

A. Ⅰ期　　　　B. Ⅱ期　　　　C. Ⅲ期　　　　D. 先天性梅毒　　　　E. 以上都不是

11. 动物排尿污染水和土壤,人通过直接接触而被感染的病原体是( )。

A. 沙眼衣原体　　　　　　　B. 普氏立克次体　　　　　　　C. 钩端螺旋体

D. 梅毒螺旋体　　　　　　　E. 以上都不是

12. 下列哪种病原体引起的脑膜炎,可用墨汁负染色法进行检查?( )

A. 皮肤癣菌　　B. 白色念珠菌　　C. 新型隐球菌　　D. 黄曲霉菌　　E. 卡氏肺孢子虫

13. 患者,男性,曾在水田劳动后出现:寒战、酸痛、全身乏力、眼红、腿痛、淋巴结肿大,本病可疑的病原微生物是哪一种?（　　）

    A.伯氏疏螺旋体　　　　　　　　B.钩端螺旋体　　　　　　　　C.回归热螺旋体

    D.溶血性链球菌　　　　　　　　E.金黄色葡萄球菌

A2 型题

14. 张某,出差回来后 1 周尿道内不适,有刺痛及烧灼感,并伴有不同程度的尿频、尿急、尿痛,尿道口轻度红肿并有浆液或黏液脓性分泌物,稀薄而量少;涂片检查,白细胞增多,淋病奈瑟菌培养为阴性,为了进一步确定病原体,下列哪项是张某应该检查的项目?（　　）

    A.细菌培养　　　　　　　　　　　　　B.革兰染色有助于诊断

    C.血清衣原体抗体检查　　　　　　　D.梅毒抗体检查

    E.分泌物支原体培养＋支原体抗体检测

第十三章　真　　菌

💠 学习目标

1. 掌握白色念珠菌、新型隐球菌和癣菌的致病性。
2. 熟悉真菌的生物学性状和防治原则。
3. 了解真菌的致病性、微生物学检查。

真菌(fungus)在生物学分类上属于藻菌植物中真菌超纲,属于真核细胞型微生物。它们在自然界分布广泛,绝大多数对人有利,可用于酿酒、制酱、发酵饲料、农田增肥、制造抗生素、食品加工及提供中草药药源(如灵芝、茯苓、冬虫夏草等,都是真菌的产物或利用真菌的作用而制备)。对人类致病的真菌分浅部真菌和深部真菌,前者侵犯皮肤、毛发、指甲,病程为慢性,不易根治,但对身体的影响较小,后者可侵犯全身内脏,严重的可导致死亡。此外,有些真菌寄生于粮食等中,能产生毒素,引起中毒性真菌病。

第一节　真菌的生物学特性

一、形态与结构

真菌形态分单细胞和多细胞两类。单细胞真菌主要为酵母菌和类酵母菌(如新型隐球菌、白色念珠菌),呈圆形或椭圆形。多细胞真菌由菌丝和孢子组成,菌丝分枝交织成团形成菌丝体(mycelium),并长有各种孢子,这类真菌一般被称为霉菌。

真菌细胞结构比细菌复杂,细胞壁缺乏构成细菌胞壁的肽聚糖,其坚韧性主要依赖于多聚乙酰氨基葡萄糖构成的甲壳质(chitin)。真菌细胞含葡聚糖、甘露聚糖及蛋白质,某些酵母菌还含类脂体。细胞内有较为典型的核结构和细胞器。

二、培养特性

真菌能分泌酶,使有机物降解成可溶性营养成分,吸收至细胞内进行新陈代谢。大多数真菌营养要求不高,在沙保培养基(含 4%葡萄糖、1%蛋白胨,pH 为 4.0～6.0),22～28 ℃生长良好。大多于 1～2 周出现典型菌落。真菌菌落一般有以下三种类型。

1. 酵母型菌落 为单细胞真菌的菌落,形态与一般细菌菌落相似,以出芽形式繁殖,如新型隐球菌。

2. 类酵母型菌落 外观似酵母菌落,但可见伸入培养基中的假菌丝。由伸长的芽生孢子形成,如白色念珠菌。

3. 丝状菌落 为多细胞真菌的菌落,由许多菌丝体组成。菌丝多数有隔,分成多个细胞,称有隔菌丝;有的菌丝无隔,称无隔菌丝。部分菌丝伸入培养基中吸收营养和水分,称营养菌丝;另一部分菌丝向空间生长,称气中菌丝,能产生孢子的气中菌丝称生殖菌丝。有些真菌的气中菌丝形状特殊,呈球拍状、螺旋状、鹿角状等,是各种皮肤丝状菌鉴别的依据之一。丝状菌落呈棉絮状、绒球状、粉末状或石膏粉样,在下面和背面可显示各种不同色素。

有些真菌在不同寄生环境和培养条件下出现两种形态,称二相性真菌,即在机体内或含血液培养基中 37 ℃孵育,呈现酵母型菌落,而在沙保培养基上室温孵育,则形成丝状菌落。如荚膜组织胞浆菌、皮炎芽生菌等。

病原性真菌大多以出芽、分枝、断裂或形成无性孢子等无性生殖方式进行繁殖。近年来发现不少病原性真菌除无性生殖外,还具有性生殖阶段,如孢子丝菌、皮炎芽生菌、荚膜组织胞浆菌、石膏样小孢子菌等。孢子分有性孢子和无性孢子两类。有性孢子是通过不同细胞配合(质配或核配)后生长发育形成的,可分为卵孢子、子囊孢子、接合孢子、担孢子。无性孢子是病原性真菌传播和延续后代的主要方式,无性孢子分叶状孢子和分生孢子两个类别,叶状孢子是从菌丝细胞直接形成的孢子,如芽生孢子、厚膜孢子及关节孢子。分生孢子由生殖菌丝末端分裂收缩而成,如大分生孢子、小分生孢子及孢子囊孢子(图 13-1)。不同真菌产生不同形态的孢子,这是鉴定真菌的依据之一。

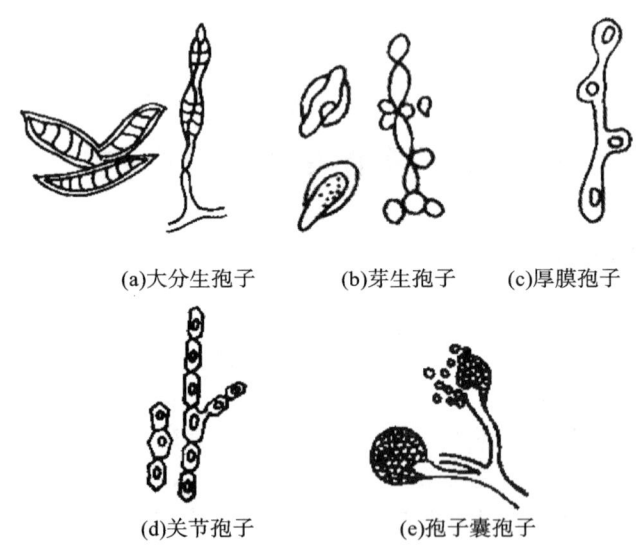

(a)大分生孢子　　(b)芽生孢子　　(c)厚膜孢子

(d)关节孢子　　(e)孢子囊孢子

图 13-1　真菌的无性孢子

三、变异

真菌易发生变异,在人工培养基中多次传代或孵育过久,可出现形态结构、菌落性状、色素及毒力等的改变,用不同的培养基或不同温度培养真菌,性状会发生改变。

四、抵抗力

真菌对干燥、阳光、紫外线及一般化学消毒剂有耐受力,但充分暴露于阳光、紫外线及干燥情况下大多数真菌可被杀死,且真菌对 2.5% 碘酊,10% 甲醛溶液敏感,一般可用甲醛溶液熏蒸被真菌污染的房间。对热敏感,一般 60 ℃ 1 h 可杀死真菌菌丝和孢子。

第二节　真菌的致病性与免疫性

一、致病性

(一) 致病性真菌感染

主要是外源性感染,浅部真菌有亲嗜表皮角质的特性,可侵犯皮肤、指甲及须发等组织,顽强繁殖,发生机械刺激损害,同时产生酶及酸等代谢产物,引起炎症反应和细胞病变。深部真菌可侵犯皮下组织、内脏及脑膜等处,引起慢性肉芽肿的形成及组织坏死。

(二) 条件性真菌感染

主要是内源性感染(如白色念珠菌),亦有外源性感染(如曲霉菌),此类感染与机体免疫力降低及菌落失调有关,常发生于长期应用抗生素、激素、免疫抑制剂等的患者。

(三) 超敏反应性真菌感染

由真菌性过敏原(如孢子抗原)引起超敏反应,如哮喘、超敏反应性肺泡炎等。

(四) 真菌毒素中毒症(mycotoxicosis)

真菌毒素已发现 100 多种,可侵害肝、肾、脑及造血组织等。如黄曲霉素可引起肝脏变性、肝细胞坏死及肝硬化,并致肝癌。实验证明,用含黄曲霉素的饲料连续喂养小白鼠、豚鼠、家兔等可诱发肝癌;桔青霉素可损害肾小管、肾小球,导致急性或慢性肾病;黄绿青霉素可引起中枢神经损害,包括神经组织变性、出血或功能障碍等;某些镰刀菌毒素可引起造血系统损害,导致造血组织坏死或造血机能障碍,引起白细胞减少症等。

二、免疫性

(一) 非特异性免疫

人类对真菌感染有天然免疫力。包括皮肤分泌的短链脂肪酸和乳酸的抗真菌作用,血液中转铁蛋白(transferrin)扩散至皮肤角质层的抑真菌作用,中性粒细胞和单核-巨噬细胞的吞噬作用,以及正常菌群的拮抗作用。许多真菌感染受生理状态影响,如婴儿对白色念珠菌易感,学龄前儿童易患头癣。

(二) 特异性免疫

真菌感染中细胞免疫是机体排菌、杀菌及恢复的关键,T 淋巴细胞分泌的淋巴因子加速表皮角化和皮屑形成,真菌随皮屑脱落;T淋巴细胞主导的迟发型超敏反应引起免疫病理损伤,能局限和消灭真菌,以终止感染;一般迟发型超敏反应(DTH)强度与体内菌量成反比,如DTH阴性则菌量增加,病情严重,而经治疗又转阳性,说明治疗见效,预后良好。体液免疫对部分真菌感染有一定保护作用,如特异性抗体可阻止真菌转为菌丝相以提高吞噬细胞的吞噬率;抗白色念珠菌抗体与真菌表面甘露醇蛋白质复合物结合,阻止真菌黏附宿主细胞。而DTH阴性者即使有抗体,也不能引起保护作用,表明抗体须在具有良好的细胞免疫基础的机体内才发生保护作用。

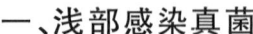

第三节　主要致病性真菌

一、浅部感染真菌

浅部感染真菌主要为皮肤丝状菌(dermatophyte),侵犯皮肤、毛发、指甲等角化组织引起癣症。皮肤丝状菌又称癣菌(ringworm),分为三属,共37个种(表13-1)。

癣症病灶可见有隔菌丝和关节孢子,菌丝深入角化组织内生成营养菌丝体,纵横交织成网状,孢子可排列成链状或零散分布,在病发上可见孢子在毛干外排成厚鞘(毛外型感染)或在毛干内排列成串(毛内型感染)。在沙保培养基上孵育1～3周,可生成丝状型菌落,产生各种孢子和菌丝。菌落形态与色泽、菌丝的构造与形态、大分生孢子的形态和小分生孢子的有无及排列形式等,可作为鉴别种属的重要依据(表13-2)。

表 13-1　癣菌的种类及侵犯部位

属名	种数	侵犯部位		
		皮肤	指甲	毛皮
毛癣菌属(trichophyton)	21	+	+	+
表皮癣菌属(epidermophyton)	1	+	+	－
小孢子癣菌属(microsporum)	15	+	－	+

表 13-2　癣菌的培养特征

属名	肉眼菌落外观		镜检培养的真菌			
	性状	颜色	大分生孢子	小分生孢子	厚膜孢子	菌丝特殊形态
毛癣菌属	绒絮状、粉粒状或蜡样	灰白、淡红、红、紫、黄、橙、棕	细长棒状,壁较薄,数目少或无	丛生呈葡萄状、梨状、棒状,较常见	有时可见	螺旋状、球拍状、结节状、鹿角状
表皮癣菌属	绒絮状、粉粒状	黄绿色	卵形或粗棒状,壁较薄,数目多	无	数目较多	球拍状

续表

属名	肉眼菌落外观		镜检培养的真菌			
	性状	颜色	大分生孢子	小分生孢子	厚膜孢子	菌丝特殊形态
小孢子癣菌属	绒絮状、粉粒状、石膏样	灰白、橘红、棕黄	纺锤状,壁较厚,数目不定	卵形或棒状,不呈葡萄状,不常见	比较常见	结节状、梳状、球拍状

癣菌主要由孢子散播传染,常由于接触患癣症的人或动物(狗、猫、牛、马等)及染菌物体而感染。在临床上同一种癣症可由数种不同癣菌引起,而同一种癣菌因侵害部位不同,又可引起不同的癣症。

我国头癣的病原菌:农村主要是许兰毛癣菌、断发毛癣菌等;城市为堇色毛癣菌、铁锈色癣菌等。手足癣、体癣、股癣及甲癣的病原菌以红色毛癣菌最常见,其次为石膏样小孢子菌、絮状表皮癣菌等。

此外,当足癣抓破时,癣菌成分入血,可传至其他部位(如上肢),引起超敏反应,在皮肤上呈现丘疹、水疱,在病损处找不到癣菌,称癣菌疹,是一种超敏反应性疾病。

癣症患者可出现迟发型超敏反应,用毛癣菌素做皮肤试验,结果为阳性。

二、深部感染真菌

深部感染真菌是侵犯皮下组织和内脏,引起全身性感染的真菌,主要包括白色念珠菌、新型隐球菌、曲霉菌和毛霉菌等。此类真菌多为条件致病性真菌,常感染免疫功能低下、菌群失调等特殊状态的患者,近年来因广谱抗生素、激素及免疫抑制剂的大量应用,本类真菌感染有所增多。临床上恶性肿瘤、糖尿病、血液病、严重营养不良、大面积烧伤及器官移植等也常继发条件致病性真菌感染。

(一) 白色念珠菌

白色念珠菌通常存在于正常人口腔、上呼吸道、肠道及阴道,一般在正常机体中数量少,不引起疾病,当机体免疫功能或一般防御力下降或正常菌群相互制约作用失调,则本菌大量繁殖并改变生长形式(芽生菌丝相)侵入细胞引起疾病。

本菌细胞呈卵圆形,类似酵母菌,比葡萄球菌大 5～6 倍,革兰染色阳性,但着色不均匀。在病灶材料中常见该菌细胞出芽生成假菌丝,假菌丝长短不一,并不分枝,假菌丝收缩断裂又成为芽生的菌细胞。

本菌在血琼脂平板或沙保培养基上,37 ℃或室温孵育 2～3 日后,生成灰白乳酪样菌落,涂片镜检,可看到表层为卵圆形芽生细胞,底层有较多假菌丝。若接种于 4% 玉米粉琼脂上,室温孵育 3～5 日可见假菌丝、芽生孢子、厚膜孢子。

白色念珠菌可侵犯人体许多部位,可引起:①皮肤念珠菌病,好发于皮肤皱褶处(腋窝、腹股沟、乳房下、肛门周围及甲沟、指间),引起皮肤潮红、发亮,有时盖上一层白色或破裂状物,病变周围有小水疱。②黏膜念珠菌病,以鹅口疮、口角炎、阴道炎最多见,在黏膜表面盖有大小不等的白色薄膜,剥除后,留下潮红基底,并产生裂隙及浅表溃疡。③内脏及中枢神经念珠菌病,可由黏膜皮肤等处病原菌播散引起,如肺炎、肠胃炎、心内膜炎、脑膜炎、脑炎等,偶尔也可发生败血症。

采取检材直接检查可见卵圆形细胞,有芽生孢子和假菌丝,接种沙保培养基可长出类酵母型菌落。可通过以下特点与其他念珠菌鉴别:①在玉米粉琼脂培养基上可产生厚膜孢子。②在动物血清或人血清中 37 ℃ 1~3 h 形成芽管。③发酵葡萄糖、麦芽糖,产酸不产气,不发酵乳糖。④静脉接种可致家兔或小白鼠死亡。

预防主要是注意个人清洁,合理使用抗生素、激素,增强机体免疫功能。治疗浅表感染可局部应用制霉菌素、两性霉素 B 或咪唑类药物,全身性感染可滴注两性霉素 B,口服 5-氟胞嘧啶、克霉唑等。

(二)新型隐球菌

新型隐球菌又名溶组织酵母菌,是土壤、鸽类等的腐生菌,也可存在于人口腔中,可侵犯人和动物,一般为外源性感染,但也可为内源性感染,对人类而言,它通常是条件致病菌。

本菌在组织液或培养物中呈较大球形,直径可达 5~20 μm,菌体周围有肥厚的荚膜,折光性强,一般染料不易着色,难以发现,故称隐球菌。用墨汁负染色法镜检,可见到透明荚膜包裹着菌体,菌体常有出芽,但不生成假菌丝。

在沙保培养基及血琼脂平板上,非病原性隐球菌在 37 ℃时不能繁殖。培养数日后可生成酵母型菌落,初呈白色,1 周后转淡黄或棕黄色,湿润黏稠,状似胶汁。本菌能分解尿素,以此与酵母菌和白色念珠菌鉴别。

本菌大多由呼吸道传入,在肺部引起轻度炎症,或隐性传染。亦可由破损皮肤及肠道传入。当机体免疫功能下降时可向全身播散,主要侵犯中枢神经系统,引起脑膜炎、脑炎、脑肉芽肿等,此外可侵入骨骼、肌肉、淋巴结、皮肤黏膜引起慢性炎症和脓肿。

实验室检查示脑脊液中可见圆形厚壁并围以厚荚膜的酵母样细胞。在沙保培养基上形成棕黄色黏液样菌落。对小白鼠脑内或腹腔注射可导致其死亡。用血清学方法检出隐球菌荚膜多糖抗原,对该病诊断可提供重要帮助。对于已确诊的隐球菌脑膜炎患者,94%脑脊液标本和70%血清标本中可检出该菌抗原。

预防本菌感染,除应增强机体免疫力外,还应避免创口感染土壤及鸽粪等。治疗药物可采用碘化钾或碘化钠、两性霉素 B,亦可将两性霉素 B 与 5-氟胞嘧啶联合应用。慢性肺损害或骨病损则可辅以外科切除。

(三)曲霉菌

曲霉菌(Aspergillus)在自然界分布广泛,为条件致病性真菌,常在机体免疫力降低时继发感染而引起疾病。最常见的有烟曲霉菌(A. fumigatus)、黑曲霉菌(A. niger)、黄曲霉菌(A. flavus)等。曲霉菌生长迅速,形成丝状菌落,开始为白色,随孢子的产生呈绿色或暗红色,镜检见分生孢子柄顶端有包囊(vesicle)。

原发的曲霉菌病常局限于耳部、眼部与肺部,继发的见于肿瘤、结核病等患者。多见于成年男性,尤其是在灰尘环境中的工作人员及家禽饲养员等。最多见的肺曲霉菌病主要表现为慢性气喘、局限性浸润性损害,或形成肉芽肿样的真菌球。此外,皮肤、外耳道、鼻窦、眼眶、骨和脑膜等,也可发生炎症性肉芽肿,伴有组织坏死与脓肿,在病变组织中可找到有隔菌丝,长短不一,呈杆状,有分枝,并有圆形小孢子存在。

诊断可取患者痰液、体液或组织,镜检找菌丝和孢子,或培养鉴定。

治疗局部曲霉菌病可用碘化钾、制霉菌素等,过敏性肺曲霉菌病可用皮质类固醇。全身性曲霉菌病用两性霉素 B 和 5-氟胞嘧啶。曲霉菌肉芽肿可进行外科手术切除。

（四）毛霉菌

由毛霉菌（*Mucor*）引起的疾病，主要病原性真菌为丝生毛霉菌，可侵犯血管壁，引起血栓形成、组织坏死。多继发于糖尿病或其他慢性消耗性疾病，病程为急性；症状严重者可以致死。依据临床表现，可分为：①脑型毛霉菌病：系毛霉菌从鼻腔、鼻旁窦沿小血管到达脑部，引成血栓形成及坏死。②肺毛霉菌病：主要表现为支气管肺炎，亦有肺梗死及血栓形成。③胃肠道毛霉菌病：多见于回肠末端、盲肠及结肠，食管及胃亦可累及。

取病变组织直接镜检，可见无隔菌丝，与曲霉菌比较，菌丝较粗大，分枝少，孢子亦不多，标本接种于沙保培养基上生长的菌落，开始为白色，以后渐变为灰黑色，菌丝体可长出孢子柄，末端生有孢子囊孢子，有时偶可看到接合孢子。治疗可用两性霉素 B，有时结合外科手术切除或引流。

第四节　真菌感染的微生物学检查与防治原则

一、微生物学检查

（一）直接检查

直接检查是最简单而重要的方法，浅部感染真菌的病变标本如毛发、皮屑、甲屑置玻片上，滴加 10％KOH，覆盖玻片，待角质层溶化后，再将玻片压紧，用吸水纸吸去周围多余碱液，在显微镜下观察，见皮屑、甲屑中有菌丝，或毛发内部或外部有成串孢子，即可初步诊断为真菌感染，但不能确定菌种。深部感染真菌标本如痰液、脑脊液亦可做涂片，用革兰染色（白色念珠菌）或墨汁负染色（新型隐球菌）观察形态特征。

（二）培养检查

本法可确定菌种，通常采用沙保培养基（22～28 ℃）。深部真菌可用血琼脂或脑心葡萄糖血琼脂培养基 37 ℃培养，或根据不同菌种应用不同培养基，如孢子丝菌可用胱氨酸血液葡萄糖琼脂培养基，必要时应用鉴别培养基和生化反应、同化试验等进行鉴定。

（三）免疫学试验

近年来有许多方法用于检测深部感染真菌的抗体，辅助诊断荚膜组织胞浆菌、白色念珠菌、曲霉菌。但系统性感染患者常因免疫功能降低不出现抗体，而且许多真菌间抗原性有交叉反应，有的产生抗体后维持时间较长，在正常人群中有一定比例的阳性率，所以必须结合临床情况分析结果才能做出恰当的诊断。

用免疫学方法从血清或其他部位检测真菌抗原，对早期诊断具有重要意义。如乳胶凝集法检测新型隐球菌病患者的荚膜多糖抗原，ELISA 法检测白色念珠菌感染者的甘露聚糖抗原，以及免疫荧光法检测孢子丝菌病患者的可溶性抗原等，均为早期、快速、特异的诊断方法。

（四）动物实验

某些真菌对实验动物有致病性，如：皮炎芽生菌、球孢子菌可在小白鼠、豚鼠体内生长；白色念珠菌接种家兔、小白鼠,可致动物发生肾脓肿而死亡。

二、防治原则

真菌感染尚无特异性预防方法,主要需注意公共卫生和个人卫生,碘化物治疗孢子丝菌病、毛霉菌病有一定疗效。制霉菌素、灰黄霉素、克霉唑等外用对白色念珠菌病等有较好疗效。近年有报道 5-氟胞嘧啶(5-FC)治疗单细胞真菌感染疗效显著。两性霉素 B 可用于治疗深部真菌引起的全身感染。

目标检测

选择题

A1 型题

1. 真菌与细菌的主要区别是( )。

A.有细胞壁　　　　　　　　　　B.有完整的核

C.对抗生素不敏感　　　　　　　D.菌落形态不同

2. 以下无荚膜的是( )。

A.炭疽芽胞杆菌　　　　　　　　B.百日咳鲍特菌

C.新型隐球菌　　　　　　　　　D.白色念珠菌

3. 对人致病的多细胞真菌是( )。

A.皮肤丝状菌　　B.白色念珠菌　　C.新型隐球菌　　D.酵母菌

4. 皮肤丝状菌主要引起( )。

A.皮肤化脓性炎症　　　　　　　B.皮肤溃烂

C.体癣　　　　　　　　　　　　D.癣症

5. 有助于鉴定白色念珠菌的是( )。

A.菌丝　　　　　B.孢子　　　　C.厚荚膜　　　　D.假菌丝

6. 观察新型隐球菌宜采用( )。

A.革兰染色镜检　　　　　　　　B.细菌人工培养

C.墨汁负染色镜检　　　　　　　D.镀银染色镜检

7. 真菌的菌落是( )。

A.丝状菌落　　　B.酵母型菌落　　C.酵母样菌落　　D.以上均是

8. 可能与肝癌相关的是( )。

A.皮肤丝状菌　　B.新型隐球菌　　C.白色念珠菌　　D.黄曲霉菌

9. 下列哪项不是真菌的特性? ( )

A.有细胞壁　　　　　　　　　　B.有完整的核

C.含叶绿素　　　　　　　　　　D.是真核细胞型微生物

第十四章 病毒学概述

学习目标

1. 掌握病毒的结构、化学组成及其生物学功能,病毒感染的方式与类型,干扰素及其诱生、抗病毒机理。

2. 熟悉病毒增殖、遗传变异、致病机制,抗病毒感染免疫的特点,病毒疫苗的种类及各自特点。

3. 了解病毒感染的实验室诊断方法与病毒的防治原则。

病毒(virus)是一类非细胞形态的微生物。主要有以下基本特征:①个体微小,可通过滤菌器,大多数病毒必须用电子显微镜才能看见;②仅具有一种类型的核酸,DNA 或 RNA;③严格的活细胞(真核或原核细胞)内复制增殖;④具有受体连接蛋白,与敏感细胞表面的病毒受体连接,进而感染细胞。

第一节 病毒的基本性状

一、病毒的形态与结构

(一) 病毒的大小与形态

病毒个体微小,测量病毒大小的单位是纳米(nm),即 1/1000 微米。大型病毒(如牛痘苗病毒)为 200～300 nm;中型病毒(如流感病毒)为 100 nm;小型病毒(如脊髓灰质炎病毒)仅 20～30 nm。研究病毒大小可采用高分辨率电子显微镜,将病毒放大几万到几十万倍直接测量;也可用分级过滤法,根据病毒可通过的超滤膜孔径估计其大小;或用超速离心法,根据病毒大小、形状与沉降速度之间的关系,推算其大小。

成熟有感染性的病毒颗粒称为病毒体(viron)。利用电镜可观察到五种形态(图 14-1)。

1. 球形(sphericity) 大多数人类和动物病毒为球形,如脊髓灰质炎病毒、疱疹病毒及腺病毒等。

2. 丝形(filament) 多见于植物病毒,如烟草花叶病毒等。人类某些病毒(如流感病毒)

有时也可为丝形。

3. 弹状(bullet-shape) 形似子弹头,如狂犬病病毒等,其他多为植物病毒。

4. 砖形(brick-shape) 如痘病毒(天花病毒、牛痘苗病毒等)。大多数呈卵圆形或"菠萝形"。

5. 蝌蚪形(tadpole-shape) 由一卵圆形的头及一条细长的尾组成,如噬菌体。

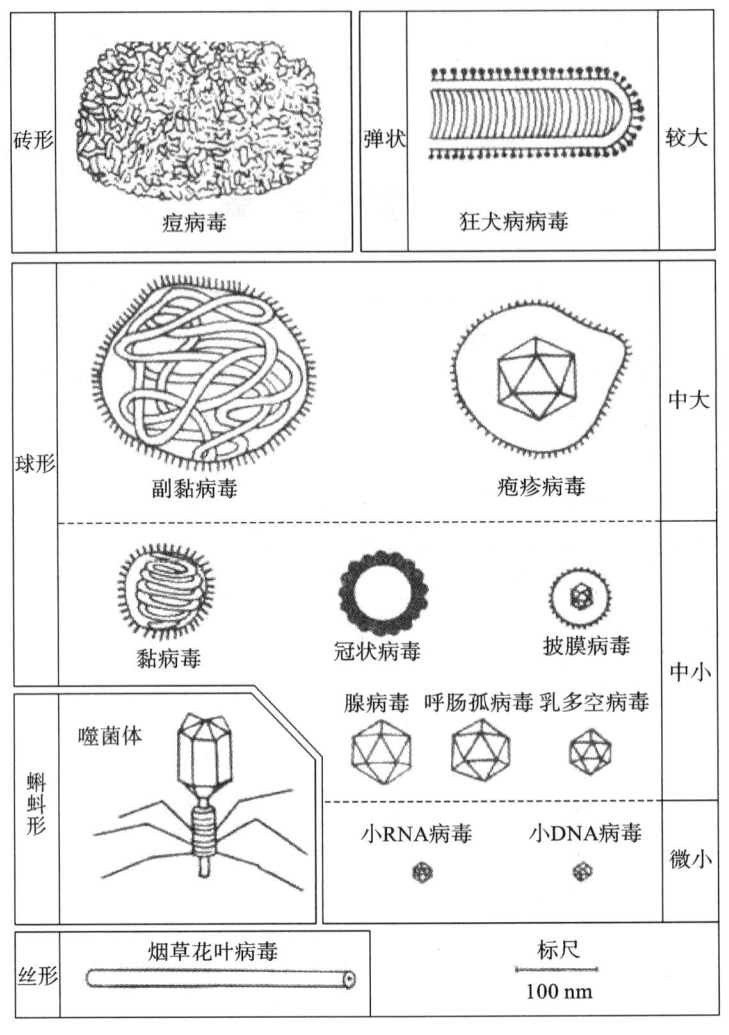

图 14-1 各种主要病毒的形态与大小比较(模式图)

（二）病毒的结构与功能

病毒的结构有两种,一种是基本结构,为所有病毒所必备;另一种是辅助结构,为某些病毒所特有。它们各有特殊的生物学功能。

（1）核酸 含 RNA 的称为 RNA 病毒。DNA 病毒核酸多为双股(除微小病毒外),RNA 病毒核酸多为单股(除呼肠孤病毒外)。

病毒核酸也称基因组(genome),最大的痘病毒(poxvirus)含有数百个基因,最小的微小病毒(parvovirus)仅有 3～4 个基因。根据核酸构成及极性可分为环状、线状、分节段,以及正链、负链等不同类型,对进一步阐明病毒的复制机理和病毒分类有重要意义。

核酸蕴藏着病毒遗传信息,若用酚或其他蛋白酶降解剂去除病毒的蛋白质衣壳,提取核酸并转染或导入宿主细胞,可产生与亲代病毒生物学性质一致的子代病毒,从而证实核酸的功能是储藏遗传信息,主导病毒的生命活动、形态发生、遗传变异和感染性。

(2) 衣壳(capsid) 在核酸的外面紧密包绕着一层蛋白质外衣,即病毒的衣壳。衣壳是由许多壳微粒(capsomere)按一定几何构型集结而成,壳微粒在电镜下可见,是病毒衣壳的形态学亚单位,它由一条甚至数条结构多肽构成。根据壳微粒的排列方式将病毒构型区分为:①立体对称(cubic symmetry),有 20 个呈等边三角形的面、12 个顶和 30 条棱,具有五、三、二重轴旋转对称性,如腺病毒、脊髓灰质炎病毒等;②螺旋对称(helical symmetry),壳微粒沿螺旋形的核酸呈规则地重复排列,通过中心轴旋转对称,如正黏病毒、副黏病毒及弹状病毒等;③复合对称(complex symmetry),同时具有或不具有两种对称性的病毒,如痘病毒与噬菌体。

衣壳蛋白的功能如下:①致密稳定的衣壳结构除赋予病毒固有的形状外,还可保护内部核酸免遭外环境(如血流)中核酸酶的破坏;②衣壳蛋白是病毒基因产物,具有病毒特异的抗原性,可刺激机体产生抗病毒免疫应答;③具有辅助感染作用,病毒表面特异性受体连接蛋白与细胞表面相应受体有特殊的亲和力,是病毒选择性吸附宿主细胞并建立感染灶的首要步骤。

病毒的核酸与衣壳组成核衣壳(nucleocapsid),最简单的病毒就是裸露的核衣壳,如脊髓灰质炎病毒等。有囊膜的病毒核衣壳又称为核心(core)。

二、病毒的增殖

病毒体在细胞外处于静止状态,与无生命的物质相似,当病毒进入活细胞后便发挥其生物活性。病毒缺少完整的酶系统,不具有合成自身成分的原料和能量,也没有核糖体,这决定了它的专性寄生性,即必须侵入易感的宿主细胞,依靠宿主细胞的酶系统、原料和能量复制病毒的核酸,借助宿主细胞的核糖体翻译病毒的蛋白质。病毒的这种增殖方式叫作复制(replication)。病毒复制的过程分为吸附、穿入、脱壳、生物合成及装配与释放五个步骤,又称复制周期(replication cycle)。

1. 吸附 吸附(adsorption)是指病毒附着于敏感细胞的表面,它是感染的起始期。特异性吸附是非常重要的,根据这一点可确定许多病毒的宿主范围,不吸附就不能引起感染。细胞与病毒的相互作用最初是偶然碰撞和静电作用,是可逆的。脊髓灰质炎病毒的细胞表面受体是免疫球蛋白超家族,在非灵长类动物细胞上没有发现此受体,而猴肾细胞、Hela 细胞和人二倍体成纤维细胞上有它的受体,故脊髓灰质炎病毒能感染人体脊髓前角细胞,引起脊髓灰质炎(小儿麻痹症)。病毒吸附受离子强度、pH、温度等环境条件的影响。研究病毒的吸附过程对了解受体组成、功能、致病机理,以及探讨抗病毒治疗有重要意义。

2. 穿入 穿入(penetration)是指病毒核酸或感染性核衣壳穿过细胞进入胞质,开始病毒感染的细胞内期。主要有以下三种方式:①融合(fusion),在细胞膜表面,病毒囊膜与细胞膜融合,病毒的核衣壳进入胞质。副黏病毒以融合方式进入,如麻疹病毒、腮腺炎病毒囊膜上有融合蛋白,带有一段疏水氨基酸,介导细胞膜与病毒囊膜的融合。②胞饮(viropexis),由于细胞膜内陷,整个病毒被吞饮入胞内形成囊泡。胞饮是病毒穿入的常见方式,也是哺乳动物细胞本身具有的摄取各种营养物质和激素的方式。当病毒与受体结合后,细胞膜的特殊区域与病毒一起内陷形成膜性囊泡,此时病毒在胞质中仍被胞膜覆盖。某些囊膜病毒,如流感病毒借助病毒的血凝素(HA)完成脂膜间的融合,囊泡内低 pH 环境使 HA 蛋白的三维结构发生变化,从而介导病毒囊膜与囊泡膜的融合,使病毒核衣壳进入胞质。③直接进入,某些无囊膜病毒,如脊髓灰质炎病毒与受体接触后,衣壳蛋白的多肽构型发生变化并对蛋白水解酶敏感,病毒核酸可直接穿越细胞膜到细胞质中,而大部分衣壳蛋白仍留在细胞膜外,这种进入的方式较为少见。

3. 脱壳 穿入和脱壳是连续的过程,失去病毒体完整性的过程称为脱壳(uncoating)。从脱壳到出现新的感染病毒之间的时期称为隐蔽期。经胞饮进入细胞的病毒,衣壳可被吞噬体中的溶酶体酶降解而去除。有的病毒,如脊髓灰质炎病毒,在吸附穿入细胞的过程中,病毒的RNA释放到胞质中。而痘苗病毒在其复杂的核心结构进入胞质中后,病毒体多聚酶活化,合成病毒脱壳所需的酶,完成脱壳。

4. 生物合成 DNA病毒和RNA病毒在复制的过程方面有区别,但复制的结果都是合成核酸分子和蛋白质衣壳,然后装配成新的有感染性的病毒。一个复制周期需 6~8 h。

(1) 双股DNA病毒的复制 多数DNA病毒为双股DNA病毒。

双股DNA病毒,如单纯疱疹病毒和腺病毒在宿主细胞核内的RNA聚合酶作用下,从病毒DNA上转录病毒mRNA,然后转移到胞质核糖体上,指导合成蛋白质。而痘苗病毒本身含有RNA聚合酶,它可在胞质中转录mRNA。mRNA有两种:早期mRNA,主要合成复制病毒DNA所需的酶,如依赖DNA的DNA聚合酶、脱氧胸腺嘧啶激酶等,称为早期蛋白;晚期mRNA,在病毒DNA复制之后出现,主要指导合成病毒的结构蛋白,称为晚期蛋白。

子代病毒DNA的合成以亲代DNA为模板,按核酸半保留形式复制子代双股DNA。DNA复制出现在结构蛋白合成之前。

(2) 单股RNA病毒的复制 RNA病毒核酸多为单股,病毒全部遗传信息均蕴含在RNA中。根据病毒核酸的极性,将RNA病毒分为两组:病毒RNA的碱基序列与mRNA完全相同者,称为正链RNA病毒。这种病毒RNA可直接发挥病毒mRNA的作用,附着到宿主细胞核糖体上,翻译出病毒蛋白。病毒RNA碱基序列与mRNA互补者,称为负链RNA病毒。负链RNA病毒的颗粒中含有依赖RNA的RNA多聚酶,可催化合成互补链,成为病毒mRNA,翻译病毒蛋白。从负链RNA病毒颗粒中提取出的RNA,因提取过程损坏了这种酶,故无感染性。

正链RNA病毒的复制以脊髓灰质炎病毒为例,侵入的RNA直接附着于宿主细胞核糖体上,翻译出大分子蛋白,并迅速被蛋白水解酶降解为结构蛋白和非结构蛋白,如依赖RNA的RNA聚合酶。在这种酶的作用下,以亲代RNA为模板形成一双链结构,称复制型(replicative form)。再从互补的负链复制出多股子代正链RNA,这种由一条完整的负链和正在生长中的多股正链组成的结构,称复制中间体(replicative intermediate)。新的子代RNA分子在复制环中有三种功能:①为进一步合成复制型起模板作用;②继续起mRNA作用;③构成感染性病毒RNA。

负链RNA病毒如流感病毒、副流感病毒、狂犬病病毒和腮腺炎病毒等有囊膜病毒的复制特点:病毒体中含有依赖RNA的RNA聚合酶,从侵入链转录出mRNA,翻译出病毒结构蛋白和酶,同时又可作为模板,在依赖RNA的RNA聚合酶作用下合成子代负链RNA。

(3) 逆转录病毒的复制 逆转录病毒(retrovirus)又称RNA肿瘤病毒(oncornavirus),病毒体含有单股正链RNA、依赖RNA的DNA多聚酶(逆转录酶)和tRNA。其复制过程分两个阶段:第一阶段,病毒核酸进入胞质后,以RNA为模板,在依赖RNA的DNA多聚酶和

tRNA 引物的作用下,合成负链 DNA,正链 RNA 被降解,进而以负链 DNA 为模板形成双股 DNA,转入细胞核内,整合到宿主 DNA 中,成为前病毒。第二阶段,前病毒 DNA 转录出病毒 mRNA,翻译出病毒蛋白质。同样从前病毒 DNA 转录出病毒 RNA,在胞质内装配,以出芽方式释放。被感染的细胞仍持续分裂,将前病毒传递至子代细胞。

（4）病毒蛋白的合成与修饰 病毒 mRNA 在宿主细胞聚核糖体上翻译合成病毒的结构蛋白和非结构蛋白,结构蛋白是病毒结构的组成成分,非结构蛋白虽然不是病毒的结构成分,但是在病毒复制中具有重要功能,大多是一些催化、调节病毒复制的酶类和调控蛋白。

通常动物病毒 mRNA 仅翻译一条连续的完整的病毒多肽链,这种 mRNA 称为单顺反子 mRNA。分段基因组病毒,如流感病毒,核酸分为 8 个节段,每一节段转录一条 mRNA,翻译一种病毒蛋白。有的病毒,如脊髓灰质炎病毒,病毒 RNA 本身作为 mRNA,首先翻译出大分子蛋白,然后在特殊位点被细胞或病毒蛋白水解酶裂解为许多小分子病毒蛋白,包括结构蛋白和非结构蛋白。也有的病毒,如披膜病毒,基因组上有多处转录起始码和终止码,分别转录出单顺反子 mRNA 并合成各自的病毒蛋白。DNA 的转录发生在细胞核内,转录产物经剪切拼接,在 3′ 端聚腺苷酸化,5′ 端加上甲基化帽,转送入胞质,合成病毒蛋白。

某些病毒蛋白合成后需要修饰,如磷酸化、糖基化等。由病毒和细胞的蛋白激酶完成磷酸化,这是活化或灭活某些蛋白质的一种方式。病毒糖蛋白在胞质中与膜相连的核糖体上合成,经粗面内质网、平滑内质网、高尔基复合体到达细胞膜,在此过程中被糖基化。

5. 装配与释放 新合成的病毒核酸和病毒结构蛋白在感染细胞内组合成病毒颗粒的过程称为装配(assembly),而从细胞内转移到细胞外的过程称为释放(release)。大多数 DNA 病毒,在核内复制 DNA,在胞质内合成蛋白质,转入核内装配成熟。而痘苗病毒的全部成分及装配均在胞质内完成。RNA 病毒多在胞质内复制核酸及合成蛋白质。感染后 6 h,一个细胞可产生多达 10000 个病毒颗粒。

病毒装配成熟后释放的方式如下:①宿主细胞裂解,病毒释放到周围环境中,见于无囊膜病毒,如腺病毒、脊髓灰质炎病毒等;②以出芽的方式释放,见于有囊膜病毒,如疱疹病毒在核膜上获得囊膜,流感病毒在细胞膜上获得囊膜而成熟,然后以出芽方式释放出成熟病毒。也可通过细胞间桥或细胞融合邻近的细胞。

病毒的增殖不只是产生有感染性的子代,绝大多数动物病毒在大量感染的情况下,经多次增殖会产生缺损干扰颗粒(defective interfering particles)。这是能干扰亲代病毒复制的缺损病毒,其核酸有部分缺损或被宿主 DNA 片段替换。缺损干扰颗粒的基本特性如下:①本身不能繁殖;②有辅助病毒存在时方能增殖;③干扰同种病毒而不干扰异种病毒的增殖;④在感染细胞内与亲代病毒竞争性增殖。由于缺损干扰颗粒的产生,同种感染性病毒数量减少,在导致病毒的持续性感染中具有一定的作用,但疫苗中含有大量缺损干扰颗粒会影响活疫苗的免疫效果。

三、病毒性状的变异

病毒的变异是由于各种原因致使病毒的遗传物质发生改变从而出现某些性状的改变。

（一）病毒性状的变异

病毒性状的变异表现为毒力、抗原性、耐药性和宿主范围等方面的改变。

1. 毒力变异 病毒对宿主致病性的变异,病毒可从无毒株或低毒株变成强毒株,或从强毒株变为无毒株或弱毒株。后者可制成弱毒活病毒疫苗,如脊髓灰质炎疫苗、麻疹疫苗等。

2. 抗原性变异 如在自然流行条件下,甲型流感病毒表面的神经氨酸酶和血凝素这两种抗原结构均易发生变异,出现与前次流行株的抗原结构不同的新亚型(如 H_1N_1 转变为 H_2N_2 等)而引起流行。病毒抗原的频繁变异,会给疫苗的研制和病毒的预防带来困难。

3. 耐药性变异 如在抗乙型肝炎病毒用药中,长期服用核苷类药物或单用干扰素治疗会导致乙型肝炎病毒对其耐药。

4. 宿主范围变异 如狂犬病病毒突变株可在兔脑内增殖,而不感染人,可制成狂犬病疫苗。另外一些只寄生于动物的病毒会发生变异而感染人体,造成人类感染性疾病,如禽流感病毒。

（二）病毒的变异机制

1. 突变 病毒的突变(mutation)是指基因组中核酸碱基顺序上的化学变化,可以是一个核苷酸的改变,也可为成百上千个核苷酸的缺失或易位。病毒复制中的自然突变率为 $10^{-5} \sim 10^{-8}$,而各种物理、化学诱变剂可提高突变率,如温度、射线、5-溴尿嘧啶、亚硝酸盐等的作用均可诱发突变性、耐药性和宿主范围等方面的改变。

2. 基因重组 两种亲缘关系的不同病毒感染同一宿主细胞时,它们的遗传物质发生交换,结果产生不同于亲代的可遗传的子代,称为基因重组(genetic recombination)。

（1）活病毒间的重组 例如,流感病毒的两个亚型之间可基因重组,产生新的杂交株,即具有一个亲代的血凝素和另一亲代的神经氨酸酶。这在探索自然病毒变异原理中具有重要意义。每隔十年左右,流感病毒可引起一次世界性大流行,可能是由于人的流感病毒与某些动物(鸡、马、猪)的流感病毒间发生基因重组所致。

（2）灭活病毒间的重组 例如,用紫外线灭活的两株同种病毒,若一同培养后,常可使灭活的病毒复活,产生出感染性病毒体,此为多重复活,这是因为两种病毒核酸上受损害的基因部位不同,由于重新组合相互弥补而得到复活。因此,现今不用紫外线灭活病毒制造疫苗,以防病毒复活。

（3）死活病毒间的重组 例如,将能在鸡胚中生长良好的甲型流感病毒(A_0 或 A_1 亚型)疫苗株经紫外线灭活后,再加亚洲甲型(A_2 亚型)活流感病毒一同培养,产生出具有前者特点的 A_2 亚型流感病毒,可供制作疫苗,此称为交叉复活。

（三）病毒变异的实际意义

1. 研制减毒活疫苗 如温度敏感突变株、宿主范围突变株的研制。

2. 应用于基因工程 基因工程是将一个生物体的基因,也就是携带遗传信息的 DNA 片段,转移到另一个生物体内,与原有生物体的 DNA 结合,实现遗传性状的转移和重新组合,从而使人们能够定向地控制、干预和改变生物体的变异和遗传。目前病毒基因工程正沿着两个方向发展:①将编码病毒表面抗原的基因移植到质粒中去,在大肠杆菌中产生大量表面抗原物质,以制备疫苗或诊断用抗原。②探索病毒作为基因工程载体的可能性,以便将所需要的外源基因带入人体或动物体内,以达到治疗人类遗传性疾病或创造动物新品种的目的。

第二节　病毒的致病性与免疫

一、病毒的感染

（一）病毒感染细胞的类型

在病毒与宿主细胞的相互作用过程中,病毒在细胞内的复制是关键,据此可确定病毒感染细胞的类型和细胞的最终结局。

1. 杀细胞性感染　病毒在宿主细胞内复制增殖的过程中,阻断了细胞自身的合成代谢,胞膜功能衰退,待病毒复制成熟后,在很短的时间内,一次释放出大量病毒,以致细胞裂解;同时,又引起细胞内溶酶体膜的通透性增高,释放出过多的水解酶于胞质中,而使细胞溶解。释放出的病毒再侵犯其他易感的宿主细胞。脊髓灰质炎病毒、柯萨奇病毒及鼻病毒等无囊膜的小 RNA 病毒感染属于这一类。

2. 稳定性感染　有囊膜的病毒在细胞内增殖的过程中,不阻碍细胞本身的代谢,也不改变溶酶体膜的通透性,因而不会使细胞溶解死亡。它们是以"出芽"方式从感染的宿主中逐个释放出来,只有机械性损伤和合成的毒性产物,可使细胞发生混浊肿胀、皱缩,出现轻微的细胞病变,在一段时间内宿主细胞并不立即死亡。有时受染细胞还可增殖,病毒可传给子代细胞,或通过直接接触,感染邻近的细胞。单纯疱疹病毒、脑炎病毒、麻疹病毒及流感病毒等的感染都属于这一类型。

3. 整合感染　某些 DNA 病毒的全部或部分 DNA 及逆转录病毒合成的 cDNA 插入宿主细胞基因中,形成前病毒(provirus),导致细胞遗传性状的改变,称为整合感染。整合的宿主细胞不复制期间为潜伏感染,偶尔复制出完整病毒时为复发感染。在适宜条件下细胞也可转化为癌细胞,细胞膜上出现肿瘤抗原。HTLV-1、EBV、HPV、HBV 均可造成这一类型的感染。

（二）病毒感染机体的类型

病毒感染机体一方面取决于病毒的毒力或致病力、一定的数量和合适的侵入门户,另一方面取决于机体的免疫力。毒力一般指同一病毒不同毒株所致疾病的严重程度。致病力是指不同病毒所致疾病的严重程度。因此,病毒的特性及机体免疫应答状态决定了病毒感染机体的类型和结局。

1. 亚临床感染(subclinical infection)　不出现临床症状的感染称为亚临床感染或隐性感染。许多病毒性疾病流行时为此型感染,是机体获得特异性免疫的主要来源。例如:脊髓灰质炎流行时,隐性感染者约占 99%,隐性感染者仍能向周围环境散布病毒,而传染他人。

2. 急性感染(acute infection)　临床所见的绝大多数病毒感染,如麻疹、乙型脑炎、流感、脊髓灰质炎、水痘等都为急性感染。病毒侵入机体内,在一种组织或多种组织中增殖,并经局部扩散,或经血流扩散到全身。经 2～3 天甚至 2～3 周的潜伏期后,病毒繁殖到一定水平,由于局部或组织广泛损伤,引起临床感染。从潜伏期起,宿主动员了非特异性和特异性免疫力,除致死性疾病外,宿主一般能在症状出现后 1～3 周内,消除体内的病毒。通常在症状出现前后的一段时间内及病后数天到 2 周,从组织或分泌物中可分离出病毒。

根据病毒在体内的传播方式,可分为下列两类(表 14-1)。

①局部感染(local infection)　病毒仅在入侵部位的组织细胞中繁殖,扩散到邻近细胞或直接通过细胞间桥从一个细胞进入另一个细胞,病毒没有远距离扩散的能力,限于局部表面感染,引起局部或全身症状。如流感病毒、副流感病毒、呼吸道合胞病毒、腺病毒及轮状病毒的感染。

②全身感染(systemic infection)　病毒从被感染的细胞释放出细胞外,再感染邻近细胞,并且往往通过血流传播至全身。脊髓灰质炎病毒从肠道侵入,先在肠道黏膜以及肠系膜淋巴结中增殖,进入血流形成第一次病毒血症,病毒随血液流入全身淋巴结及脾等合适部位增殖,形成第二次病毒血症,然后侵犯靶器官——中枢神经系统。

表 14-1　病毒感染的类型

项目	局部感染	全身感染
病灶	呼吸道黏膜	全身
潜伏期	较短	较长
病毒血症	—	＋
病后免疫力持久性	较短	较长或终身
免疫力来源	局部 IgA 和细胞免疫	血流中抗体和细胞免疫
病毒感染举例	普通感冒(鼻病毒)	麻疹、脊髓灰质炎

3. 持续性感染(persistent infection)　持续性感染包括潜伏感染、慢性感染及慢发性感染。造成持续性感染的原因有病毒本身的特性因素,如整合感染倾向、缺损干扰颗粒(DIP)形成、抗原性变异或无免疫原性;同时也与机体免疫应答异常有关,如免疫耐受、细胞免疫应答低下,以及抗体功能异常、干扰素产生低下等。

①潜伏感染(latent infection)　指病毒的 DNA 或逆转录合成的 cDNA 以整合形式或环状分子形式存在于细胞中,造成潜伏状态,无症状期查不到完整病毒,当机体免疫功能低下时病毒基因活化并复制完整病毒,发生一次或多次感染,甚至诱发恶性肿瘤。

②慢性感染(chronic infection)　指感染性病毒处于持续的增殖状态,机体长期排毒,病程长,症状长期迁延,往往可检测出不正常的或不完全的免疫应答。乙型肝炎病毒感染后10％的患者血液持续存在 HBsAg,血清中可检出免疫复合物,而细胞免疫功能低下者,发展成慢性活动性乙型肝炎。又如,四个月内的胎儿感染风疹病毒后,母体抗体不能清除细胞内的风疹病毒,受染细胞分裂速度减慢,胎儿发育不正常,出生后出现多种多样的先天性缺陷或畸形,称为风疹综合征。随着年龄的增长,细胞免疫功能增强,才能消除产生病毒的靶细胞。此外,与疣有关的乳头瘤病毒可形成慢性感染,这是由于病毒隐藏在无血管的上皮细胞内,逃避了免疫监视,该病毒基因也可整合到宿主细胞 DNA 中。

③慢发性感染(slow infection)　慢发性感染不同于慢性感染,其特点是潜伏期很长,通常为数月或数年,而后呈现慢性进行性病程,直至患者死亡。

4. 病毒与癌症　研究证实许多动物中存在 RNA 肿瘤病毒,它们可以水平传播方式从一个动物传给另一个动物,也可以垂直传播方式传给子代的生殖细胞和体细胞。前者为外源性感染,后者为内源性感染。在 20 世纪 70 年代,人们发现逆转录酶后,把 RNA 肿瘤病毒归为逆转录病毒科(Retroviridae)肿瘤病毒亚科(Oncovirinae)。DNA病毒中的乳多空病毒可引起恶性和良性肿瘤。当多种肿瘤病毒感染体外培养的细胞后,细胞转化为肿瘤细胞,这在病毒致癌机理的研究中起重要作用,此后发现许多DNA病毒也具有这种作用。

①病毒癌基因　大多数逆转录病毒有特殊的致癌基因,可使细胞发生恶性转化。除逆转录病毒外,RNA病毒无致癌作用。逆转录病毒首先与受体结合,进入胞质后脱去衣壳,病毒单链RNA逆转录为双链DNA,并整合到宿主细胞基因组中形成前病毒,而后可处于静止状态,前病毒持续存在;也可由宿主细胞的聚合酶转录出mRNA,翻译成病毒结构成分,与病毒RNA组装成子代病毒,出芽释放;也可从病毒致癌基因转录mRNA,翻译癌基因产物(如蛋白激酶),修饰并活化细胞的某些蛋白,导致细胞转化,克隆增殖,形成恶性肿瘤。病毒癌基因产物不参与病毒结构的组成,但在转化的细胞表面出现肿瘤(T)抗原。

②细胞原癌基因　在研究病毒癌基因时发现正常的鸟类、鱼类、哺乳动物细胞中有病毒癌基因的同源序列,分子结构略不同,但均编码相同功能的蛋白质,称为细胞原癌基因。至今已查明的有60余种,间接造成细胞恶性转化,这种现象称为插入诱变作用(insertional mutagenesis)。此外,细胞生长抑制基因的缺失和突变,导致机体失去正常控制细胞增殖的能力,也是细胞恶性转化的因素。

癌症是由多种因素诱发的细胞恶性转化,细胞代谢增殖速率加快,分化为肿瘤细胞。除上述病毒与细胞本身的因素外,尚与宿主因素有关,如遗传性、饮食习惯、激素水平、免疫抑制、免疫缺陷等。也与外界因素有关,多种诱变剂刺激可造成细胞恶性转化,包括离子射线、化学致癌物质。

二、病毒的致病机制

(一) 感染细胞的损伤和死亡

许多病毒感染细胞的结局为细胞死亡。病毒在感染细胞内阻断了细胞自身RNA和蛋白质的合成,而病毒蛋白质和病毒颗粒大量积聚,或形成包涵体(inclusion body),而使感染细胞变形,常见细胞肿胀,细胞膜通透性改变,最后细胞本身溶酶体酶逸出,而导致细胞破坏。

包涵体是病毒感染细胞中独特的形态学变化。各种病毒的包涵体形态各异,为单个或多个,或大或小,呈圆形、卵圆形或不规则形,位于核内或胞质内,嗜酸性或嗜碱性。荧光抗体染色和电镜检查证明包涵体是病毒复制合成的场所。病毒包涵体的形态、染色性及存在部位,对某些病毒有一定的诊断价值。

(二) 细胞膜的改变

麻疹病毒和副流感病毒能使感染的细胞膜发生改变,而导致感染细胞与邻近未感染细胞发生融合。细胞融合(cell fusion)的结果是形成多核巨细胞(polykaryocyte)。这是这类病毒感染细胞的病理特征。另外,病毒感染的细胞膜上常出现由病毒基因编码的新抗原,流感病毒感染的细胞膜上出现病毒血凝素和神经氨酸酶,使感染细胞成为靶细胞,即免疫攻击的针对细胞。

(三) 病毒感染中炎症反应和免疫病理损伤

病毒感染病灶中最多见的是淋巴细胞和单核-巨噬细胞浸润,这是特异性的细胞免疫反应,如麻疹和疱疹的皮疹、流感的黏膜炎症和肺炎。另一类炎症反应是抗原、抗体、补体复合物引起的多形核粒细胞及单核细胞浸润,如急性黄疸型肝炎。

免疫病理损伤无非是Ⅱ、Ⅲ、Ⅳ型超敏反应及自身免疫反应所致。病毒感染偶尔会引起自身免疫反应,例如超敏反应性脑炎、多发性神经炎、超敏反应性血小板减少性紫癜等。发病机制可能如下:①病毒改变宿主细胞的膜抗原;②病毒抗原和宿主细胞的交叉反应;③淋巴细胞识别功能的改变;④抑制性 T 淋巴细胞过度减少。

（四）病毒感染引起的暂时性免疫抑制

麻疹病毒感染能使患儿结核菌素试验阳性转为阴性,持续 1～2 个月,以后逐渐恢复。近年来,人们观察到许多病毒感染都能引起暂时性免疫抑制,如流感、流行性腮腺炎、麻疹、风疹、登革热等,急性期和恢复期患者外周血淋巴细胞对特异性抗原和促有丝分裂原(PHA、ConA)的反应都减弱。同时对结核菌素、念珠菌素、流行性腮腺炎病毒抗原的皮肤试验反应转阴或减弱。

三、抗病毒免疫

机体抗病毒感染免疫应答包括非特异性免疫与特异性免疫。前者指获得性免疫力产生之前,机体对初次病毒感染的天然抵抗力,主要由单核-巨噬细胞、自然杀伤细胞及干扰素等发挥作用。后者指抗体和细胞介导的抗病毒作用。本节中将单独阐述干扰素。

（一）非特异性因素的抗病毒作用

1. 机械和化学屏障　皮肤为鳞状上皮组织,是阻止病毒感染的良好屏障。呼吸道黏膜细胞纤毛的反向运动是一种保护机制,当流感、副流感病毒感染破坏了黏膜细胞时,机体易发生继发感染。胃酸对病毒有灭活作用,有囊膜病毒一般不能通过消化道感染,而多数无囊膜肠道病毒耐酸。血脑屏障和胎盘屏障可阻止大多数病毒感染脑细胞和胎儿。

2. 单核-巨噬细胞和自然杀伤细胞　单核-巨噬细胞,尤其是固定或游走的巨噬细胞吞噬并消化大分子异物,抗体或补体的活性成分起调理吞噬作用;IFN-γ 活化的巨噬细胞杀灭病毒的能力增强。

自然杀伤细胞(NK 细胞)在无抗原刺激的情况下,通过非抗体依赖的方式自然杀伤肿瘤细胞及病毒感染的细胞,是机体抗肿瘤、抗病毒的重要防线。此外,NK 细胞尚具有抗体依赖细胞介导的细胞毒作用(ADCC)。

3. 炎症和发热反应　病毒感染部位出现炎细胞浸润,如中性粒细胞、巨噬细胞、淋巴细胞聚集,导致局部氧利用增加和酸性产物增加,不利于病毒复制,限制病毒的扩散。巨噬细胞产生 IL-1 及 IFN,引起机体的发热反应,当超过 37 ℃时大多数病毒复制受到压制,因此发热是一种保护性机制,使用药物强制退热将延长病毒感染的康复时间。然而过强的炎症反应和高热也是使病情加重的因素。

4. 年龄与生理状态　婴儿有来自母体的 IgG 及母乳中的 IgA,6 个月内较少发生病毒性感染;脊髓灰质炎病毒通常引起儿童的轻型或亚临床型感染,然而在成人则往往引起麻痹型感染;老年人免疫力下降,若患带状疱疹,病情较为严重。妊娠期患乙型肝炎可使病情恶化,可能与内分泌水平变化有关;使用激素治疗虽可控制高热及过强的炎症反应,但往往加重单纯疱疹病毒和水痘病毒等感染者的病情。

5. 遗传因素与种属免疫　动物实验证明,遗传因素影响病毒感染者的抵抗力或敏感性。近交系小鼠接种少量单纯疱疹病毒便可致命,而其他小鼠可耐受较大剂量病毒的攻击不出现症状,涉及的基因与 MHC 有关。在人体中难以做出评价,但人们对免疫应答基因的深入研究有助于阐明这一问题。

许多病毒有限定的宿主范围,种属免疫可能取决于宿主细胞是否具有相应的受体,如脊髓灰质炎病毒的受体仅存在于人和灵长类动物中,因而其他动物具有天然的种属免疫力;人类免疫缺陷病毒、肝炎病毒也是如此。相反,狂犬病病毒可感染多种温血动物。

（二）抗体介导的抗病毒作用

1. 中和抗体与非中和抗体　具有吸附穿入作用的病毒的表面抗原所诱生的抗体,称为中和抗体。活病毒与中和抗体结合,导致病毒丧失感染力,称为中和反应。结合这种抗体的病毒不能再吸附和穿入易感宿主的细胞。如抗流感病毒血凝素抗原的抗体,为中和抗体,具有免疫保护作用。血流中特异性IgM出现于病毒感染的早期,IgG出现较晚,它们都能抑制病毒的局部扩散和清除病毒血症,并能抑制原发病灶中病毒播散至其他易感组织和器官（靶器官）。黏膜表面分泌型IgA的出现比血流中IgM稍晚,它是呼吸道和肠道抵抗病毒的重要因素。而补体能明显地加强中和抗体的作用。

不具有吸附穿入作用的病毒的表面抗原及病毒颗粒内部抗原所诱生的抗体,称为非中和抗体。如抗流感病毒神经氨酸酶的抗体,不能阻止病毒吸附和穿入敏感细胞,但可与病毒表面神经氨酸酶结合,使病毒易被吞噬清除;抗流感病毒核蛋白的抗体,没有免疫保护作用。

2. 抗体介导的抗病毒作用方式

（1）中和抗体与病毒表面抗原结合,导致病毒表面蛋白质构型的改变,阻止其吸附于敏感细胞。中和作用是机体灭活游离病毒的主要方式。

（2）病毒表面抗原（如流感病毒的血凝素和神经氨酸酶）与相应的抗体（中和抗体或非中和抗体）结合,使病毒易被吞噬清除。

（3）病毒表面抗原和相应的抗体结合后,激活补体,导致有囊膜的病毒裂解。

（4）感染细胞表面表达的病毒抗原与相应抗体结合后,或通过ADCC作用或通过激活补体,使靶细胞溶解。

（三）细胞介导的抗病毒作用

1. 细胞毒性T淋巴细胞(CTL)的抗病毒作用　虽然NK细胞和活化的巨噬细胞有杀伤靶细胞的作用,但破坏病毒感染的靶细胞主要依靠CTL,CTL由$CD8^+$的和$CD4^+$的杀伤细胞组成。$CD8^+$的淋巴细胞约占成熟T淋巴细胞的30%,包括大多数CTL和抑制性T淋巴细胞（Ts）。当病毒抗原与宿主细胞MHC-Ⅰ类抗原一起提呈给$CD8^+$的CTL时,CTL才能被激活,它们杀伤靶细胞受MHC-Ⅰ类抗原的限制。CTL杀伤靶细胞的机制可能是释放胰蛋白酶样的丝氨酸蛋白酶和细胞毒性淋巴因子（如穿孔素）等,导致靶细胞溶解。$CD4^+$的淋巴细胞约占成熟T淋巴细胞的70%,主要为辅助性T淋巴细胞（Th）,尚有少数CTL。它们的活化与杀伤功能受细胞表面相应的MHC-Ⅱ类抗原的限制。

Th和Ts是重要的免疫调节细胞,在血中正常比例为2:1。病毒抗原大多为胸腺依赖性抗原,Th和Ts分别从正向和反向调节机体抗病毒免疫应答的强弱程度,影响抗体和细胞介导的免疫保护或免疫损伤作用。

2. 细胞因子的抗病毒作用　细胞毒效应细胞（CTL细胞、NK细胞及活化的巨噬细胞）与靶细胞结合后,通过释放出的细胞毒性物质杀伤病毒感染的靶细胞,前已述及。近年来在小鼠体内实验中证实,活化的T淋巴细胞释放的IL-2促使T淋巴细胞、NK细胞、单核-巨噬细胞在病毒感染的部位大量聚集,释放IFN-γ、IFN-α并形成足够的浓度,从而在基因转录、翻译两个水平上抑制病毒大分子的合成,并诱导邻近正常细胞进入抗病毒状态。因此,它们在机体抗病毒免疫过程中是极为重要的效应分子。

(四) 干扰素的抗病毒作用

当两种病毒感染同一细胞时,一种病毒可以增殖,而另一种病毒则被抑制,这种现象称为干扰现象(interference),这种能干扰病毒增殖的物质称为干扰素(interferon,IFN)。干扰素是在诱生剂和某些细胞因子的作用下,由细胞基因编码产生的一组蛋白质,具有高度的活性和多种功能。干扰素无病毒特异性,一种病毒诱生的干扰素对其他病毒也有效,但有种属特异性,小鼠产生的干扰素在人体内无效。现已知人的干扰素有 3 种:IFN-α 即白细胞干扰素,IFN-β即成纤维细胞干扰素,IFN-γ 即免疫干扰素(T 淋巴细胞产生的一种细胞因子)。前二种属 Ⅰ型,后一种属 Ⅱ型。编码 Ⅰ 型干扰素的基因位于人类第 9 对染色体上,编码 Ⅱ 型干扰素的基因位于第 12 对染色体上。

1. 干扰素的诱生　在正常情况下,基因处于静止状态,干扰素的产生受到抑制。如有病毒感染或非病毒性诱生剂(如人工合成的双链聚肌胞)作用于细胞膜上,激活干扰素编码基因,即开始转录干扰素的 mRNA,再转译为干扰素蛋白。因此诱生的干扰素很快释放到细胞外,作用于邻近的未受感染的细胞膜受体上,使细胞进入抗病毒状态。

2. 干扰素作用的机理　干扰素首先作用于邻近未受感染的细胞膜上的干扰素受体系统,该系统由神经节苷脂组成的结合位点和一个可能由糖蛋白组成的激活位点所组成。现已知 Ⅰ型干扰素受体基因在人染色体 G21 长臂上,Ⅱ型干扰素受体基因位于第 6 对染色体上,这就决定了干扰素具有一定的种属特异性。当干扰素与受体结合后,产生一种特殊的因子,使抗病毒蛋白(AVP)基因解除抑制,转录并翻译出 AVP,主要是蛋白激酶、$2'$-$5'$A 合成酶、磷酸二酯酶,这些酶与干扰素发挥抗病毒活性有密切关系。其中两种酶须经双股 RNA 及 ATP 激活,一种为蛋白激酶,激活后可使合成蛋白质的启动因子 2(eIF-2)磷酸化而失活,抑制蛋白质合成;另一种为 $2'$-$5'$A 合成酶,活化后催化合成 $2'$-$5'$寡腺苷酸,再激活潜在的核酸内切酶,使病毒 mRNA 降解,抑制病毒蛋白合成。此外,磷酸二酯酶能降解 $2'$-$5'$A,又能除去 tRNA 的 CCA末端,抑制蛋白质合成。

干扰素在病毒学、免疫学、细胞学及分子遗传学等领域,均有理论与实际意义。干扰素制剂已用于治疗一些病毒感染(如慢性乙型肝炎、单纯疱疹病毒性角膜炎、带状疱疹及呼吸道病毒感染)和恶性肿瘤(如骨肉瘤等),都有一定疗效。当机体感染病毒时,干扰素的产生较特异性抗体早,因此,干扰素对于阻止病毒感染的发生及促进病毒感染患者的康复可能起重要作用。

第三节　病毒感染的检查与防治原则

一、病毒感染的检查

病毒感染的实验室检查包括病毒的分离与鉴定、病毒核酸与抗原的直接检出,以及特异性抗体的检测。临床医师根据流行病学资料、疾病的症状与体征综合判断可能为何种病毒感染，留取适宜的标本送检。

（一）标本的采集与送检

病毒性疾病通常采集血液、鼻咽分泌液、痰液、粪便、脑脊液、疱疹内容物、活检组织或尸检组织等。

对于供分离病毒、检出核酸及抗原的标本，要求如下。

1. 尽早采取　在发病初期（急性期）采取，较易检出病毒，越迟阳性率越低。

2. 部位适宜　在感染部位采取，如呼吸道感染者采取鼻咽分泌液或痰液；肠道感染者采取粪便；脑内感染者采取脑脊液；皮肤感染者采取病灶组织；有病毒血症时采取血液。

3. 冷藏速送　病毒离开活体后在室温下易死亡，故取得的标本应尽快送检。若距离实验室较远，应将标本放入装有冰块或干冰的容器内送检。病变组织则应保存于 50% 的甘油缓冲盐水中。部分标本，如鼻咽分泌液、粪便等应加入青霉素、链霉素或庆大霉素等，以免杂菌污染细胞或鸡胚，而影响病毒分离。

检测特异性抗体需要采取急性期与恢复期双份血清，第一份尽可能在发病后立即采取，第二份在发病后 2～3 周采取。血清标本放 4～20 ℃保存，试验前血清标本以 56 ℃ 30 min 处理去除非特异性物质及补体。无菌性脑炎患者也可取脑脊液检测特异性 IgM。

（二）病毒的分离与鉴定

1. 病毒的分离　病毒分离的一般程序如下：无菌标本（脑脊液、血液、血浆、血清）可直接接种细胞、动物、鸡胚；无菌组织块经培养液洗涤后制成 10%～20% 悬液离心，取上清液接种；粪便、尿液、感染组织等污染标本在接种前先用抗生素处理，杀死杂菌。

（1）细胞培养　用分散的活细胞进行培养称细胞培养（cell culture）。所用培养液是含血清（通常为胎牛血清）、葡萄糖、氨基酸、维生素的平衡溶液，pH 为 7.2～7.4。细胞培养适于绝大多数病毒生长，是病毒实验室的常规技术。

①原代细胞培养　原代细胞均为二倍体细胞，可用于生产病毒疫苗，如兔肾细胞用于生产风疹疫苗，鸡成纤维细胞用于生产麻疹疫苗，猴肾细胞用于生产脊髓灰质炎疫苗。因原代细胞不能持续传代培养，故不便用于诊断工作。

②二倍体细胞培养　目前多用于制备病毒疫苗，也用于病毒的实验室诊断工作。

③传代细胞培养　目前广泛用于病毒的实验室诊断工作，根据病毒对细胞的亲嗜性，选择使用敏感的细胞系。

④淋巴细胞培养　为研究人类逆转录病毒（HIV、HTLV）提供了条件，HIV 在 T 淋巴细胞培养物中增殖形成多核巨细胞。

（2）动物实验　这是最原始的病毒分离培养方法。常用小白鼠、田鼠、豚鼠、家兔及猴等。接种途径根据各病毒对组织的亲嗜性而定，可接种鼻内、皮内、脑内、皮下、腹腔或静脉，例如嗜神经病毒（脑炎病毒）接种鼠脑内，柯萨奇病毒接种乳鼠（一周龄）腹腔或脑内。接种后逐日观察实验动物发病情况，如有实验动物死亡，则取病变组织剪碎、研磨均匀，制成悬液，继续传代，并进行鉴定。

（3）鸡胚培养　用受精孵化的活鸡胚培养病毒比用动物更加经济、简便。根据病毒的特性可将病毒接种在鸡胚绒毛尿囊膜、尿囊腔、羊膜腔、卵黄囊、脑内或静脉内，如有病毒增殖，则鸡胚发生异常变化或羊水、尿囊液出现红细胞凝集现象，常用于流感病毒及腮腺炎病毒等的分离培养。但很多病毒在鸡胚中不生长。

2. 病毒的鉴定

（1）病毒在细胞内增殖的指征

①细胞致病作用（cytopathogenic effect,CPE） 病毒在细胞内增殖引起细胞退行性变,表现为细胞皱缩、变圆,出现空泡、死亡和脱落。某些病毒产生特征性 CPE,在普通光学倒置显微镜下可观察上述细胞病变,结合临床表现可做出预测性诊断。免疫荧光（IF)法用于鉴定病毒具有快速、特异的优点,细胞内的病毒或抗原可被荧光素标记的特异性抗体着色,在荧光显微镜下可见斑点状黄绿色荧光,根据所用抗体的特异性判断为何种病毒感染。

②红细胞吸附现象（hemadsorption phenomenon） 流感病毒和某些副黏病毒感染细胞后24～48 h,细胞膜上出现病毒的血凝素,能吸附豚鼠、鸡等动物及人的红细胞,发生红细胞吸附现象。若加入相应的抗血清,可中和病毒血凝素、抑制红细胞吸附现象的发生,称为红细胞吸附抑制试验。这一现象不仅可作为该类病毒增殖的指征,还可用其进行初步鉴定。

③干扰现象（interference phenomenon） 一种病毒感染细胞后可以干扰另一种病毒在该细胞中的增殖,这种现象叫干扰现象。前者为不产生 CPE 的病毒（如风疹病毒）,但能干扰以后进入的病毒（如埃可病毒）增殖,使后者进入宿主细胞不再产生 CPE。

（2）病毒感染性的定量测定

①空斑形成单位测定 这是一种测定病毒感染性比较准确的方法。将适当浓度的病毒悬液接种到生长单层细胞的玻璃平皿或扁瓶中,当病毒吸附在细胞上后,再在其上覆盖一层溶化的半固体营养琼脂层,待凝固后,孵育培养。当病毒在细胞内复制增殖后,每一个感染性病毒颗粒在单层细胞中产生一个局限性的感染细胞病灶,病灶逐渐扩大,若用中性红等活性染料着色,在红色的背景中显出没有着色的"空斑",清楚可见。由于每个空斑由单个病毒颗粒复制形成,因此病毒悬液的滴度可以用每毫升空斑形成单位（PFU)来表示。

②50%致死量（LD50)或 50%组织细胞感染量（TCID50)的测定 本法可估计所含病毒的感染量。方法是测定病毒感染鸡胚、易感动物或组织培养后,引起 50%发生死亡或病变的最小病毒量,即将病毒悬液连续稀释 10 倍,接种于上述鸡胚、易感动物或组织培养中,经一定时间后,观察细胞或鸡胚病变,如绒毛尿囊膜上产生痘斑或尿囊液有血凝特性,或易感动物发病而死亡等,经统计学方法计算出 50%感染量或 50%组织细胞感染量,可获得比较准确的病毒感染性滴度。

（3）病毒形态与结构的观察 病毒悬液经高度浓缩和纯化后,借助磷钨酸负染及电子显微镜可直接观察到病毒颗粒,根据大小、形态可初步判断病毒属哪一科。还可利用分子生物学技术分析比较病毒核酸组成、基因组织结构、序列同源性。

（4）血清学鉴定 用已知的诊断血清来鉴定。补体结合试验可鉴定病毒科属;中和试验或血凝抑制试验可鉴定病毒种、型及亚型。从患者检材中分离出病毒株,应结合临床症状、检材来源及流行季节等加以综合分析,并应注意排除混杂病毒、潜伏病毒存在的可能,须用患者急性期与恢复期双份血清做血清学试验,血清抗体滴度有 4 倍以上增高,才有意义。

（三）病毒核酸及抗原的直接检出

1. 直接检出病毒核酸

（1）核酸分子杂交 将标本滴加到硝酸纤维素膜上,使病毒 DNA 与膜结合,在原位进行碱变性处理后,有放射标记的已知病毒 DNA 片段杂并,两条单股核酸按碱基互补原则结合成双股,经放射自显影,阳性结果出现斑点状杂交信号。将含轮状病毒的粪便标本经热变性处理后,滴加到膜上,使用轮状病毒体外转录的放射标记探针做斑点杂交,敏感性高于 ELISA 法。肠道病毒也可用互补的 DNA 探针做斑点杂交。

目前核酸分子杂交不仅用来检测急性期患者标本中的病毒 DNA,还用于检测不易分离培养的慢性感染、潜伏感染、整合感染患者标本中的病毒 DNA。

(2)聚合酶链反应(polymerase chain reaction,PCR)　一种体外基因扩增法。先将待检标本 DNA 热变性为单股 DNA,作为模板,加一对人工合成的与模板 DNA 两端各 20 个碱基互补的引物,在耐热 DNA 多聚酶作用下,使四种脱氧核苷酸按模板 3′端引物向 5′端延伸 DNA 链,经 20～40 个循环,可使 1 个拷贝的核酸扩增至 10^6 以上,经琼脂糖电泳,可见到溴化乙啶染色的核酸条带,扩增片段的大小取决于两引物的间距。此法较核酸分子杂交敏感、快速,已用于肝炎、AIDS、疱疹病毒感染的诊断,尤其适用于不易分离培养及含量极少的病毒标本,有较大应用前景。

2. 直接检测病毒抗原

(1)免疫荧光(IF)技术　如前所述,IF 可用于细胞培养病毒的鉴定,也适用于检测临床标本中病毒抗原,具有快速、特异的优点。直接免疫荧光技术是用荧光素直接标记特异性抗体,检测病毒抗原;间接免疫荧光技术是先用特异性抗体与标本中抗原结合,再用荧光素标记的抗体与特异性抗体结合,从而间接识别抗原。可取咽喉脱落细胞,检测呼吸道合胞病毒、流感及副流感病毒抗原;取病灶刮片或脑活检标本,检测单纯疱疹病毒抗原;取尿沉渣检测巨细胞病毒抗原等。近年来使用单克隆抗体大大提高了检测的灵敏度和准确性。

(2)免疫酶法(IEA)　原理与应用范围同免疫荧光技术,IEA 是用酶(通常是过氧化物酶)取代荧光素标记抗体,酶催化底物形成有色产物,在普通光学显微镜下清晰可见,不需荧光显微镜,便于推广使用。

(3)放射免疫测定法(RIA)　有竞争性 RIA 和因相 RIA 两种方法。竞争性 RIA 是同位素标记的已知抗原与标本中未标记的待检抗原竞争性结合特异性抗体的试验,将形成的复合物分离出来,用放射免疫检测仪测定放射活性,同时与系列稀释的标准抗原测定结果进行比较,确定出待检抗原的浓度。因相 RIA 是用特异性抗体包被因相以捕获标本中的抗原,然后加入放射性标记的特异性抗体与抗原结合,测定放射活性,得知抗原的量。RIA 是最敏感的方法,已用于测定粪便中甲肝病毒、轮状病毒抗原和血液中乙型肝炎病毒抗原。

(4)酶联免疫吸附试验(ELISA)　先将特异性抗体包被(吸附)到塑料微培板孔中以捕捉标本中相应抗原,然后加入酶标特异性抗体,相应抗原被夹在抗体之间,当加入酶的底物后显色,显色程度直接反映了标本中病毒抗原的量。因其敏感性接近 RIA,又不接触放射性物质,已被多数实验室采用。

此外,对难以分离培养、形态特殊且病毒数量较多的标本,可用电镜或免疫电镜法直接观察,是一种快速诊断与鉴定病毒的方法,如轮状病毒、乙型肝炎病毒。

(四)特异性抗体的检测

病毒感染后通常诱发针对病毒的一种或多种抗原免疫应答,特异性抗体效价升高或 IgM 抗体出现有辅助临床诊断的价值。

1. 补体结合试验(CF)　CF 分两个阶段:①抗原与抗体(一个为已知,一个为待检)混合,加入定量补体,若抗原与抗体相对应,则补体被消耗;②在上述混合物中加入溶血素致敏的绵羊红细胞,若补体已与抗原-抗体复合物完全结合,没有剩余补体存在,那么绵羊红细胞不会溶血,结果为阳性,说明待检标本中有特异性抗体存在,出现阳性结果时血清标本最高稀释度为抗体的效价,反之为阴性结果。由于补体结合抗体产生早,消失快,适于诊断近期病毒感染。

2. 中和试验(NT) 在活体或活细胞内测定病毒被特异性抗体中和而失去致病力的试验。试验时:①须先测出病毒的半数致死量(LD50)或半数感染量(ID50)。②随即取活病毒与被试血清按不同比例混合,放置1~2 h让其充分中和。③将病毒与血清混合液注入各组动物、鸡胚或组织细胞培养管内培养。④根据动物、鸡胚死亡数或细胞病变的管数,计算出百分比(%),然后再计算这些试验对象中的半数免于死亡或免于致病所需要的最少量血清(或最大量的病毒),就是该血清的中和抗体效价(称为50%终点的中和效价)。诊断病毒性疾病时,须取患者双份血清同时做对比试验,病后血清的中和抗体效价也必须超过病初血清4倍以上,才能确诊。用此法鉴定病毒时,须将病毒分别与免疫血清及正常血清(对照)混合做对比试验,免疫血清比正常血清多中和50~100倍剂量的病毒,才能断定是该病毒。

病毒中和抗体的特异性高,持续时间久,以往机体被显性或隐性感染后,血中可长期存在中和抗体,因此适用于流行病学调查或人群免疫水平研究,但因试验方法繁杂,耗用动物、鸡胚或细胞培养较多,故一般不作为常规使用。

3. 血凝抑制试验(hemagglutination inhibition test,HIT) 某些病毒(流感病毒、副流感病毒、腮腺炎病毒、脑炎病毒等)能凝集红细胞,而抗体与这些病毒结合后却能阻止它们的凝集,若双份血清抗体滴度有4倍以上的增高,也可诊断这些病毒感染。本法简便、快速、经济、特异性高,常用于流行病学调查等。

4. IgM捕捉ELISA法 特异性IgM出现于病毒感染的早期或病毒感染的活动期,因此可从急性期患者单份血清中检出特异性IgM,这是实验室诊断早期病毒感染的可靠方法。实验中先用μ链血清包被微培板孔,用以捕捉血清标本中的IgM类抗体,再加入特异性病毒抗原及酶标抗体以证实特异性IgM的存在。现已广泛用于病毒感染的早期诊断。在先天性感染中,IgM检测有特殊意义,因IgM不能通过胎盘,新生儿血清中发现抗病毒IgM提示为宫内感染。

二、病毒感染的防治原则

(一) 免疫预防

可使机体获得人工自动免疫的疫苗如下。

(1)减毒活病毒疫苗(live attenuated virus vaccines) 选用抗原性与野毒株一致而稳定无毒或显著减毒的活病毒突变株作为疫苗。可筛选自然减毒株,或在多种宿主中连续传代培养诱导出减毒株。接种活病毒疫苗近似自然感染,该疫苗可在宿主中繁殖,仅接种一次便可较长时间刺激机体产生由细胞介导的免疫应答,并可产生局部抗体。

目前研究通过基因工程手段构建减毒活疫苗,如使用无毒的牛痘苗病毒作为载体,将期望表达的外源基因插入,构建成重组痘苗病毒,发展为安全有效的多价减毒活病毒疫苗。现已构建出表达HBsAg、HSV-gD、HIV-gp120等的重组痘苗病毒,动物实验安全有效。

(2)灭活病毒疫苗(killed virus vaccines) 将纯化的病毒用甲醛处理,灭活其感染性,而不损伤病毒结构蛋白,制成疫苗。灭活病毒疫苗是完整的病毒,可诱生循环抗体,使机体获得一定程度的免疫力。应注意的是:①制备中确保无残留的活病毒;②加强免疫或后续病毒感染时可能出现对外源性蛋白质的超敏反应;③对呼吸道、消化道的病毒感染预防效果不佳,不能产生足够的局部免疫力;④细胞介导的免疫应答较差。

(3)亚单位疫苗(subunit vaccines) 用化学试剂裂解病毒,提取囊膜或衣壳的蛋白质亚单位,除去核酸而制成亚单位疫苗。目前已有部分病毒的核酸被基因克隆到原核或真核表达载体中,并在原核或真核细胞中得到表达,纯化后制备出亚单位疫苗。在酵母菌中表达的HBsAg 已投放市场。

常用免疫制剂有高效价免疫血清、患者恢复期血清、胎盘球蛋白及与细胞免疫有关的转移因子等。常用于甲肝、麻疹及脊髓灰质炎的紧急预防,可使病情减轻或不出现症状。

(二) 药物治疗

1. 化学制剂　病毒性疾病目前尚缺少特效治疗药物,原因是病毒在细胞内增殖,凡能杀死病毒的药物,同时多对宿主细胞有损害。随着分子病毒学研究的进展,目前人们能鉴定出药物对病毒发挥抑制作用的确切靶位。理论上,病毒复制的任何环节均是抗病毒治疗的作用靶位。现已发现一些药物有治疗价值,允许使用的有无环鸟苷、金刚烷胺、碘苷、三氟尿苷、腺苷、病毒唑、叠氮胸苷等,使用范围有一定局限性,且或多或少有细胞毒性作用。

(1) 无环鸟苷(acycloguanosine,Acyclovir)　为脱氧鸟苷的类似物,该药被病毒编码的胸苷激酶(TK)磷酸化,借助病毒 DNA 多聚酶,掺入病毒 DNA 中,阻断 DNA 链的延伸。对编码TK 的单纯疱疹、水痘-带状疱疹病毒感染有治疗作用,而对不编码 TK 的巨细胞病毒、EB 病毒不敏感。磷酸化的无环鸟苷对宿主细胞 DNA 多聚酶亲和力较低,较少影响宿主细胞。已用于治疗原发性疱疹性角膜炎,但对复发性疱疹损伤疗效不佳;全身用药可预防潜伏感染的复燃,对处于免疫抑制状态患者的活动性疱疹感染也有治疗作用。此外,与无环鸟苷类似的甲基鸟嘌呤衍生物丙氧鸟苷(ganciclovir,DHPG),体外试验表明对巨细胞病毒有明显抑制作用,在严重感染巨细胞病毒的患者中取得了较好的效果,机理不详。

(2) 叠氮胸苷(AZT)　为合成胸腺嘧啶核苷的类似物,阻断前病毒 DNA 合成,从而抑制HIV 的复制。HIV 逆转录酶对该药的敏感性较细胞 DNA 多聚酶高 100 倍,对 AIDS 患者有治疗作用,但该药有较多毒副作用,包括骨髓抑制,停药后可恢复。

(3) 阿糖腺苷(adenine arabinoside,ara-A)　为腺嘌呤的衍生物,作用机理不详,可能是抑制病毒多聚酶,阻断病毒 DNA 合成,对细胞的毒性较阿糖胞苷小。用于单纯疱疹性角膜炎的局部治疗,静脉给药对单纯疱疹和水痘-带状疱疹病毒感染疗效明显,疱疹性脑炎如能早期诊断,早期使用 ara-A 效果明显。主要副作用为恶心、呕吐、血常规不正常、静脉炎。允许在体内使用是因为在治疗剂量和毒性剂量之间存在一个相当宽的范围。每日每千克体重 10 mg ara-A 静脉滴注,未发生严重的毒性反应和免疫抑制。

(4) 碘苷(iododeoxyuridine,IDU)　又称疱疹净,为尿嘧啶的类似物,抑制疱疹病毒 TK并可掺入病毒 DNA 中,同时也影响宿主细胞 DNA 合成。临床上用于 HSV 角膜损伤的局部治疗,是最早使用的抗病毒药物。

(5) 三氟尿苷(trifluridine)　作用机理同碘苷。局部用药可治疗疱疹性角膜炎,对耐碘苷的疱疹病毒株有效。

(6) 病毒唑　又称三氮唑核苷,结构与鸟苷类似,是一种强的单磷酸次黄嘌呤核苷酸脱氢酶抑制剂,通过抑制该酶活性,阻碍病毒核酸的合成。体外试验表明对多种 DNA 和 RNA 病毒有抑制作用。小颗粒气溶胶施放装置用于治疗流感,也允许以气溶胶形式治疗婴儿呼吸道合胞病毒感染。静脉用药已证明对拉沙病毒感染有效。主要副作用是贫血,停药后可恢复。

2. 其他类型抗病毒药物　金刚烷胺(amantadine)为一种合成胺,阻断甲型流感病毒吸附或脱壳。预防性用药后有明显保护作用,但对乙型流感及其他病毒无效。金刚乙胺(rimantadine)为金刚烷胺的衍生物,活性相似,但患者用药后较少出现失眠、眩晕等神经系统症状。

目标检测

选择题

A1 型题

1. 病毒的增殖方式是（   ）。

A. 二分裂方式　　B. 复制方式　　　　C. 出芽方式　　　　D. 裂殖方式　　　E. 分枝方式

2. 对病毒有抑制作用的是（   ）。

A. 抗生素　　　　B. 抗毒素　　　　　C. 干扰素　　　　　D. 细菌素　　　　E. 维生素

3. 关于病毒，下列说法错误的是（   ）。

A. 耐冷不耐热　　　　　　　　　B. 只含有一种类型的核酸　　　　　C. 无细胞结构

D. 有许多特效治疗药物　　　　　E. 只能在易感的活细胞内增殖

4. 病毒的核酸是（   ）。

A. DNA 和 RNA　　　　　　　　B. DNA 或 RNA　　　　　　　　　C. 单股 RNA 和 DNA

D. 双股 DNA 和 RNA　　　　　　E. 以上都不是

5. 构成病毒核心的化学成分是（   ）。

A. 多糖　　　　　B. 脂类　　　　　C. 核酸　　　　　D. 蛋白质　　　　E. 肽聚糖

6. 关于病毒的基本性状下列叙述错误的是（   ）。

A. 体积微小，无细胞结构　　　　　　　　　　B. 只能在活细胞中增殖

C. 含有 DNA 和 RNA　　　　　　　　　　　　D. 对干扰素敏感

E. 耐冷不耐热

7. 用于测量病毒大小的单位是（   ）。

A. 微米（μm）　　　　　　　　　B. 纳米（nm）　　　　　　　　　C. 微微米（pm）

D. 毫微微米（fm）　　　　　　　E. 微微米（am）

8. 关于病毒结构，叙述错误的是（   ）。

A. 核酸和衣壳组成核衣壳　　　　　　　　　　B. 有包膜的病毒才有感染性

C. 衣壳由壳粒构成　　　　　　　　　　　　　D. 病毒包膜表面可有刺突

E. 各种病毒壳粒数目不相同

9. 可称为病毒体的结构是（   ）。

A. 核衣壳　　　　B. 核酸　　　　　C. 衣壳　　　　　D. 包膜　　　　　E. 刺突

10. 病毒感染细胞的关键物质是（   ）。

A. 神经氨酸酶　　B. 衣壳　　　　　C. 包膜　　　　　D. 核酸　　　　　E. 血凝素

11. 对细胞内病毒起主要作用的是（   ）。

A. 中和抗体　　　B. 细胞免疫　　　C. 补体　　　　　D. 干扰素　　　　E. 抗生素

12. 对细胞外的病毒起主要作用的是（   ）。

A. 体液免疫　　　B. 细胞免疫　　　C. 补体　　　　　D. 干扰素　　　　E. 抗生素

13. 病毒中和抗体的作用是（   ）。

A. 直接杀死病毒　　　　　　　　B. 阻止病毒吸附　　　　　　　　　C. 阻止病毒脱壳

D. 干扰病毒生物合成　　　　　　E. 干扰病毒释放

第十五章　呼吸道感染病毒

学习目标

1. 掌握常见呼吸道病毒致病性及防治原则。
2. 熟悉常见呼吸道病毒的生物学性状。
3. 了解常见呼吸道病毒的微生物学检查。

据统计,临床急性呼吸道感染中有 90%～95% 是由病毒引起的。呼吸道病毒是指一大类主要以呼吸道为传播途径,在呼吸道黏膜上皮细胞中增殖,并造成呼吸道及其他器官发生病变的病毒的总称。呼吸道病毒种类较多,其中常见的有流感病毒、麻疹病毒、腮腺炎病毒、风疹病毒、冠状病毒等。呼吸道病毒具有传染性强、传播速度快、起病急等特点。

第一节　流行性感冒病毒

流行性感冒病毒(influenza virus)简称流感病毒,属正黏病毒科,是人和动物流行性感冒(简称流感)的病原体,分为甲(A)、乙(B)、丙(C)三型。其中甲型流感病毒曾多次引起世界性大流行,严重危害人类的生命健康。

一、生物学性状

(一) 形态与结构

流感病毒主要呈球形,直径为 80～120 nm,初次分离出来的流感病毒有时形状不典型,呈杆状或丝状,长短不一,长者可达数千纳米。病毒结构主要有核衣壳及包膜(图 15-1)。

1. 核衣壳　位于病毒体的核心,呈螺旋对称,由分节段的单股负链 RNA 和核蛋白(NP)结合而成,又称核糖核蛋白。甲、乙型流感病毒有 8 个 RNA 节段。丙型流感病毒有 7 个 RNA节段,其基因组分节段的特点使病毒在复制过程中易发生基因重组,导致变异。核蛋白是病毒的主要结构蛋白之一,较稳定,具有型特异性,是流感病毒分型的依据。

2. 包膜　流感病毒的包膜有两层结构,包膜内层为基质蛋白(M 蛋白),具有保护核心及

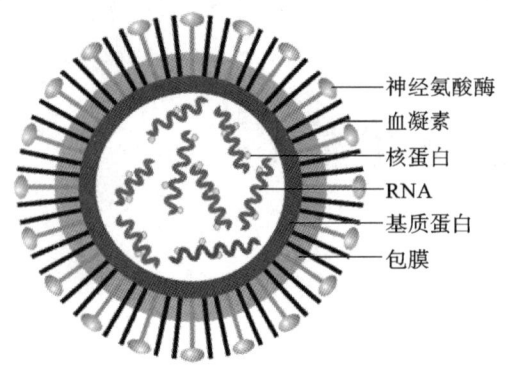

图 15-1 流感病毒的结构

维持病毒外形的作用。外层为脂质双分子层,来源于宿主细胞膜。病毒体的包膜上镶嵌有两种刺突,即血凝素(HA)和神经氨酸酶(NA),其抗原性极易发生变异,是划分甲型流感病毒亚型的依据。

(1)HA 为糖蛋白三聚体,呈柱状,与病毒的吸附和穿入有关。能与鸡、豚鼠等多种动物和人的红细胞表面糖蛋白受体结合,引起红细胞凝集。HA是流感病毒的主要中和抗原,刺激机体产生特异性抗体,该抗体为保护性抗体,具有中和病毒的作用。

(2)NA 由四条相同的糖基化多肽组成的四聚体,呈蘑菇状。具有酶活性。可水解宿主细胞表面的神经氨酸,有利于成熟病毒的释放和集聚病毒的扩散。NA 具有免疫原性,可刺激机体产生特异性抗体。此抗体可抑制 NA 的水解能力,但不能中和病毒的感染性。

(二)分型、命名与变异

1. 分型 根据 NP 和 M 蛋白的不同,流感病毒分为甲、乙和丙三型。甲型流感病毒又根据其表面 HA 及 NA 抗原性的不同,分为若干亚型,至今发现 HA 有 16 个亚型(H1～H16)、NA 有 9 个亚型(N1～N9),现流行的有 H1、H2、H3 和 N1、N2 几种抗原构成的亚型,自 1997 年以来发现 H5N1、H7N7、H9N2、H7N9 等型禽流感病毒可引起人类感染。乙型、丙型流感病毒至今未发现亚型。

2. 命名 根据 WHO 1980 年公布的流感病毒的命名法,一个新分离完整的病毒株的命名如下:型别/宿主(人则省略)/分离地点/病毒株/序号/分离年代(HA 与 NA 亚型号)。

3. 变异 从世界流感流行的资料分析,乙型和丙型流感病毒的免疫原性较稳定,而甲型流感病毒表面的 HA 最易发生变异,NA 次之。其抗原变异有两种形式。①抗原漂移:由基因组自发的点突变造成,其变异幅度小,属量变,仅引起甲型流感周期性的局部中、小型流行。②抗原转变:由基因组重排造成,变异幅度大,属质变,可产生新亚型。由于人群对新流行株缺乏免疫力,可致大规模流行,甚至世界性大流行。

(三)培养特性

流感病毒可在鸡胚和培养细胞中增殖。其在鸡胚中生长良好,一般初次分离先接种于羊膜腔中,传代适应后方可接种尿囊腔,培养细胞可用人胚肾细胞、原代猴肾细胞。病毒在鸡胚和细胞中增殖均不引起明显病变,需用红细胞凝集试验或红细胞吸附试验等证实病毒的存在。流感病毒的易感动物为雪貂,连续传代后,病毒的致病力可提高。

(四)抵抗力

流感病毒的抵抗力较弱,不耐热,56 ℃维持 30 min 即被灭活,室温下传染性很快消失。但在 0～4 ℃能存活数周,−70 ℃或冷冻干燥后活性可长期保存。对干燥、日光、紫外线、乙醚、甲醛及乳酸等敏感。

二、致病性与免疫性

(一)致病性

流感病毒可引起流行性感冒,好发于冬季,传染性强。传染源主要是患者和隐性感染者,感染的动物也可能是一种传染源。病毒主要经飞沫在人与人之间直接传播，也有少数经共用手帕、毛巾等间接传播。流感病毒传染性强，可迅速在人群中蔓延而导致流行。病毒进入宿主体内以后，在呼吸道黏膜上皮细胞内增殖，引起细胞产生空泡、变性，纤毛丧失，最终脱落；黏膜充血、水肿，腺体分泌增加；患者出现鼻塞、流涕、打喷嚏、咽痛及咳嗽等症状。流感病毒在上皮细胞内复制，很少入血，但可释放内毒素样物质入血，引起全身中毒症状，如发热、全身酸痛、乏力、白细胞数下降等。流感患者一般在数日后自愈，但婴幼儿或年老体弱者在感染后5～10天易继发细菌感染，如合并肺炎等，病死率高。

自1997年以来，多个国家和地区发生了较大规模H5N1引起的高致病性禽流感。研究表明，原本为低致病性的禽流感病毒株（H7N7、H9N2等），可经6～9个月禽间流行迅速变异而成为高致病性毒株（H5N1）。自2013年3月以来，中国多个省份又陆续发现了H7N9型禽流感病毒，禽流感病毒主要经呼吸道传播，人通过密切接触感染的禽类及其分泌物、排泄物、受病毒污染的水等，以及直接接触病毒毒株被感染，目前尚无人与人之间传播的确切证据。

（二）免疫性

流感病毒感染可引起针对HA、NA、NP、MI的病毒特异性细胞免疫和体液免疫。特异性抗体中只有抗HA抗体为中和抗体，包括IgG、IgM和sIgA。局部中和抗体sIgA和血清中的抗体在预防感染和阻止疾病的发生中有重要作用。CD8$^+$T淋巴细胞可直接溶解病毒感染的细胞，发挥抗病毒作用。由于流感病毒易变异，机体对新出现的亚型无抵抗力，故病后免疫力不牢固。

三、微生物学检查

在流感暴发流行期间，根据临床典型症状诊断流感并不困难，但要确诊或进行流行病学监测时必须进行实验室检查，主要包括病毒分离培养、血清学诊断和快速诊断等。

（一）病毒分离培养

通常采取患者急性期的鼻咽拭子或咽漱液，加抗生素后，接种于鸡胚或组织细胞，2～4天后通过血凝试验检查有无病毒增殖。

（二）血清学诊断

取患者急性期（发病5天内）和恢复期（病程2～4周）双份血清检测抗体，如果抗体效价增高4倍或4倍以上有诊断价值。

（三）快速诊断

用免疫荧光技术、ELISA法等检测病毒抗原，或用PCR、核酸杂交和序列分析等方法检测病毒核酸及做分型鉴定。

四、防治原则

流感病毒传染性强，易形成大流行。在流行期间，应尽量避免人群聚集。公共场所应常通风换气，必要时可每100 m^{2}用2～4 mL乳酸溶于水中，加热熏蒸以对空气消毒。预防接种是预防流感最有效的方法，常用流感病毒灭活疫苗。由于流感病毒抗原易变异，使用疫苗时须与当前流行株的亚型相符。

流感尚无特效治疗方法，金刚烷胺可抑制甲型流感病毒的复制，对疾病的预防和治疗有一定效果，但可引起中枢神经系统症状。中药板蓝根、金银花、大青叶等也有一定功效。目前临床上常使用奥司他韦进行治疗与紧急预防。

第二节　麻疹病毒

麻疹病毒(measles virus)是麻疹的病原体。麻疹是一种常见的儿童急性呼吸道传染病。但任何年龄阶段的易感人群均可感染,感染率为85%,发病率几乎达到100%,我国自20世纪60年代以来,普遍应用减毒活疫菌,麻疹的发病率显著下降。然而在很多国家,麻疹仍是儿童死亡的一个主要原因。在天花灭绝以后,WHO已将麻疹列为计划消灭的传染病之一。

一、生物学性状

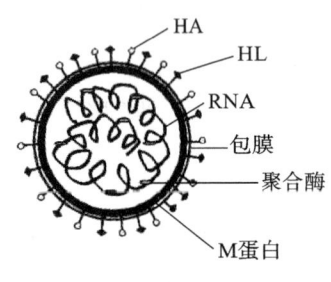

图 15-2　麻疹病毒结构图

麻疹病毒属副黏病毒科、麻疹病毒属。呈球形或丝形,直径为120～250 nm,病毒核心为单股负链RNA,不分节段,不易发生基因重组。衣壳包绕核酸,呈螺旋对称,外有含脂蛋白的包膜,包膜上有两种糖蛋白刺突:血凝素(HA)和溶血素(HL),见图15-2。HA和HL可诱导中和抗体的产生。麻疹病毒只有一个血清型,抗原性较稳定。病毒可在人胚肾细胞、人羊膜细胞、传代狗肾细胞等多种原代或传代细胞中增殖,形成多核巨细胞,并在胞质及胞核内出现嗜酸性包涵体。麻疹病毒对外界的抵抗力较弱,加热56 ℃维持30 min可将病毒灭活,对日光及一般消毒剂敏感;紫外线能很快灭活病毒。

二、致病性与免疫性

(一) 致病性

人是麻疹病毒的自然宿主。急性期患者是传染源,从潜伏期到出疹期都有传染性,其中出疹前后4～5天传染性最强,通过飞沫传播,也可经呼吸道分泌物污染用具及密切接触等传播。发病的潜伏期为9～12天。病毒经呼吸道进入人体后,首先与呼吸道上皮细胞受体结合并在其中增殖,继之侵入淋巴结增殖,然后进入血流,出现第一次病毒血症,患者可出现发热、咳嗽、流涕、流泪、眼结膜充血等症状,多数患者口腔两颊内侧黏膜出现中心灰白、周围红色的Koplik斑,对临床早期诊断有一定意义。病毒随血流到达全身淋巴组织大量增殖后,再次入血,形成第二次病毒血症,此时患者出现特征性红色斑丘疹,先出现在颈部,随后出现在躯干,最后四肢,出疹期病情最严重,出疹高峰期全身病毒血症加重,发热可达40 ℃,伴嗜睡、抽搐。无并发症者皮疹出齐24 h后,体温开始下降,呼吸道症状渐渐消退,皮疹变暗,有色素沉着。有些年幼体弱的患儿,易并发细菌性感染,如继发性支气管炎、中耳炎,尤其易患细菌性肺炎,这是麻疹患儿死亡的主要原因。麻疹病毒感染者除出现典型皮疹外,大约有百万分之一的患者在恢复后7年左右出现亚急性硬化性全脑炎(SSPE),发病后患者大脑功能逐渐衰退,表现为反应迟钝、进行性智力降低、痴呆等,以及肌阵挛、不自主运动等,最后出现昏迷,一般在1～2年内死亡。

（二）免疫性

麻疹自然感染后机体免疫力牢固,抗体可持续终身,一般不会出现二次感染。主要包括体液免疫和细胞免疫,细胞免疫起主要作用。感染后产生的抗 HA 抗体和抗 HL 抗体均具有中和病毒作用。抗 HL 抗体还能阻止病毒在细胞间扩散,感染初期以 IgM 为主,后期以 IgG 为主。麻疹的恢复主要靠细胞免疫,细胞免疫有很强的保护作用,如免疫球蛋白缺陷者患麻疹能够痊愈,并且抵抗再感染,而细胞免疫缺陷者感染麻疹病毒后则症状极其严重,可出现持续感染,甚至死亡。麻疹多见于 6 个月至 5 岁的儿童,6 个月内的婴儿因从母体内获得 IgG 抗体,故不易感染。

三、微生物学检查

麻疹临床症状典型,一般无须做实验室检查即可确诊。对轻症和不典型病例可取患者呼吸道或血液标本进行病毒分离鉴定,常可观察到多核巨细胞,其胞内和核内有嗜酸性包涵体。也可用免疫荧光技术检测病毒抗原,检测到特异性 IgM 抗体有助于早期诊断。

四、防治原则

预防麻疹的主要措施是对儿童进行人工主动免疫,给 6 个月至 1 岁的儿童普遍接种麻疹病毒减毒活疫苗是预防麻疹的最好方法。我国自 1965 年开始接种麻疹病毒减毒活疫苗以来,麻疹发病率大幅下降。对接触麻疹患儿的体弱易感者可立即采用人工被动免疫,即通过注射丙种球蛋白或胎盘球蛋白进行紧急预防。

第三节　腮腺炎病毒

腮腺炎病毒(mumps virus)是流行性腮腺炎的病原体。腮腺炎在世界各地均有流行,是常见于儿童的一种急性呼吸道传染病,多发于冬春两季。

一、生物学性状

腮腺炎病毒属于副黏病毒科、副黏病毒属。病毒呈球形,直径为 100～200 nm,基因组为单股负链 RNA,衣壳呈螺旋对称。包膜上有 HA 和 NA 等突起,成分是糖蛋白。至今发现腮腺炎病毒只有一个血清型。病毒可在鸡胚羊膜腔内增殖,也可在猴肾细胞培养中增殖,能使细胞融合形成多核巨细胞。腮腺炎病毒对热、脂溶剂和紫外线敏感,但耐低温,2 ℃条件下可存活 3 个月,−60 ℃可存活一年以上。

二、致病性与免疫性

（一）致病性

腮腺炎是一种以腮腺肿胀、疼痛为主要症状的儿童常见病,呈世界性分布,好发于冬春季,学龄期儿童为易感者。腮腺炎病毒仅感染人,传染源是患者和病毒携带者,主要经飞沫传播,也可通过人与人直接接触传播。潜伏期长,一般为2~3周,病毒侵入人体后,先在呼吸道内增殖,随后进入血流,发生病毒血症,随血流扩散至唾液腺及其他器官如胰腺、睾丸、卵巢、肾脏和中枢神经系统等。流行性腮腺炎传染性强,发病前和发病后一周内的患者具有高度传染性。患者表现为软弱无力、食欲减退、一侧或双侧腮腺肿大,并伴有疼痛及发热。病程持续1~2周,青春期感染者,男性易并发睾丸炎,导致睾丸萎缩和不育;女性易合并卵巢炎,怀孕3个月内的孕妇感染可导致胎儿畸形。

(二)免疫性

患者病后可获得牢固的免疫力,被动免疫可从母体获得,因此6个月以内婴儿腮腺炎者罕见。

三、微生物学检查

对于不典型病例,可取患者唾液、尿液或脑脊液等标本分离病毒,也可取双份血清检测特异性抗体的动态变化,或用免疫荧光技术等检测病毒抗原。

四、防治原则

疫苗接种是唯一有效的预防措施。常用减毒活疫苗,或麻疹病毒、风疹病毒、腮腺炎病毒组成的三联疫苗(MMR)进行预防接种。对于腮腺炎患者,应及时隔离,防止疾病传播。目前尚无有效药物治疗,中医常用普济消毒饮和连翘败毒散等加强治疗,用仙人掌局部外敷也有一定的疗效。

第四节　冠　状　病　毒

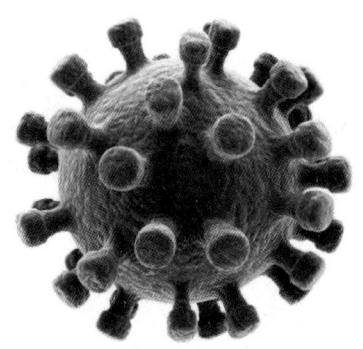

图 15-3　冠状病毒外观图

冠状病毒(corona virus)在分类学上属于冠状病毒科、冠状病毒属。1968年首先从急性上呼吸道感染患者的鼻咽洗液中分离得到。冠状病毒呈球形,直径为120~160 nm,核酸为单股正链RNA,核衣壳呈螺旋对称,有包膜。包膜上有向四周伸出的突起,形如花冠,故命名为冠状病毒(图15-3)。

冠状病毒可引起普通感冒,主要经飞沫传播,临床症状以流涕不适为主,可伴有咽痛和咳嗽,病程1周左右,多可自愈,但也可使原有呼吸道感染症状加重。某些病毒株尚可引起腹泻或胃肠炎。病后免疫力不强,再次感染常见。

SARS 冠状病毒，是引起严重急性呼吸综合征(severe acute respiratory syndrome，SARS)的病原体。SARS 是 2002 年底至 2003 年上半年在世界上流行的一种急性呼吸道传染病，又称传染性非典型肺炎。全世界共有 32 个国家和地区流行 SARS，发病人数达 8456 人，其中死亡 919 人，平均死亡率为 11%。2003 年 3 月，WHO 发出了 SARS 全球警报，这在历史上实属首次，并在 10 个国家成立 13 个实验室，用以研究 SARS 的病原体。2003 年 4 月，WHO 正式宣布一种前所未知的冠状病毒，为导致严重急性呼吸综合征（SARS）的病原体，并命名为 SARS 冠状病毒。

一、生物学性状

SARS 冠状病毒属冠状病毒科的一种新的病毒种。其电镜下形态与冠状病毒相似。SARS 冠状病毒耐冷不耐热，56 ℃维持 30 min 可被灭活，在粪便和尿液中可存活 1～2 天，液氮中可长期保存。病毒对脂溶剂及普通消毒剂敏感。

二、致病性与免疫性

（一）致病性

SARS 的传染源主要是 SARS 患者和潜伏期带毒者，发病前后传染性最强。呼吸道是病毒侵入的主要门户，该病毒以近距离飞沫传播为主，也可通过接触患者呼吸道分泌物后经口、鼻、眼黏膜传播。各年龄段普遍易感，患者家属和医护人员等密切接触者是本病高危人群。感染病毒后潜伏期为 2～10 天，一般为 4 天。SARS 以发热为首发症状，体温高于 38 ℃，伴有头痛、乏力、关节痛等，继之出现干咳、胸闷气短等症状。肺部 X 线片出现明显病理变化。严重者出现呼吸困难、低氧血症、呼吸窘迫等症状或出现休克、DIC，此病传染性强、死亡率高。

（二）免疫性

机体感染 SARS 冠状病毒后，可产生特异性抗体，一般于感染后 10 天血清中出现 IgM，15 天后出现 IgG。用恢复期患者的血清治疗患者，有一定疗效，可见这些抗体具有中和保护作用。

三、微生物学检查

SARS 冠状病毒分离与鉴定实验必须在 P3 级实验室才能进行，不能做常规检查。目前主要依靠血清学检查和核酸检测的方法进行实验室检查。

四、防治原则

隔离患者、切断传播途径和提高人群免疫力是预防 SARS 的主要措施。SARS 为我国法定报告传染病，一旦发现，应立即上报，并严格隔离和治疗患者。抗 SARS 冠状病毒疫苗正在研制中。对 SARS 的治疗主要采用综合支持疗法，如一般对症治疗、早期氧疗、呼吸机的运用及抗生素防感染等。

第五节　风疹病毒

风疹病毒(rubella virus)是风疹的病原体,是人类主要致畸病毒之一,人是该病毒唯一的自然宿主。

一、生物学性状

风疹病毒属披膜病毒科、风疹病毒属,为不规则球形,直径为 50～70 nm,核心为单股正链 RNA,核衣壳呈 20 面体立体对称,外有包膜,包膜表面有微小刺突,刺突具有凝血和溶血活性。风疹病毒只有一个血清型,与其他披膜病毒无抗原交叉。风疹病毒能在人羊膜细胞、非洲绿猴肾细胞内增殖,引起细胞脱落。风疹病毒不耐热,56 ℃维持 30 min 可被灭活,对脂溶剂敏感。

二、致病性与免疫性

(一) 致病性

风疹病毒引起的风疹是一种以皮疹及耳后淋巴结、枕下淋巴结肿大为特征的常见儿童传染病。病毒经呼吸道以气溶胶形式在人群中传播,主要侵犯 15 岁以下的儿童,病毒先在呼吸道局部细胞内增殖,然后进入血流,并随血流遍及全身,引起风疹。潜伏期为 10～21 天,表现为发热、麻疹样皮疹,并伴耳后和枕下淋巴结肿大。成人感染则症状较重,除皮疹外,还出现关节炎、关节疼痛及血小板减少等,个别出现疹后脑炎和脑脊髓炎,但大多预后良好。风疹病毒感染引起的最严重的问题是通过垂直传播导致胎儿感染。妊娠早期感染风疹病毒,病毒可通过胎盘进入胎儿体内,导致胎儿发生先天性风疹综合征,引起胎儿畸形、死亡。畸形主要表现为先天性心脏病、白内障和先天性耳聋等。

(二) 免疫性

风疹病毒自然感染和疫苗接种后,机体可获得持久免疫力,孕妇血清抗体对胎儿有保护作用。

三、微生物学检查

症状典型者无须实验室检查即可诊断。早期可取患者的咽拭子、皮疹液等标本接种于易感细胞分离培养,也可取患者血清检测特异性抗体,或利用 PCR 或核酸杂交技术检测病毒核酸。

四、防治原则

疫苗接种是预防风疹的有效措施,常用风疹减毒活疫苗或与麻疹、腮腺炎组合成的三联疫苗(MMR)。对于接触患者的易感人群,应立即注射丙种球蛋白进行紧急预防。

第六节　腺　病　毒

腺病毒(adenovirus)引起的急性传染病,易侵犯呼吸道及消化道黏膜、眼结膜、泌尿道和淋巴结。主要表现为急性上呼吸道感染(急性呼吸道感染由腺病毒引起者占 2%～4%),其次为眼部和胃肠道感染。人群普遍易感,多见于儿童。约半数患者为隐性感染。婴幼儿易患腺病毒肺炎,病情重,病死率高。

一、生物学性状

腺病毒直径为 70～80 nm,衣壳呈 20 面体立体对称,无包膜,内核含双股 DNA(图 15-4)。有 6 个亚型(A～F)和 55 个不同的血清型(按病毒基因组分型),已知约 20 种血清型可感染人类。对热和酸不稳定。由于不含脂质,对胆盐等脂质溶解剂抵抗力强,故能在肠道中存活。

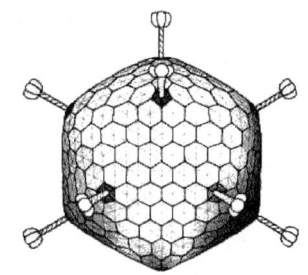

图 15-4　腺病毒外观图

二、致病性与免疫性

(一) 致病性

传染源为患者和隐性感染者,病毒由呼吸道和眼结膜分泌物、粪便及尿液排出体外,经空气飞沫、密切接触及粪-口途径传播。此病的潜伏期为 4～5 天,主要症状为呼吸道感染,成人和儿童的表现不同。

(二) 免疫性

与绝大多数呼吸道感染的病原体相比,机体对腺病毒的再感染能产生有效的免疫。40%～60% 的 6～15 岁的人具有 1、2 和 5 型中和抗体,但 3、4 和 7 型抗体很少。母亲的抗体能保护婴儿免除严重的腺病毒呼吸道感染。

三、微生物学检查

(一) 快速诊断法

将从咽部取出来的脱落细胞进行涂片染色,在荧光显微镜下观察。

(二) 病毒分离

可鉴定腺病毒,也可用血凝抑制试验或中和试验检测病毒抗原并鉴定病毒的血清型。

(三) 血清学检查

采取患者急性期和恢复期双份血清进行检测,若恢复期血清抗体效价比急性期增长 4 倍或 4 倍以上,即有诊断意义。快速检测血清可用 ELISA 法或乳胶凝集试验。

（四）分子诊断

取呼吸道标本,利用PCR方法扩增腺病毒特异性基因片段从而诊断。

四、防治原则

腺病毒的甲醛灭活疫苗已被用于某些人群的预防。对腺病毒感染的治疗目前无有效药物,临床上主要采用抗病毒治疗及对症施治,防治继发感染。

目标检测

一、选择题

A1型题

1. 急性呼吸道感染的主要病原体是（   ）。

A. 细菌   B. 病毒   C. 真菌   D. 衣原体   E. 支原体

2. 区分甲型流感亚型的物质基础是（   ）。

A. 核蛋白   B. 基础蛋白   C. 血凝素

D. 神经氨酸酶   E. 血凝素与神经氨酸酶

3. 流行性腮腺炎常见的并发症是（   ）。

A. 卵巢炎   B. 无菌性脑炎   C. 睾丸炎   D. 肾炎   E. 肺炎

4. 与流感病毒吸附有关的结构是（   ）。

A. 包膜   B. 基质蛋白   C. 血凝素   D. 神经氨酸酶   E. 衣壳蛋白

5. 易发生垂直传播,致胎儿畸形的是（   ）。

A. 腺病毒   B. 风疹病毒   C. 腮腺炎病毒   D. 流感病毒   E. 麻疹病毒

二、简答题

简述流感病毒的变异与流感流行的关系。

第十六章　肠 道 病 毒

学 习 目 标

1. 掌握肠道病毒的共同特征,脊髓灰质炎病毒、轮状病毒、柯萨奇病毒、埃可病毒的传播途径和防治原则。

2. 熟悉脊髓灰质炎病毒、轮状病毒、柯萨奇病毒、埃可病毒的致病性。

3. 了解脊髓灰质炎病毒、轮状病毒、柯萨奇病毒、埃可病毒的微生物学检查。

肠道病毒(enterovirus)在分类上归属于小核糖核酸科,是一大群在人体肠道细胞内增殖,并可通过血流侵犯其他器官,引起各种临床症状的病毒。

肠道病毒有许多相似的性状,其共同特征如下:①体积小,呈球形,二十面体立体对称,直径为 24～30 nm,无包膜;②核酸为单股正链 RNA,具有感染性;③耐乙醚和酸、胆盐等,但对各种氧化剂敏感;④经消化道入侵,在肠道增殖,却主要引起多种肠道外疾病,如脊髓灰质炎、皮疹、心肌炎、无菌性脑膜炎等。

第一节　脊髓灰质炎病毒

脊髓灰质炎病毒(poliovirus)是引起脊髓灰质炎的病原体,病毒多侵犯脊髓前角运动神经细胞,导致弛缓性肢体麻痹,因多见于儿童,脊髓灰质炎又称小儿麻痹症。该病毒曾经是对人类健康危害较大的病毒之一。目前,脊髓灰质炎在全球范围内得到基本控制,有望成为继天花之后第二种被彻底消灭的疾病。

一、生物学性状

脊髓灰质炎病毒具有典型肠道病毒特征,病毒体呈球形,直径为 27～30 nm,核心为单股正链 RNA,无包膜。病毒衣壳为二十面体,立体对称,由 4 种蛋白(VP1～VP4)组成。VP1～VP3 均暴露在衣壳表面,可刺激机体产生中和抗体,VP1 与病毒吸附有关。VP4 位于衣壳内部,与病毒脱壳有关。脊髓灰质炎病毒分为 1、2、3 三个血清型,三型之间无交叉免疫。病毒可在人胚肾细胞、人胚肺细胞、人羊膜细胞及猴肾细胞等灵长类细胞中增殖,引起典型的细胞病变,导致细胞变圆、堆积、坏死和脱落。病毒的抵抗力较强,在污水和粪便中可生存数月。耐酸,耐乙醚,不被胃酸和胆汁灭活。对热敏感,56 ℃维持 30 min 可被灭活,对干燥、紫外线敏感,各种强氧化剂、甲醛等也可灭活病毒。

二、致病性与免疫性

(一) 致病性

患者和无症状带毒者为传染源,主要经粪-口途径传播。儿童为主要易感者。病毒经上呼吸道、口咽部和肠道侵入局部黏膜和淋巴组织,增殖后释放入血形成第一次病毒血症,在易感的淋巴结、肝、脾等器官中再次增殖,导致第二次病毒血症,然后可通过血脑屏障侵入中枢神经系统,感染脊髓前角运动神经细胞、脑干和脑膜等。

依据机体的免疫状态,患者表现出不同的临床症状:0.1%～2%患者出现最严重的结局,包括暂时性肢体麻痹或永久性弛缓性肢体麻痹,极少数患者发展为延髓麻痹,导致呼吸、心力衰竭而死亡;1%～2%患者出现无菌性脑膜炎等症;约 5%感染者发生顿挫感染,仅出现发热、头痛、乏力、咽痛和呕吐等非典型症状,并迅速恢复;至少 90%感染者为隐性感染。典型病程可分为前驱期、瘫痪前期、瘫痪期、恢复期和后遗症期 5 个时期。

(二) 免疫性

病后可获得对同型病毒的牢固免疫力。主要是局部 sIgA 和血清中的中和抗体(IgG、IgA 及 IgM)发挥体液免疫作用。sIgA 能清除咽喉部和肠道内病毒,防止其侵入血流。血清中的中和抗体可以阻止病毒进入神经系统。6 个月以内的婴儿可从母体获得被动免疫。

三、微生物学检查

(一) 病毒分离与鉴定

发病 1 周内粪便标本用抗生素处理后接种易感细胞内,37 ℃培养 7～10 天,出现典型细胞病变后,再用中和试验进一步鉴定型别。

(二) 血清学诊断

取发病早期及恢复期双份血清进行中和试验、补体结合试验,测定抗体的种类及消长情况。若抗体升高 4 倍或以上,则有诊断意义。

(三) 快速诊断

可应用 PCR 和核酸杂交技术直接检测病毒核酸。

四、防治原则

一旦发现诊断明确的病例,应立即送往医疗单位进行严格隔离治疗,从发病日起至少隔离 40 天,最初 1 周应强调呼吸道隔离。除隔离患者、消毒排泄物、加强饮食卫生、保护水源等外,主要对儿童实行人工主动免疫。

自 20 世纪 50 年代中期一直采用口服脊髓灰质炎减毒活疫苗(OPV,Sabin 疫苗)和肌内注射灭活脊髓灰质炎疫苗(IPV,Salk 疫苗)以来,脊髓灰质炎的发病率极大地降低。IPV 和 OPV 都是三价混合疫苗,接种后可使机体获得针对脊髓灰质炎病毒三个血清型的免疫力。

IPV 采用肌内注射,接种剂量大,只刺激机体产生血清抗体。OPV 由野毒株制成,采用口服方式接种,类似自然感染,既可诱发血清抗体,又可刺激肠道产生 sIgA。另外,OPV 接种后,病毒可从被接种者粪便中排出数周,使接触者感染而获得间接免疫,有利于消灭野毒株,阻断其在人群中的传播。因 OPV 免疫效果更好而逐渐取代 IPV。目前世界上大多数国家(包括我国)使用三价 OPV 免疫程序,即免疫对象 2 月龄开始连续口服三次三价混合糖丸疫苗,每次间隔 1 个月,4 岁时加强 1 次,可保持持久免疫力。但 OPV 不耐热,保存及运输均需冷藏,而且有毒力恢复的危险,在免疫缺陷个体内可导致疫苗相关麻痹型脊髓灰质炎(VAPP)。因此,新的免疫程序建议先经 2 次 IPV 接种后再口服 OPV,以排除发生 VAPP 的危险。目前尚无特异治疗脊髓灰质炎病毒感染的药物。

第二节　轮状病毒

1973 年澳大利亚学者 Bishop 等在急性非细菌性胃肠炎儿童十二指肠黏膜超薄切片中首次发现了轮状病毒颗粒。1975 年国际病毒分类委员会正式将此病毒命名为轮状病毒,并列入双链 RNA 的呼肠孤病毒科、轮状病毒属。国内学者 1979 年首次在婴幼儿急性胃肠炎流行期间分离出轮状病毒。1983 年我国病毒学专家洪涛等发现了成人腹泻轮状病毒。轮状病毒可引起哺乳动物和鸟类腹泻,尤其 A 组轮状病毒是全球范围内婴幼儿重症腹泻最重要的病原体。

一、生物学性状

病毒体呈球形,直径为 60～80 nm,呈二十面体立体对称,双层衣壳,无包膜,电镜下可见病毒外形呈车轮状。

病毒基因组为双股 RNA,约 18550 bp,由 11 个节段组成。每个片段含一个开放读码框,分别编码 6 个结构蛋白(VP1～VP4、VP6 和 VP7)和 5 个非结构蛋白(NSP1～NSP5)。依据内衣壳 VP6 的抗原性,轮状病毒可分为 7 个组(A～G)。A 组又根据 VP6 分成 4 个亚组(Ⅰ、Ⅱ、Ⅰ＋Ⅱ、非Ⅰ非Ⅱ)。

轮状病毒对理化因素有较强的抵抗力。病毒经乙醚、氯仿、反复冻融、超声等处理后仍具有感染性,且耐酸、耐碱,能在 pH 3.5～10.0 的环境中存活。95％乙醇是最有效的病毒灭活剂,56 ℃加热 30 min 也可杀灭病毒。

二、致病性

人类轮状病毒引起急性胃肠炎,传染源是患者和无症状病毒携带者,主要经粪-口途径传播,还可通过呼吸道传播。病毒侵入人体后在小肠黏膜绒毛细胞内增殖,造成细胞溶解死亡,微绒毛萎缩、变短、脱落。刺激腺窝细胞增生、分泌功能增强,导致严重腹泻,电解质紊乱。

(一) A 组轮状病毒致婴幼儿腹泻

临床上 60％以上的婴幼儿腹泻系由 A 组轮状病毒引起。好发于秋、冬两季,患者以 6～

24 个月婴幼儿多见。潜伏期 24～48 h,起病急,伴发热、呕吐、水样腹泻等症状。一般为自限性,病程 2～6 天,可完全恢复。但当婴幼儿营养不良或免疫功能低下时,可导致严重腹泻,出现脱水,甚至出现严重并发症而导致死亡。

(二) B 组轮状病毒致成人腹泻

至今仅我国有过报道。1982—1983 年,该组病毒曾在我国东北、西北矿区青壮年工人中,引起了大规模霍乱样腹泻的暴发流行,患者达数十万人。起病急,伴呕吐、腹痛、腹泻等症状,严重者可出现脱水。

(三) C 组轮状病毒

对人的致病性类似 A 组轮状病毒,但发病率很低,迄今仅有个别病例被报道。

感染后机体可产生特异性 IgM、IgG 和 sIgA,对同型病毒有保护作用。其中肠道 sIgA 尤为重要。但抗体对异型病毒只有部分保护作用,同时婴幼儿免疫系统发育不成熟,sIgA 含量低,因此仍可再次感染。

三、微生物学检查

发病早期采集粪便标本制成悬液,离心处理,取沉渣进行醋酸钠染色后,在电镜下观察,可见车轮状病毒颗粒聚集。也可用 ELISA 双抗体夹心法定量检测标本中的轮状病毒,并判定亚组和血清型。或用聚丙烯酰胺凝胶电泳法,对轮状病毒基因进行分析判断。用 PCR 和核酸杂交法可检测轮状病毒 RNA。

四、防治原则

主要是控制传染源,切断传播途径,严格消毒可能污染的物品。另外,洗手也很重要。治疗主要是采用及时输液、纠正电解质紊乱等支持疗法,以降低婴幼儿的死亡率。特异性减毒活疫苗和基因重组疫苗正在研究中。

第三节　其他病毒

一、柯萨奇病毒

柯萨奇病毒(Coxsackie virus)是 1948 年从美国纽约州柯萨奇镇两名疑似麻痹型脊髓灰质炎患儿的粪便中分离出来的一种病毒,故而得名。

柯萨奇病毒的生物学性状与脊髓灰质炎病毒基本相同。根据柯萨奇病毒对乳鼠的致病特点及对细胞敏感性的不同,可分成 A、B 两组。A 组有 23 个血清型(A1～A22、A24),B 组有 6 个血清型(B1～B6)。

柯萨奇病毒主要通过消化道和呼吸道传播,患者、隐性感染者或病毒携带者是传染源。病毒侵入机体后,先在局部黏膜上皮细胞或淋巴组织中增殖,然后进入血液循环扩散至全身,引起两次病毒血症。其致病过程与脊髓灰质炎病毒基本相似,以隐性感染多见。柯萨奇病毒的致病特点是同一型别病毒感染可引起不同的疾病,同一疾病又可由不同型别的病毒感染所引起。其中 A 组及 B1～B6 柯萨奇病毒可引起无菌性脑膜炎、无菌性脑炎。患者有发热、恶心、呕吐和颈强直等脑膜刺激症状。A4、A16 和 B1～B5 可引起心肌炎和心包炎。A 组某些型别及 B1～B5 可引起普通感冒,B4～B5 引起肺炎,A18、A20～A22、A24 引起腹泻。A16 型主要引起手足口病,手足口病多见于儿童,患儿突然发病,表现为手、足、臀部出现皮疹,伴有口腔黏膜溃疡疱疹。疱疹性咽峡炎主要是由 A 组病毒的某些型别所致。

二、埃可病毒

埃可病毒最早是 1951 年在脊髓灰质炎病毒流行期间,偶然从健康儿童粪便中分离出来的。由于当时不清楚这类病毒与人类疾病的关系,故称之为人类肠道致细胞病变孤儿病毒,简称埃可病毒。

埃可病毒的生物学性状与脊髓灰质炎病毒和柯萨奇病毒相似。对猴肾和人胚肾细胞敏感,仅能在人和其他灵长类动物组织细胞中增殖,但对乳鼠无致病力。根据抗原的免疫原性不同,埃可病毒可分为 31 个血清型(1～9,11～27,29～33),其中有 12 个型别的病毒具有血凝素,能凝集人 O 型血红细胞。

埃可病毒主要经粪-口途径传播,也可通过呼吸道传播。病毒进入人体在咽部及肠黏膜细胞增殖后,侵入血流,形成病毒血症。感染者多数处于隐性感染状态,严重感染者少见。埃可病毒感染所致的疾病与柯萨奇病毒相似,感染后常出现多种临床综合征,如无菌性脑膜炎、类脊髓灰质炎、出疹性发热、皮疹和婴幼儿腹泻等。在脊髓灰质炎已经基本消灭的地区,由埃可病毒和柯萨奇病毒所致的中枢神经系统感染显得更加突出。1 岁以下的婴幼儿感染后常因神经后遗症导致智力障碍,应引起注意。

目标检测

一、选择题

A1 型题

1. 脊髓灰质炎病毒的感染途径是（　　　）。

A. 消化道传播　　　B. 呼吸道传播　　　C. 接触传播　　　　D. 血液传播　　　　E. 蚊虫叮咬

2. 引起小儿麻痹症的病原体是（　　　）。

A. 细菌　　　　　　　　　　B. 脊髓灰质炎病毒　　　　　　　C. 肝炎病毒

D. 轮状病毒　　　　　　　　E. 乙脑病毒

3. 引起婴幼儿秋季腹泻最常见的病原体是（　　　）。

A. 脊髓灰质炎病毒　　　　　B. 柯萨奇病毒　　　　　　　　　C. 轮状病毒

D. 埃可病毒　　　　　　　　E. 肠道腺病毒

4. 预防脊髓灰质炎病毒感染主要的中和性抗体是（　　　）。

A. IgG　　　　　B. IgA　　　　　C. IgM　　　　　D. sIgA　　　　　E. IgE

5. 肠道病毒的致病特点应除外（　　　）。

A. 多为隐性感染　　　　　　　　　　　B. 主要的传播方式为粪-口途径

C. 多有病毒血症期　　　　　　　　　　D. 只在肠道增殖,引起腹泻

E. 常导致肠外组织器官的病变

6. 脊髓灰质炎病毒多引起(　　　)。

A. 隐性或轻症感染　　　　　　B. 潜伏感染　　　　　　C. 暂时性肢体麻痹

D. 迟缓性肢体麻痹　　　　　　E. 脑膜炎

二、简答题

1. 肠道病毒有哪些共同特征？

2. 简述人类肠道病毒的种类和所致疾病。

3. 简述脊髓灰质炎病毒的致病机制。

第十七章 肝炎病毒

学习目标

1. 掌握五型肝炎病毒的传播途径和乙肝两对半检测结果的临床意义。
2. 熟悉五型肝炎病毒的临床表现和防治原则。
3. 了解乙型肝炎病毒的微生物学检查方法。

肝炎病毒是以侵犯肝细胞为主并引起人类病毒性肝炎的一组病毒。常见的肝炎病毒有甲型肝炎病毒、乙型肝炎病毒、丙型肝炎病毒、丁型肝炎病毒和戊型肝炎病毒五种。肝炎病毒在分类学上分属于不同的病毒科，因此五种肝炎病毒生物学性状不同，致病性也不相同。近年来还发现一些新的与人类肝炎相关的病毒，如庚型肝炎病毒和输血传播病毒等，但它们在人类肝炎中的病原学作用尚未肯定，是否成为新型人类肝炎病毒尚需进一步证实。此外，还有巨细胞病毒、EB病毒、风疹病毒、黄热病病毒等虽可引起肝炎，但不列入肝炎病毒范畴。

第一节 甲型肝炎病毒

甲型肝炎病毒（hepatitis A virus，HAV）是引起甲型肝炎的病原体。甲型肝炎呈世界性分布，主要感染儿童和青少年，发病率随年龄增长而递减。

一、生物学性状

（一）形态与结构

病毒呈球形，直径约 27 nm，无包膜，衣壳由 60 个壳粒组成，呈二十面体立体对称。病毒核心为单股正链 RNA，约由 7500 个核苷酸组成。HAV 抗原性稳定，仅有一个血清型。

（二）培养特性

HAV 常用非洲猴肾细胞、人肝癌细胞株等培养和传代。HAV 初次分离时在细胞中增殖缓慢，一般不产生细胞病变。反复传代后，也可出现在细胞内快速增殖的少数变异株。黑猩猩、狨猴、类人猿等对 HAV 易感，经口或静脉注射可发生肝炎，常作为动物模型，用于 HAV 的病原学研究、疫苗研制及药物筛选等。

（三）抵抗力

HAV 对外界环境及多种理化因素均有较强的抵抗力，在粪便和污水中可存活数天甚至数月。耐酸、耐碱、耐乙醚，对热稳定，60 ℃维持 1 h 不能被完全灭活，−20 ℃储存数年仍具感染性，煮沸 5 min 方能被灭活。−80 ℃甘油冻存可长期保存。对紫外线、甲醛、漂白粉等较敏感。

二、致病性

（一）传染源与传播途径

HAV 主要通过粪-口途径传播。HAV 随患者粪便排出体外，通过污染水源、食物（如海产品毛蚶等）、食具等引起散发性流行或暴发流行，传染性极强。1955—1956 年，印度新德里因城市主要水源受到污染，引起甲型肝炎暴发流行，患者达近 3 万人。1988 年我国上海市因市民食用被 HAV 污染的毛蚶而导致甲型肝炎暴发流行，患者达 30 余万。

（二）致病与免疫机制

HAV 大多为隐性感染，潜伏期为 15～50 天。HAV 侵入人体，先在肠黏膜和局部淋巴结增殖，继而进入血流，形成病毒血症，最终侵入靶器官——肝脏，在肝细胞内增殖后通过胆汁排入肠道并随粪便排出体外。

HAV 引起肝细胞损伤的机制主要与病理性免疫应答有关。感染早期，在甲型肝炎患者的外周血液中存在活力较高的 NK 细胞，随后在肝组织中有 HAV 特异性 CTL 细胞，肝损害与上述两类细胞对肝细胞的溶解和杀伤有关。患者的临床表现为疲乏、食欲减退、恶心、呕吐、黄疸、肝脾肿大等。甲型肝炎多为急性感染，预后良好。

机体感染 HAV 后可产生抗 HAV 的 IgM 和 IgG 抗体。IgM 在急性期和恢复早期出现。IgG 在恢复后期出现，可维持多年，对 HAV 再感染有免疫力。

三、微生物学检查

HAV 的实验室检查一般不做病原体分离培养，而以病原学检查及血清学检查为主。病原学检查包括取患者粪便、食物或水样，用免疫电镜（IEM）检测 HAV 颗粒或用放射免疫（RIA）法与酶免疫（EIA）法检测病毒抗原，也可用 PCR 和分子杂交技术检测 HAV RNA。血清学方法用于检测 HAV 特异性抗体，对于感染早期的患者，可用 RIA 或 ELISA 检测血清中的抗-HAV IgM。了解既往感染史或进行流行病学调查，则需检测抗-HAV IgG。

四、防治原则

做好卫生宣传，注重饮食卫生，保护水源，加强粪便管理是预防甲型肝炎的主要环节。特异性预防主要采用减毒活疫苗和灭活疫苗，对于食入可疑 HAV 污染的水和食物，或密切接触急性甲型肝炎患者的易感人群，注射丙种球蛋白或胎盘球蛋白，能有效预防或减轻临床症状。

第二节 乙型肝炎病毒

乙型肝炎病毒(hepatitis B virus,HBV)是乙型肝炎的病原体。HBV 在世界范围内广泛流行,我国则是乙型肝炎的高发区,人群中 HBV 携带者占总人口的 10% 左右。HBV 感染后可表现为急性肝炎、重症肝炎、慢性肝炎或无症状病毒携带者,部分可演变为肝硬化或肝癌。

一、生物学性状

(一) 形态与结构

HBV 为球形,电镜下观察乙型肝炎患者的血清标本,可见三种不同形态和大小的颗粒(图 17-1)。

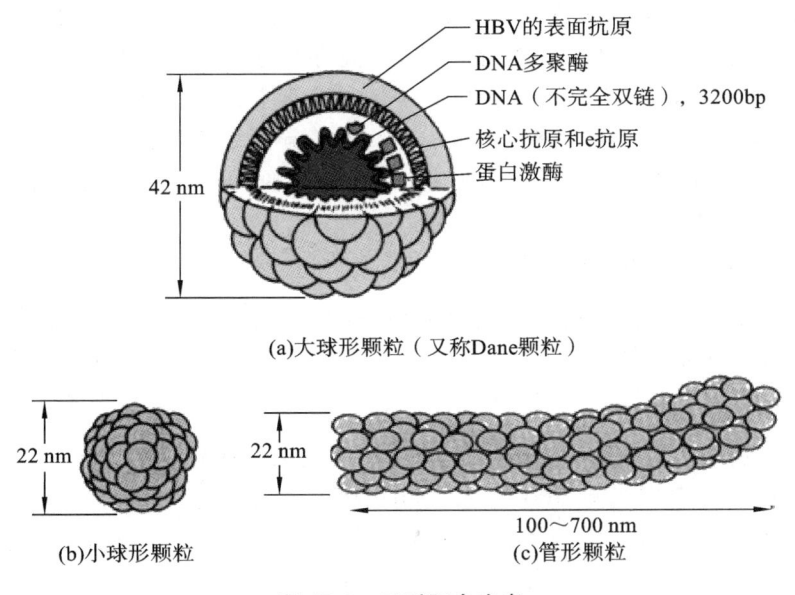

图 17-1 乙型肝炎病毒

1. 大球形颗粒 因 1970 年 Dane 首先在 HBV 感染者的血清中发现大球形颗粒,故又称为 Dane 颗粒。它是结构完整的病毒颗粒,直径约 42 nm,具有双层衣壳。外衣壳相当于一般病毒的包膜,由来自宿主细胞的脂质双分子层和病毒编码的包膜蛋白组成,镶嵌有 HBV 的表面抗原(HBsAg)。内衣壳由呈二十面体立体对称的蛋白质构成,含有 HBV 核心抗原(HBcAg),HBcAg 在酶或去垢剂作用下,可暴露出内部的 e 抗原(HBeAg)。HBeAg 可自肝细胞分泌而存在于血清中,而 HBcAg 则仅存在于感染的肝细胞核内,一般不存在于血液循环中。核心内含双链环状 DNA 和 DNA 多聚酶(DNAP)。

2. 小球形颗粒 直径为 22 nm,为中空型颗粒,主要成分为 HBsAg,是病毒装配过程中过剩的衣壳蛋白质,不含 DNA 和 DNA 多聚酶,无感染性,为 HBV 感染者血清中最常见的颗粒。

3. 管形颗粒 直径为 22 nm，长 100～700 nm，成分与小球形颗粒相同，是聚合起来的小球形颗粒，不含病毒核酸，不具有感染性，只含 HBsAg。

（二）抗原组成

HBV 具有外衣壳抗原和内衣壳抗原。前者主要包括表面抗原（HBsAg）、前 S1 抗原（Pre S1）和前 S2 抗原（Pre S2），后者包括核心抗原（HBcAg）和 e 抗原（HBeAg）。

1. HBsAg HBsAg 大量存在于感染者血液中，是 HBV 感染的主要标志。HBsAg 具有免疫原性，可刺激机体产生保护性抗体（抗-HBs），抗-HBs 是一种中和抗体，能中和 HBV 的感染性，对机体有保护作用。HBsAg 是制备疫苗的最主要成分。

2. Pre S1 和 Pre S2 抗原存在于急性患者的血清中，可与肝细胞表面受体结合，促使 HBV 吸附肝细胞表面，利于病毒侵入肝细胞内。其免疫原性比 HBsAg 更强，可刺激机体产生有中和作用的抗-Pre S1 和抗-Pre S2。因该抗体能阻断 HBV 与肝细胞结合，发挥抗病毒作用，疫苗中如加入这两种抗原成分可明显提高免疫效果。

3. HBcAg 存在于 Dane 颗粒核衣壳的表面，外面被 HBsAg 所覆盖，故不易在感染者的血液中检出。HBcAg 可刺激机体产生抗-HBc，抗体在血清中持续时间较长，为非保护性抗体，抗-HBc IgM 的存在常提示 HBV 正在肝细胞内复制。

4. HBeAg 存在于 Dane 颗粒核衣壳的表面，隐蔽或镶嵌于 HBcAg 中，当 HBV 内衣壳裂解时才释放出来。HBeAg 为可溶性蛋白质，游离存在于血清中，其消长与病毒体及 DNA 多聚酶的消长基本一致，可作为 HBV 复制及具有强感染性的一个指标。HBeAg 可刺激机体产生抗-HBe，该抗体能与受染肝细胞表面的 HBeAg 特异性结合，通过激活补体而破坏受染的肝细胞，对 HBV 感染者具一定的保护作用，但是对抗-HBe 阳性的患者还应注意检测其血清中的病毒 DNA，以判断其预后。

（三）细胞培养与动物模型

HBV 的组织培养至今尚未成功。黑猩猩是 HBV 的易感动物，常用于进行 HBV 的致病机制研究、疫苗效果和安全性评价。

（四）抵抗力

HBV 对外界的抵抗力较强。耐低温、干燥、紫外线和一般化学消毒剂。70% 乙醇不能灭活病毒。灭活 HBV 可采用煮沸（100 ℃ 10 min）、高压蒸汽灭菌法（103.4 kPa 15 min）及干烤（160 ℃ 2 h）等方法。HBV 对 0.5% 过氧乙酸、5% 次氯酸钠和 3% 漂白粉溶液敏感，可用于消毒。

二、致病性

（一）传染源与传播途径

HBV 传染源主要是患者和无症状 HBV 携带者。HBV 存在于这些人的血液、唾液、乳汁、羊水、精液和阴道分泌物等中。HBV 的传播途径主要有以下三条。

1. 血液和血液制品传播 输血、注射、外科或牙科手术、针刺、共用剃须刀或牙刷、皮肤黏膜的微小损伤等均可传播 HBV。医务人员可通过接触患者的血液等标本或被污染物品，经微小伤口而导致感染。

2. 母婴垂直传播 主要指围生期感染，指被 HBV 感染的母亲在分娩时经产道感染新生儿。有些婴儿在母亲子宫内即被感染，在出生时表现为 HBsAg 阳性。此外，哺乳也可传播 HBV。

3. 接触传播　HBV 可通过性行为和密切接触而传播,造成 HBV 感染的家庭聚集现象。

(二) 致病性与免疫机制

乙型肝炎的临床表现复杂,可出现无症状 HBsAg 携带者、急性肝炎、慢性肝炎、重症肝炎等。HBV 的致病机制迄今尚未完全明了,大量研究结果表明,HBV 对肝细胞的直接损害和诱发机体产生免疫病理损伤是主要原因。

1. 细胞免疫及其介导的免疫病理损伤　HBV 侵入机体后诱导机体发生细胞免疫,细胞免疫在清除 HBV 的同时,又可导致肝细胞损伤,过度的细胞免疫反应可引起大量的肝细胞被破坏,导致重症肝炎。而特异性细胞免疫功能低下则不能有效地清除病毒,病毒在体内持续存在而引起慢性肝炎。

2. 体液免疫及其介导的免疫病理损伤　HBV 侵入机体后诱导机体产生特异性抗体,这些抗体可直接清除血液循环中的游离病毒,并可阻断 HBV 对肝细胞的黏附作用,在抗病毒免疫的过程中具有重要作用。但是在乙型肝炎患者血液循环中常可测出 HBsAg 和抗-HBs 形成的免疫复合物,引起Ⅲ型超敏反应,故乙型肝炎患者可伴有肾小球肾炎、血管炎等肝外组织器官的损害。如大量免疫复合物沉着于肝内,可导致毛细血管栓塞,引起急性肝细胞坏死而发生重症肝炎。

3. 自身免疫反应引起的病理损害　HBV 感染肝细胞后,引起肝细胞表面抗原的改变,暴露出膜上的肝特异性蛋白抗原(LSP)。LSP 诱导机体产生自身抗体,通过 ADCC 作用、CTL 细胞的杀伤作用或释放细胞因子等直接或间接作用而导致肝细胞损伤。

另外,大量证据表明,HBV 与原发性肝癌的发生密切相关,人群流行病学研究显示,HBsAg 携带者较无 HBV 感染者发生肝癌的危险性高 217 倍。

三、微生物学检查

(一) HBV 抗原、抗体检测

目前主要采用血清学方法来检查 HBV 患者或携带者血清中的抗原抗体系统,检测的项目有 HBsAg、抗-HBs、HBeAg、抗-HBe 及抗-HBc(俗称"两对半"),必要时也可检测抗-Pre S1 和抗-Pre S2,检测抗-HBc IgM 可了解患者是否处于急性感染期。最常用的方法为 ELISA。HBV 抗原、抗体的血清学标志与临床的关系较为复杂,必须对几项指标综合分析,方能有助于临床判断(表 17-1)。

表 17-1　HBV 抗原、抗体检测结果的临床分析

HBsAg	HBeAg	抗-HBs	抗-HBe	抗-HBc	结果分析
+	−	−	−	−	HBV 感染或无症状携带者
+	+	−	−	−	急性或慢性乙型肝炎,或无症状携带者
+	+	−	−	+	急性或慢性乙型肝炎(传染性强,俗称"大三阳")
+	−	−	+	+	急性感染趋向恢复(俗称"小三阳")
−	−	+	+	+	既往感染恢复期
−	−	−	+	+	既往感染恢复期
−	−	−	−	+	既往感染或"窗口期"
−	−	+	−	−	既往感染或接种过疫苗

1. HBsAg 和抗-HBs 血清中检测到 HBsAg,表示体内感染了 HBV,因而是一种特异性标志。HBsAg 阳性见于急性肝炎、慢性肝炎、无症状携带者。血清中检测到抗-HBs 表示曾感染过 HBV,或接种过乙肝疫苗,对 HBV 有免疫力。

2. HBeAg 和抗-HBe HBeAg 的存在常表示 HBV 在体内复制,患者血液有较强的传染性,还显示患者肝脏可能有慢性损害,对判断预后有一定帮助。抗-HBe 阳性表示机体获得一定的免疫力,HBV 复制能力下降,传染性降低。

3. 抗-HBc IgM 和抗-HBc IgG 抗-HBc IgM 阳性提示患者处于急性感染期,HBV 在体内复制,有较强的传染性。抗-HBc IgG 的出现是感染过 HBV 的标志,检测出高滴度的抗-HBc IgG 提示急性感染,检测出低滴度的抗-HBc IgG 则提示既往感染。

（二）HBV DNA 检测

用核酸杂交或 PCR 技术检测血清中 HBV DNA,血清 HBV DNA 阳性表示病毒在复制,血液中存在 Dane 颗粒,传染性强。此法特异性强,敏感性高,可检测极微量的病毒,目前广泛用于临床诊断及药物疗效的评价。

四、防治原则

严格筛选献血员,以降低输血后乙型肝炎的发生率。提倡使用一次性注射器具。患者的血液、分泌物和排泄物,用过的食具、药杯、衣物以及注射器和针头等,均要进行严格灭菌处理。

接种乙肝疫苗是预防乙型肝炎最有效的方法,用于新生儿注射可有效阻断母婴传播;用于高危人群如血液透析、肾脏移植及医务人员等,可有效降低 HBV 感染率。使用含高效价抗-HBs 的人血清免疫球蛋白,可用于乙型肝炎的紧急预防和阻断传播。

乙型肝炎的治疗至今尚无特效方法,一般认为同时用广谱抗病毒药物和调节机体免疫功能的药物治疗效果较好。贺普丁、利巴韦林(病毒唑)、干扰素及清热解毒、活血化瘀的中草药等,对部分病例有一定疗效。

第三节 其他肝炎病毒

一、丙型肝炎病毒

丙型肝炎病毒(hepatitis C virus,HCV)归属于黄病毒科、丙型肝炎病毒属,是引起丙型肝炎的病原体。

HCV 呈球形,直径为 40～60 nm,核酸为单股正链 RNA,有包膜,其上有刺突。体外培养困难,黑猩猩是 HCV 的敏感动物,目前对 HCV 的认识也主要来自黑猩猩实验。HCV 对各种理化因素的抵抗力较弱。加热 100 ℃维持 5 min 或加热 60 ℃维持 30 min,均可使其丧失感染性。血液或血液制品中的 HCV 经 60 ℃维持 30 h 后,可被完全灭活。氯仿、甲醛、乙醚等有机溶剂对 HCV 有较强的灭活作用。

丙型肝炎的传染源主要为患者和无症状携带者,其传播途径与 HBV 相似,临床症状轻重不一,可表现为急性肝炎、慢性肝炎及无症状携带者。HCV 是引起输血后慢性肝炎及肝硬化的主要原因之一。多数丙型肝炎患者不出现症状,发病时已呈慢性过程,约 20％可发展为肝硬化,少部分可诱发肝癌。

HCV 感染后,机体可产生 IgM 和 IgG 型抗体,但对机体无保护力,不能清除病毒。机体亦可发生细胞免疫,但表现为免疫病理反应,引起肝细胞损伤。

目前常用 ELISA 检测患者血清中 HCV 抗体,以诊断丙型肝炎患者、快速筛选献血员及进行流行病学调查。或用 PCR 技术检测 HCV RNA,此法特异性强,敏感性高,可检测极微量的病毒。

丙型肝炎的预防方法基本与乙型肝炎相同。目前,我国预防丙型肝炎的重点应放在对献血员的管理上,加强消毒隔离制度,防止医源性传播。HCV 免疫原性不强,且毒株易变异,故疫苗的研制较为困难。Ⅰ型干扰素治疗丙型肝炎有一定效果。

二、丁型肝炎病毒

丁型肝炎病毒(hepatitis D virus,HDV)是引起丁型肝炎的病原体,是一种缺陷病毒,必须在 HBV 或其他嗜肝 DNA 病毒辅助下才能复制。

HDV 呈球形,直径为 35～37 nm,核酸为单股负链环状 RNA,有包膜。包膜蛋白是由同时感染宿主细胞的 HBV 编码的 HBsAg,可保护 HDV 核酸,防止其被水解,与 HDV 致病性有关(图 17-2)。HDV RNA 可编码一种 HDV 抗原(HDV Ag),该抗原可刺激机体产生特异性抗体,故可在感染者的血清中检出 HDV RNA 或抗-HDV。

HDV 感染呈世界性分布。传染源、传播途径与 HBV 相似。丁型肝炎的感染方式有两种:一是联合感染,即从未感染过 HBV 的正常人同时感染 HBV 和 HDV,表现为乙型肝炎的症状;二是重叠感染,即已感染 HBV 的乙型肝炎患者或无症状病毒携带者再发生 HDV 感染,可使感染者病情加重。

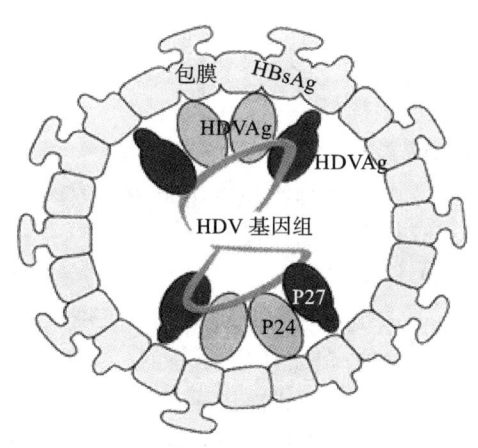

图 17-2　丁型肝炎病毒体模式图

HDV 感染后可表现为急性肝炎、慢性肝炎或无症状携带者。HDV Ag 可刺激机体产生特异性 IgM 和 IgG,但二者均非中和抗体,不能清除病毒,有助于丁型肝炎的诊断。

在 HDV 急性感染时,常用 ELISA 捕获法检测抗-HDV IgM 进行早期诊断。如抗-HDV IgG 持续保持高效价,常作为慢性丁型肝炎的诊断指标,也可用 PCR 技术检测 HDV RNA。

丁型肝炎的预防原则与乙型肝炎相同,主要为严格筛选献血员和血液制品,防止注射或其他操作的医源性传播,开展卫生宣传教育,避免性传播。由于 HDV 是缺陷病毒,如能抑制 HBV,则 HDV 亦不能复制,故接种乙肝疫苗也可预防 HDV 感染。目前尚无特效药物,据报道用重组 IFN-α 或 IFN-γ 治疗丁型肝炎,可抑制病毒复制,且可改善临床症状。

三、戊型肝炎病毒

戊型肝炎病毒(hepatitis E virus,HEV)是引起戊型肝炎的病原体。HEV 呈全球性流行,多见于亚洲、非洲与拉丁美洲。

HEV 呈球形,直径为 32～34 nm,无包膜,核衣壳呈二十面体立体对称,核酸为单股正链 RNA。HEV 对氯仿敏感,反复冻融易被破坏,加热 100 ℃ 5 min、紫外线照射或 20% 次氯酸 处理后其感染性消失,但在液氮中保存稳定。

戊型肝炎的传染源为患者,多通过粪-口途径传播,多感染青壮年,潜伏期为 10～60 天,平 均 40 天。在潜伏末期和急性感染初期传染性最强。HEV 经胃肠进入血液,在肝细胞内复制 后释放到血液和胆汁中,经粪便排出体外,可经污染水源引起散发或暴发流行。戊型肝炎是一 种自限性疾病,多数患者发病 6 周即可痊愈,不发展为慢性肝炎,也不形成病毒携带者。但孕 妇感染后病情严重,常伴流产和死胎,病死率达 10%～20%。HEV 感染后,机体可产生相应 的抗体,但维持时间短,不能防止再次感染。

可用免疫电镜检测患者粪便标本中的 HEV 病毒颗粒,也可用 PCR 技术检测患者粪便或 胆汁标本中的 HEV RNA;临床上常用 ELISA 检测患者血清中的抗-HEV IgM 或 IgG,抗- HEV IgM 阳性为 HEV 近期感染,抗-HEV IgG 阳性则不能排除既往感染。

对戊型肝炎的预防主要是加强粪便管理,保护水源,加强饮食卫生管理,注意个人卫生和 环境卫生等。HEV 特异性疫苗尚在研制中。尚无特异性抗病毒药。

目标检测

一、选择题

A1 型题

1. 下列哪项不是预防甲型肝炎的主要环节?(　　　)

A. 加强卫生宣传教育　　　　　B. 加强饮食卫生管理　　　　　C. 管理好粪便

D. 保护水源　　　　　E. 防蚊灭蚊

2. 关于 HAV 的致病性与免疫性,下列错误的是(　　　)。

A. 经粪-口途径传播　　　　　B. 很少转化为慢性

C. 病后粪便或血中可长期携带病毒　　　　　D. 可引起散发或暴发流行

E. 病后产生抗-HAV,对病毒再感染有保护作用

3. 下列肝炎病毒中,属于 DNA 病毒的是(　　　)。

A. HAV　　　　B. HBV　　　　C. HCV　　　　D. HDV　　　　E. HEV

4. HBV 的中和抗体是(　　　)。

A. HBsAg　　　　B. 抗-HBs　　　　C. 抗-HBc　　　　D. DNA 多聚酶　　E. 抗-HBe

5. 可致慢性肝炎或肝硬化的病毒为(　　　)。

A. HAV、HBV 和 HCV　　　　　B. HBV、HCV 和 HDV

C. HCV、HDV 和 HEV　　　　　D. HDV、HEV 和 HAV

E. HAV、HBV 和 HEV

6. 血液中不易查到的 HBV 抗原是(　　　)。

A. HBsAg　　　　B. HBcAg　　　　C. HBeAg　　　　D. Pre S1　　　　E. Pre S2

7. 可传播乙型肝炎病毒的主要途径有(　　　)。

A. 血液　　　　　B. 消化道　　　　　C. 呼吸道

D. 节肢动物叮咬　　　　　E. 创伤感染

8. 目前最常引起输血后肝炎的是(　　)。

A. HAV   B. HBV   C. HCV   D. HDV   E. HEV

9. 属于缺陷病毒的是(　　)。

A. HAV   B. HBV   C. HCV   D. HDV   E. HEV

二、简答题

1. 五型肝炎病毒的名称是什么? 各自的传播途径是什么?

2. 乙型肝炎病毒中各种抗原、抗体的临床意义是什么?

第十八章　反转录病毒

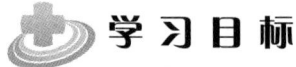

学习目标

1. 掌握人类免疫缺陷病毒的致病性及传播条件。
2. 熟悉艾滋病的临床表现。
3. 了解艾滋病的防治原则。

反转录病毒(retrovirus)是指含有反转录酶的 RNA 病毒,按其致病作用可分为 2 个亚群,7 个病毒属,对人类致病的主要有慢病毒属中的人类免疫缺陷病毒和 δ 反转录病毒属中的人类嗜 T 淋巴细胞病毒。

第一节　人类免疫缺陷病毒

人类免疫缺陷病毒(human immunodeficiency virus,HIV)是 1983—1984 年先后由法国巴斯德研究所和美国国立卫生研究院发现的一种反转录病毒。HIV 可引起获得性免疫缺陷综合征(acquired immunodeficiency syndrome,AIDS),简称艾滋病。该病毒以传播快、致免疫功能损伤直至崩溃、致死率高为主要特征。目前,HIV 已遍及全世界,成为世界性的公共卫生问题之一。

一、生物学性状

(一) 形态与结构

HIV 呈球形,直径为 100～120 nm,有包膜,表面有糖蛋白刺突,每个刺突为 gp120 和 gp41 组成的三聚体,前者突出于包膜表面,后者为跨膜蛋白。包膜下为基质蛋白(p7)组成的内膜。病毒的内层为核衣壳,呈圆柱形,由衣壳蛋白(p24)、核衣壳蛋白(p7)、两条单股正链RNA、反转录酶、整合酶和蛋白酶组成。

(二) 基因组的结构与功能

病毒基因组为 2 条相同的单股正链 RNA 形成的二聚体。每条 RNA 链长约 9.2 kb,含有

3 个结构基因和 6 个调节基因。在病毒基因组的 5′端和 3′端各有相同的一段核苷酸序列,称为长末端重复序列,含有起始子、增强子及与转录调控因子结合的序列,对病毒基因组转录的调控起关键作用。

(三) 吸附与穿入

细胞表面的 CD4 分子是 HIV 的主要受体,当病毒与靶细胞接触时,包膜糖蛋白 gp120 与靶细胞 CD4 分子结合,gp41 分子构型发生改变,病毒包膜与靶细胞膜发生融合,核衣壳进入细胞,脱壳并释放出基因组 RNA。

(四) 病毒的复制

在反转录酶作用下,以病毒 RNA 为模板,反转录生成负链 DNA,再由负链 DNA 复制成正链 DNA,组成双链 DNA。在整合酶的作用下,双链 DNA 与细胞染色体整合,形成前病毒。前病毒 DNA 被激活后,转录出子代病毒 RNA 和 mRNA。mRNA 在核糖体翻译出病毒的结构蛋白和调节蛋白。病毒子代 RNA 与病毒蛋白质装配成核衣壳,以芽生方式释放到细胞外并从宿主细胞膜获得包膜。

(五) 型别与抗原变异

HIV 主要有 HIV-1 和 HIV-2 两型,两型病毒核苷酸序列的差异在 40% 以上。AIDS 大多由 HIV-1 所致,HIV-2 只在非洲西部呈地域性流行。

HIV 极易发生变异。因为 HIV 的反转录酶无校正功能,错配率高,所以导致 HIV 基因频繁变异。env 基因最易发生突变,导致其编码的 gp120 抗原变异,使病毒逃避宿主免疫系统的攻击,给疫苗研制带来困难。

(六) 培养特性

常用新鲜分离的正常人 T 淋巴细胞分离培养 HIV。HIV 可在某些 T 淋巴细胞株中增殖,感染后细胞出现不同程度的病变,培养液中可测到反转录酶活性,培养细胞中可查到病毒的抗原。

恒河猴及黑猩猩可作为 HIV 感染的动物模型,但其感染过程与产生的症状与人类不同。

(七) 抵抗力

HIV 对理化因素的抵抗力较弱。0.5% 次氯酸钠、2% 戊二醛、70% 乙醇、5% 甲醛或 0.3% H_2O_2 处理 5 min,均可灭活病毒。但病毒在 20~22 ℃液体中可存活 15 天。在冷冻血液制品中,68 ℃加热 72 h 才能灭活病毒。

二、致病性与免疫性

(一) 传染源与传播途径

传染源为 HIV 无症状携带者和 AIDS 患者。HIV 感染者的血液、精液、前列腺液、阴道分泌物、乳汁、唾液、脑脊液、骨髓、皮肤及中枢神经组织等标本中均有病毒。主要传播方式有以下三种。

1. 性传播　通过同性或异性间的性行为传播,为 HIV 的主要传播方式。

2. 血液传播　HIV 携带者或患者的血液或血液制品、器官或骨髓移植、人工授精或使用 HIV 污染的注射器及针头,均可造成 HIV 感染传播。

3. 垂直传播　包括经胎盘、产道或经哺乳等方式引起的传播。

（二）临床表现

HIV 侵袭的主要靶细胞是 CD4$^+$T 淋巴细胞和单核-巨噬细胞。HIV 进入机体后即开始大量增殖和释放,未经治疗的 HIV 感染者,病情可持续 10 年以上,历经原发感染急性期、无症状潜伏期、AIDS 相关综合征期和典型 AIDS 期四个临床阶段。

1. 原发感染急性期　HIV 进入机体后,经 1 天甚至数周的潜伏期,感染者可出现发热、头痛、咽炎、淋巴结肿大、脾肿大、皮肤斑丘疹和黏膜溃疡等症状和体征。急性期症状一般在 1～2 周后自行消退,但淋巴结肿大和脾肿大等可持续数月。此时感染者血液中出现 HIV 抗原,从外周血、脑脊液和骨髓细胞中可分离出病毒,血液中的 CD4$^+$T 淋巴细胞数量显著减少。

2. 无症状潜伏期　此期感染者可没有临床症状,血液中病毒量明显下降,但病毒仍在淋巴结中继续进行低水平的增殖并不断有少量病毒释放入血,患者的血液及体液均具有传染性。血清中可检出 HIV 抗体,但由于病毒滴度低,需用敏感的方法才能查出病毒,此期可持续 2～10 年以上。

3. AIDS 相关综合征期　此期表现为持续性淋巴结肿大、持续性或间歇性发热、疲乏、盗汗、体重下降及慢性腹泻等全身症状,一般经 2 个月后进入 AIDS 期。此期 CD4$^+$T 淋巴细胞数明显下降,血清中 HIV 抗体阳性。

4. 典型 AIDS 期　除上述 AIDS 相关综合征期表现外,此期患者还有下列 4 个基本特征:①严重的细胞免疫缺陷,特别是 CD4$^+$T 淋巴细胞严重缺陷。②严重的机会性感染,一些对正常机体无明显致病作用的病毒(如巨细胞病毒、EB 病毒)、细菌(如结核分枝杆菌)、真菌(如白色念珠菌)等,常可造成致死性感染。③机会性肿瘤,如 Kaposi 肉瘤及恶性淋巴瘤等。④严重的全身症状。患者全身症状加重,并可出现神经系统症状,如头痛、癫痫、进行性痴呆等。AIDS 患者多在 2 年内死亡。

（三）HIV 致病机制

HIV 感染主要引起 CD4$^+$T 淋巴细胞受损,损伤机制比较复杂,有下列 4 种可能机制。

①HIV 对细胞的直接损伤作用:HIV 在细胞内增殖,引起细胞融合,形成多核巨细胞,导致细胞死亡。

②特异性 CTL 的直接杀伤作用或抗体依赖细胞介导的细胞毒作用(ADCC):特异性 CTL 识别受染细胞膜上的 HIV 糖蛋白抗原并杀伤受染细胞;HIV 特异性抗体可通过 ADCC 作用破坏靶细胞。

③病毒感染诱导 CD4$^+$T 淋巴细胞凋亡。

④自身免疫反应:病毒的某些抗原成分与宿主细胞膜上的蛋白质分子可发生交叉免疫反应,从而诱导自身免疫,导致 T 淋巴细胞损伤或功能障碍。

由于 HIV 感染导致 T 淋巴细胞减少和功能丧失,因此,患者除表现为严重的细胞免疫缺陷和体液免疫功能障碍外,还可导致迟发型超敏反应减弱或消失等。

HIV 感染表达 CD4 分子的单核-巨噬细胞,病毒在这些细胞内潜伏和增殖,并随之播散至全身,导致间质性肺炎和中枢神经系统症状等。

（四）机体对 HIV 感染的免疫应答

HIV 感染可诱导机体产生细胞免疫和体液免疫应答。CTL、NK 细胞和 ADCC 作用是机体清除 HIV 的主要机制。尽管机体可产生对 HIV 的细胞免疫和体液免疫应答,但因病毒抗原易变异,故机体不能清除病毒,HIV 仍能在体内持续地复制,使机体处于长时期的慢性感染状态。

三、微生物学检查法

（一）标本采集

1. HIV 感染早期 可采集患者的血液、脑脊液和骨髓细胞，从中分离病毒，从血液中能查到 HIV 抗原。

2. 无症状潜伏期 此期内一般很少从外周血中检测到 HIV 抗原。

3. AIDS 期 可采集外周血，能检测到 HIV 抗原、核酸及抗体。

（二）病毒分离培养

用于病毒分离培养的标本可为患者的单个核细胞、骨髓细胞、血浆或脑脊液等。敏感的细胞株有人外周血淋巴细胞、脐血淋巴细胞等。

（三）检测抗体

抗体检测是目前最常用的诊断方法。主要方法有 ELISA、乳胶凝集试验、IFA 和免疫印迹试验（Western blot，WB）等。其中 ELISA 是最常用的 HIV 抗体的初筛试验。检测阳性者必须进行确诊试验，最常用的确诊试验为 WB，即用已知的 HIV p24、gp41 和 gp160/120 重组蛋白等作为抗原，检测特异性抗体。若血清中同时检出两种或两种以上抗体，可确诊为 HIV 感染。一般感染后 6～12 周可检出抗体，6 个月后所有感染者均可检出抗体。

（四）检测病毒抗原

常用 ELISA 法检测 HIV 的 p24 抗原，急性感染期可检出血液中的 p24 抗原，但抗体出现后通常不能检出。到 AIDS 期，p24 抗原检测又可呈阳性。

（五）检测病毒核酸

常用的方法有 RT-PCR、定量 RT-PCR 和核酸杂交等。RT-PCR 用于血液标本中 HIV RNA 的检测，也可用于新生儿 HIV 感染的早期诊断。定量 RT-PCR 常用于监测 HIV 感染者病情的发展和评价抗 HIV 药物治疗效果。

四、防治原则

（一）预防

目前没有用于特异性预防 AIDS 的疫苗。以切断传播途径综合预防为主：①开展广泛卫生宣传教育，认识 AIDS 的传染方式；②建立 HIV 疫情监测网；③严禁共用注射器、牙刷和剃须刀等；④提倡安全性生活，抵制和打击吸毒行为；⑤一切血液制品均应严格进行 HIV 检疫，保证血液和血液制品的安全；⑥HIV 抗体阳性的妇女避免妊娠或避免用母乳喂养婴儿。

（二）治疗

临床上用于治疗 AIDS 的药物有以下几类：①核苷类反转录酶抑制剂，如拉米夫定（Lamivudine）等；②非核苷类反转录酶抑制剂，如德拉维丁（Delavirdine）等；③蛋白酶抑制剂，如赛科纳瓦（Saquinavir）等；④膜融合抑制剂，如恩夫韦肽能与 gp41 结合，抑制病毒包膜与细胞膜融合。目前主要采取联合用药，俗称"鸡尾酒疗法"，通常用核苷类和（或）非核苷类反转录酶抑制剂与蛋白酶抑制剂组合成二联或三联疗法，针对 HIV 复制周期的两个关键环节抑制病毒的增殖，控制病情的发展。

第二节　人类嗜 T 淋巴细胞病毒

人类嗜 T 淋巴细胞病毒（HTLV）是从 T 淋巴细胞白血病和毛细胞白血病患者的外周血淋巴细胞中分离出的一种人类反转录病毒，属反转录病毒科的 RNA 肿瘤病毒亚科，包括 HTLV-1 和 HTLV-2 两型，两者的基因组同源性约为 65%。

（一）生物学特性

HTLV 病毒呈球形，有包膜，包膜表面有糖蛋白刺突。病毒基因组含两条相同单正链 RNA，长度约 9.0 kb，有 3 个结构基因（gag、pol 和 env）和 2 个调节基因。gag 基因编码的大分子前体蛋白经蛋白切割后形成病毒的基质蛋白（p19）、衣壳蛋白（p24）和核衣壳蛋白（p15）；pol 基因编码反转录酶、蛋白酶和整合酶；env 基因编码 gp46 和 gp21 两种包膜糖蛋白，gp46 位于病毒包膜表面，可与细胞表面的 CD4 分子结合，与病毒感染和侵入细胞有关，gp21 为跨膜蛋白。调节基因的表达产物可增加病毒基因的转录和调节基因产物的表达，还能激活 IL-2 及其受体基因的异常表达，促进细胞的大量增殖。

（二）致病性与免疫性

患者和无症状感染者是 HTLV-1 的传染源。主要通过输血、注射和性接触等方式传播，亦可通过胎盘、产道和哺乳等途径垂直传播。感染后多无临床症状，经过 5～30 年的潜伏期后，约 5% 的感染者发展为 T 淋巴细胞白血病。主要表现为白细胞增高，全身淋巴结和肝、脾肿大，皮肤损伤等症状。HTLV-2 致病性尚无定论，但最初分离自毛细胞白血病患者，因此推测可能与该病的发生有关。

CD4$^+$ T 淋巴细胞是 HTLV-1 的靶细胞，病毒可在其中增殖，并使细胞转化，变为白血病细胞。HTLV-1 致细胞转化的机制目前认为与 tax 调节基因有关。我国福建沿海地区曾发现个别 T 淋巴细胞白血病病例并在当地发现 HTLV-1 血清抗体阳性者，提示我国也可能存在 HTLV-1 的小流行区。

（三）微生物学检查法与防治原则

1. 抗体与核酸检测　HTLV 感染的实验室诊断主要依靠检测特异性抗体、病毒基因组和病毒抗原等。抗体检测方法有 ELISA、IFA 和免疫印迹试验等，PCR 检测外周血单个核细胞中的前病毒 DNA 是最为敏感的分子生物学方法。

2. 防治原则　HTLV 感染尚无特异的防治措施，要加强卫生知识的宣传，避免与患者的体液（尤其是血液）或精液等接触，对供血者可进行 HTLV 抗体检测，保证血源的安全性。药物治疗可采取反转录酶抑制剂和 IFN-α 等进行综合治疗。

目标检测

一、名词解释

反转录病毒　窗口期　鸡尾酒疗法

二、选择题

1. 下列哪些活动不会传播艾滋病?(　　)

A. 输血　　　　　B. 蚊虫叮咬　　　C. 性接触　　　　D. 母乳喂养　　　E. 器官移植

2. 带有反转录酶的病毒有(　　)。

A. 人类免疫缺陷病毒　　　　　B. EB 病毒　　　　　　　　　　C. 单纯疱疹病毒

D. 人乳头瘤病毒　　　　　　　E. 以上都不对

3. 艾滋病的传播途径有(　　)。

A. 性传播　　　　B. 母婴传播　　　C. 血液传播　　　D. 以上都对　　　E. 以上都不对

三、简答题

简述艾滋病的防治原则。

第十九章 其他病毒及朊粒

⊕ 学习目标

1. 掌握流行性乙型脑炎病毒、狂犬病病毒的感染途径、所致疾病及防治原则。
2. 熟悉疱疹病毒的种类、感染特点及与肿瘤的关系。
3. 了解登革病毒、出血热病毒、人乳头瘤病毒及朊粒的传播途径及所致疾病。

第一节 虫媒病毒

虫媒病毒也称为节肢动物媒介病毒,是一大类通过节肢动物叮咬人、家畜及野生动物而传播的病毒,分属 14 个病毒科。能引起人类感染的有 100 多种。

虫媒病毒的共同特点如下:①病毒呈小球形,直径为 20～30 nm;②核心含单股 RNA,衣壳呈二十面体立体对称,外有类脂包膜,包膜表面有血凝素;③病毒在细胞质内增殖,宿主范围广,最易感染的动物是乳鼠;④病毒对温度、乙醚、酸等敏感;⑤自然状况下,病毒存在于节肢动物体内,可增殖而不发病,且能在动物中传播,一旦节肢动物叮咬人就有可能将病毒传给人,因此节肢动物既是储存宿主又是传播媒介;⑥所致疾病具有明显的季节性和地域性,具有自然疫源性疾病的特点。

一、流行性乙型脑炎病毒

流行性乙型脑炎病毒简称乙脑病毒,是流行性乙型脑炎的病原体。传播媒介为蚊。1935年日本学者首先从因脑炎死亡的患者脑组织中分离到该病毒,故国际上又称日本脑炎病毒(Japanese encephalitis virus,JEV)。

(一) 生物学性状

乙脑病毒属小型 RNA 病毒,呈球形,直径为 35～50 nm,衣壳呈二十面体立体对称,有包膜。仅有一个血清型。已知其结构蛋白有三种,即 M 蛋白、C 蛋白和 E 蛋白。M 蛋白位于病毒包膜的内面,C 蛋白在衣壳中,E 蛋白是镶嵌在病毒包膜上的糖蛋白,具有凝血活性,能凝集鸡、鸽和鹅的红细胞,其相应抗体能抑制血凝并有中和病毒的作用。病毒在鸡胚及组织细胞内均能增殖。最敏感的动物是乳鼠,脑内接种数日后出现耸耳、蜷伏、神经系统兴奋性增高、肢体痉挛等症状,不久转入麻痹死亡。受染脑组织中有大量病毒。

乙脑病毒抵抗力弱,对热敏感,56 ℃ 30 min 可被灭活。对乙醚、甲醛、丙酮等较敏感。低温下能较长时间保存。

(二) 致病性

乙脑病毒通过蚊虫叮咬传播。在我国传播乙脑病毒的蚊种主要是三带喙库蚊。由于蚊体可携带乙脑病毒越冬并经卵传代,故蚊虫不仅是传播媒介,还是病毒的长期储存宿主。感染病毒的蚊虫叮咬猪、牛、羊、马等动物(主要是幼猪),引起病毒血症,病毒在蚊虫与动物之间不断循环。

当带有病毒的蚊虫叮咬人时则引起人体感染。病毒进入人体后,在毛细血管内皮细胞等处增殖,释放病毒进入血液,产生初次病毒血症,多数患者表现为发热、畏寒、头痛等流感样综合征,持续 3～7 天后好转。少数患者,病毒随血液播散至肝、脾、淋巴结等处继续增殖,并释放入血,引起第二次病毒血症,若不发展,则表现为轻型全身感染。极少数患者,病毒穿过血脑屏障进入脑组织,损伤脑实质和脑膜,出现高热、剧烈头痛、频繁呕吐、惊厥或昏迷等严重的中枢神经系统症状,死亡率高。部分患者恢复后可能有后遗症,表现为偏瘫、失语、智力减退等。

乙脑患者病后或隐性感染者均可获得持久免疫力,以体液免疫为主。

二、登革病毒

登革病毒是引起登革热的病原体。登革热为一种急性传染病,患者和隐性感染者是主要传染源。

(一) 生物学性状

登革病毒属 B 组虫媒病毒,黄病毒科黄病毒属。病毒颗粒呈哑铃状、棒状或球形,球形直径为 50 nm。为单股正链 RNA 病毒。登革病毒可分为 4 个血清型。登革病毒在 1～3 日龄新生小白鼠脑、猴肾细胞株、伊蚊胸肌及 C6/36 细胞株内生长良好,并产生恒定的细胞病变。登革病毒对寒冷的抵抗力强,人血清中的病毒在 4 ℃ 冰箱可保持传染性数周,－70 ℃ 可存活 8年;但不耐热,50 ℃ 30 min 可被灭活,54 ℃ 10 min 可被灭活;用乙醚、紫外线或 0.05％甲醛溶液可以将其灭活。

(二) 致病性

登革病毒通过伊蚊叮咬进入人体,在单核-巨噬细胞系统和淋巴组织中复制至一定数量后,即进入血液循环(第 1 次病毒血症),然后再定位于单核-巨噬细胞系统和淋巴组织之中,在外周血液中的大单核细胞、组织中的巨噬细胞和肝脏的 Kupffer 细胞内再复制至一定程度,释放至血流中,引起第二次病毒血症。体液中的抗登革病毒抗体可促进病毒在上述细胞内复制,并可与登革病毒形成免疫复合物激活补体系统,导致血管通透性增加,同时抑制骨髓中的白细胞和血小板的再生,导致白细胞、血小板减少和出血倾向。

临床常见的症状如下:①发热:所有患者均有发热。起病急,先出现寒战,随之体温迅速升高,24 h 内可达 40 ℃。一般持续 2～7 天,然后骤降至正常,热型多不规则,部分病例于第 3～5 天体温降至正常,1 日后又再升高,称为双峰热或鞍型热。②皮疹:于病程 2～5 日后出现,皮疹初见于掌心脚底或躯干及腹部,渐延及颈部及四肢。③出血:发病后 5～8 日,25％～50％病例有不同部位、不同程度的出血,如牙龈出血、鼻出血、消化道出血、咯血、血尿及阴道出血等。④淋巴结及肝脏肿大。

第二节　出血热病毒

出血热病毒归属于不同的病毒科,种类较多,可引起病毒性出血热,主要由某些节肢动物或啮齿类动物等传播。目前我国已发现的出血热病毒主要有汉坦病毒、新疆出血热病毒等。

一、汉坦病毒

汉坦病毒是引起汉坦病毒肾综合征出血热和汉坦病毒肺综合征的病原体。1978 年,韩国学者李镐汪从韩国汉坦河附近流行性出血热疫区捕获的黑线姬鼠肺组织中分离出该病毒,故命名为汉坦病毒。

(一) 生物学性状

汉坦病毒呈圆形或多形态性,直径约为 120 nm,基因组为单股负链 RNA,有长、中、短三个节段。有包膜,核衣壳呈螺旋对称。该病毒可在多种传代、原代及二倍体细胞内增殖,实验室常用非洲绿猴肾细胞来分离培养,但细胞病变不明显,故通常采用免疫学方法来检测证实。敏感动物有黑线姬鼠、长爪沙鼠、大白鼠、金地鼠,汉坦病毒感染后,在鼠肺、肾等组织中可检出大量病毒。该病毒抵抗力不强,加热 60 ℃维持 1 h 可被灭活,对紫外线、酸及脂溶剂等较敏感。

(二) 致病性

汉坦病毒由啮齿类动物传播。黑线姬鼠、田鼠、家鼠等动物都能自然携带汉坦病毒,通过唾液、尿液和粪便排出物污染环境,人或动物经呼吸道、消化道和接触等途径而感染。流行性出血热有明显的地域性和季节性,以 10～12 月份多见。汉坦病毒侵入人体后,经过 2 周潜伏期后发病,典型的临床经过分为发热期、低血压休克期、少尿期、多尿期和恢复期 5 个阶段。典型的临床表现为高热、出血和肾损伤,患者常伴有"三痛"(头痛、腰痛和眼眶痛)及"三红"(面、颈和上胸部潮红),眼结膜、咽部及软腭充血且前胸、腋下多处有出血点。患者感染后可出现 IgM 和 IgG,2 周达高峰,其中 IgG 可持续多年,故病后可获得持久的免疫力。

二、新疆出血热病毒

新疆出血热病毒是从我国新疆塔里木盆地出血热患者的血液、尸体脏器中分离到的一种病毒。该病毒形态、结构、培养特点及抵抗力与汉坦病毒相似,但抗原性、传播方式、致病性及部分储存宿主等却不同。

新疆出血热是一种自然疫源性疾病,病原体主要的储存宿主为羊、牛、马、骆驼等家畜以及子午沙鼠等野生动物。蜱是传播媒介,也是主要的储存宿主。人被携带新疆出血热病毒的蜱叮咬而感染,也可通过破损的皮肤接触带有新疆出血热病毒的动物血液或脏器以及患者血液等造成感染。该病的发生具有明显的地域性和季节性,在我国主要见于新疆,每年 4～5 月份蜱大量增殖时,是发病高峰。临床表现为发热、全身疼痛、中毒症状和出血。患者病后可获得牢固的免疫力。

我国已研制成功灭活的乳鼠脑疫苗,该疫苗安全有效。

第三节　疱疹病毒

疱疹病毒,是一群中等大小的有包膜的双股 DNA 病毒,有 110 个以上成员,其中与人感染有关的人疱疹病毒已发现有 8 种。

疱疹病毒共同的特征如下:病毒体呈球形,直径为 120～300 mm。核心为双链线性 DNA,衣壳呈二十面体立体对称,有包膜,包膜表面有刺突。除 EB 病毒外,其余疱疹病毒均能在人二倍体细胞内增殖,引起细胞病变,核内形成嗜酸性包涵体。疱疹病毒可以使受染细胞融合,形成多核巨细胞。

疱疹病毒可引起多种类型感染:①增殖感染破坏宿主细胞;②潜伏于宿主细胞中,不增殖,一旦被激活,可转为增殖感染;③疱疹病毒基因组一部分整合至宿主细胞的 DNA 中,导致细胞转化;④疱疹病毒经胎盘感染胎儿,引起先天畸形。机体感染疱疹病毒后产生的免疫反应具有清除病毒、阻止病毒经血流播散和限制病程的作用,对再感染具有抵抗力,但不能消灭潜伏感染的病毒和阻止复发。疱疹病毒是有包膜的病毒,普遍对脂溶剂敏感,临床采集标本不应与脂溶剂接触。最适保存温度为 -196 ℃(液氮),在 -70 ℃疱疹病毒感染性可保存数月,4 ℃可保存数天;-20 ℃易破坏疱疹病毒包膜,短期保存即完全灭活。

一、单纯疱疹病毒

单纯疱疹病毒(HSV)是疱疹病毒的典型代表,人群发病率高,人类是唯一宿主。HSV 有两个血清型,即 HSV-1 和 HSV-2。HSV-1 型主要引起口唇和角膜疱疹;HSV-2 型则与生殖器疱疹和新生儿感染有关,主要通过直接接触病灶(性接触)而传播,进而导致皮肤病变。

(一) 生物学特性

完整的单纯疱疹病毒直径为 10～120 nm,衣壳呈二十面体立体对称,包膜表面有多种糖蛋白突起,基因组为双链线状 DNA。HSV-1 和 HSV-2 的基因组 DNA 有 40% 左右的同源序列,是两型血清学抗原交叉反应以及其他生物性状相似的分子基础。

HSV 的增殖周期短,常潜伏于神经节中引起潜伏感染。抵抗力较弱,易被脂溶剂灭活。温度高于 56 ℃ 30 min 失去感染性。

(二) 致病性

1. 传播途径　单纯疱疹病毒是人类最常见的病原体之一,全球人口中约 1/3 罹患过单纯疱疹。此病毒存在于患者、恢复者或健康带菌者的水疱液、唾液及粪便中,传播方式主要是直接接触传染,亦可通过胎盘、被唾液污染的餐具而间接传染。

2. 致病性　HSV 感染一般分为原发感染和复发感染。原发感染好发于儿童,多为隐性感染,并不表现出症状。病毒经呼吸道、口腔、生殖器黏膜以及破损皮肤进入体内,潜居于人体正常黏膜、血液、唾液及感觉神经节细胞内。当机体抵抗力下降时,体内潜伏的 HSV 被激活而发病。HSV-1 主要侵犯躯体腰以上部位,可引起口腔、唇、眼、脑等部位感染;HSV-2 侵犯躯体腰以下部位,主要引起生殖器感染,它是引起性病的主要病原体之一。罹患单纯性疱疹时,患者皮肤及黏膜病变部位会产生米粒般大小单一或群集的水疱,周围的皮肤变红,同时会产生轻微的瘙痒感和发热。这种水疱若不加以治疗,经过数十日之后,会裂开形成糜烂,然后逐渐痊愈。

HSV 可通过胎盘感染,引起胎儿流产、畸形、智力低下等。新生儿(尤其是早产儿)、免疫缺陷者(AIDS 患者、白血病患者等)易发生全身播散性感染,表现为肺炎、结肠炎和播散性皮肤感染等症状。未经治疗的患儿病死率高达 60%。由于 HSV 感染十分普遍,病毒长期潜伏于机体内,因此使用疫苗预防效果不好。

二、水痘-带状疱疹病毒

(一) 生物学特性

水痘-带状疱疹病毒(VZV)可由同一种病毒引起两种不同的病症。在儿童初次感染时引起水痘,而潜伏体内的病毒受到某些刺激后复发引起带状疱疹,多见于成人。本病毒基本性状与 HSV 相似。只有一个血清型。一般动物和鸡胚对 VZV 不敏感,VZV 在人或猴成纤维细胞中增殖,并缓慢产生细胞病变,形成多核巨细胞,在受感染细胞核内,可见嗜酸性包涵体。VZV 在体外极不稳定,在干燥的疱疹痂壳内很快失活,60 ℃迅速灭活。

(二) 致病性

人是水痘-带状疱疹病毒的唯一自然宿主,可引起水痘(原发感染)和带状疱疹(继发感染)两种不同的临床表现。

1. 水痘　好发于儿童,传染源主要是患者,病毒经呼吸道、口、咽、结膜、皮肤等处侵入人体。病毒先在局部淋巴结增殖,进入血液散布到各个内脏继续大量增殖。经 2~3 周潜伏期后,首先有头痛、发热等症状,继而全身皮肤广泛出现丘疹、水疱疹和脓疱疹,皮疹分布一般为向心性,以躯干较多。水痘消失后不遗留瘢痕,病情一般较轻。

2. 带状疱疹　常见于成人和免疫力低下人群,是潜伏在体内的 VZV 引起的复发感染。由于儿童时期患过水痘后愈合,病毒潜伏在脊髓后根神经节等部位中,当机体受到某些刺激,如发热、受冷、机械压迫、使用免疫抑制剂、X 光照射、患肿瘤等,细胞免疫功能受到损害,导致潜伏病毒激活,病毒沿感觉神经轴索下行到达该神经所支配的皮肤细胞内增殖,在皮肤上沿着感觉神经的通路出现串联的水疱疹,形似带状,故名带状疱疹。1~4 周内局部非常敏感,有剧痛。

(三) 免疫防治

机体患水痘后产生特异性免疫,终身不再感染。但对长期潜伏于神经节中的病毒不能清除,故不能阻止病毒激活而发生带状疱疹。水痘-带状疱疹病毒减毒活疫苗预防水痘感染和传播的效果良好。

第四节　狂犬病病毒

狂犬病病毒是弹状病毒科、狂犬病病毒属的一种嗜神经性病毒。病毒主要在家畜（犬、猫等）及野生动物（狼、狐狸、浣熊、臭鼬及蝙蝠等）中传播。人被病畜或携带狂犬病病毒的动物咬伤而感染狂犬病。狂犬病是一种人畜共患病，一旦发病，死亡率达100％。近年来，我国因狂犬病而死亡的人数明显上升，应引起广泛重视。

一、生物学性状

狂犬病病毒形态似子弹状，大小为$(60\sim85)$ nm$\times$$(130\sim300)$ nm，中心为螺旋形对称的核衣壳，由单股负链 RNA、核蛋白、多聚酶蛋白和基质蛋白组成。外层为脂蛋白包膜，其表面有许多糖蛋白刺突，与病毒的感染性和毒力相关。

狂犬病病毒在易感动物或人的中枢神经细胞（主要是大脑海马回锥体细胞）中增殖时，胞质内形成一个或多个圆形或椭圆形的嗜酸性包涵体，称内基小体，可作为辅助诊断狂犬病的重要依据。

狂犬病病毒对外界的抵抗力不强，易被强酸、强碱、碘、乙醇等灭活，肥皂水等对病毒也有灭活作用。

二、致病性

狂犬病的传染源主要为患病动物，在我国主要是病犬，其次是猫和狼。人患狂犬病主要是通过被患病动物咬伤、抓伤所致，也可因破损皮肤、黏膜或眼结膜接触含病毒的物品而感染。潜伏期的长短取决于被咬伤部位与头部的远近及伤口内感染的病毒量，一般为$1\sim3$个月，亦有短至 1 周或长达数年出现症状者。进入人体的病毒在肌纤维细胞中增殖，$4\sim6$天后侵入周围神经，进而沿神经末梢上行至中枢神经系统，在神经细胞中增殖后，又随传出神经到达唾液腺和其他组织。患者发病时典型的临床表现为神经兴奋性增高，吞咽或饮水时喉肌痉挛，致饮水时痛苦不堪，甚至对水声或其他轻微刺激也出现特有的喉痉挛症状，故又称恐水症。发病$3\sim5$天后，患者转入麻痹期，最后因呼吸肌麻痹和循环衰竭而死亡，全程一般不超过 6 天。

机体抗狂犬病病毒感染表现为体液免疫和细胞免疫，其中细胞免疫在抗狂犬病病毒攻击中起重要作用。

三、防治原则

捕杀野犬，加强家犬管理，对家犬注射犬用狂犬病疫苗是预防狂犬病的主要措施。高危人群（兽医、动物管理员、野外工作者等）应接种狂犬病疫苗预防感染。人被动物咬伤后，应采取下列预防措施：①正确及时处理伤口：立即用20％肥皂水、0.1％苯扎氯铵（新洁尔灭）或清水反复冲洗伤口，再用70％乙醇及碘酒涂擦。对较深的伤口，用注射器伸入伤口深部进行全面彻底的灌注清洗。②疫苗接种：狂犬病的潜伏期一般较长，人被咬伤后如及早接种疫苗可预防

发病。目前我国常用人二倍体细胞培养制备的灭活病毒疫苗,于动物咬伤后第 1 天、第 3 天、第 7 天、第 14 天、第 28 天各肌内注射 1 mL,免疫效果良好。③被动免疫:严重咬伤者用高效价抗狂犬病病毒血清于伤口周围与底部行浸润注射及肌内注射。

第五节 人乳头瘤病毒

人乳头瘤病毒(HPV)属于乳头瘤病毒科,主要侵犯人的皮肤和黏膜,导致不同程度的增生性病变,引起良性疣和纤维乳头瘤,某些型别还可引起组织癌变。

一、生物学性状

HPV 呈球形,直径为 52~55 nm,呈二十面体立体对称,由 72 个壳微粒组成,无包膜,病毒基因组为双链环状 DNA。现已发现 HPV 有 100 余型,各型之间的同源性少于 50%。凡同源性大于 50%,但限制性内切酶片段不同的称为亚型。目前 HPV 尚不能在组织细胞中培养。

二、致病性

HPV 具有宿主和组织特异性,只能感染人的皮肤和黏膜上皮细胞。病毒在这些细胞中复制,能诱导上皮增殖,使表皮变厚,伴有棘层增生和某些程度的表皮角化,在颗粒层常出现嗜碱性核内包涵体。上皮增殖形成乳头状瘤,亦称为疣。

HPV 主要通过直接接触感染者的病损部位或间接接触被病毒污染的物品而传播。生殖器感染主要由性接触传播,新生儿可在通过产道时被感染,感染时病毒仅停留在局部皮肤和黏膜中,不产生病毒血症。不同型别的 HPV 侵犯的部位不同,所致疾病也不尽相同(表 19-1)。

表 19-1 HPV 所致疾病

部位	相关疾病	HPV 型别
皮肤	寻常疣	2、4、7
	扁平疣	3、10
	跖疣	1、4
	疣状表皮增生异常	5、8
黏膜	尖锐湿疣	6、11
	宫颈上皮内瘤变与宫颈癌	16、18、31、33、45、48
	喉乳头状瘤、口腔乳头状瘤	6、11

机体感染 HPV 后,可产生特异性抗体,但该抗体对机体无保护作用。

三、防治原则

预防生殖器疣最好的方法是避免与感染组织、带病毒衣物直接接触。接种基因工程病毒疫苗对宫颈癌的预防有一定效果。对尖锐湿疣和寻常疣可用局部药物治疗或冷冻、激光、电灼、手术等方法去除。

第六节　朊　粒

朊粒，又称朊病毒或传染性蛋白粒子，是一种蛋白质传染因子，是传染性海绵状脑病（TSE）的病原体。

朊粒不具有病毒体结构，无核酸，其本质是一种具有传染性的疏水性糖蛋白，分子质量为27～30 kD。朊粒蛋白质是由正常宿主细胞基因编码产生的。正常情况下，宿主细胞仅编码这一蛋白质的前体分子，即细胞朊蛋白。细胞朊蛋白无致病性，对蛋白酶敏感，可在多种组织尤其是神经细胞中普遍表达，具有一定的生理功能。当细胞朊蛋白类的分子构型发生异常改变时，则形成具有致病作用的朊蛋白即朊粒，也称为羊瘙痒病朊蛋白。故羊瘙痒病朊蛋白仅存在于感染的人和动物的组织中，具有致病性和传染性。

朊粒对各种理化因素的抵抗力强，对热、辐射、酸碱及常用消毒剂有很强的抗性。高压灭菌时需 134 ℃处理 2 h，5％次氯酸钠或 1 mol/L 的氢氧化钠溶液浸泡手术器械 1 h，可使朊粒失去传染性。目前灭活朊粒的方法如下：先在 20 ℃室温下，用 1 mol/L 氢氧化钠或者 2.5％次氯酸钠溶液处理 1 h 后，再用高压蒸汽灭菌法 134 ℃处理 2 h 以上。

朊粒病是一种人和动物的慢性退行性、致死性中枢神经系统疾病。其共同特点如下：①潜伏期长，可达数年甚至数十年；②一旦发病即呈慢性进行性发展，机体最终死亡；③病理学特点是中枢神经细胞空泡变性，形成淀粉样斑块，甚至死亡、缺失，而星状细胞高度增生，脑皮质疏松呈海绵状，并有淀粉块形成，脑组织中无炎症反应；④不能诱导机体产生特异性免疫应答；⑤患者出现痴呆、共济失调、震颤等临床症状。目前已知的人类的朊粒病主要有库鲁病、克-雅病、克-雅病变种、格斯特曼-斯召斯列综合征及致死性家族失眠症，动物的朊粒病主要有羊瘙痒病、牛海绵状脑病（俗称疯牛病）等。约 15％的朊粒病患者呈遗传性感染，均为常染色体显性遗传，其他病例或为传染性病例，通过医源性感染或者通过人尸或由疯牛病病牛传染所致，除此之外，还有散发性病例，传播途径不明确。

朊粒病的防治已受到国际的极大关注，目前，既无疫苗进行有效免疫预防，也无有效药物进行治疗，切断该病可能的传播途径是有效的防治措施。

目标检测

一、选择题

A1 型题

1. 下列不属于虫媒病毒的共同特点的是（　　）。

A. 均为无包膜病毒

B. 以节肢动物为传播媒介

C. 引起的疾病有明显季节性

D. 核酸为单链 RNA

E.病毒颗粒均为球型

2. 形态呈弹头的病毒是（　　）。

A.单纯疱疹病毒　　　　　　　　B.巨细胞病毒　　　　　　　　C.水痘-带状疱疹病毒

D.狂犬病病毒　　　　　　　　　E.EB 病毒

3. 近年来发现Ⅰ型单纯疱疹病毒与下列哪种疾病有关？（　　）

A.唇癌　　　　B.结肠癌　　　　C.肺癌　　　　D.胃癌　　　　E.肾癌

4. 通过病兽咬伤引起的疾病是（　　）。

A.传染性单核细胞增多症　　　　B.狂犬病　　　　　　　　C.水痘

D.带状疱疹　　　　　　　　　　E.乙型脑炎

5. 可在人体中枢神经细胞内增殖而引起恐水症的病毒是（　　）。

A.狂犬病病毒　　　　　　　　　B.乙脑病毒　　　　　　　　C.脊髓灰质炎病毒

D.森林脑炎病毒　　　　　　　　E.巨细胞病毒

6. 近年来发现Ⅱ型单纯疱疹病毒与下列哪种疾病有关？（　　）

A.宫颈癌　　　　B.唇癌　　　　C.皮肤癌　　　　D.肺癌　　　　E.肾癌

二、简答题

1. 请列出虫媒病毒的共同特征及种类，简述乙脑病毒的传播途径及临床特征。

2. 人类疱疹病毒有何共同特征？

3. 朊粒的结构与细菌及病毒有什么不同？可导致哪些疾病？

中篇

人体寄生虫学

第二十章　人体寄生虫学概述

1. 掌握人体寄生虫学的概念,寄生虫病的流行与防治原则。
2. 熟悉寄生虫与宿主的相互作用及关系。
3. 了解寄生虫、宿主的类型。

　　人体寄生虫指以人作为宿主的寄生虫。可分为内部寄生虫和外部寄生虫两大类。大多属原生动物、线形动物、扁形动物、环节动物和节肢动物。寄生虫学中习惯上把原生动物称为原虫类,把线形动物和扁形动物合称为蠕虫类(helminthes)。内部寄生虫中重要的种类包括原虫类、线虫类、吸虫类和绦虫类。

　　寄生虫病一般都是吃出来的。有的寄生虫幼虫、囊虫等分布在肺部、皮下,甚至脑部、眼部。寄生虫对人体是有害无益的,对人体的损害多是掠夺营养、引起炎症、阻塞血管等。

　　人体寄生虫学(human parasitology)是研究与人体健康有关的寄生虫的形态结构、生活活动和生存繁殖规律,阐明寄生虫与人体及外界因素的相互关系的学科。它是预防医学和临床医学的基础课程。人体寄生虫学由医学原虫学(medical protozoology)、医学蠕虫学(medical helminthology)和医学节肢动物学三个部分内容组成。学习本课程的目的是控制或消灭病原寄生虫所致人体寄生虫病,以及防治与疾病有关的医学节肢动物,保障人类健康。

第一节　寄生虫与宿主

　　在自然界漫长的生物演化进程中,生物与生物之间形成了各种错综复杂的关系。凡是两种生物在一起生活的现象,统称共生(symbiosis)。在共生现象中根据两种生物之间的利害关系可粗略地分为共栖、互利共生、寄生等。

　　1. 共栖(commensalism)　两种生物在一起生活,其中一方受益,另一方既不受益,也不受害,称为共栖。例如,吸盘鱼(*Echeneis naucrates*)用其背鳍演化成的吸盘吸附在大型鱼类的体表被带到各处,觅食时暂时离开。这对吸盘鱼有利,对大鱼无利也无害。

2. 互利共生(mutualism) 两种生物在一起生活,在营养上互相依赖,长期共生,对双方有利,称为互利共生。例如,牛、马胃内有以植物纤维为食物的纤毛虫定居,纤毛虫能分泌消化酶类分解植物纤维,从而获得营养物质,有利于牛、马消化植物,其自身的迅速繁殖和死亡可为牛、马提供蛋白质,而牛、马的胃为纤维虫提供了生存、繁殖所需的环境条件。

3. 寄生(parasitism) 两种生物在一起生活,其中一方受益,另一方受害,后者给前者提供营养物质和居住场所,这种生活关系称寄生。受益的一方称为寄生物(parasite),受损害的一方称为宿主(host)。例如,病毒、细菌、寄生虫等永久或长期或暂时地寄生于植物、动物和人的体表或体内以获取营养,并损害对方,这类营寄生生活的生物统称为寄生物;而营寄生生活的多细胞的无脊椎动物和单细胞的原生生物则称寄生虫。

一、寄生与寄生虫

从营自生生活演化为营寄生生活,寄生虫经历了漫长的适应宿主环境的过程。寄生生活使寄生虫对寄生环境的适应性以及寄生虫的形态结构和生理功能发生了变化。

(一) 对环境适应性的改变

在演化过程中,寄生虫长期适应于寄生环境,在不同程度上丧失了独立生活的能力,对于营养和空间依赖性越大的寄生虫,其营自生生活的能力就越弱;寄生生活的历史愈长,适应能力愈强,依赖性愈大。因此与共栖和互利共生相比,寄生虫更不能适应外界环境的变化,因而只能选择性地寄生于某种或某类宿主。寄生虫对宿主的这种选择性称为宿主特异性(host specificity),实际是寄生虫对所寄生的内环境适应力增强的表现。

(二) 形态结构的改变

寄生虫可因寄生环境的影响而发生形态构造变化。如跳蚤身体左右侧扁平,以便行走于皮毛之间;寄生于肠道的蠕虫多为长形,以适应窄长的肠腔。某些寄生虫的器官退化或消失,如寄生历史漫长的肠内绦虫,依靠其体壁吸收营养,其消化器官已退化。某些寄生虫的器官发达,如体内寄生线虫的生殖器官极为发达,几乎占原体腔全部,如雌蛔虫的卵巢和子宫的长度为体长的15~20倍,以增强产卵能力。有的吸血节肢动物,其消化道长度大为增加,以利大量吸血,如软蜱饱吸一次血可耐饥数年之久。某些寄生虫产生新器官,如吸虫和绦虫,由于定居和附着的需要,演化产生了附着器官——吸盘。

(三) 生理功能的改变

肠道寄生蛔虫,其体壁和原体腔液内存在对胰蛋白酶和糜蛋白酶有抑制作用的物质,在虫体内的这些酶抑制物,能保护虫体免受宿主小肠内蛋白酶的作用。许多消化道内的寄生虫能在低氧环境中以酵解的方式获取能量。雌蛔虫日产卵约24万个;牛带绦虫日产卵约72万个;日本血吸虫的每个虫卵孵出毛蚴后进入螺体内,经无性的蚴体增殖可产生数万条尾蚴;单细胞原虫的增殖能力更大。寄生虫繁殖能力增强,是保持虫种生存,对自然选择产生适应性的表现。

二、寄生虫与宿主的类别

(一) 寄生虫的类别

根据寄生虫与宿主的关系,可将寄生虫分为以下几种。

1. 专性寄生虫(obligatory parasite) 生活史及各个阶段都营寄生生活,如丝虫;或生活史某个阶段必须营寄生生活,如钩虫,其幼虫在土壤中营自生生活,但发育至丝状蚴后,必须侵入宿主体内营寄生生活,才能继续发育至成虫。

2. 兼性寄生虫(facultative parasite)　既可营自生生活,又能营寄生生活,如粪类圆线虫(成虫)既可寄生于宿主肠道内,也可以在土壤中营自生生活。

3. 偶然寄生虫(accidental parasite)　因偶然机会进入非正常宿主体内寄生的寄生虫,如某些蝇蛆偶然进入人肠内寄生。

4. 体内寄生虫(endoparasite)和体外寄生虫(ectoparasite)　前者如寄生于肠道、组织内或细胞内的蠕虫或原虫;后者如蚊、白蛉、蚤、虱、蜱等,吸血时与宿主体表接触,多数饱食后即离开。

5. 长期性寄生虫(permanent parasite)和暂时性寄生虫(temporary parasite)　前者如蛔虫,其成虫期必须营寄生生活;后者如蚊、蚤、蜱等,吸血时暂时侵袭宿主。

6. 机会致病寄生虫(opportunistic parasite)　如弓形虫、隐孢子虫、卡氏肺孢子虫等,寄生于宿主体内,宿主通常处于隐性感染状态,但当宿主免疫功能受损时,该类寄生虫可出现异常增殖且致病力增强。

（二）宿主的类别

寄生虫完成生活史的过程,有的只需要一个宿主,有的需要两个以上宿主。寄生虫在不同发育阶段所寄生的宿主,包括以下几种类型。

1. 中间宿主(intermediate host)　指寄生虫的幼虫或无性生殖阶段所寄生的宿主。若有两个以上中间宿主,可按寄生顺序先后分为第一、第二中间宿主等,例如:某些种类淡水螺和淡水鱼分别是华支睾吸虫的第一、第二中间宿主。

2. 终宿主(definitive host)　指寄生虫成虫或有性生殖阶段所寄生的宿主。例如人是血吸虫的终宿主。

3. 储存宿主(reservoir host)　也称保虫宿主。某些蠕虫成虫或原虫的某一发育阶段既可寄生于人体,也可寄生于某些脊椎动物,在一定条件下可传播给人。在流行病学上,这些动物被称为保虫宿主或储存宿主。例如,血吸虫成虫可寄生于人和牛,牛即为血吸虫的保虫宿主。

4. 转续宿主(paratenic host 或 transport host)　某些寄生虫的幼虫侵入非正常宿主,不能发育为成虫,长期保持幼虫状态,当此期幼虫有机会再进入正常终宿主体内后,才可继续发育为成虫,这种非正常宿主称为转续宿主。例如,卫氏并殖吸虫的童虫,进入非正常宿主野猪体内,不能发育为成虫,可长期保持童虫状态,若犬吞食含有此童虫的野猪肉,则童虫可在犬体内发育为成虫。野猪就是该寄生虫的转续宿主。

三、寄生虫的生活史

寄生虫的生活史(life cycle)是指寄生虫完成一代的生长、发育和繁殖的整个过程。寄生虫的种类繁多,生活史多种多样,繁简不一,大致分为以下两种类型。

1. 直接型　完成生活史不需要中间宿主,虫卵或幼虫在外界发育到感染期后直接感染人。如人体肠道寄生的蛔虫、蛲虫、鞭虫、钩虫等。

2. 间接型　完成生活史需要中间宿主,幼虫在其体内发育到感染期后经中间宿主感染人。如丝虫、旋毛虫、血吸虫、华支睾吸虫、猪带绦虫等。

在流行病学上,常将直接型生活史的蠕虫称为土源性蠕虫,将间接型生活史的蠕虫称为生物源性蠕虫。

有些寄生虫的生活史中仅有无性生殖。如溶组织内阿米巴、阴道毛滴虫、蓝氏贾第鞭毛虫、利什曼原虫等。有些寄生虫仅有有性生殖,如蛔虫、蛲虫、丝虫等。有些寄生虫通过以上两种生殖方式才完成一代的发育,即无性生殖世代与有性生殖世代交替进行,称为世代交替(alternation of generations),如疟原虫、弓形虫及吸虫类。有的寄生虫生活史的整个过程都营寄生生活,如猪带绦虫、疟原虫。有的寄生虫只在某些发育阶段营寄生生活,如钩虫。有的寄生虫只需一个宿主,如蛔虫、蛲虫;有的寄生虫需要两个或两个以上宿主,如布氏姜片吸虫、卫氏并殖吸虫。

寄生虫完成生活史除需要有适宜的宿主外,还需要有适宜的外界环境条件。寄生虫的整个生活史实际包括寄生虫的感染阶段、侵入宿主的方式和途径、在宿主体内移行或到达寄生部位的途径、正常的寄生部位、离开宿主的方式,以及所需要的终宿主(及保虫宿主)、中间宿主或传播媒介的种类等。因此,掌握寄生虫生活史的规律,是了解寄生虫的致病性及诊断、防治寄生虫病的必要基础知识。

第二节 寄生虫与宿主的相互作用

寄生是在一定条件下出现在寄生虫与宿主之间的一种特定关系。寄生虫侵入宿主后,对宿主产生不同程度的损害;同时宿主对寄生虫产生不同程度的免疫反应以设法将它清除。这可能导致寄生虫形态与功能的改变,而宿主可能出现病理变化。寄生虫与宿主之间相互影响、相互作用,经过长期的演化,寄生虫与宿主之间相互作用的某些特性被保存下来,并反映在双方的种群遗传物质上。

一、寄生虫对宿主的损害作用

寄生虫在宿主的细胞、组织或腔道内寄生,引起一系列的损伤,如原虫、蠕虫的成虫、移行中的幼虫等,它们对宿主可产生多方面的影响。

(一) 夺取营养

寄生虫在宿主体内生长、发育和繁殖所需的物质主要来源于宿主,寄生的数量愈多,宿主被夺取的营养也就愈多。如:蛔虫和绦虫在肠道内寄生,夺取大量的养料,并影响肠道吸收功能,引起宿主营养不良;钩虫附于宿主肠壁吸取大量血液,可引起宿主贫血。

(二) 机械性损伤

寄生虫对所寄生的部位及附近组织和器官可产生损害或压迫作用。有些寄生虫个体较大、数量较多,对宿主产生的危害是相当严重的。例如:蛔虫多时可扭曲成团引起肠梗阻。棘球蚴寄生在肝内,宿主起初没有明显症状,以后棘球蚴逐渐长大压迫肝组织及腹腔内其他器官,发生明显的压迫症状。另外,幼虫在宿主体内移行可造成严重的损害,如蛔虫幼虫在肺内移行时穿破肺泡壁毛细血管,可引起出血。

(三) 毒性和抗原物质的作用

寄生虫的分泌物、排泄物和死亡虫体的分解物对宿主均有毒性作用,这是寄生虫危害宿主方式中较重要的一个类型。例如溶组织内阿米巴侵入肠黏膜和肝脏时,分泌溶组织酶,溶解组织、细胞,引起宿主肠壁溃疡和肝脓肿;阔节裂头绦虫的分泌排泄物可能影响宿主的造血功能而导致宿主贫血。另外,寄生虫的代谢产物和死亡虫体的分解物又都具有抗原性,可对宿主致敏,引起局部或全身超敏反应。如血吸虫卵内毛蚴分泌物引起周围组织发生免疫病理变化——虫卵肉芽肿,这是血吸虫病最基本的病变,也是主要致病因素。又如:疟原虫的抗原物质与相应抗体形成免疫复合物,沉积于肾小球毛细血管基底膜,在补体参与下,引起肾小球肾炎;棘球蚴囊壁破裂,囊液进入腹腔,可使宿主发生过敏性休克,甚至导致宿主死亡。

二、宿主对寄生虫的免疫作用

寄生虫及其产物对宿主而言均为异物,能引起宿主发生一系列的免疫防御反应。宿主对寄生虫的免疫防御反应表现为免疫系统识别和清除寄生虫的反应。免疫防御反应包括非特异性免疫和特异性免疫。

宿主与寄生虫之间相互作用的结果,一般可归为三类:①宿主清除了体内寄生虫,并可防御再感染。②宿主清除了大部分,或者未能清除体内寄生虫,但对再感染具有相对的抵抗力。这样宿主与寄生虫之间可维持相当长时间的寄生关系,见于大多数寄生虫感染者或带虫者。③宿主不能控制寄生虫的生长或繁殖,表现出明显的临床症状和病理变化,如不及时治疗,严重者可以死亡。

总之,寄生虫与宿主的关系异常复杂,了解寄生关系的实质以及寄生虫与宿主之间的相互影响是认识寄生虫病发生发展规律的基础,是寄生虫病防治的依据。

第三节　寄生虫病的流行与防治原则

寄生虫病流行的地区必须具备完成寄生虫发育所需的各种条件,即存在寄生虫病的传染源、传播途径和易感人群。此外,寄生虫病的流行还受生物因素、自然因素和社会因素的影响。

一、寄生虫病流行的基本环节

(一)传染源

寄生虫病的传染源是指被寄生虫寄生的人和动物,包括患者、带虫者和储存宿主(家畜、野生动物)。作为传染源,其体内存在并可排出寄生虫生活史中的某个发育阶段,且能在外界或另一宿主体内继续发育。例如:感染多种蠕虫的带虫者或患者从粪便排出蠕虫卵,溶组织内阿米巴带虫者可排出包囊。虫卵或包囊在排出时即有感染性,或在适宜的外界环境中发育到感染阶段(感染期)。感染阶段是指寄生虫侵入宿主体内能继续发育或繁殖的阶段。

(二)传播媒介和感染途径

1. 传播媒介　人体寄生虫常见的传播媒介如下。

(1)土壤　处于感染期的肠道寄生虫存活于地面的土壤中。如蛔虫卵、鞭虫卵在被粪便污染的土壤中发育为感染性卵;钩虫和粪类圆线虫的虫卵在土壤中发育为感染期幼虫。人体感染与接触土壤有关。

（2）水　多种寄生虫可通过淡水而到达人体。如水中可含有感染期的溶组织内阿米巴与蓝氏贾第鞭毛虫包囊、猪带绦虫卵、某些感染性线虫卵、血吸虫尾蚴和布氏姜片吸虫囊蚴等。

（3）食物　主要是蔬菜与鱼肉等食品。由于广大农村用新鲜粪便施肥,因此蔬菜常成为寄生虫传播的主要媒介。如:感染性蛔虫卵、鞭虫卵、猪带绦虫卵和钩虫的感染期幼虫等,皆可以由人群食用未洗净或未煮熟的蔬菜而传播;旋毛虫、猪带绦虫可以通过人群食用生的或未煮熟的猪肉而传播。某些淡水鱼类可传播华支睾吸虫等。

（4）节肢动物　很多医学节肢动物可作为多种寄生虫的传播媒介。如蚊为疟原虫、丝虫的传播媒介,白蛉为利什曼原虫的传播媒介,蚤为膜壳绦虫的传播媒介。

2. 感染途径　寄生虫从传染源传播到易感宿主的过程。人体寄生虫的感染途径主要有下列几种。

（1）经口感染　多种寄生虫的感染阶段可以通过食物、饮水,以及污染的手指、玩具或其他媒介经口进入人体,这是最常见的感染方式。如蛔虫、鞭虫、蛲虫、华支睾吸虫、猪囊尾蚴等。

（2）经皮肤感染　有的寄生虫的感染阶段主动地经皮肤侵入人体而引起感染,如土壤中的钩虫丝状蚴、水中的血吸虫尾蚴以及疥螨、蠕形螨等。有的寄生虫通过吸血的节肢动物刺叮经皮肤侵入人体。如:蚊传播疟原虫、丝虫,白蛉传播利什曼原虫。

（3）自身感染　有的寄生虫可以在宿主体内引起宿主重复感染,如:短膜壳绦虫的虫卵可在小肠内孵出六钩蚴,幼虫可在小肠内发育为成虫;在小肠内寄生的猪带绦虫,其脱落的孕节由于宿主呕吐而逆流至胃内被消化,虫卵由胃到达小肠后,孵出六钩蚴,钻入肠壁随血液循环到达身体各部位,引起囊尾蚴的自身感染。

（4）逆行感染　蛲虫在人体肛周产卵,虫卵可在肛门附近孵化,幼虫经肛门进入肠内寄生部位发育至成虫。

（5）经胎盘感染　有些寄生虫可以随母体血液循环通过胎盘而使胎儿感染,如弓形虫、疟原虫、钩虫的幼虫等。

此外,有的寄生虫可经呼吸道引起感染,如卡氏肺孢子虫;阴道毛滴虫经阴道引起感染;疟原虫经输血等途径进入人体。

（三）易感人群

易感人群是指对寄生虫缺乏免疫力的人。人体感染寄生虫后,通常可获得免疫力,但多属于带虫免疫,当寄生虫从人体消失以后,免疫力即逐渐下降、消退。因此,若有感染机会,人体则易于感染该种寄生虫。非流行区或位于已根除疟疾的地区的人进入流行区后,由于缺乏特异性免疫力而成为易感者。易感性还与年龄有关,一般儿童的易感性高于成人。

二、寄生虫病流行的特点

（一）地域性

寄生虫病的流行与分布常有明显的地域性。主要与下列因素有关:①气候条件,如多数寄生虫病在温暖潮湿的地方流行且分布较广泛。②与中间宿主或媒介节肢动物的地理分布有关,如:吸虫的流行区与其中间宿主的分布有密切关系;黑热病流行于长江以北地区,与媒介昆虫白蛉分布在长江以北地区有密切关系。③与人群的生活习惯有关,如猪带绦虫病与牛带绦虫病多流行于吃生的或未煮熟的猪肉、牛肉的地区;华支睾吸虫病流行于习惯吃生鱼或未煮熟鱼的地区。④与生产方式有关,如钩虫病常流行于用人粪施肥的旱地农作物地区。

(二) 季节性

寄生虫病的流行往往有明显的季节性。生活史中需要节肢动物作为宿主或传播媒介的寄生虫,引起的寄生虫病的流行季节与有关节肢动物的活动季节相一致。如:间日疟原虫的流行季节与中华按蚊或嗜人按蚊的活动季节一致,人源型黑热病与中华白蛉的活动季节一致。人群的生产活动或生活活动形成感染的季节性,如急性血吸虫病常出现于夏季,人们因农田生产或下水活动接触疫水而感染血吸虫。

(三) 自然疫源性

在人体寄生虫病中,有的寄生虫病可以在脊椎动物和人之间自然地传播,称为人畜共患寄生虫病(parasitic zoonosis)。在原始森林或荒漠地区,有的寄生虫仅在脊椎动物之间传播,人偶然进入该地区时,这些寄生虫可由脊椎动物通过一定途径传播给人。这类不需要人的参与而存在于自然界的人畜共患寄生虫病具有明显的自然疫源性。这种地区称为自然疫源地。寄生虫病的这种自然疫源性不仅反映寄生虫病在自然界的进化过程,同时也说明某些寄生虫病在流行病学和防治方面的复杂性。

三、影响寄生虫病流行的因素

(一) 自然因素

自然因素包括温度、湿度、雨量、光照等气候因素,以及地理环境和生物种群等。气候因素影响寄生虫在外界的生长发育,如温暖潮湿的环境有利于在土壤中的蠕虫卵和幼虫的发育。气候因素影响中间宿主或媒介节肢动物的滋生活动,同时,也影响在其体内的寄生虫的发育生长,如温度低于 15 ℃或高于 37.5 ℃,疟原虫便不能在蚊体内发育。温暖潮湿的气候,既有利于蚊虫的生长、繁殖,也适合蚊虫进行吸血活动,增加传播疟疾、丝虫病的机会。温度影响寄生虫的侵袭力,如血吸虫尾蚴对人体的感染力与温度有关。地理环境与中间宿主的生长发育及媒介节肢动物的滋生和栖息均有密切关系,可间接影响寄生虫病的流行。土壤性质则直接影响土源性蠕虫的虫卵或幼虫的发育。

(二) 生物因素

生活史为间接发育型的寄生虫,其中间宿主或媒介节肢动物的存在是这些寄生虫病流行的必需条件,如我国血吸虫病的流行在长江以南地区,与钉螺的地理分布一致;丝虫病与疟疾的流行同其蚊虫宿主或蚊虫媒介的地理分布与活动季节相符合。

(三) 社会因素

社会因素包括社会制度、经济状况、科学水平、文化教育、医疗卫生,以及人民的生产方式和生活习惯等。这些因素对寄生虫病流行的影响日益受到人们重视。一个地区的自然因素和生物因素在某一个时期内是相对稳定的,而社会因素往往是可变的,尤其随着政治经济状况的变动而发生变化,社会因素可在一定程度上影响自然因素和生物因素。经济文化的落后必然伴有落后的生产方式和生活方式,以及不良的卫生习惯和生活环境,因而不可避免造成许多寄生虫病的广泛流行,严重危害人体健康。因此,社会因素是影响寄生虫病流行的重要因素。

四、寄生虫病的防治原则

不同种的寄生虫,生活史不同,有的比较复杂,寄生虫病的流行因素也多种多样,因此要达到有效防治的目的,必须在了解各种寄生虫的生活史及寄生虫病的流行病学规律的基础上,制订综合防治措施。可采取下列几项措施,阻止寄生虫生活史的完成,以控制和消灭寄生虫病。

1. 消灭传染源　通过普查普治带虫者和患者,查治或处理储存宿主。此外,还应做流动人口的监测,控制流行区传染源的输入和扩散。

2. 切断传播途径　加强粪便和水源的管理,搞好环境卫生和个人卫生,并控制或杀灭媒介节肢动物和中间宿主。

3. 保护易感者　加强集体和个人防护工作,改变不良的饮食习惯,改进生产方法,改善生产条件,用驱避剂涂抹皮肤以防吸血节肢动物媒介叮咬,对某些寄生虫病还可采取预防服药的措施。

在开展寄生虫病的防治过程中,必须根据各地区、各种寄生虫的具体情况,制订防治方案。对于土源性蠕虫及经口感染的寄生虫,应注意管理好粪便、水源,注意个人饮食卫生。如华支睾吸虫病和肺吸虫病分别为进食生的或未煮熟的淡水鱼虾和溪蟹、蝲蛄引起的;猪、牛带绦虫病以及旋毛虫病系食用未煮熟的猪肉、牛肉所致。这些寄生虫病的防治关键是把好"病从口入"关,教育群众改变不良饮食习惯,加强粪便管理和肉品检查,以减少传播机会。棘球蚴病的防治则以屠宰卫生管理、家犬管理及药物驱虫为主,结合我国疫区的实际情况,实行对病犬"无污染性驱虫"将是最经济有效的防治对策。

寄生虫病防治工作,应动员广大群众乃至全社会积极参与。因此,必须加强宣传,让广大群众了解寄生虫病对人民健康和经济发展的危害,认识到"区区小虫"关系到整个中华民族的身体素质及防治寄生虫病的重要意义,将寄生虫病防治工作纳入当地经济发展和文明建设的目标任务;对寄生虫生活史进行宣传,增加群众预防寄生虫病的科学知识,提高群众的自我保健和防病意识。开展群防群治,巩固和提高寄生虫病防治工作的效果。

目标检测

选择题

A1 型题

1. 20 世纪 50 年代初,我国的五大寄生虫是指(　　)。
   A. 钩虫、蛔虫、丝虫、血吸虫、疟原虫
   B. 钩虫、蛲虫、丝虫、血吸虫、疟原虫
   C. 华支睾吸虫、肺吸虫、丝虫、血吸虫、疟原虫
   D. 钩虫、丝虫、血吸虫、疟原虫、杜氏利什曼原虫

2. 被寄生虫寄生的人和动物称为(　　)。
   A. 中间宿主　　　B. 终宿主　　　C. 转续宿主　　　D. 宿主

3. 营寄生生活的低等动物称为(　　)。
   A. 蠕虫　　　B. 原虫　　　C. 昆虫　　　D. 寄生虫

4. 两种生物生活在一起时,其中一方受益,另一方受害,受害的一方称(　　)。
   A. 寄生物　　　B. 宿主　　　C. 寄生虫　　　D. 终宿主

5. 被寄生虫成虫或有性生殖阶段寄生的宿主称(　　)。
   A. 终末宿主　　　B. 中间宿主　　　C. 保虫宿主　　　D. 转续宿主

6. 被寄生虫幼虫或无性生殖阶段寄生的宿主称(　　)。

A. 转续宿主　　　B. 保虫宿主　　　C. 中间宿主　　　D. 终末宿主

7. 寄生虫的病原学诊断主要是查下列哪项？（　　）

A. 寄生人体的阶段　　　　　　　B. 感染人体的阶段

C. 离开人体的阶段　　　　　　　D. 在人体内移行的阶段

8. 对于人体寄生虫病的预防主要是易感者须避免接触寄生虫的（　　）。

A. 感染阶段　　　B. 寄生阶段　　　C. 移行阶段　　　D. 离体阶段

9. 血吸虫除寄生于人体外还可寄生于牛，牛是血吸虫的（　　）。

A. 终宿主　　　B. 中间宿主　　　C. 保虫宿主　　　D. 转续宿主

第二十一章 医学蠕虫

学习目标

1. 掌握常见线虫、吸虫、绦虫的形态特征，生活史过程与致病作用。
2. 熟悉常见线虫、吸虫、绦虫的实验室诊断方法。
3. 了解常见线虫、吸虫、绦虫的防治原则。

第一节 线 虫

一、似蚓蛔线虫

似蚓蛔线虫简称蛔虫，成虫寄生于小肠，可引起蛔虫病。

（一）形态

1. 成虫 呈长圆柱形，外形似蚯蚓；活体略带粉红色，死后呈灰白色。雌雄异体，雌虫粗长，约 30 cm，尾端尖直，生殖系统为双管型。雄虫较细小，长约 20 cm，尾端向腹面卷曲，生殖系统为单管型。

2. 虫卵 蛔虫卵有受精卵和未受精卵之分：①受精卵为棕黄色，呈宽椭圆形，大小为 $(45\sim75)\mu m \times (35\sim30)\mu m$，表面有一层凹凸不平的蛋白质膜，卵壳厚，内含一个大而圆的卵细胞，卵细胞与卵壳之间有新月形空隙。②未受精卵为棕黄色，呈长椭圆形，大小为 $(88\sim94)\mu m \times (39\sim44)\mu m$，卵壳与蛋白质膜较受精卵薄，卵内充满大小不等的折光性强的卵黄颗粒。两种虫卵的蛋白质膜有时可脱落，脱蛋白质膜的虫卵无色（图 21-1）。

（二）生活史

成虫寄生于人体小肠，以肠内半消化食物为食。雌雄虫交配后产卵，虫卵随粪便排出体外，污染土壤。受精卵在潮湿、氧气充足及适宜温度下，大约经 2 周，卵内细胞发育为幼虫，再经过 1 周，卵内幼虫进行第一次蜕皮后，成为感染期虫卵。

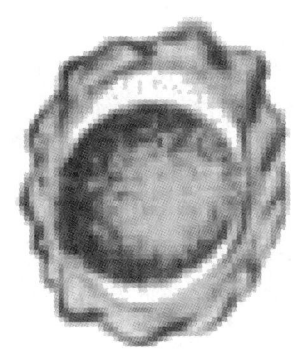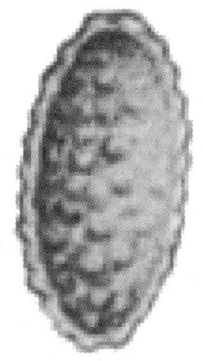

(a)受精蛔虫卵　　　　　　(b)未受精蛔虫卵

图 21-1　蛔虫卵

感染期虫卵是蛔虫的感染阶段,被人误食后,虫卵在小肠内孵出幼虫,幼虫能分泌溶组织酶,侵入小肠黏膜及其下层,钻入肠壁微小血管和淋巴管,经门静脉、肝、右心到达肺部,穿过肺毛细血管进入肺泡,经 2 周发育,进行第 2 次、第 3 次蜕皮,逐渐发育为成虫。自食入感染期虫卵到成虫产卵需 60~75 天,成虫寿命为 1 年左右(图 21-2)。

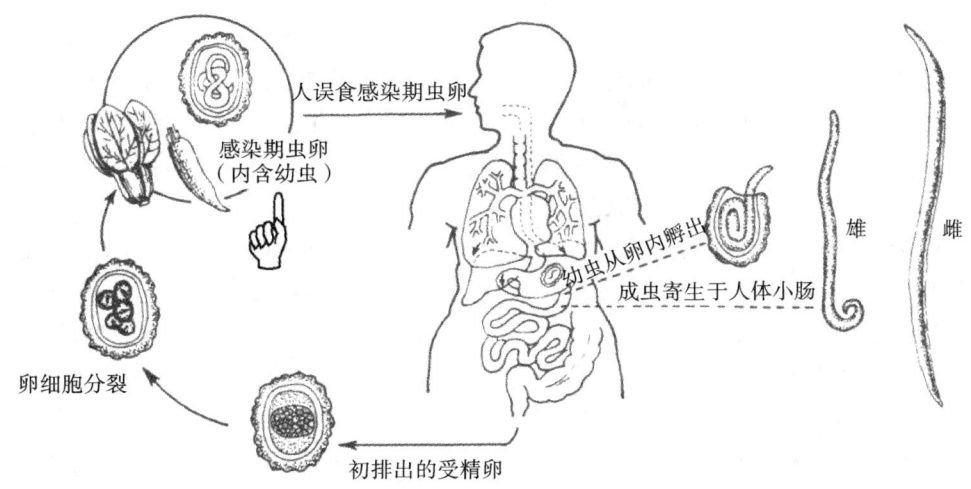

图 21-2　蛔虫生活史

(三) 致病作用

1. 幼虫　幼虫在人体内移动时,因机械损伤、蜕皮和代谢产物的致敏作用,可引起超敏反应的发生。病变以肺部显著,患者表现为咳嗽、哮喘、痰中带血、体温升高和嗜酸性粒细胞增多等,即蛔蚴性肺炎。

2. 成虫　成虫寄生在人体小肠内,引起蛔虫病及其并发症。成虫致病作用如下:①直接掠夺营养,损伤肠黏膜,影响营养物质吸收,导致机体营养不良,患者表现为食欲不振、恶心、呕吐、腹痛、腹泻等,儿童重度感染时,可出现发育障碍;②虫体代谢产物、分泌物等有致敏作用,使蛔虫患者出现荨麻疹、皮肤瘙痒等 Ⅰ 型超敏反应的症状;③成虫有钻孔的习性,可引起胆道蛔虫症、蛔虫性胰腺炎,严重者会导致肠穿孔。感染虫数较多时,虫体扭结成团堵塞肠管,可引起蛔虫性肠梗阻等并发症。

（四）实验室诊断

一条雌虫每天排卵可达 24 万个。采用粪便直接涂片法检查虫卵可取得较好的效果；若用饱和盐水漂浮法、沉淀法，检出率更高。粪便中查不到虫卵的疑似患者，可参考临床症状，采取药物试验性驱虫进行诊断。

（五）防治原则

加强卫生宣教，讲究饮食卫生，防止食入感染期虫卵，切断感染途径。查治患者、带虫者，消除传染源，常用阿苯达唑（即肠虫清）驱虫。加强粪便管理，用无害化处理的粪便施肥，防止虫卵污染土壤。

二、十二指肠钩口线虫与美洲板口线虫

寄生于人体的钩虫主要为十二指肠钩口线虫和美洲板口线虫。分别简称为十二指肠钩虫和美洲钩虫。成虫寄生于人体小肠，引起钩虫病，对人体危害严重，为我国五大寄生虫病之一。

（一）形态

1. 成虫　两种钩虫外形相似，虫体半透明，呈圆柱状，活体呈肉红色，死后呈灰白色。虫体细长，雌虫较大，大小为 $(9\sim13)\,mm\times(0.4\sim0.6)\,mm$；雄虫略小，大小为 $(7\sim11)\,mm\times(0.3\sim0.5)\,mm$。十二指肠钩虫头、尾部均向背侧弯曲，呈"C"形；美洲钩虫头部向背侧弯曲，尾部向腹侧弯曲，呈"S"形。虫体前端较粗，顶端有一发达的口囊。十二指肠钩虫的口囊呈扁卵圆形，其腹侧缘有两对钩齿，外齿一般较内齿略大，背侧中央有一半圆形深凹，两侧微凸。美洲钩虫口囊呈椭圆形，其腹侧缘有 1 对板齿，背侧缘则有 1 个呈圆锥状的尖齿。钩虫的咽管长度约为体长的 1/6，管壁肌肉发达，有助于吸血。

虫体前端有 3 种单细胞腺体：①头腺 1 对，开口于口囊两侧的头感器孔，分泌抗凝素及乙酰胆碱酯酶。抗凝素具有抗凝血酶原的作用，阻止宿主肠壁伤口的血液凝固，有利于钩虫吸血；乙酰胆碱酯酶可破坏乙酰胆碱，从而影响神经介质的传递，减少宿主肠壁的蠕动，有利于虫体的附着。②咽腺 3 个，位于咽管壁内，其主要分泌物为乙酰胆碱酯酶、蛋白酶及胶原酶。③排泄腺 1 对，与排泄横管相连，分泌物主要为蛋白酶，能抑制宿主血液凝固。

雄性生殖系统为单管型，雄虫末端膨大，为角皮延伸形成的膜质交合伞，其内有交合刺 1 对。交合伞由 2 个侧叶和 1 个背叶组成，其内有肌性指状辐肋，依其部位分别称为背辐肋、侧辐肋和腹辐肋。雌虫末端呈圆锥形，有的虫种具有尾刺，生殖系统为双管型，阴门位于虫体腹面中部或其前后（图 21-3）。

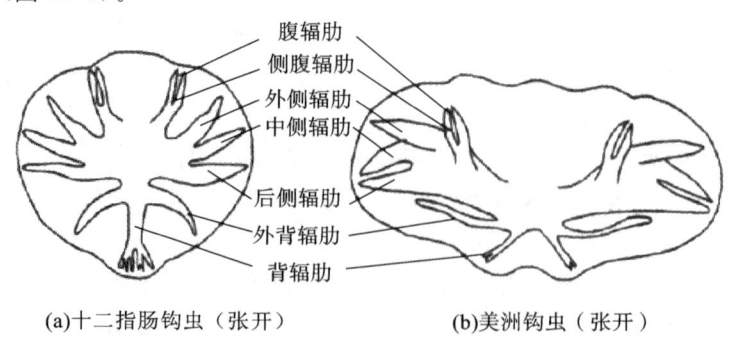

(a)十二指肠钩虫（张开）　　　(b)美洲钩虫（张开）

图 21-3　两种钩虫成虫的交合伞

根据虫体外形、口囊,雌虫交合伞外形及其交合刺形态,阴门的位置等特点可鉴定虫种,十二指肠钩虫与美洲钩虫的形态鉴别要点见表21-1。

表 21-1　寄生人体的两种钩虫成虫的鉴别

鉴别要点	十二指肠钩虫	美洲钩虫
大小	雌虫:(10~13)mm×0.6 mm 雄虫:(8~11)mm×(0.4~0.5)mm	雌虫:(9~11)mm×0.4 mm 雄虫:(7~9)mm×0.3 mm
体形	呈"C"形	呈"S"形
口囊	两对钩齿	一对板齿
交合伞	撑开时略呈圆形	撑开时略呈扁圆形
背辐肋	远端分两支,每支再分三小支	基部先分两支,每支远端再分两小支
交合刺	两刺呈长鬃状,末端分开	一刺末端呈钩状,常包套于另一刺的凹槽内
阴门	位于体中部略后	位于体中部略前
尾刺	有	无

2. 幼虫　幼虫分为杆状蚴和丝状蚴。杆状蚴体壁透明,前端钝圆,后端尖细。口腔细,有口孔,分两期,第一期杆状蚴大小为(0.23~0.4)mm×0.017 mm。第二期杆状蚴大小为 0.4 mm×0.029 mm。丝状蚴大小为(0.5~0.7)mm×0.05 mm,口腔封闭,在与咽管连接处的腔壁背面和腹面各有 1 个角质矛状结构,称为口矛或咽管矛。口矛既有助于虫体的穿刺作用,其形态也有助于丝状蚴虫种的鉴定。丝状蚴具有感染能力故又称为感染期蚴。

由于两种丝状蚴的分布、致病力及对驱虫药物的敏感程度均有差异,因此鉴别钩虫丝状蚴在流行病学及防治方面都有实际意义。两种钩虫丝状蚴的鉴别要点见表21-2。

表 21-2　寄生人体的两种钩虫丝状蚴的鉴别

鉴别要点	十二指肠钩虫丝状蚴	美洲钩虫丝状蚴
外形	圆柱形,虫体细长,头端略扁平,尾端较钝	长纺锤形,虫体较短粗,头端略圆,尾端较尖
鞘横纹	不显著	显著
口矛	透明丝状,背矛较粗,两矛间距宽	黑色杆状,前端稍分叉,两矛粗细相等,两矛间距窄
肠管	管腔较窄,为体宽的 1/2,肠细胞颗粒丰富	管腔较宽,为体宽的 3/5,肠细胞颗粒少

3. 虫卵　椭圆形,壳薄,无色透明。大小为(56~76)μm×(36~40)μm,随粪便排出时,壳内细胞多为 4~8 个,卵壳与细胞间有明显的空隙,若患者便秘或粪便放置过久,虫卵内细胞可继续分裂(图 21-4)。两种钩虫卵极为相似,不易区别。

(二) 生活史

两种钩虫的生活史基本相同。成虫寄生于人体小肠上段,借口囊内钩齿或板齿咬附在肠黏膜上以血液、组织液、肠黏膜为食。雌雄成虫交配后产卵,虫卵随粪便排出体外(图 21-5)。

1. 在外界的发育　钩虫卵在温暖(25~30 ℃)、潮湿(相对湿度 60%~80%)、荫蔽、含氧充足的疏松土壤中,卵细胞不断分裂,24 h 内第一期杆状蚴即可破壳孵出。此期幼虫以细菌及有机物为食,生长很快,在 48 h 内进行第一次蜕皮,发育为第二期杆状蚴。此后,虫体继续增长,并可将摄取的食物储存于肠细胞内。经 5~6 天后,虫体口腔封闭,停止摄食,咽管变长,进行第二次蜕皮后发育为丝状蚴,即感染期蚴。绝大多数的感染期蚴生存于 1~2 cm 深的表

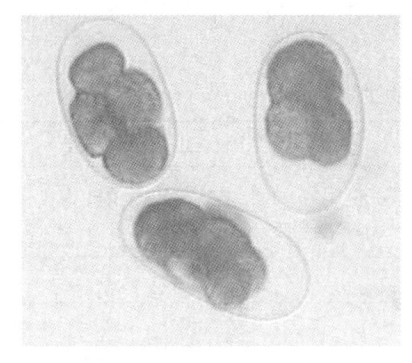

图 21-4

图 21-4　钩虫卵

层土壤内,并常呈聚集性活动。此期幼虫还可借助覆盖体表水膜的表面张力,沿植物茎向上爬行,最高可达 22 cm 左右。

2. 在人体内的发育　感染期蚴对环境的温度和湿度变化十分敏感。当与人体皮肤接触并受到体温的刺激后,虫体活动力显著增强;经毛囊或皮肤破损处主动钻入人体,需 30～60 min。幼虫钻入宿主皮肤后,即进入血管或淋巴管,随血流经右心至肺穿过肺微血管进入肺泡;再沿着湿润的肺泡壁,向阻力最弱的方向移行,借助于小支气管、支气管上皮细胞纤毛的运动向上移行至咽,再随吞咽至食管,经胃到达小肠。部分幼虫可随痰液被吐出。到达小肠的幼虫,在第三次蜕皮后形成口囊,在 3～4 周内再进行第四次蜕皮,发育为成虫。自幼虫钻入皮肤到成虫交配产卵,一般需 5～7 周。成虫借口囊内钩齿(或板齿)咬附在肠黏膜上,以血液、组织液、肠黏膜为食。每条十二指肠钩虫日均产卵约 2 万个,美洲钩虫日均产卵约 8 千个。成虫在人体内一般可存活 3～5 年。

钩虫主要经皮肤引起感染。感染期蚴如被人吞食,少数未被胃酸杀死的幼虫可直接在肠腔内发育成熟。自口腔和食管黏膜侵入血管的幼虫,仍循上述途径,再到达肠腔发育为成虫。另外,人们还发现母体内的幼虫可通过胎盘侵入胎儿。

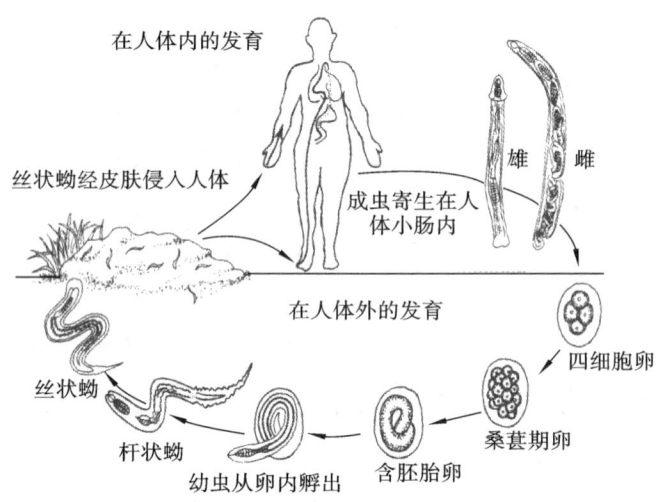

图 21-5　钩虫生活史

(三) 致病作用

两种钩虫的致病作用相似,幼虫和成虫均可致病。

1. 幼虫致病

(1) 钩蚴性皮炎　俗称"粪毒"或"地痒疹"。人赤手赤足下地,接触土壤,感染期幼虫侵入皮肤后,足趾或手指间皮肤较薄处或足背部及其他部位暴露的皮肤处可出现充血斑点或丘疹,奇痒无比,搔破后常有继发感染,形成脓疮,最后经结痂脱皮而愈。病程 2～3 周,继发感染时病程可达 1～2 个月。

(2) 钩蚴性肺炎　呼吸道症状幼虫移行至肺,穿破微血管引起出血及炎症细胞浸润,患者可出现阵发性咳嗽、咳血痰及哮喘。

2. 成虫致病

（1）贫血 钩虫以其钩齿或板齿咬附肠壁，摄取血液和肠黏膜，使患者长期慢性失血，铁和蛋白质不断耗损，再加上患者营养不良，血红蛋白的合成速度比细胞新生速度慢，致使红细胞体积变小、着色变浅，故呈小细胞低色素性贫血。患者出现皮肤蜡黄、黏膜苍白、眩晕、乏力，严重时做轻微活动都会引起心慌气促。部分患者有面部及全身水肿（尤以下肢为甚），以及胸腔积液、心包积液等贫血性心脏病的表现；有些患者可出现肌肉松弛、反应迟钝，最后完全丧失劳动能力。女性患者则可出现停经、流产等。

（2）腹泻和异嗜症 钩虫病患者早期可出现消化道功能紊乱，如恶心、呕吐、腹泻（黏液样或水样便）等，临床上常被误诊。患者食欲明显增加，个别患者还常喜食一些粗硬食物，如生米、生果之类；感染及贫血较重者，还喜食茶叶、碎纸、破布、泥土、瓦片、炉灰等，这种异常的嗜好，被称为"异嗜症"。异嗜症发生的原因不明，似与铁的耗损有关，若给患者服用铁剂，症状可自行消失。

（3）婴儿钩虫病 临床表现为急性便血性腹泻，大便呈黑色或柏油样，患儿面色苍白，消化功能紊乱，发热，精神萎靡，肺部偶可闻及啰音，心尖区有明显收缩期杂音，肝（脾）大，贫血多较严重，血红蛋白低于 $50 \, \text{g/L}$，生长发育迟缓。婴儿钩虫病预后差，病死率为 $3.6\% \sim 6.0\%$，甚至高达 12%。

（4）消化道出血 钩虫病引起消化道出血，以黑便、柏油样便、血便和血水便为主，出血迁延不断，贫血严重，常被误诊为消化性溃疡、痢疾、食管-胃底静脉曲张破裂、胃癌和胆石症等，应引起高度重视。

（5）嗜酸性粒细胞增多症 急性钩虫病患者周围血中嗜酸性粒细胞增多，常达 15% 以上，最高可达 86%，因而引起白细胞总数的增高。非急性期钩虫病患者也可呈轻度至中度嗜酸性粒细胞增多，白细胞总数大多正常。但是随着病程进展，贫血日趋显著，嗜酸性粒细胞的百分率有逐渐减少的趋势，重度贫血的钩虫病患者的嗜酸性粒细胞往往可在正常范围。

3. 钩虫病的临床表现 分为三期：丝状蚴侵入皮肤或黏膜的侵袭期、幼虫肺部移行期和成虫在肠道的寄生期，肠道寄生期危害最严重，可造成患者慢性失血，十二指肠钩虫较美洲钩虫对人体危害更大。

（四）实验室诊断

1. 病原学诊断 粪便检出钩虫卵或孵化出钩蚴为确诊的依据，常用的方法有直接涂片法、饱和盐水漂浮法、钩蚴培养法等。直接涂片法简便易行，但轻度感染者容易漏诊，反复检查可提高阳性率；饱和盐水漂浮法检出率明显高于直接涂片法；钩蚴培养法鉴定虫种的时间长，5～6天才能得出结果。

2. 免疫学诊断 免疫学诊断方法应用于钩虫产卵前，结合病史进行早期诊断。方法有皮内试验、间接荧光抗体试验等，但均因特异性低而很少应用。

（五）防治原则

1. 预防 预防的关键是综合性防治，主要包括治疗患者，控制传染源，加强粪便管理及对粪便进行无害化处理，加强个人防护，耕作时应穿鞋下地或手足皮肤涂抹防虫药膏，对预防感染有一定效果。

2. 治疗 治疗患者常用的驱虫药物如下：阿苯达唑和甲苯达唑。两种药物并服常有提高疗效的作用;患者贫血严重时需服用铁剂以纠正贫血,补充蛋白质和维生素 C 等使其恢复劳动力。

三、毛首鞭形线虫

毛首鞭形线虫简称鞭虫,是人体常见的寄生虫之一。成虫寄生于人体盲肠,引起鞭虫病。

（一）形态

成虫虫体前 3/5 细长,后 2/5 粗短,形似马鞭。口腔极小、咽管细长。咽管外被呈串珠状排列的杆细胞组成的杆状体包绕,杆细胞的分泌物可消化宿主细胞,且有抗原性。雌虫长35～50 mm,尾端钝圆;雄虫长 30～45 mm,尾端向腹面呈环状卷曲,有交合刺 1 根,可自鞘内伸出,鞘表面有小刺。雌雄成虫的生殖系统均为单管型。

图 21-6

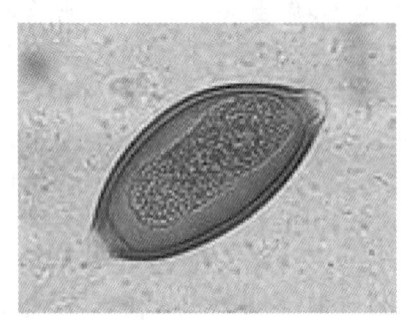
图 21-6　鞭虫卵

虫卵呈纺锤形或腰鼓状,黄褐色,大小为(50～54)μm×(22～23)μm,卵壳较厚,虫卵两端各具透明塞状突起,卵内含一个卵细胞(图 21-6)。

（二）生活史

成虫主要寄生于人体盲肠,严重感染时可在结肠、直肠甚至回肠下段寄生。雌虫日均产卵约两千个,虫卵随粪便排出体外,在温度、湿度适宜的泥土中,经 3～5 周发育为感染期虫卵。感染期虫卵随被污染的食物、饮水等经口进入人体。在小肠内,卵内幼虫自卵壳一端的盖塞处逸出,从肠腺隐窝处侵入局部肠黏膜,约经 10 天发育,幼虫重返肠腔,移行至盲肠,以其纤细的前端钻入肠壁黏膜至黏膜下层组织,摄取营养并发育为成虫(图21-7)。自误食感染期虫卵至成虫发育成熟并产卵,需时 1～3 个月。鞭虫在人体内一般可存活 3～5 年。

（三）致病作用

成虫细长的前端能侵入宿主肠黏膜下层乃至肌层,以组织液和血液为食,当寄生虫数目较多时,由于虫体的机械性损伤和分泌物的刺激作用,可致肠壁黏膜组织出现充血、水肿或出血等慢性炎症反应,甚至造成肠壁增厚、肉芽肿形成等。一般轻度感染者多无明显症状,严重感染者可出现头晕、下腹部阵发性腹痛、慢性腹泻、大便隐血、消瘦及贫血等。重度感染的儿童,可出现直肠脱垂,少数患者可出现发热、荨麻疹、嗜酸性粒细胞增多、四肢水肿等全身反应。

（四）实验室诊断

采用粪便直接涂片法、沉淀集卵法、饱和盐水漂浮法及定量透明法等查虫卵。因鞭虫卵较小,容易漏检,需仔细检查,以提高检出率。

（五）防治原则

防治原则与蛔虫基本相同。对患者和带虫者应驱虫治疗,常见的药物有阿苯达唑和甲苯达唑。

四、蠕形住肠线虫

蠕形住肠线虫又称蛲虫,成虫寄生于人体回盲部引起蛲虫病。全球均有分布,儿童感染率

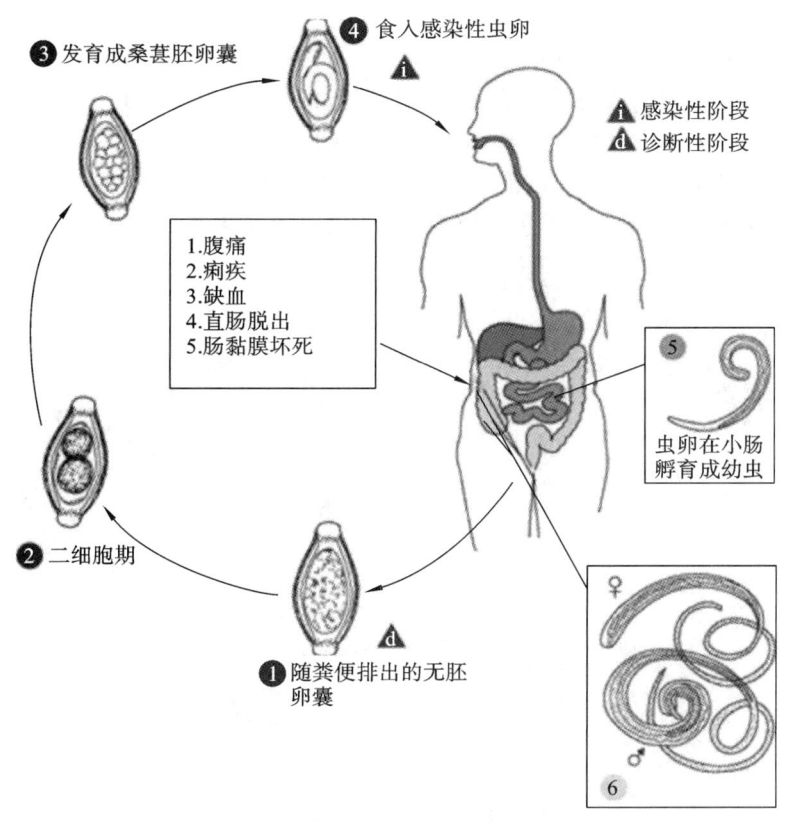

图 21-7 鞭虫生活史

高于成人,尤以学龄前儿童感染率较高。

（一）形态

1. 成虫 成虫细小,呈线头状,为乳白色。虫体前端的角皮扩大形成头翼,咽管末端膨大呈球形,称咽管球。雄虫较小,大小为（2～5）mm×（0.1～0.2）mm,后端向腹面卷曲,生殖系统为单管型;雌虫较大,大小为（8～13）mm×（0.3～0.5）mm,虫体中部膨大,略呈长纺锤形,尾端直而尖细,尖细部可达体长的1/3,生殖系统为双管型。

2. 虫卵 虫卵无色透明,卵壳较厚,大小为（50～60）μm×（20～30）μm。两侧不对称,一侧较平,另一侧稍凸,呈"D"字形,内含蝌蚪期胚蚴（图21-8）。

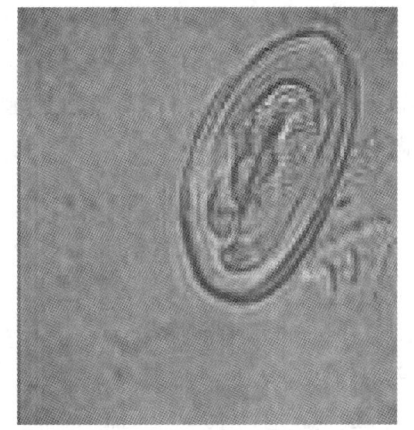

图 21-8 蛲虫卵

（二）生活史

成虫寄生于人体的盲肠、结肠及回肠下段,重度感染时也可达胃和食管等处。虫体可游离于肠腔,或附着在肠黏膜上,以肠腔内容物、组织液和血液为食。雌、雄虫交配后,雄虫大多很快死亡而被排出,成熟的雌虫在肠腔内向下段移行。在肠内蛲虫一般不排卵或仅排少量卵,当宿主熟睡时,肛门括约肌较松弛,部分雌虫可从肛门爬出,因受温度及湿度改变和空气的刺激,便开始大量排卵。雌虫排卵后大多枯干死亡,也有少数雌虫返回肠道,或误入阴道、尿道等处,引起异位损害。

虫卵在肛门附近,约经6 h,卵内幼虫发育成熟,并蜕皮1次,即为感染期虫卵。雌虫的产卵活动引起肛周皮肤发痒。当患儿用手搔痒时,虫卵污染手指,再经口食入而形成自身感染。感染期虫卵也可散落在衣裤、被褥或玩具、食物上,经吞食或随空气吸入等方式使人感染。被吞食的虫卵在十二指肠内孵化,幼虫沿小肠下行,途中蜕皮2次,至结肠再蜕皮1次后发育为成虫。自吞入感染期虫卵至虫体发育成熟需2～6周。雌虫寿命为2～4周,一般不超过2个月,最长可达101天(图21-9)。

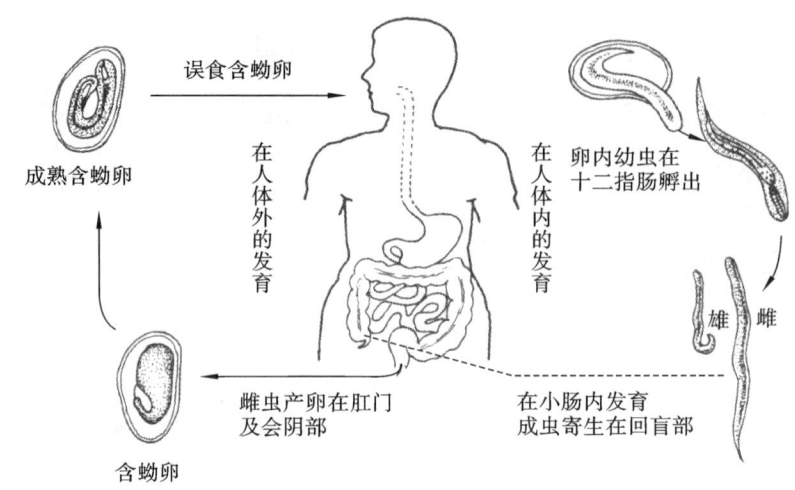

图 21-9 蛲虫生活史

（三）致病作用

蛲虫爬至肛门外产卵时,刺激局部,常引起肛门及会阴部瘙痒,皮肤抓破后引起继发感染。儿童患者常有烦躁不安、夜惊、失眠、夜间磨牙等神经精神症状,严重者可引起脱肛,蛲虫异位寄生可引起蛲虫性阑尾炎,甚至可形成以虫体或虫卵为中心的肉芽肿病变,造成严重损害。蛲虫经阴道、宫颈逆行进入子宫和输卵管,可引起阴道炎、宫颈炎、子宫内膜炎和输卵管脓肿,严重者还可并发输卵管穿孔。此外还有蛲虫感染引起蛲虫性哮喘和肺部损伤等异位损害的报道。

（四）实验室诊断

因蛲虫一般不在人体肠道内产卵,所以粪便检查虫卵的阳性率极低,故诊断蛲虫病常采用透明胶纸法或棉签拭子法,于清晨便前或洗澡前检查肛周。此法操作简便,检出率高。若首次检查阴性,需再连续检查2～3天,此外,也可在粪便内或肛门周围检获成虫,根据蛲虫形态特点诊断。

（五）防治原则

普及预防蛲虫病的知识,讲究公共卫生、个人卫生和家庭卫生,教育儿童养成不吸吮手指、勤剪指甲、饭前便后洗手的习惯,定期烫洗被褥和清洗玩具,用0.05％碘液处理玩具1 h可杀死蛲虫卵。驱虫常采用阿苯达唑或甲苯达唑,治愈率可达95％以上。婴幼儿可遵医嘱酌减用量。若将几种药物合用效果更好,并能减少副作用。

五、班氏吴策线虫与马来布鲁线虫

丝虫是由节肢动物传播的一类寄生性线虫,虫体细长形如丝线而得名。寄生于人体的丝虫有八种,我国仅有班氏吴策线虫(班氏丝虫)、马来布鲁线虫(马来丝虫)两种。丝虫成虫寄生于人体淋巴系统皮下组织或体腔等部位,引起的丝虫病是我国五大寄生虫病之一。

（一）形态

1. 成虫 两种丝虫成虫的形态相似,肉眼可见,呈白色细丝线状,体表光滑。班氏丝虫较大,雌虫为(59～105)mm×(0.20～0.30)mm,雄虫为(28～42)mm×(0.10～0.15)mm;马来丝虫较小,雌虫为(40～69)mm×(0.12～0.22)mm,雄虫为(14～28)mm×(0.07～0.11)mm。成虫寄生在淋巴系统,一般不容易检获,因而临床上诊断不采用检查成虫的方法。

2. 微丝蚴 丝虫属于卵胎生,雌虫直接产出微丝蚴。两种微丝蚴的共同特点如下:虫体细长,头端钝圆,尾端尖细,外被鞘膜;经姬氏或瑞氏染色后,在显微镜下可见体内有很多圆形或椭圆形的体核,头端无核区为头间隙。微丝蚴尾端有无尾核、头间隙长与宽比例、体核密度及分布情况等指标是鉴别不同种微丝蚴的要点。班氏微丝蚴和马来微丝蚴的形态特征见表21-3、图21-10。

表 21-3　班氏微丝蚴和马来微丝蚴的鉴别要点

鉴别要点	班氏微丝蚴	马来微丝蚴
大小	(244～296)μm×(5.3～7.0)μm	(177～230)μm×(5.0～6.0)μm
体态	柔和,弯曲较大	僵直,大弯中有小弯
头间隙(长:宽)	较短(1:1)	较长(2:1)
体核	圆/椭圆形,分布均匀,清晰可数	椭圆形,大小不等,分布不均,常相互重叠
尾核	无	有两个,前后排列,尾核处角皮略膨大

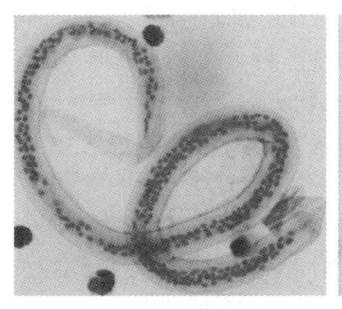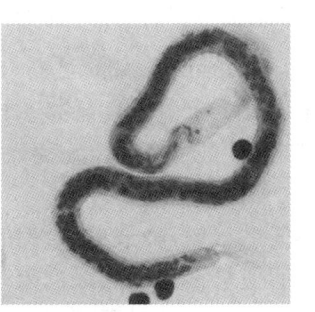

图 21-10　班氏微丝蚴(左)和马来微丝蚴(右)

图 21-10(左)

图 21-10(右)

（二）生活史

两种丝虫的生活史基本相似,都需要经过幼虫在蚊体内和成虫在人体内的两个发育过程(图 21-11)。

1. 在蚊体内的发育 当蚊叮吸含有微丝蚴的人血后,微丝蚴随血液进入蚊胃,脱鞘并穿过胃壁经血腔侵入胸肌,形成腊肠期幼虫,经 2 次蜕皮后,发育为活跃的丝状蚴,即感染期幼虫。丝状蚴随即离开胸肌,进入蚊血腔,最后到达蚊下唇。当蚊再次叮人吸血时,幼虫从蚊下唇逸出,经吸血伤口或正常皮肤侵入人体。微丝蚴在易感蚊体内发育至感染期蚴所需时间,班氏丝虫为 10～14 天,马来丝虫为 6～6.5 天。

2. 在人体内的发育 丝状蚴进入人体后的移行途径至今尚不清楚,一般认为,丝状蚴迅速侵入皮下附近的淋巴管,再移行至大淋巴管及淋巴结,在此经 2 次蜕皮发育为成虫。雌虫、

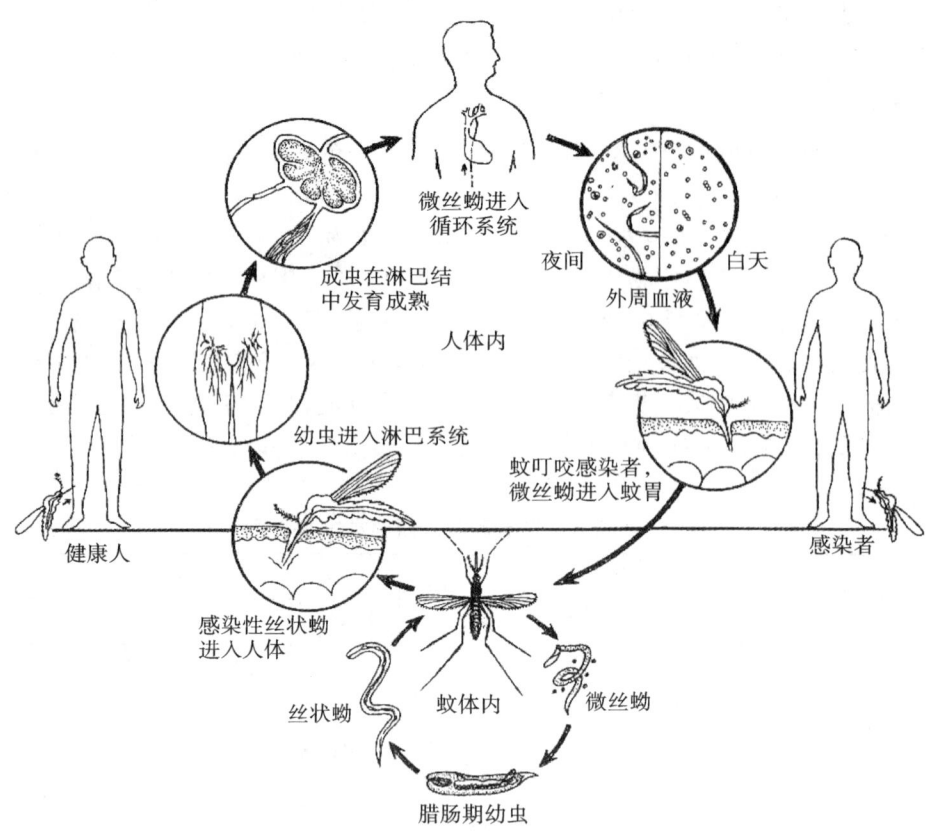

图 21-11 丝虫生活史

雄虫虫体相互缠绕,交配后雌虫产出微丝蚴。微丝蚴大多随淋巴经胸导管进入血液循环,游走在宿主的内脏或皮肤血管之中。人体感染班氏丝虫后 3 个月可在淋巴组织中查见成虫。成虫的寿命一般为 4～10 年,个别可长达 40 年。微丝蚴的寿命一般为 1～3 个月,最长可活 2 年以上。

丝虫病患者体内的微丝蚴,一般白天滞留在肺毛细血管中,夜间出现在外周血液,微丝蚴在外周血中夜多昼少的现象称为微丝蚴的夜现周期性。两种微丝蚴在外周血中出现的高峰时间略有不同:班氏丝虫为晚上 10 时至次晨 2 时,马来丝虫为晚上 8 时至次晨 4 时。

两种丝虫成虫寄生于人体的部位有所不同。班氏丝虫除寄生于浅表部淋巴系统外,还主要寄生于下肢、阴囊、精索、腹股沟、腹腔、肾盂等处的深部淋巴系统。马来丝虫则多寄生于上、下肢浅部淋巴系统。此外,两种丝虫,尤其是班氏丝虫,还可出现异位寄生,如眼前房、乳房、肺、脾、心包等处。人是班氏丝虫唯一的终宿主。马来丝虫除寄生于人体外,还能寄生于多种脊椎动物,如长尾猴和叶猴,以及家猫、野猫、穿山甲等。

（三）致病作用

丝虫的成虫、丝状蚴、微丝蚴对人体均有致病作用,但以成虫为主。人体感染丝虫后,是否有致病表现,取决于宿主的获得性免疫力或机体对丝虫抗原性刺激的反应、侵入的虫种和数量、重复感染的次数、虫体寄生部位以及有无继发感染等。丝虫病的潜伏期多为 4～5 个月,也可为 1 年甚至更长。病程可长达数年甚至数十年。临床过程大致可分为:

1. 微丝蚴血症 潜伏期后,患者血中出现微丝蚴,达到一定密度后趋于相对稳定状态,成为带虫者。患者一般无任何症状或仅有发热和淋巴管炎表现,如不治疗,此微丝蚴血症可持续10年以上。

2. 急性期过敏和炎症反应　幼虫和成虫的代谢产物、雌虫的子宫分泌物、幼虫的蜕皮液、丝虫崩解产物等均可刺激机体产生局部和全身反应。感染早期淋巴管出现内膜肿胀、内皮细胞增生,管周组织发生炎症细胞浸润,继而淋巴管壁增厚、瓣膜受损。临床表现为急性淋巴管炎、淋巴结炎及丹毒样皮炎等,一般在感染后数周或数月,机体抵抗力降低时发生。

3. 慢性期阻塞性病变　随着急性炎症的反复发作、死亡成虫和微丝蚴形成肉芽肿,以及活体成虫产生的某些因子与宿主的炎症反应相互作用,淋巴循环发生严重的病理生理改变,导致局部淋巴回流受阻。受阻部位的远端淋巴管内压力增高而发生淋巴管曲张或破裂,淋巴流入周围组织导致淋巴肿或淋巴积液。由于病变部位不同,患者的临床表现也各异。临床表现为象皮肿、睾丸鞘膜积液、乳糜尿等。

此外,在临床上还可见到女性乳房丝虫结节、眼丝虫病、丝虫性心包炎、乳糜胸腔积液、乳糜血痰以及腹、胸、背、颈等部位形成丝虫性肉芽肿。有的患者可在骨髓内、前列腺液或宫颈、阴道涂片中查见微丝蚴。

4. 隐性丝虫病　也称热带肺嗜酸性粒细胞增多症,约占丝虫病患者的1%。患者表现为夜间阵发性咳嗽、哮喘、持续性嗜酸性粒细胞增多和IgE水平升高,胸部X线可见中下肺弥散性粟粒样阴影。在外周血中查不到微丝蚴,但可在肺和淋巴结的活检物中查到。

（四）实验室诊断

1. 病原学诊断　从患者外周血、乳糜尿、抽取液或活检物中查出微丝蚴和成虫是诊断本病的依据。

（1）血液微丝蚴检查　病原学检查的主要手段,方法有厚血膜法、新鲜血滴法、离心沉淀法、薄膜过滤浓集法和海群生白天诱出法等。其中以厚血膜法最常用,离心沉淀法适用于门诊。由于微丝蚴有夜现周期性的特点,应在晚上9时至次晨2时采血检查。必要时可用海群生白天诱出法做血检,即在白天患者服用海群生（2～6 mg/kg）,30 min后取血检查。

（2）体液和尿液微丝蚴检查　微丝蚴可见于体液和尿液中,故可对患者的鞘膜积液、淋巴、乳糜尿、乳糜胸腔积液、乳糜腹腔积液、心包积液甚至骨髓抽出液进行离心沉淀涂片染色镜检。据报道,尿液中有时亦可见丝虫成虫。

（3）组织内活检成虫　对有淋巴结肿大或在乳房等部位有可疑结节的患者,可用注射器从淋巴结或肿块中抽取成虫,或手术切除结节,剥离组织检查成虫。

2. 免疫学诊断　检查患者血清中的特异性抗体或循环抗原,目前较理想的方法有免疫荧光试验（IFA）、免疫金银染色法（ICSS）和酶联免疫吸附试验（ELISA）,对抗体阳性检出率可达90%～100%,对抗原阳性检出率为54%～93%。此外,近年来,DNA探针已被用于丝虫病的诊断。

（五）防治原则

1. 防蚊灭蚊　消灭蚊媒是彻底消灭丝虫病的重要措施。

2. 加强管理　强化管理,进行传染源监测,监督流动人口疫情。

3. 普查普治　及早发现患者和带虫者,并及时治疗,治疗药物主要有海群生（又名乙胺嗪）,对丝虫成虫及微丝蚴均有杀灭作用。对急性期和晚期丝虫病患者,除给予海群生杀虫外,还须对症治疗,如用保泰松治疗丝虫性淋巴管炎、淋巴结炎,烘绑法治疗象皮肿。

六、旋毛形线虫

旋毛形线虫简称旋毛虫,成虫寄生于人、猪、犬、猫、鼠等的小肠,幼虫寄生在同一宿主的横纹肌,引起旋毛虫病。不少哺乳动物可作为本虫的宿主,是人畜共患病的重要寄生虫病之一。

(一)形态

1. 成虫 虫体呈细线状,乳白色,前端较细。雄虫大小为(1.4~1.6)mm×(0.04~0.05)mm,尾端有一对叶状交配附器。雌虫大小为(3.0~4.0)mm×0.06 mm,尾端钝圆,子宫较长,中段充满虫卵,后段和近肛门处则含幼虫,自阴门产出幼虫,故粪便检查不到虫卵。

2. 囊包蚴 宿主横纹肌内的成熟幼虫,长约1 mm,卷曲于梭形的囊包中,称为囊包蚴(或幼虫囊包),见图21-12。囊包大小为(0.25~0.50)mm×(0.21~0.42)mm,1个囊包内通常含1~2条幼虫,也可多达6~7条。

(二)生活史

旋毛虫成虫主要寄生于宿主十二指肠和空肠上段,幼虫寄生于同宿主的横纹肌内。在发育和完成生活史的过程中,无须在外界发育,但完成生活史必须更换宿主(图21-13)。

人因误食含活囊包蚴的肉类及其制品而感染。食入的囊包蚴在十二指肠液作用下,幼虫自囊包逸出,立即钻入十二指肠及空肠上段的肠黏膜中。在感染后48 h内,幼虫经4次蜕皮后发育为成虫,有些虫体可侵入腹腔或肠系膜淋巴结处寄生。在感染后的5~7天,雌虫子宫内虫卵发育为幼虫,并开始产出幼虫。每条雌虫一生中可产幼虫1500~2000条,产蚴期可持续4~16周或更长。雌虫寿命一般为1~2个月,也有长达3~4个月者。

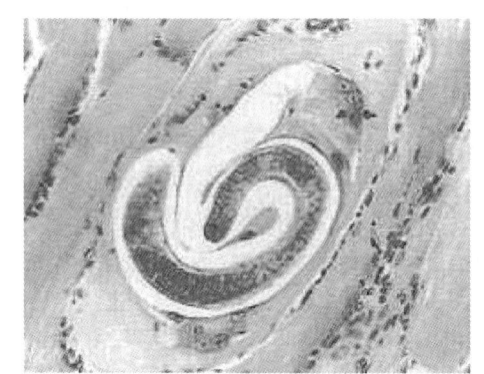

图 21-12 旋毛虫幼虫囊包

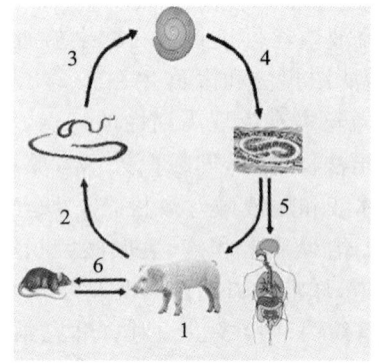

图 21-13 旋毛虫生活史

注:1.猪吞食含幼虫囊包的饲料;2.幼虫在小肠内自囊包逸出,并在肠腔内发育为成虫;3.雌虫产出幼虫;4.幼虫随血液循环到达横纹肌,并在肌细胞内形成幼虫囊包;5.人因食入含活幼虫囊包的猪肉而感染,但生活史至此中断;6.猪、鼠相互感染。

产于肠黏膜内的新生幼虫,侵入局部淋巴结或小静脉,随淋巴和血液循环到达各种器官组织或体腔,只有侵入横纹肌内的虫体才能进一步发育和长大,好发部位多为活动较多、血液供应丰富的膈肌、舌肌、咽喉肌、胸肌及腓肠肌等处。由于幼虫对肌细胞的刺激,肌细胞周围出现炎症细胞浸润,纤维组织增生。约在感染后1个月,幼虫囊包形成。如无进入新宿主的机会,幼虫囊包大多在半年左右开始钙化,幼虫死亡,但有少数钙化囊包幼虫可存活数年,甚至长达30年。

（三）致病作用

旋毛虫的主要致病阶段是幼虫,轻者可无症状,重者临床表现复杂多样,如未及时诊治,可在发病后 3～7 周内死亡。旋毛虫致病过程可分为连续的三个时期。

1. 侵入期　又称肠型期,为幼虫在小肠内脱囊并钻入肠黏膜发育为成虫的过程,主要病变部位在十二指肠和空肠。由于成虫以肠绒毛为食,以及幼虫对肠壁组织的侵犯,可引起肠道广泛性炎症,受累部位出现充血、水肿、出血,甚至形成浅表溃疡,患者可有恶心、呕吐、腹痛、腹泻等急性胃肠道症状,同时可伴有厌食、乏力、低热等全身反应。病程约为 1 周。

2. 肌肉期　又称幼虫移行期,为雌虫产出的幼虫经血流侵入肌肉的过程,主要病变部位在肌肉。幼虫移行时所经之处可发生炎症反应;幼虫侵入横纹肌后,可引起肌纤维变性肿胀、肌细胞坏死、崩解等病理损伤,患者可表现为全身肌肉酸痛、压痛,尤以腓肠肌、肱二头肌、肱三头肌疼痛明显,严重者还可出现吞咽困难、语言障碍、呼吸困难,甚至心力衰竭、败血症、呼吸道并发症而死亡。除严重感染者外,此期病程可持续 2 周至 2 个月以上。

3. 恢复期　又称囊包形成期,为受损肌细胞修复的过程。随着虫体长大、卷曲,寄生部位的肌细胞逐渐膨大呈纺锤状,形成梭形的肌腔,包绕虫体。囊包形成的同时,急性炎症消退,患者全身症状逐渐减轻或消失,但肌痛症状仍可持续数月。重症患者可呈恶病质,也可并发肺炎和脑炎等。

（四）实验室诊断

对有发热、水肿和肌痛为主要表现,并有生食或半生食动物肉类史,尤其是多人同时发病的患者,则应考虑本病,做进一步检查。在活检的肌肉中查见旋毛虫幼虫囊包是确诊本病的依据;早期和轻度感染者可用免疫学方法检测患者血清中的特异性抗体或循环抗原。

1. 病原学诊断　自患者疼痛肌肉(多为腓肠肌或肱二头肌)取样,压片或切片镜检,或经人工胃液消化后取沉渣镜检,观察有无囊包蚴。由于取样局限,其阳性检出率仅约为 50%,故阴性结果不能排除本病。对患者吃剩的肉类,也应镜检或做动物接种,以辅助诊断。

2. 免疫学诊断　可做皮内试验、环蚴沉淀试验、酶联免疫吸附试验(ELISA)等。目前 ELISA 法较常用,对旋毛虫病的阳性检出率可达 90% 以上。

（五）防治原则

预防的关键措施是讲究个人饮食卫生,不吃生的或半生的肉类;加强肉类和食品卫生管理;改善养猪方法,提倡圈养,查治牲畜以减少传染源。治疗药物有阿苯达唑和甲苯达唑等。

第二节　吸　　虫

一、华支睾吸虫

中华分支睾吸虫,简称华支睾吸虫,又名肝吸虫,成虫寄生于人或猫、犬等的肝胆管内,可引起华支睾吸虫病,又称肝吸虫病,1975 年在我国湖北江陵西汉古尸粪便中发现本虫卵,从而证明华支睾吸虫病在我国至少已有 2000 年的历史。

（一）形态

1. 成虫　成虫体形狭长,背腹扁平,前端稍窄,后端钝圆,状似葵花子仁,体表无棘。虫体大小为(10～25)mm×(3～5)mm。口吸盘略大于腹吸盘,前者位于虫体前端,后者位于虫体前 1/5 处。消化道简单,口位于口吸盘的中央,咽呈球形,食管短,其后为肠支。肠支分为两支,沿虫体两侧直达后端,不汇合,末端为盲端。排泄囊为略带弯曲的长袋,前端到达受精囊水平处,并向前端发出左右两支集合管,排泄孔开口于虫体末端。雄性生殖器官有睾丸 1 对,前后排列于虫体后部 1/3,呈分支状,故名分支睾吸虫。两睾丸各发出 1 条输出管,向前在虫体中部汇合成输精管,通储精囊,经射精管连接位于腹吸盘前缘的生殖腔,缺阴茎袋、阴茎和前列腺。雌性生殖器官有卵巢 1 个,呈分叶状,位于睾丸之前,输卵管发自卵巢,其远端为卵模,卵模周围为梅氏腺。卵模之前为子宫,盘绕向前开口于生殖腔。受精囊在睾丸与卵巢之间,呈椭圆形,与输卵管相通。劳氏管位于受精囊旁,也与输卵管相通,为短管,开口于虫体背面。卵黄腺呈滤泡状,分布于虫体的两侧,两条卵黄腺管汇合后,与输卵管相通。

图 21-14

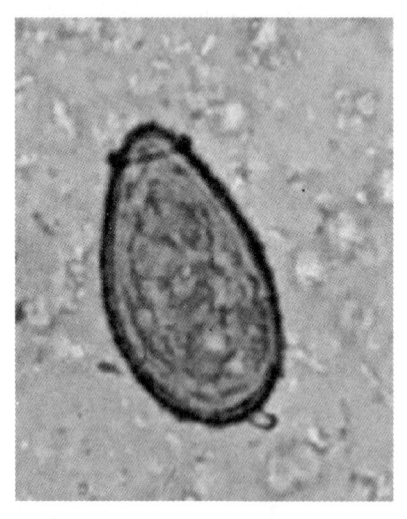

图 21-14　华支睾吸虫卵

2. 虫卵　呈淡黄褐色,形似芝麻,一端较窄,一端钝圆,有卵盖,卵盖周围的卵壳增厚形成肩峰,另一端有一疣状突起。大小为(27～35)μm×(12～20)μm,为最小的人体寄生虫卵。从粪便中排出时,卵内已含有一条毛蚴(图 21-14)。

（二）生活史

华支睾吸虫生活史为典型的复殖吸虫生活史,包括成虫、虫卵、毛蚴、胞蚴、雷蚴、尾蚴、囊蚴等阶段。终宿主为人及肉食哺乳动物(狗、猫等),第一中间宿主为淡水螺类,如豆螺、沼螺、涵螺等,第二中间宿主为淡水鱼、虾。感染阶段为囊蚴。成虫寄生于人和猫、犬等哺乳动物的肝胆管内,虫多时可移居至大的胆总管或胆囊内,也偶见于胰腺管内。

成虫产出虫卵,虫卵随胆汁进入消化道随粪便排出,进入水中被第一中间宿主豆螺、沼螺或涵螺等淡水螺吞食后,在螺类的消化道内孵出毛蚴,毛蚴穿过肠壁在螺体内发育成为胞蚴,再经胚细胞分裂,形成许多雷蚴和尾蚴,成熟的尾蚴从螺体逸出。尾蚴在水中遇到适宜的第二中间宿主(淡水鱼、虾),则侵入其肌肉等组织,经 20～35 天,发育成为囊蚴。囊蚴呈椭球形,大小平均为 0.14 mm×0.15 mm,囊壁分两层。囊内幼虫运动活跃,可见口、腹吸盘。排泄囊内含黑色颗粒。囊蚴在鱼体内可存活 3 个月到 1 年。囊蚴被终宿主吞食后,在消化液的作用下,囊壁被软化,囊内幼虫的酶系统被激活,幼虫活动加剧,在十二指肠内破囊而出。脱囊后的幼虫循胆汁逆流而行,少部分幼虫在几小时内即可到达肝内胆管。但也有动物实验表明,幼虫可经血管或穿过肠壁到达肝胆管内。从活囊蚴被人食入至发育为成虫并产卵所需时间约为 1 个月,成虫寿命为 20～30 年(图 21-15)。

（三）致病作用

1. 致病机制　华支睾吸虫病的危害主要是使患者的肝脏受损。病变主要发生于肝脏的次级胆管。成虫在肝胆管内破坏胆管上皮及黏膜下血管,虫体在胆道寄生时的分泌物、代谢产

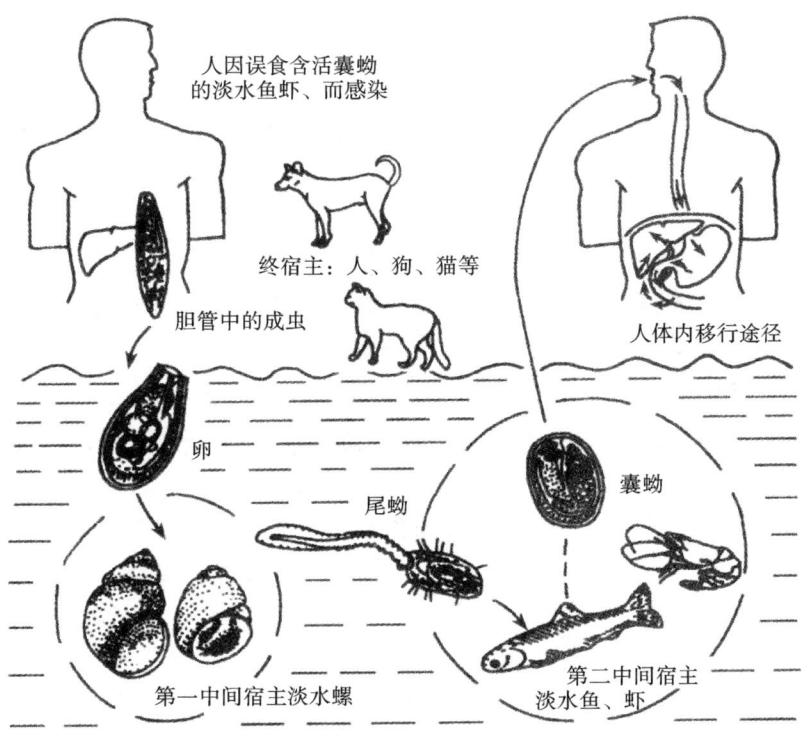

人因误食含活囊蚴
的淡水鱼虾、而感染

终宿主：人、狗、猫等

胆管中的成虫

人体内移行途径

卵

尾蚴

囊蚴

第一中间宿主淡水螺

第二中间宿主
淡水鱼、虾

图 21-15　华支睾吸虫生活史

物和机械刺激等因素可引起胆管内膜及胆管周围的超敏反应及炎性反应,胆管出现局限性的扩张及胆管上皮增生。感染严重时在门脉区周围可出现纤维组织增生和肝细胞的萎缩变性,甚至形成胆汁性肝硬化。由于胆管壁增厚,管腔相对狭窄和虫体堵塞胆管,可出现胆管炎、胆囊炎或阻塞性黄疸。由于胆汁流通不畅,往往容易合并细菌感染。

胆汁中可溶的葡萄糖醛酸胆红素在细菌性 β-葡糖醛酸糖苷酶作用下变成难溶的胆红素钙。这些物质可与死亡的虫体碎片、虫卵、胆管上皮脱落细胞等形成胆管结石。因此华支睾吸虫病常并发胆道感染和胆石症,胆石的核心往往可找到华支睾吸虫卵,胆道感染中较常见的有急性胆囊炎、慢性胆管炎、胆结石、肝胆管梗阻等。成虫偶尔寄生于胰腺管内,引起胰管炎和胰腺炎。此外,有文献报道,华支睾吸虫感染与胆管上皮癌、肝细胞癌的发生有一定关系。

2. 临床表现　症状以疲乏、上腹不适、消化不良、腹痛、腹泻、头晕等较为常见,但许多感染者并无明显症状。常见的体征有肝大,脾大较少见,偶见发育欠佳类似侏儒症者。严重感染者在晚期可出现肝硬化腹腔积液,甚至死亡。

（四）实验室诊断

1. 病原学诊断　获取虫卵是诊断的主要依据,但因虫卵小,粪便直接涂片法容易漏检,故采用各种集卵法(如水洗离心沉淀法、乙醚沉淀法等),并用十二指肠引流胆汁进行离心沉淀检查。

（1）涂片法　直接涂片法操作简便,但由于所用粪便量少,检出率不高,且虫卵甚小,容易漏诊。定量透明法(加藤厚涂片法、甘油纸厚涂片透明法)在大规模肠道寄生虫调查中被认为是有效的粪检方法之一,可用于虫卵的定性和定量检查。

（2）集卵法　此法检出率较直接涂片法高。集卵法包括漂浮集卵法和沉淀集卵法两类,沉淀集卵常用水洗离心沉淀法、乙醚沉淀法。

（3）十二指肠引流胆汁检查　引流胆汁进行离心沉淀检查也可查获虫卵。此法检出率接近100％，但技术较复杂，一般患者难以接受。临床上对患者进行胆汁引流治疗时，还可见活成虫。

2. 免疫学诊断　目前，在临床辅助诊断和流行病学调查中，免疫学方法已被广泛应用。常用的方法有间接血凝试验（IHA）、间接荧光抗体试验（IFAT）、酶联免疫吸附试验（ELISA）等。

3. 影像学诊断　用B型超声检查华支睾吸虫病患者时，在超声图像上可见多种异常改变。尽管声像图特异性不强，但与流行病学、临床表现及实验室检查对比分析，仍具一定诊断价值。此外，CT也是本病较好的影像学检查方法。

（五）防治原则

做好宣传教育，使群众了解本病的危害性及其传播途径，自觉不吃生鱼及未煮熟的鱼肉或虾，改进烹调方法和饮食习惯，注意生、熟厨具要分开使用。不要用未经煮熟的鱼、虾喂猫、狗等动物，以免引起感染。加强粪便管理，不让未经无害化处理的粪便下鱼塘。结合农业生产清理塘泥或灭螺，对控制本病也有一定的作用。治疗华支睾吸虫病的药物，目前应用最多的是吡喹酮与阿苯达唑。

二、卫氏并殖吸虫

卫氏并殖吸虫又称肺吸虫，成虫寄生于人或猫、犬等动物的肺脏引起肺吸虫病。以在肺部形成囊肿为主要病变，主要症状有咳烂桃样血痰和咯血。

（一）形态

1. 成虫　椭圆形，虫体肥厚，背侧略隆起，腹面扁平，似半粒黄豆。活体呈红褐色，半透明，体形因伸缩而不断变化。死虫呈砖灰色。压片标本呈椭圆形，西瓜子状。体长 7.5～12.0 mm，宽 4～6 mm，厚 3.5～5.0 mm。口、腹吸盘大小略同，口吸盘位于虫体前端，腹吸盘位于虫体中横线之前。消化系统包括口、咽、食管及两支弯曲的肠支。口腔接肌质咽球，食管短，两支弯曲肠支延伸至虫体后部，各有 3～4 个弯曲，略呈波浪形，以盲端终止。卵巢一个，分 5～6 叶，与子宫并列于腹吸盘之后，卵黄腺由许多密集的卵黄滤泡所组成，分布于虫体两侧。两个睾丸分支如指状，并列于虫体后 1/3 处。卵巢形态、口腹吸盘比例、睾丸长度比是并殖吸虫形态鉴别的重要特征。

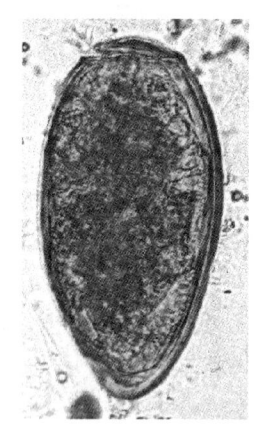

2. 虫卵　呈金黄色，椭圆形，大小为（80～118）μm×（48～60）μm，前端稍凸，后端稍窄，有扁平卵盖，卵盖常略倾斜，亦有缺盖者。卵壳厚薄不匀，后端明显增厚，卵内含有 1 个卵细胞和 10 余个卵黄细胞。卵细胞常位于虫卵中央略偏前部，常因卵黄细胞遮蔽而不易看到（图 21-16）。

（二）生活史

肺吸虫的生活史过程包括卵、毛蚴、胞蚴、母雷蚴、子雷蚴、尾蚴、囊蚴、后尾蚴、童虫和成虫阶段。终宿主是人或猫、犬、虎、豹等多种哺乳动物，第一中间宿主为生活于淡水的川卷螺，第二中间宿主为溪蟹和蝲蛄。感染阶段为囊蚴。成虫寄生在人或猫、犬、虎、豹等各种哺乳动物的肺脏，以坏死的组织和血液为食。因

图 21-16

图 21-16　肺吸虫卵

形成的虫囊与支气管相通,虫卵可经气管排出或随痰液吞咽后随粪便排出。虫卵入水后,在适宜的温度(25～30 ℃)下经 2～3 周孵出毛蚴,毛蚴在水中活动,如遇到第一中间宿主川卷螺则主动侵入,经由胞蚴、母雷蚴、子雷蚴等无性繁殖阶段产生成大量尾蚴。成熟的尾蚴具短尾,凭两个吸盘做尺蠖式运动。尾蚴从螺体逸出后,侵入第二中间宿主溪蟹或蝲蛄,或随螺体一起被吞食而进入第二中间宿主体内。在溪蟹和蝲蛄肌内、内脏或腮上形成囊蚴。囊蚴呈球形,具两层囊壁,外层直径为 300～400 μm。人或其他终宿主因食入含有活囊蚴的溪蟹、蝲蛄而感染(图21-17)。

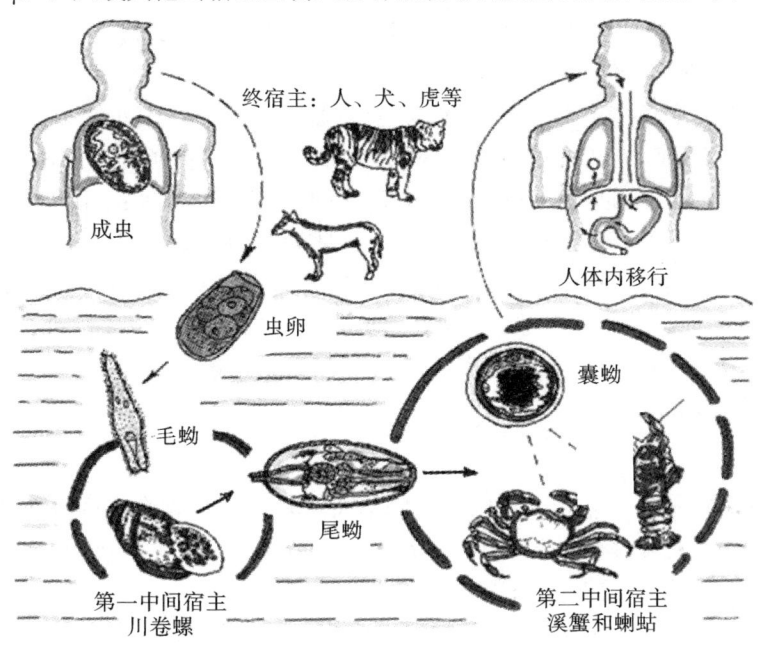

图 21-17　肺吸虫生活史

囊蚴进入终宿主消化道后,经 30～60 min,在小肠前端消化液作用下,后尾蚴脱囊而出,靠两个吸盘做强有力的伸缩运动。在前端腺分泌物的作用下,后尾蚴穿过肠壁,进入腹腔,发育为童虫。童虫在组织中移行并徘徊于各脏器及腹腔间。经过 1～3 周窜扰后,穿过膈经胸腔进入肺。在移行过程中,虫体逐渐长大,最后在肺中形成虫囊。有些童虫可终生穿行于宿主组织间直至死亡。自囊蚴进入终宿主到发育成熟产卵,一般约需 2 个月。成虫在宿主体内一般可活 5～6 年,长者可达 20 年。

本虫除在肺部寄生外,亦可异位寄生在皮下、肝、脑、脊髓、心包及眼眶内,但一般不能发育成熟。在肺部,每个虫囊中一般含有两条成虫,有时也可见三条或多于三条的成虫在同一虫囊。

(三)致病作用

肺吸虫的致病主要是童虫或成虫在人体组织与器官内移行寄居造成的机械性损伤,以及其代谢物等引起的免疫病理反应。本病潜伏期长短不一,短者 2～15 天,长者 1～3 个月。病变过程一般可分为急性期和慢性期。

1. 急性期　主要由童虫移行、游窜引起。症状出现于人吃进囊蚴后数天至 1 个月,重感染者在第 2 天即出现症状。轻者仅表现为食欲减退、乏力、腹痛、腹泻、低热等症状。重者可有全身过敏反应、高热、腹痛、胸痛、咳嗽、气促、肝大并伴有荨麻疹。白细胞数增多,嗜酸性粒细胞升高明显。

2. 慢性期　童虫进入肺后引起的病变,大致可分为以下三期。

（1）脓肿期　主要表现为虫体移行引起的组织破坏、出血及继发感染。肉眼可见病变处呈窟穴状或隧道状，内有血液，并出现炎性渗出，继之病灶四周产生肉芽组织而形成薄膜状脓肿壁。

（2）囊肿期　由于病变处出现炎性渗出，大量细胞浸润、聚集死亡、崩解、液化，囊肿内充满赤褐色果酱样液体。镜下检查可见坏死组织、夏科-莱登结晶和大量虫卵。囊壁因大量肉芽组织增生而肥厚，肉眼可见边界清楚的结节状虫囊，呈紫色葡萄状。

（3）纤维瘢痕期　由于虫体死亡或转移至他处，囊肿内容物通过支气管排出或吸收，囊内由肉芽组织充填，纤维化变性，最后形成瘢痕。

肺吸虫病常累及全身多个器官，症状较复杂。临床上根据主要损伤部应可分：胸肺型、脑型、肝型、皮肤型及亚临床型等。胸肺型患者咳嗽、胸痛、痰中带血或咳铁锈色痰（痰中常可见大量虫卵），胸部 X 线检查显示肺部有明显改变，易被误诊为肺结核或肺炎；脑型患者出现头晕、头痛、癫痫、偏瘫、视力障碍等；肝型患者主要表现为肝功能紊乱、肝大、肝痛、转氨酶升高等肝损害表现；皮肤型患者可见皮下移行性包块或结节；亚临床型患者症状不明显，但多种免疫反应阳性，这类患者可能是轻度感染者，也可能处于感染的早期或虫体已被消除的康复期。上述分型并不是绝对的，临床上常有多型并存于同一患者的情况。

（四）实验室诊断

1. 病原学诊断

（1）痰液或粪便检查　粪检虫卵以沉淀法较好，痰检虫卵的检出率高于粪检法。检查痰液时，宜取清晨咳出的新鲜痰液（轻症患者应留 24 h 痰液），以 10% NaOH 消化处理后做离心沉淀，然后取沉渣涂片镜检。

（2）活体组织检查　疑为皮肤型患者，可摘除皮下包块或结节，若检获童虫或成虫即可确诊。若虫体移行到别处，在局部查见坏死的虫穴、夏科-莱登结晶及嗜酸性粒细胞浸润，具有辅助诊断价值。

2. 免疫学诊断　可采用皮内试验、酶联免疫吸附试验、间接血凝试验、酶联免疫吸附抗原斑点试验（AST-ELISA）等。此外，补体结合试验、后尾蚴膜试验、纸片固相放射免疫吸附试验、对流免疫电泳和琼脂双向扩散试验、间接血凝试验都曾用于肺吸虫病的诊断。最近发展的杂交瘤技术、免疫印迹技术、生物素亲和素系统等也开始试用。

3. X 线及 CT 检查　适用于胸肺型及脑型患者。

（五）防治原则

加强健康教育是控制本病流行的重要措施，加强粪便管理，不随地吐痰，防止虫卵污染水源，不生食或半生食溪蟹、蝲蛄及其制品，不饮生水，是预防感染的有效措施，常用治疗用药有吡喹酮、硫氯酚等。

三、布氏姜片吸虫

布氏姜片吸虫，简称姜片虫，是寄生于人体小肠中的大型吸虫，可引起姜片虫病，祖国医书中早有"肉虫""赤虫"等记述，本病主要流行于亚洲，故又称亚洲大型肠吸虫。

（一）形态

1. 成虫　长椭圆形，肥厚，形似姜片，新鲜虫体呈肉红色，背腹扁平，前窄后宽，长 20～75 mm，宽 8～20 mm，厚 0.5～3.0 mm，体表有体棘，为最大的寄生人体的吸虫。口吸盘位于虫体近前端,直径约 0.5 mm,腹吸盘靠近口吸盘后方,呈漏斗状,肌肉发达,较口吸盘大 4～5 倍,肉眼可见。咽和食管短,肠支呈波浪状弯曲,向后延至虫体末端;睾丸有两个,高度分支,呈珊瑚状,前后排列于虫体的后半部。卵巢具分支,位于睾丸之前。子宫盘曲在卵巢和腹吸盘之间。卵黄腺颇发达,分布于虫体的两侧。生殖孔位于腹吸盘的前缘。

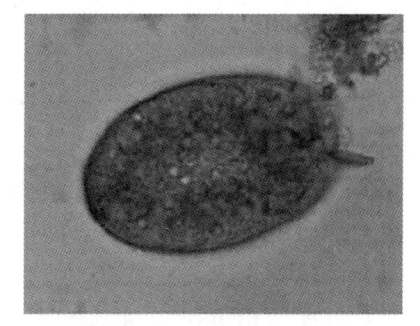

图 21-18 姜片虫卵

2. 虫卵 呈椭圆形,大小为 $(130～140)\mu m \times (80～85)\mu m$,淡黄色,卵壳薄而均匀,一端有一不明显的小盖。卵内含有 1 个卵细胞和 20～40 个卵黄细胞(图 21-18)。

(二) 生活史

姜片虫生活史过程包括卵、毛蚴、胞蚴、母雷蚴、子雷蚴、尾蚴、囊蚴、后尾蚴和成虫阶段(图21-19)。终宿主是人和猪(或野猪),中间宿主是扁卷螺。以荸荠、茭白、水浮莲等水生植物为传播媒介。感染阶段为囊蚴。

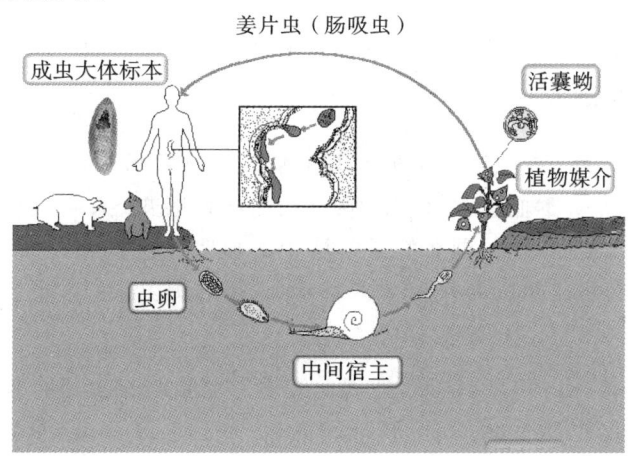

图 21-19 姜片虫生活史

成虫寄生在人和猪的小肠上段,受精卵随终宿主粪便排出,如到达水中,在适宜温度 26～32 ℃条件下经 3～7 周发育成熟,孵出毛蚴。毛蚴侵入扁卷螺的淋巴间隙中,经 1～2 个月完成了胞蚴、母雷蚴、子雷蚴与尾蚴阶段的发育繁殖。成熟的尾蚴从螺体逸出,附着在水生植物如荸荠、茭白等的表面,分泌成囊物质包裹其体部,脱去尾部形成囊蚴。囊蚴呈半圆形,光镜下可见两层囊壁:外层呈草帽状,脆弱易破;内层为扁圆形,透明而较坚韧。囊内后尾蚴的排泄囊两侧的集合管中含许多折光颗粒为其特征。终宿主生食含有活囊蚴的水生植物后,在消化液和胆汁的作用下,后尾蚴脱囊而出,并附于十二指肠或空肠上段的黏膜上吸取营养,经 1～3 个月发育为成虫。每条雌虫 1 天约可产 2.5 万个卵,姜片虫的寿命,在猪体不超过 2 年,在人体最长可达 4 年半。

(三) 致病作用

姜片虫成虫的致病作用,包括机械性损伤及虫体代谢产物引起的超敏反应。成虫的吸盘发达,吸附力强,可使被吸附的黏膜坏死、脱落,肠黏膜发生炎症、点状出血、水肿以致形成溃疡或脓肿。寄生数量较多时患者常出现腹痛和腹泻,并出现消化不良,排便量多,稀薄而臭,或腹泻与便秘交替出现,甚至发生肠梗阻。儿童严重感染者,可出现低热、消瘦、贫血、水肿、腹腔积液及智力减退和发育障碍等,少数可因衰竭、虚脱而死。

(四)实验室诊断

1. 病原学诊断 检查粪便中虫卵是确诊姜片虫感染的主要方法。因姜片虫卵大,容易识别,用直接涂片法检查三张涂片,即可查出绝大多数患者,但轻度感染的病例往往漏检。必要时也可用浓集方法提高检出率,常用的有离心沉淀法及水洗自然沉淀法。加藤厚涂片法的检出效果与沉淀法相仿,既可定性检查,又可进行虫卵记数,以了解感染程度。姜片虫卵与华支睾吸虫卵和棘口吸虫卵的形态十分相似,应注意鉴别。有时少数患者的呕吐物或粪便中偶可发现成虫。

2. 免疫学诊断 免疫学方法对诊断早期感染或大面积普查有较好的价值。常用的有酶联免疫吸附试验(ELISA)和免疫荧光试验(IFA)等。

(五)防治原则

加强粪便管理,防止人、猪粪便通过各种途径污染水源;大力开展卫生宣传教育,勿生食水生植物,如荸荠、茭白等。勿饮生水,勿用被囊蚴污染的青饲料喂猪;在流行区开展人和猪的姜片虫病普查普治工作,消灭扁卷螺。吡喹酮是首选药物,槟榔也有较好的疗效。

四、日本裂体吸虫

裂体吸虫也称血吸虫。成虫寄生于人和其他哺乳动物的肠系膜下静脉血管内。寄生人体的血吸虫主要有 6 种,即日本血吸虫、埃及血吸虫、曼氏血吸虫、间插血吸虫、湄公血吸虫和马来血吸虫。我国仅有日本血吸虫,即我们通常所说的血吸虫。从湖北江陵西汉古尸体内检获的血吸虫卵表明血吸虫病在我国的存在至少有 2000 年的历史。

(一)形态

1. 成虫 雌雄异体,虫体呈圆柱形,外观似线虫。雌虫与雄虫呈合抱状态。口、腹吸盘位于虫体前端。雄虫略粗短,大小为(10~22)mm×(0.50~0.55)mm,呈乳白色或灰白色,背腹略扁平,自腹吸盘以下虫体向两侧增宽并向腹面卷曲,形成纵行的沟槽,雌虫即栖息于此沟中,故名抱雌沟,雌虫呈圆柱形,前细后粗。虫体大小为(12~26)mm×(0.1~0.3)mm。腹吸盘不及雄虫的明显,因肠管内含较多的红细胞消化后残留的物质,故虫体呈灰褐色。消化系统有口、食管、肠管。肠管在腹吸盘后缘水平处分为左右两支,延伸至虫体中部之后汇合成单一的盲管。雄虫生殖系统由睾丸、输出管、输精管、储精囊和生殖孔组成。睾丸多为 7 个,呈串珠状排列,每个睾丸发出一输出管,汇于输精管,向前通于储精囊,生殖孔开口于腹吸盘后方。雌虫生殖系统包括位于虫体中部呈长椭圆形的卵巢一个,由卵巢下部发出一输卵管,绕过卵巢向前,与来自虫体后部的卵黄管在卵巢前汇合成卵模,并为梅氏腺所围绕。卵模为虫卵的成型器官,与子宫相接。子宫开口于腹吸盘下方的生殖孔,内含 50~300 个虫卵。

2. 虫卵 椭圆形,为淡黄色,大小为(74~106)μm×(55~80)μm,卵壳厚薄均匀,无卵盖,卵壳一侧有一小棘,表面常附有许多宿主组织残留物,使小棘不易看清。卵内含一条毛蚴,毛蚴和卵壳间常可见到大小不等的圆形或椭圆形的油滴状毛蚴分泌物,为可溶性虫卵抗原,此抗原可通过卵壳渗出。偶尔在粪便内见少数未成熟卵,内含卵细胞。若成熟卵内毛蚴存在 10~11 天死亡,即可逐渐成为变性卵或钙化卵。

3. 毛蚴 呈梨形或长椭圆形,为灰白色,半透明。平均大小为 99 μm×35 μm。周身有纤毛。纤毛是其活动器官,可在水中做直线运动。钻器位于虫体前端,呈嘴状突起,或称顶突。体内前部中央有一个顶腺,两个侧腺也称头腺,位于顶腺稍后的两侧,呈长梨形,它们均开口于钻器或顶突。毛蚴的腺体分泌物中含有中性黏多糖、蛋白质和酶等物质,是可溶性虫卵抗原,在毛蚴未孵出前,此等物质可经卵壳的微管道释出。

4. 尾蚴 血吸虫的尾蚴属叉尾型,大小为 (280～360) μm×(60～95) μm,分为体部和尾部,尾部又分为尾干和尾叉。尾蚴外被一层多糖膜包裹,称糖萼。体部前端为头器,内有一单细胞头腺。口孔位于虫体前端正腹面,腹吸盘位于体部后 1/3 处,由发达的肌肉组成,具有较强的吸附能力。腹吸盘周围有 5 对左右对称排列的单细胞腺体,称钻腺。位于腹吸盘前的 2 对前钻腺,内含钙、碱性蛋白和多种酶类,具有粗大的嗜酸性分泌颗粒;腹吸盘后的 3 对后钻腺,内含丰富的糖蛋白和酶,具较细的嗜碱性分泌颗粒。前、后钻腺分别由 5 对腺管向体前端分左、右 2 束开口于头器顶端。钻腺分泌溶组织酶,以利于尾蚴穿过宿主的皮肤和黏膜。尾部分叉是血吸虫尾蚴的特征(图21-20)。

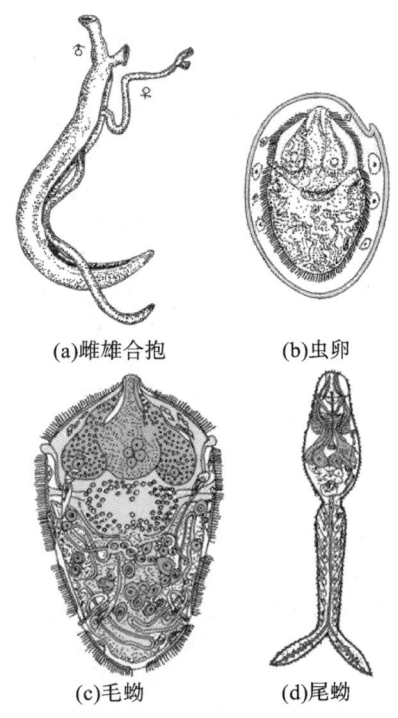

(a)雌雄合抱   (b)虫卵

图 21-20

(c)毛蚴   (d)尾蚴

图 21-20 日本血吸虫

(二)生活史

日本血吸虫成虫寄生于人和其他哺乳动物的门静脉系统,以血液为食。生活史分成虫、虫卵、毛蚴、母胞蚴、子胞蚴、尾蚴、童虫 7 个阶段,终宿主为人及多种哺乳动物(图 21-21)。中间宿主是钉螺,感染阶段为尾蚴。

成熟的虫体雌雄合抱,逆血流到达肠壁小静脉,交配后雌虫产卵。一部分虫卵循门静脉系统流至肝门静脉并沉积在肝组织内,另一部分虫卵经肠壁进入肠腔。由于成熟虫卵内毛蚴的分泌物可透过卵壳,引起虫卵周围组织和血管壁发炎坏死,在血流的压力、肠蠕动和腹内压增加的情况下,虫卵可随破溃的组织落入肠腔,并随宿主粪便排出体外。不能排出的,沉积在肝、肠等局部组织中逐渐死亡钙化。由于虫卵成串排出,故在宿主肝、肠血管内往往呈念珠状沉积。沉积于组织内的虫卵,约经 11 天发育成熟,内含毛蚴。成熟虫卵在 10～11 天后死亡,故虫卵在组织内的寿命为 21～22 天。雌虫产出的虫卵大部分沉积于肠、肝等组织内,仅有少数的虫卵自粪便排出。含有虫卵的粪便污染水体后,在 25～30 ℃的温水中,卵内毛蚴经 2～32 h孵出。毛蚴在水中能存活 1～3 天,利用其体表的纤毛在水中做直线游动。当遇到中间宿主钉螺时,毛蚴通过其头腺分泌物的溶组织作用及纤毛的摆动和虫体的伸缩而钻入钉螺体内,在螺体内经母胞蚴、子胞蚴等无性繁殖阶段,形成大量尾蚴。尾蚴在钉螺体内分批成熟,陆续逸出。发育成熟的尾蚴自螺体逸出并在水中活跃游动,其寿命一般为 1～3 天。当人和多种哺乳动物接触含有尾蚴的疫水时,尾蚴用吸盘吸附在皮肤上,依靠其体内腺细胞分泌物的酶促作用、头器伸缩的探查作用,以及虫体全身肌肉运动的机械作用而钻穿宿主皮肤,在数分钟内即可侵入。尾蚴侵入宿主皮肤以后即丢弃尾部发育为童虫。童虫在皮下组织短暂停留后,侵入小末梢血管或淋巴管内,随血流经右心到肺,再经左心入体循环,到达全身各处。一般只有到达门静脉系统的童虫才能发育成熟,再移行到肠系膜下静脉,雌雄成虫合抱,并交配产卵。自尾蚴侵入宿主至成虫成熟并开始产卵约需 24 天,每条雌虫每日产卵 1 万～3 万个,产出的虫卵在组织内发育成熟需 11 天左右。成虫寿命为 3～5 年,最长可活 40 年。

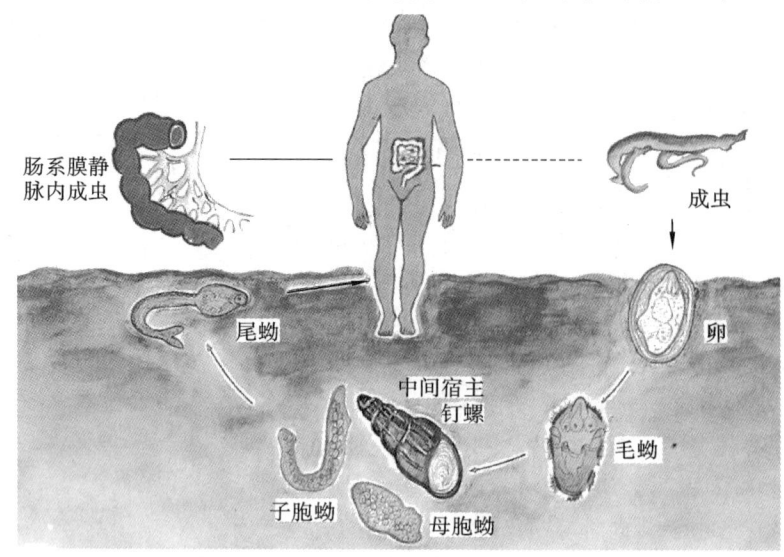

图 21-21　日本血吸虫生活史

(三)致病作用

在血吸虫的感染过程中,尾蚴、童虫、成虫和虫卵均可对宿主造成损害,而虫卵是最重要的致病阶段。目前人们普遍认为血吸虫病是一种免疫性疾病。

1. 幼虫所致的损害

(1)尾蚴所致的损害　尾蚴钻入宿主皮肤后可引起入侵部位出现瘙痒的小丘疹,称为尾蚴性皮炎。病理变化为局部毛细血管扩张充血,伴有出血、水肿、中性粒细胞及单核细胞浸润。尾蚴性皮炎发生机制为Ⅰ型及Ⅳ型超敏反应。

(2)童虫所致的损害　童虫在宿主体内移行时,所经过的器官可因机械性损伤而出现一过性的血管炎,毛细血管栓塞、破裂、局部细胞浸润和点状出血。在童虫发育为成虫前,患者可有潮热、背痛、咳嗽、食欲减退甚至腹泻、白细胞特别是嗜酸性粒细胞增多等表现,这可能与童虫机械性损害和其代谢产物引起的超敏反应有关。

2. 成虫所致的损害　成虫一般无明显致病作用,少数可引起轻微的机械性损害,如静脉内膜炎等。但是其代谢产物、虫体分泌物等,在机体内可形成免疫复合物,引起Ⅲ型超敏反应,对宿主产生损害,还可引起宿主整体免疫功能下降。

3. 虫卵所致的损害　在组织中沉积的虫卵发育成熟后,卵内毛蚴释放的可溶性抗原经卵壳上的微孔渗到宿主组织中,引起淋巴细胞、巨噬细胞、嗜酸性粒细胞、中性粒细胞及浆细胞趋向集聚于虫卵周围,形成虫卵肉芽肿(Ⅳ型超敏反应)。肉芽肿常出现中心坏死,称酸性脓肿。不断生成的虫卵肉芽肿形成相互连接的瘢痕,引起肝硬化及肠壁纤维化等病变。因此虫卵是血吸虫病的主要致病因子。根据感染程度、宿主免疫状态和营养情况、治疗及时与否、是否重复感染将血吸虫病分为急性、慢性和晚期三期:急性血吸虫病临床表现为发热、腹痛、腹泻、淋巴结及肝(脾)大、呼吸系统症状等;慢性血吸虫病临床症状多不明显,少数可有轻度的肝(脾)大、慢性腹泻、贫血、消瘦等;晚期血吸虫病临床上出现肝硬化、腹腔积液、门静脉高压等,患者多因上消化道出血及肝昏迷而死亡。儿童和青少年如感染严重,可影响生长发育而导致侏儒症。血吸虫病有异位寄生现象,人体常见的异位损害部位在肺和脑,其次为皮肤、甲状腺、心包、肾、两性生殖器及脊髓等组织或器官。

(四)实验室诊断

1. 病原学诊断 病原学诊断是确诊血吸虫病的依据,但对轻度感染者和晚期患者及经过有效防治的疫区感染人群,病原学检查常常会发生漏检。

(1)粪便直接涂片法 此法简单,但慢性期患者虫卵检出率低,在晚期患者粪便中一般查不到虫卵,因此仅适用于急性期和重度感染者。

(2)尼龙袋集卵法 此法适用于大规模普查,但应防止因尼龙袋处理不当而造成的交叉污染。

(3)毛蚴孵化法 利用虫卵中的毛蚴在适宜条件下可破壳而出及其在水中运动具有一定的特点而设计。由于孵化法可采用全部粪便沉渣,因此发现虫卵的机会较直接涂片法大。

(4)定量透明法 利用甘油的透明作用使粪便涂片薄膜透明,以便发现虫卵的方法。常用的有加藤厚涂片法和集卵定量透明法。此类方法可进行虫卵计数,因此可用于测定人群的感染度和考核防治效果。

(5)直肠镜活组织检查 对慢性特别是晚期血吸虫病患者,从粪便中查找虫卵相当困难,直肠镜活组织检查有助于发现沉积于肠黏膜内的虫卵。直肠镜活组织检查发现虫卵只能证明感染过血吸虫,至于体内是否有活虫,必须根据虫卵的死活进行判断。

2. 免疫学诊断

(1)皮内试验 一般皮内试验与粪检虫卵阳性的符合率为90%左右,但可出现假阳性,与其他吸虫病感染有交叉反应。此法简便快速。可用于疫区普遍筛查。

(2)环卵沉淀试验(COPT) 通常检查100个虫卵,阳性反应虫卵数(环沉率)等于或大于5%时为阳性。此法操作简单,敏感性高,特异性强。可用于流行病学调查、疫情监测及疗效考核。另外还有间接红细胞凝集试验、酶联免疫吸附试验、免疫酶染色试验及乳胶凝集试验等。

(五)防治原则

血吸虫病的防治是一个复杂的过程,单一的防治措施很难奏效。目前我国防治血吸虫病的基本方针是"积极防治、综合措施、因时因地制宜"。即积极治疗患者、病畜,采取各种预防措施;加强粪便及水源管理,防止虫卵入水;做好农田水利建设,改造环境,破坏钉螺滋生地,消灭钉螺,切断传播途径;流行季节注意个人防护,如穿防护靴、防护裤及涂抹防护剂等。常用的治疗药物有吡喹酮和呋喃丙胺。

第三节 绦 虫

一、链状带绦虫

链状带绦虫又称猪带绦虫,成虫寄生于人体小肠内,引起猪带绦虫病。幼虫寄生于人或猪的组织内,引起猪囊尾蚴病。

（一）形态

1. 成虫　呈乳白色,扁长如带,较薄,略透明,体长 2～4 m。头节近似球形,直径为 1 mm,有 4 个吸盘和顶突,顶突上有小钩 25～50 个,排列成内外两圈。颈部纤细,直径仅约头节一半。

链体有 700～1000 个节片,幼节短而宽,成节近正方形,孕节则为长方形。成节内有雌、雄生殖器官各一套,睾丸 150～200 个,输精管向一侧横走;阴道在输精管后方,卵巢在节片后1/3 处分为三叶,除左右两叶外,在子宫与阴道之间另有一中央小叶,卵黄腺位于卵巢之后。孕节内的子宫向两侧分支,每侧 7～13 支,每一支又继续分支,呈不规则的树枝状。每一孕节中约含 4 万个虫卵。

2. 虫卵　呈球形或近似球形,直径为 31～43 μm。卵壳很薄,多已脱落,内为胚膜,呈棕黄色,较厚,其上有放射状条纹,内含有 3 对小钩的球形六钩蚴。

3. 猪囊尾蚴　为黄豆大小、乳白色、半透明的囊状物,大小约 9 mm×5 mm,囊内充满透明囊液。囊壁有两层,外为皮层,内为间质层,间质层有一处向囊内增厚并翻卷收缩形成头节。其形态结构和成虫头节相似(图 21-22)。

图 21-22(a)

图 21-22(b)

图 21-22(c)

图 21-22(d)

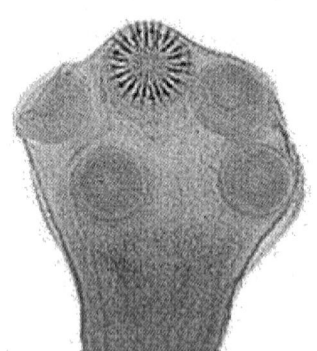

(a)头节

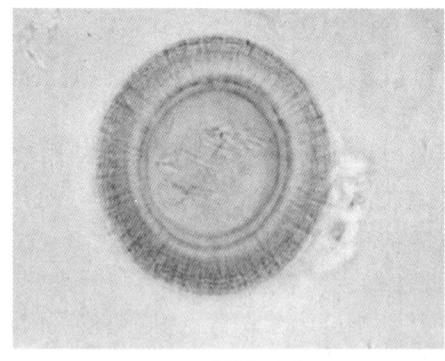

(b)猪带绦虫卵

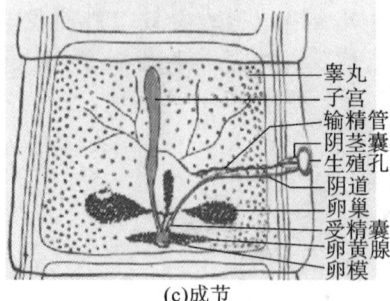

睾丸
子宫
输精管
阴茎囊
生殖孔
阴道
卵巢
受精囊
卵黄腺
卵模

(c)成节

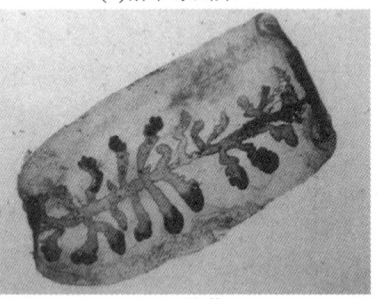

(d)孕节

图 21-22　猪带绦虫

（二）生活史

人是猪带绦虫的终宿主又是中间宿主,家猪和野猪是主要的中间宿主。

1. 中间宿主体内的发育　当虫卵或孕节被中间宿主吞食,经消化液作用,虫卵胚膜破裂,六钩蚴逸出,借其小钩和分泌物作用,钻入肠壁下血管,随血液流至全身各处,约经 10 周发育为猪囊尾蚴。猪囊尾蚴多寄生在股内侧肌肉,偶见于寄生在深腰肌、肩胛肌及脑、眼等组织处。

猪囊尾蚴寿命可达数年。被猪囊尾蚴寄生的猪肉俗称为"米猪肉"或"豆猪肉"。值得注意的是若人误食虫卵或孕节,在人体只发育成猪囊尾蚴,不能继续发育为成虫。人体感染虫卵的方式有三种:①自体内感染;②自体外感染;③异体感染。

2. 终宿主体内的发育 当人误食生的或未煮熟的含猪囊尾蚴的猪肉后,猪囊尾蚴在小肠受胆汁刺激而翻出头节,附着于肠壁,经2～3个月发育为成虫并排出孕节和虫卵。成虫在人体内寿命可达25年以上(图21-23)。

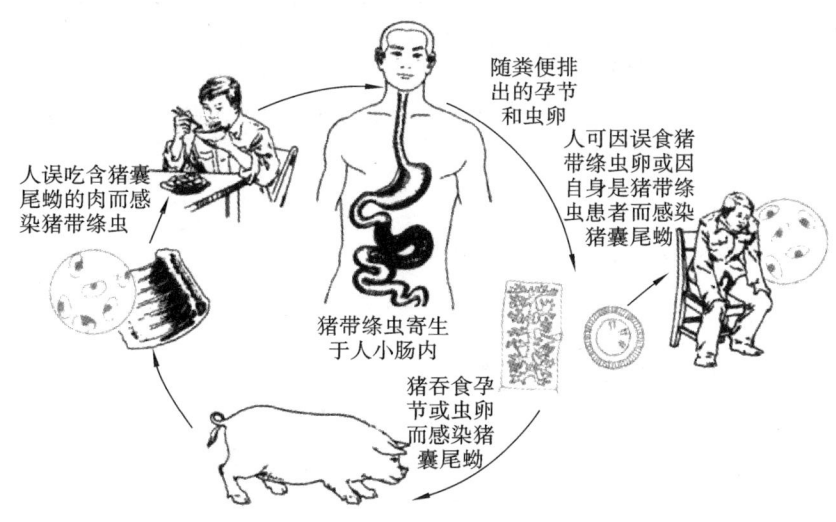

人误吃含猪囊尾蚴的肉而感染猪带绦虫

随粪便排出的孕节和虫卵

人可因误食猪带绦虫卵或因自身是猪带绦虫患者而感染猪囊尾蚴

猪带绦虫寄生于人小肠内

猪吞食孕节或虫卵而感染猪囊尾蚴

图 21-23 猪带绦虫生活史

(三)致病作用

1. 成虫 寄生于人体小肠,多为1条,一般无明显临床表现。但由于虫体夺取营养及造成损伤,患者可出现腹痛、腹泻或便秘、恶心、乏力、消瘦、贫血、头痛、头晕、失眠等症状。

2. 猪囊尾蚴 猪囊尾蚴病是严重危害人体的寄生虫病之一,俗称囊虫病,危害程度因猪囊尾蚴寄生部位和数量而不同。寄生于人体的猪囊尾蚴可为1个甚至数万个,寄生部位很广,主要引起脑囊尾蚴病、眼囊尾蚴病、皮下囊尾蚴病等。

(四)实验室诊断

1. 病原学诊断

(1)查成虫 对可疑患者的粪便检查头节和孕节,必要时可试验性驱虫,将检获的头节或孕节进行压片后,观察头节上的吸盘和顶突小钩孕节的子宫分支情况及数目即可确诊,并与牛带绦虫相鉴别。

(2)查猪囊尾蚴 手术摘除皮下猪囊尾蚴结节或深部组织结节后压片检查头节。

2. 免疫学诊断 常用间接红细胞凝集试验、酶联免疫吸附试验、斑点酶联免疫吸附试验等。

(五)防治原则

注意个人卫生,革除不良饮食习惯;积极治疗患者、带虫者;加强肉类的卫生检查,严禁销售"米猪肉",建圈养猪,对粪便进行无害化处理以免污染水源;生熟用具要分开。治疗可用槟榔南瓜子合剂,西药吡喹酮、阿苯达唑等均有较好的驱虫效果。

二、肥胖带绦虫

肥胖带绦虫,又称牛带绦虫,成虫寄生于人体小肠,引起牛带绦虫病,外形和生活史与猪带绦虫很相似,但虫体大小和结构有差异,二者区别见表21-4。

表 21-4　猪带绦虫和牛带绦虫的区别

主要区别	猪带绦虫	牛带绦虫
虫体长度	2～4 cm	4～8 cm
节片	700～1000 节,较薄	1000～2000 节,较厚
透明	略透明	透明
头节	球形,直径约 1 mm,有顶突和 2 圈小钩	略呈方形,直径为 1.5～2.0 mm,无顶突及小钩
成节	卵巢分为三叶,即左、右两叶和中间小叶	卵巢分两叶,子宫前端常可见短小的分支
孕节	子宫分支不整齐,每侧为 7～13 支	子宫分支较整齐,每侧为 15～30 支,支端多有分叉
囊尾蚴	头节具顶突和小钩,可寄生人体引起猪囊尾蚴病	头节无顶突及小钩,不寄生于人体
终宿主	人	人
中间宿主	人、猪	牛
所致疾病	猪带绦虫病、猪囊尾蚴病	牛带绦虫病
实验室诊断	粪便检查孕节或虫卵;组织囊尾蚴活检	粪便检查孕节或虫卵
预防	对粪便进行无害化处理,注意饮食卫生,加强肉类检查,禁止出售"米猪肉"	不吃生牛肉或不熟的牛肉,加强肉类检查,禁止出售含囊尾蚴的牛肉
治疗	常用槟榔南瓜子合剂治疗,其他还有吡喹酮、阿苯达唑等	同左

三、细粒棘球绦虫

细粒棘球绦虫又称包生绦虫,成虫寄生于犬科动物小肠,幼虫(称棘球蚴或包虫)寄生于人和食草动物组织内,引起棘球蚴病。

(一) 形态

1. 成虫　细粒棘球绦虫中体型最小的体长 2～7 mm,除头颈节外,还有幼节、成节和孕节各一节。头节略呈梨形,有顶突和 4 个吸盘。顶突伸缩力很强,上有两圈小钩 28～48 个,呈放射状排列。各节片均为扁长形,生殖孔位于节片一侧中部,子宫有不规则的分支和侧囊,含200～800 个虫卵。

2. 棘球蚴　为圆形囊状体,直径为 1 cm 至数十厘米。囊壁分两层,外层为角皮层,厚约 1 mm,呈乳白色、半透明、易破裂。内层为生发层,亦称胚层,厚约 20 μm,具有细胞核,生发层紧贴在角皮层内,并向囊内长出原头蚴和育囊。原头蚴呈椭圆形或圆形,大小为 170 μm×122 μm，为向内翻卷收缩的头节。育囊亦称生发囊，是具有一层生发层的小囊，直径约 1 cm，由生发层的有核细胞发育而来，在小囊壁上生成数量不等的原头蚴，多者可达 30～40 个。囊腔内充满无色透明或淡黄色囊液，对人体有抗原性。原头蚴可向育囊内生长，形成原头蚴、生发囊、子囊、孙囊，并脱落悬浮在囊液中，称为棘球蚴砂。

（二）生活史

细粒棘球绦虫的终宿主是犬和狼等食肉动物，中间宿主是羊、牛、骆驼、猪和人等（图 21-24）。

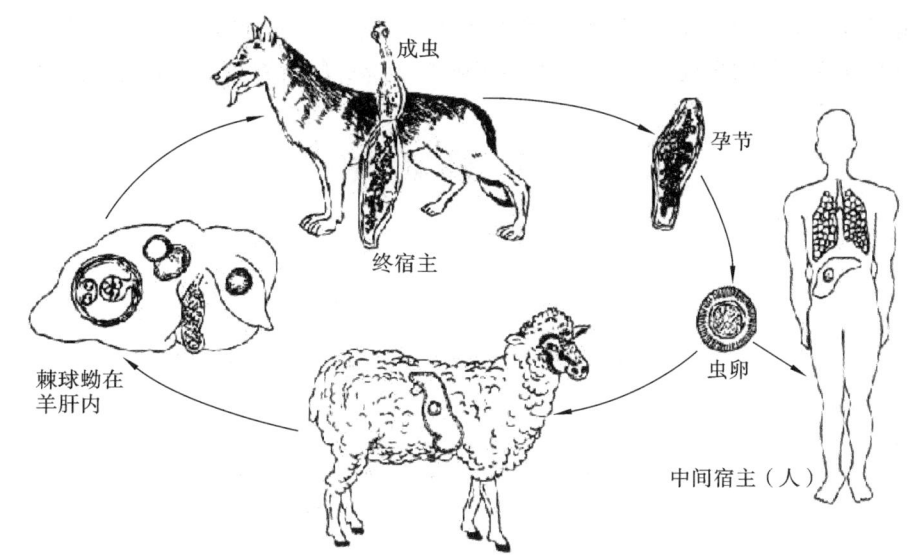

图 21-24　细粒棘球绦虫生活史

1. 在终宿主内的发育　棘球蚴被犬、狼等动物吞食到小肠后，其所含的每个原头蚴都可发育为一条成虫。故犬、狼肠内寄生的成虫可达数千条甚至上万条。从感染终宿主至发育成熟并排出虫卵和孕节约需 8 周时间。大多数成虫寿命为 5～6 个月。

2. 在中间宿主内的发育　当中间宿主吞食了虫卵和孕节后，六钩蚴在其肠内孵出，钻入肠壁，经血液流至肝、肺等器官，经 3～5 个月发育成直径为 1～3 cm 的棘球蚴。随棘球蚴大小和发育程度的不同，囊内原头蚴可为数千或数万个，甚至数百万个。原头蚴在中间宿主体内播散可形成新的棘球蚴，寿命可达 40 余年。

（三）致病作用

棘球蚴对人体的危害以机械损害为主，严重程度取决于棘球蚴的体积、数量、寄生时间和部位，如棘球蚴液溢出可引起严重的过敏反应，常见症状如下。

1. 局部压迫和刺激症状　棘球蚴寄生于肝的患者有肝区疼痛，寄生于肺的患者出现呼吸急促、胸痛，寄生于颅脑内的患者，则出现头痛、呕吐、癫痫，骨棘球蚴病常发生于骨盆椎体的中心和长骨的干骺端，破坏骨质造成骨折或骨碎裂。

2. 包块　位置表浅的棘球蚴可在体表形成包块，触之坚韧，压之有弹性，叩诊时有棘球蚴震颤。

3. 过敏症状　常有荨麻疹、血管神经性水肿和过敏性休克等。

4. 中毒和胃肠功能紊乱　患者可出现食欲减退、体重减轻、发育障碍和恶病质等。

（四）实验室诊断

1. 病原学诊断 手术取出棘球蚴或从痰液、胸腔积液、腹腔积液或尿液等检获棘球蚴碎片或原头蚴等可确诊。

2. 免疫学诊断 常用卡松尼皮内试验，阳性率为 $78.6\%\sim100\%$。其他还有酶联免疫吸附试验、对流免疫电泳和间接血凝试验，均较敏感。

（五）防治原则

棘球蚴病是我国的法定传染病，应加强宣传，普及棘球蚴病知识，提高防病意识，杜绝虫卵感染。根除病畜内脏喂犬和乱抛的陋习，定期为家犬、牧犬驱虫，捕杀牧场周围野生食肉动物，治疗首选手术摘除，对早期较小的棘球蚴，使用阿苯达唑、吡喹酮和甲苯达唑等药物治疗。

目标检测

一、选择题

A1 型题

1. 下列哪项不是蛔虫病的防治原则？（　　　）

A. 治疗患者

B. 消灭苍蝇、蟑螂

C. 加强卫生宣传教育，注意个人卫生和饮食卫生

D. 手、足涂抹防护剂，防止蛔虫幼虫感染

E. 加强粪便管理，实现粪便无害化

2. 人体感染蛲虫的主要症状为（　　　）。

A. 贫血　　　　　　　　　B. 肠梗阻　　　　　　　　　C. 消化功能紊乱

D. 阴道炎、子宫内膜炎　　E. 肛门及会阴部皮肤瘙痒

3. 诊断班氏丝虫病，何时采血检出率最高？（　　　）

A. 晚 10 点至次晨 2 点　　B. 晚 8 点至次晨 4 点　　C. 晚 6 点至晚 10 点

D. 清晨空腹采血　　　　　E. 白天任何时候均可以采血

4. 人感染肺吸虫的方式为（　　　）。

A. 生食或半生食淡水鱼　　B. 生食或半生食溪蟹　　C. 生食或半生食淡水螺

D. 生食或半生食牛肉　　　E. 生食水生植物

5. 日本血吸虫成虫寄生于人体的（　　　）。

A. 肝脏　　　　　　　　　B. 小肠　　　　　　　　　C. 肠系膜动脉

D. 肠系膜静脉　　　　　　E. 直肠、乙状结肠

6. 猪带绦虫对人危害最大的阶段（　　　）。

A. 成虫　　　　B. 虫卵　　　　C. 囊尾蚴　　　　D. 似囊尾蚴　　　　E. 六钩蚴

二、病例分析题

1. 患者，男性，35 岁，云南大理人。因发热、全身肌肉酸痛、吞咽困难而入院就诊。自述：一周前感觉肠胃不适，发现眼睑部肿胀，并逐步发展为脸部肌肉有肿胀感，全身肌肉酸痛，发热。既往健康，在患病前几天与朋友吃过生皮（一种带生猪肉的食物），朋友中也有人出现类似症状。查体：T 38.5 ℃，P 90 次/分，神志清楚，心、肺、腹检查无明显异常。四肢肌肉与脸部肌

肉有明显压痛,但未见包块。各种反射检查正常。

实验室检查:血常规中白细胞 $15.0 \times 10^9/L$,嗜酸性粒细胞 18%。旋毛虫皮内抗原试验结果阳性。

思考:

(1) 该患者最可能的诊断是什么?

(2) 如何预防和治疗本病?

2. 患者,张某,男性,22 岁,系广西来武汉读书的大学生。因右上腹不适近一年,消化不良,疲乏而入院。自称来校读书以前在广西曾有几次出现轻度黄疸症状,并有上腹部不适。尿的颜色变深,感到疲乏、头晕等。近年来发作次数较多,无饮酒史。检查:心肺正常,巩膜有轻度黄染,肝大,在肋下 2 cm,有轻度触痛,脾未触及。无腹腔积液及四肢水肿。胸部 X 线检查正常。血常规检查:白细胞 $11.8 \times 10^9/L$,中性粒细胞 56%,淋巴细胞 10%,嗜酸性粒细胞 25%。乙型肝炎表面抗原阴性,肝功能检查正常,粪便检查有华支睾吸虫卵。追问病史:患者来自流行区,家乡有吃鱼生粥的习惯。最后诊断为华支睾吸虫病。

思考:

(1) 本例患者被诊断为华支睾吸虫病时的重要依据是什么?

(2) 治疗本例患者首选的药物及治疗方法是什么?

第二十二章　医学原虫

🏥 **学习目标**

1. 掌握常见根足虫、鞭毛虫、孢子虫的形态特征与致病作用。
2. 熟悉常见根足虫、鞭毛虫、孢子虫的生活史过程与实验室诊断方法。
3. 了解常见根足虫、鞭毛虫、孢子虫的流行与防治。

第一节　根　足　虫

一、溶组织内阿米巴

溶组织内阿米巴又称痢疾阿米巴,属于叶足纲。可引起阿米巴痢疾和脏器阿米巴脓肿。该原虫呈世界性分布,以热带、亚热带感染较多,在我国各地均有分布,农村感染率高于城市。

（一）形态

1. 滋养体　滋养体是溶组织内阿米巴摄食、运动及繁殖的阶段。光镜下生理盐水涂片观察活体,可见较白细胞稍大的折光性活动体,在适宜温度下运动活泼,常伸出伪足做定向变形运动,即阿米巴运动。滋养体对宿主组织具有侵袭性,从有症状患者组织中分离出的滋养体大小在 $20\sim40~\mu m$ 之间,内质、外质分界清楚,内质中常含有吞噬的红细胞、白细胞和细菌等,又称大滋养体。生活在肠腔、非腹泻粪便中的滋养体大小在 $10\sim30~\mu m$ 之间,内质、外质分界不清,不含红细胞,又称小滋养体。滋养体经铁苏木素染色后,核呈蓝色,为泡状核;核膜内缘有一层排列整齐、大小均匀的染色质粒;核仁小而圆,多位于中央;核仁与核膜之间有核纤维。

2. 包囊　包囊是溶组织内阿米巴的静止阶段,抵抗力强。包囊圆形透明,囊壁光滑,直径为 $5\sim20~\mu m$,碘液染色后呈黄色,可见 $1\sim4$ 个核。其中未成熟包囊含 $1\sim3$ 个核,还可见染成棕色的糖原泡及透明的棒状拟染色体。成熟包囊含 4 个核,糖原泡及拟染色体消失。铁苏木素染色的包囊,拟染色体呈蓝黑色棒状,两端钝圆,糖原为空泡状(图 22-1)。

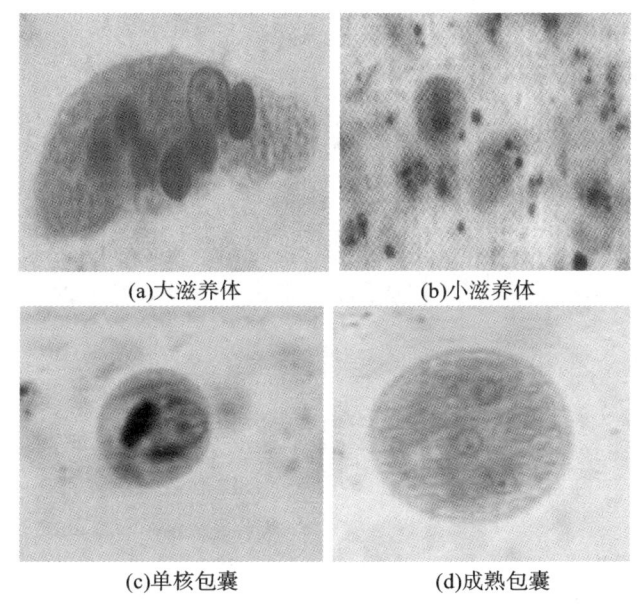

图 22-1(a)

图 22-1(b)

图 22-1(c)

图 22-1(d)

(a)大滋养体　　　　　　　(b)小滋养体

(c)单核包囊　　　　　　　(d)成熟包囊

图 22-1　溶组织内阿米巴滋养体和包囊

（二）生活史

溶组织内阿米巴生活史简单，其基本过程是包囊—滋养体—包囊，四核包囊是感染阶段（图 22-2）。人因误食被四核包囊污染的食物或水而感染。包囊到达小肠后，在碱性消化液的作用下，囊壁破裂，虫体脱囊而出，随即分裂成四个小滋养体（肠腔型滋养体），以细菌为营养，并以二分裂方式增殖。小滋养体随宿主肠内容物向下移动，因肠内环境变化，如营养物减少、水分被吸收等，小滋养体停止活动，缩小成圆形，分泌胶状物质形成具囊壁的一核包囊，经两次分裂形成四核包囊，随粪便排出体外，污染食物及水源，感染新宿主。当宿主腹泻或排稀软便时，小滋养体也可随粪便排出，因其抵抗力弱，在外界迅速死亡。

当宿主免疫功能下降时，肠腔内的小滋养体分泌化学物质并借助伪足侵入肠壁组织内，吞噬红细胞和组织细胞，虫体增大变成大滋养体（组织型滋养体），并以二分裂方式大量增殖，使肠壁组织受损，形成溃疡。大滋养体可自破损的肠壁组织落入肠腔，随腹泻的粪便排出体外，或在肠腔转为小滋养体再形成包囊。肠壁中的部分大滋养体也可随血流侵入肝、肺、脑等脏器，引起相应的病变。

（三）致病作用

人感染溶组织内阿米巴后，多数表现为无症状带虫者，少数表现为阿米巴痢疾和肠外阿米巴病。

1. 阿米巴痢疾　大滋养体在盲肠和升结肠等肠壁组织中繁殖扩展，突破黏膜层，在黏膜下层增殖扩展，引起肠壁液化坏死，形成特征性的口小底大的烧瓶样溃疡。患者出现腹痛、腹泻、里急后重，粪便含脓血、黏液，呈果酱色，腥臭明显，即为阿米巴痢疾。

2. 肠外阿米巴病　肠壁中的大滋养体可随血流侵入肝、肺、脑等脏器，使相应部位出现阿米巴脓肿，称肠外阿米巴病。其中以肝脓肿最多见，多发生于肝右叶，患者出现发热、右上腹痛及肝脏肿大等症状。

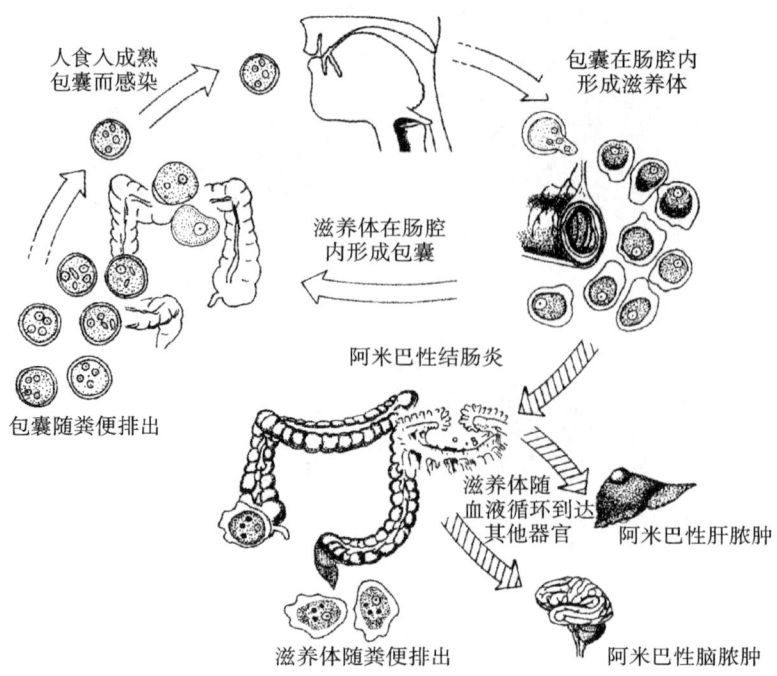

图 22-2　溶组织内阿米巴生活史

（四）实验室诊断

从粪便中检查滋养体和包囊，或从肝穿刺液、痰液、肠壁溃疡中检出大滋养体均可确诊。滋养体检查常用生理盐水直接涂片法，在急性阿米巴痢疾患者排出的新鲜粪便中可发现活动的滋养体；包囊检查采用碘液染色法，用于检查带虫者及慢性阿米巴痢疾患者粪便中的包囊；肠外脓肿穿刺液涂片可检出大滋养体。采集粪便标本时应挑取粪便中带脓血和黏液的部分，粪便标本要新鲜，并及时送检，盛标本的容器要洁净干燥，无化学药物污染，不要混入尿液，冬季应注意保温。免疫学检查如间接血凝试验和酶联免疫吸附试验可作为辅助诊断方法。

（五）防治原则

查治患者和带虫者，以控制传染源，特别要发现和治疗从事饮食工作的包囊携带者及慢性患者，首选药物是甲硝唑（灭滴灵）。加强粪便管理，对粪便进行无害化处理，严防粪便污染水源是切断阿米巴病传播的重要环节。加强健康教育，注意饮食卫生及环境卫生，消灭苍蝇、蟑螂等。

二、消化道非致病性阿米巴

肠腔内非致病性阿米巴常见的主要种类有迪斯帕内阿米巴、结肠内阿米巴、微小内蜓阿米巴、哈氏内阿米巴、布氏嗜碘阿米巴，均为肠腔的共栖性原虫，一般不侵入机体组织，无致病作用。

迪斯帕内阿米巴感染最为多见，其形态结构及生活史与溶组织内阿米巴极为相似，且常混合感染，难以鉴别。由于两者酶型明显不同，因此目前主要采用同工酶分析、ELISA 和 PCR 技术对两者进行鉴别。另外粪检滋养体中含红细胞，血清学检查为高滴度阳性结果，以及能导致阿米巴病都是溶组织内阿米巴感染的证据。

结肠内阿米巴感染与溶组织内阿米巴感染呈平行分布,但前者感染率高于后者,当发现结肠内阿米巴时有必要继续查找溶组织内阿米巴。

第二节　鞭　毛　虫

一、阴道毛滴虫

(一) 形态

阴道毛滴虫仅有滋养体形态。活的滋养体无色透明,有折光性,借鞭毛和波动膜做螺旋状运动,形态多变。经铁苏木素染色固定后,滋养体呈梨形,大小为$(7\sim30)\mu m\times(10\sim15)\mu m$。虫体前 1/3 处有一个椭圆形细胞核,核上缘有 5 颗排列成环状的毛基体,由此向前发出 4 根前鞭毛,1 根后鞭毛向后伸展,与虫体前半部分波动膜外缘相连。有轴柱 1 根,纤细透明,纵贯虫体,自后端伸出(图 22-3)。

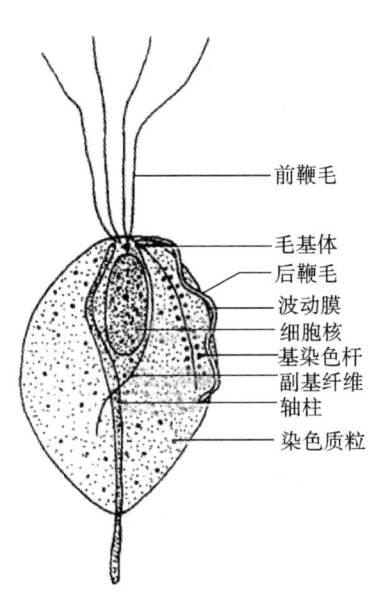

前鞭毛
毛基体
后鞭毛
波动膜
细胞核
基染色杆
副基纤维
轴柱
染色质粒

图 22-3　阴道毛滴虫形态

(二) 生活史

阴道毛滴虫的生活史简单,滋养体主要寄生于女性阴道,尤以后穹隆部多见,偶可侵入尿道。男性感染时则一般寄生于尿道、前列腺,也可侵入睾丸。虫体以二分裂方式增殖。滋养体既是感染阶段,又是致病阶段。患者和带虫者是传染源,主要通过性行为直接传播和通过公用浴池、浴具、游泳衣裤等间接接触传播。阴道毛滴虫在潮湿的衣物上可存活 23 h,在 40 ℃的水中可存活 102 h,在普通肥皂水中可存活 45~150 min。

(三) 致病作用

多数女性感染阴道毛滴虫后无明显症状,在正常妇女阴道内,因乳酸杆菌的存在,阴道上皮细胞内糖原被酵解而产生乳酸,使阴道内保持酸性环境(pH 为3.8~4.4),可抑制致病菌或虫株的繁殖,称阴道的自净作用。当有阴道毛滴虫寄生时,由于虫体繁殖消耗糖原,影响乳酸杆菌的酵解作用,阴道内的 pH 升高而趋于碱性,促进细菌繁殖,引起炎症反应。常见症状为外阴瘙痒、阴道分泌物增多,分泌物呈灰黄泡沫状,伴有异味。泌尿道感染者可出现尿频、尿急、尿痛等尿道刺激症状。男性感染者出现尿道炎和前列腺炎。

(四) 实验室诊断

取阴道后穹隆的分泌物、尿液沉淀物或前列腺液等作为标本,做生理盐水直接涂片,可观察到活动的滋养体,或涂片染色后镜检滋养体。亦可通过酶联免疫吸附试验、直接荧光抗体试验辅助诊断。

（五）防治原则

治疗患者和带虫者，以控制传染源。夫妻双方应同时治疗。首选药物有甲硝唑，亦可用1%乳酸、1∶5000高锰酸钾溶液等冲洗阴道。注意个人卫生，尤其是孕期和经期卫生，提倡淋浴及应用蹲式厕所。

二、蓝氏贾第鞭毛虫

蓝氏贾第鞭毛虫简称贾第虫，属于动鞭纲，主要寄生于人体小肠，也可侵犯胆道系统，引起以腹泻为主要症状的贾第虫病。本虫呈世界性分布，乡村多于城市，儿童和旅游者感染率较高。近年来贾第虫合并HIV感染的报道不断增多，目前，贾第虫病已被列为全世界危害人类健康的主要寄生虫病之一。

（一）形态

1. 滋养体　形似纵切的半个梨，前端钝圆，后端渐变尖细，大小为（9～21）μm×（5～15）μm。虫体两侧对称，背面隆起，腹面扁平。腹面前半部向内凹陷为吸盘，1对细胞核并列在吸盘中部。有前鞭毛、后鞭毛、腹鞭毛及尾鞭毛共4对，能做翻滚运动。轴柱1对，在轴柱中部有1对半月形的中央小体（副基体）（图22-4）。

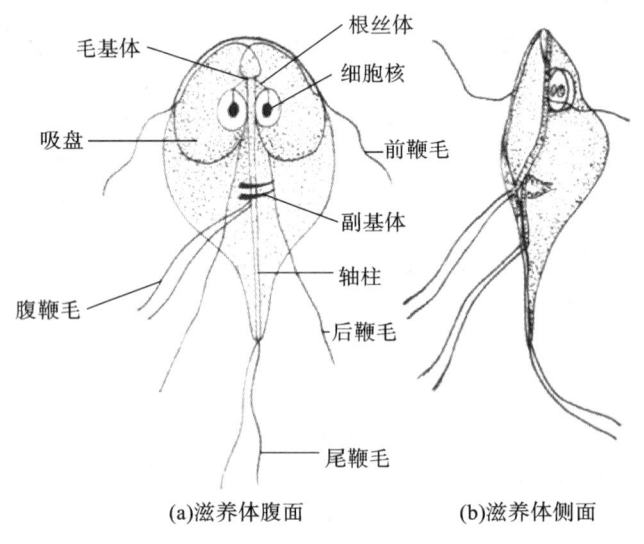

毛基体　　根丝体
吸盘　　　细胞核
　　　　　前鞭毛
　　　　　副基体
腹鞭毛　　轴柱
　　　　　后鞭毛
　　　　　尾鞭毛

(a)滋养体腹面　　　　(b)滋养体侧面

图 22-4　贾第虫形态

2. 包囊　呈椭圆形，大小为（8～14）μm×（7～10）μm。经碘液染色后呈黄绿色，囊壁厚，与虫体之间有明显的空隙。未成熟包囊有2个细胞核，成熟包囊有4个细胞核，轴柱明显可见。

（二）生活史

成熟的四核包囊为感染阶段。四核包囊随污染的食物或饮水进入人体，在十二指肠内脱囊形成2个滋养体。滋养体主要寄生在十二指肠和小肠上段，借吸盘吸附肠壁，有时也可寄生胆道内，以二分裂方式增殖。若滋养体落入肠腔，则随肠内容物的下移形成包囊从粪便排出。

（三）致病作用

人体感染贾第虫后多数不出现症状，仅粪便排出包囊，成为带虫者。部分患者可出现临床症状,由于大量滋养体的覆盖和吸盘对肠黏膜表面的损伤,小肠黏膜的吸收功能被破坏,患者出现突发性恶臭水样泻,伴恶心、呕吐、厌食、腹痛、腹胀、发热等症状。虫体若寄生于胆道系统,可引起胆囊炎和胆管炎。儿童患者可因腹泻引起贫血及营养不良,导致生长迟缓。

（四）实验室诊断

从粪便、十二指肠液或胆汁中检出滋养体或包囊均可确诊。常用方法有生理盐水涂片法和碘液涂片法等。免疫学检查方法如间接荧光抗体试验和酶联免疫吸附试验可辅助诊断。

（五）防治原则

加强粪便管理、保护水源,注意饮食卫生是预防本病的重要措施。积极治疗感染者,控制传染源,治疗常用药物有甲硝唑、呋喃唑酮等。

三、杜氏利什曼原虫

杜氏利什曼原虫又称黑热病原虫,引起利什曼病,又称黑热病。

（一）形态

1. 无鞭毛体　又称利杜体,寄生于人或其他哺乳动物的单核-巨噬细胞内。呈卵圆形,大小为 $(2.9 \sim 5.7)\mu m \times (1.8 \sim 4.0)\mu m$,瑞氏染色后,细胞质呈蓝色,内有一个圆形核,呈红色或淡紫色。动基体呈细小杆状,染色较深(图 22-5(a))。

2. 前鞭毛体　寄生于白蛉消化道内。成熟的虫体呈梭形,大小为 $(14.3 \sim 20)\mu m \times (1.5 \sim 1.8)\mu m$,核位于虫体中部,前端有动基体、基体及游离于虫体外的一根鞭毛(图 22-5(b))。

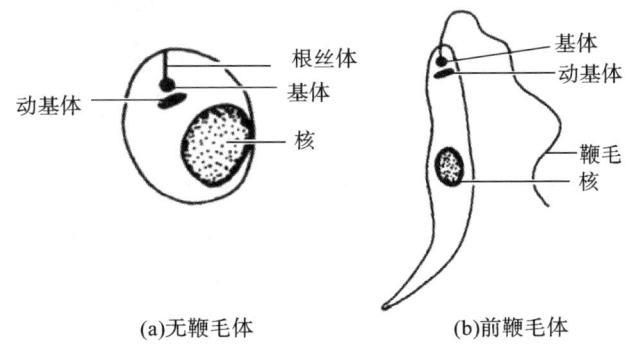

(a)无鞭毛体　　　(b)前鞭毛体

图 22-5　杜氏利什曼原虫

（二）生活史

杜氏利什曼原虫生活史包括在人体内发育和在白蛉体内发育两个时期。当雌性白蛉叮刺患者或被感染动物时,含无鞭毛体的巨噬细胞被吸入白蛉胃内,经 24 h 发育形成前鞭毛体。前鞭毛体以二分裂方式增殖。当含前鞭毛体的白蛉叮刺人或其他哺乳动物时,前鞭毛体随白蛉唾液进入人体,一部分前鞭毛体被白细胞吞噬杀灭,另一部分被巨噬细胞吞噬后,虫体逐渐变圆,失去前鞭毛而成为无鞭毛体。无鞭毛体大量繁殖,导致巨噬细胞破裂,释出的无鞭毛体又进入其他巨噬细胞,重复增殖过程。

（三）致病作用

无鞭毛体在机体脾、肝、淋巴结及骨髓中巨噬细胞内增殖,使巨噬细胞大量破坏和增生,从而导致脾、肝、淋巴结肿大,其中以脾肿大最为常见。由于患者肝功能受损,同时浆细胞大量增生,使白蛋白合成减少,球蛋白合成增加,导致白蛋白、球蛋白比例倒置。因脾肿大引起脾功能亢进,大量血细胞遭到破坏,红细胞、白细胞和血小板减少。患者出现长期不规则发热、贫血、齿龈出血、鼻出血及皮下出血等症状。此外,杜氏利什曼原虫还可引起皮肤的损害,即引起皮肤型黑热病。

（四）实验室诊断

取患者的骨髓及淋巴结穿刺液,涂片染色镜检或培养,发现无鞭毛体即可确诊。免疫学检查如 ELISA、IHA 查到抗体可辅助诊断。

（五）防治原则

防治黑热病应采取查治患者、捕杀病犬和防蛉等综合措施。治疗患者常用的药物有葡萄糖酸锑钠、喷他脒等。

第三节　孢　子　虫

一、疟原虫

疟原虫是引起疟疾的病原体。寄生于人体的疟原虫有四种,即间日疟原虫、恶性疟原虫、三日疟原虫及卵形疟原虫。我国主要有间日疟原虫和恶性疟原虫,三日疟原虫少见,卵圆形疟原虫罕见。

（一）形态

疟原虫的基本结构包括细胞膜、细胞质、细胞核及疟色素。经瑞氏或姬氏染色后,细胞核为紫红色,细胞质为蓝色,疟色素保持原来的棕黄色。四种疟原虫基本结构相同,但在人体红细胞内发育的各期的形态不尽相同(图 22-6)。现以间日疟原虫为例,将其在薄血片中的各期形态(姬氏染色)描述如下。

1. 早期滋养体　疟原虫侵入红细胞发育的最早时期。细胞质呈环状、蓝色,细胞核为点状、红色,位于虫体的一侧,形似指环,故又称环状体。环状体直径为红细胞直径的 1/3,被寄生的红细胞无变化。

2. 晚期滋养体　由环状体发育而来,虫体增大,外形不规则,有伪足伸出,故又称阿米巴样体,细胞质内开始出现散在的疟色素。被寄生的红细胞胀大,颜色变浅,出现红色小点,称薛氏小点。

3. 裂殖体　大滋养体继续发育,虫体继续增大,伪足消失,虫体变圆,核分裂,但细胞质尚未分裂,疟色素增多,此时称未成熟裂殖体。当核继续分裂,细胞质也随之分裂,并包围每个核形成 12～24 个裂殖子时,称成熟裂殖体。疟色素继续增多,集中成块状,被寄生的红细胞继续胀大,颜色苍白。

4. 配子体　由裂殖子发育而来,虫体增大,呈圆形或卵圆形,疟色素均匀分布在虫体内。雌配子体胞质致密、色深蓝,核小、深红色,位于虫体一侧;雄配子体胞质疏松、色淡蓝,核较大、淡红色,多位于虫体中央。

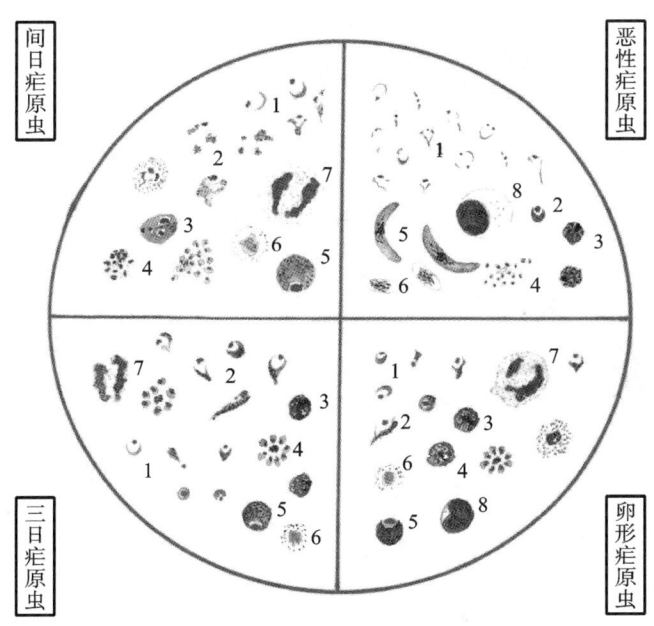

图 22-6　疟原虫

注:1. 环状体;2. 大滋养体;3. 裂殖体前期;4. 裂殖体;5. 雌配子体;6. 雄配子体;7. 中性白细胞;8. 淋巴细胞。

(二) 生活史

四种疟原虫的生活史基本相似。以人和雌性按蚊为宿主。疟原虫在人体内先后在肝细胞和红细胞内发育。在肝细胞内发育的时期称红细胞外期;在红细胞内,除进行裂体增殖外,部分裂殖子形成配子体,开始有性生殖。在蚊体内,完成配子生殖和孢子增殖(图 22-7)。

1. 在人体内的发育

(1) 红细胞外期　当含有疟原虫子孢子的雌性按蚊吸人血时,子孢子随蚊的唾液进入人体,约 30 min 后,子孢子侵入肝细胞,经裂体增殖,发育为裂殖体。裂殖体成熟后,数以万计的裂殖子胀破肝细胞后释出,进入血窦,一部分被吞噬细胞吞噬,其余部分则侵入红细胞,开始红细胞内期发育。间日疟的子孢子有两种遗传类型,即速发型子孢子和迟发型子孢子。两型子孢子同时侵入肝细胞后,速发型子孢子迅速发育繁殖,产生许多裂殖子,并侵入红细胞内发育;迟发型子孢子则需经过一段休眠期后,才完成红细胞外期裂体增殖,产生的裂殖子再侵入红细胞,引起疟疾复发。

(2) 红细胞内期　肝细胞破裂后,外逸的裂殖子侵入红细胞,先形成环状体、晚期滋养体,再发育为裂殖体,成熟后裂殖体胀破红细胞,裂殖体释出进入血流,一部分被吞噬细胞吞噬,其余部分侵入正常红细胞,重复红细胞内期裂体增殖过程。间日疟原虫和恶性疟原虫裂体增殖一代需 48 h,三日疟原虫需 72 h。疟原虫经过几次红细胞内期裂体增殖后,部分裂殖子侵入红细胞后不再进行裂体增殖,而是发育为雌、雄配子体。

2. 在蚊体内的发育　当雌性按蚊刺吸疟疾患者或带虫者的血液时,疟原虫随血液被吸入蚊胃,红细胞内期的各无性发育阶段的疟原虫均被消化,只有雌、雄配子体能存活,继续发育为雌、雄配子。两者受精形成圆球形的合子,合子生长成为能活动的动合子,动合子穿过胃壁,停留在蚊胃弹性纤维膜下形成球形的卵囊,卵囊逐渐长大并向蚊胃壁外突出,虫体在卵囊内迅速进行孢子增殖,产生成千上万的子孢子。卵囊破裂后,子孢子散出,随血液循环到达蚊的唾液

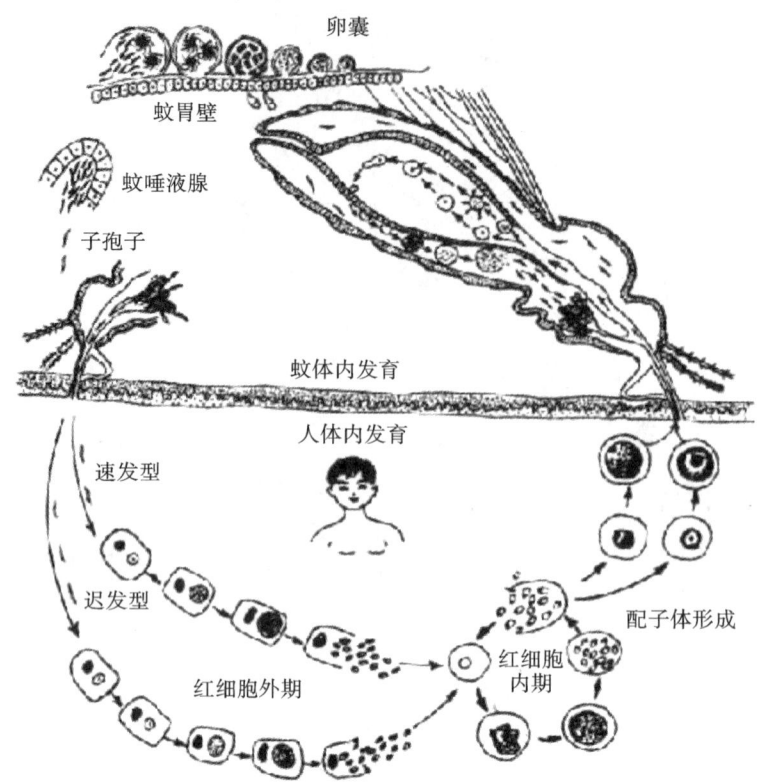

卵囊

蚊胃壁

蚊唾液腺

子孢子

蚊体内发育

人体内发育

速发型

迟发型

红细胞外期

红细胞内期

配子体形成

图 22-7　疟原虫生活史

腺,当受染蚊再次叮咬人时,子孢子便可随唾液进入人体,又开始在人体内的发育。

（三）致病作用

疟原虫的致病阶段是红细胞内期的裂体增殖期。致病的强弱与侵入人体的虫种、数量和人体的免疫状态有关。红细胞外期的疟原虫对肝细胞虽有损害,但由于无持续的红细胞外期,故损害作用有限,可被代偿,常无明显临床表现。疟原虫从侵入人体到出现临床症状需经一段时间的潜伏期,一般间日疟短者为 11～25 天,长者为 6～12 个月甚至更长,恶性疟为 7～27天,三日疟为 18～35 天,卵形疟为 11～16 天。

1. 疟疾发作　疟疾的典型发作症状为周期性寒战、高热和出汗退热三个连续阶段。发作主要是由于疟原虫在红细胞内发育成熟后,胀破红细胞,其释放出的大量裂殖子与疟原虫的代谢产物、残余变性的血红蛋白及红细胞碎片进入血流,其中一部分被吞噬细胞吞噬,刺激吞噬细胞产生内源性热原质,与疟原虫代谢产物共同作用于下丘脑的体温调节中枢,引起发热等症状。疟疾的发作周期与疟原虫红细胞内期增殖周期相一致。典型的间日疟及卵形疟隔日发作一次,三日疟三天发作一次,恶性疟 36～48 h 发作一次。如同种疟原虫先后感染同一个体,或不同种疟原虫混合感染,可使疟疾发作的周期性不明显。

2. 再燃与复发　急性疟疾患者发作停止后,如体内仍残留少量的红细胞内期疟原虫,在一定条件下又大量繁殖,经过数周或数月,在无再次感染的情况下,又出现发作,称为再燃。再燃与疟原虫发生抗原性变异及宿主免疫力下降有关。疟疾初发后,红细胞内期的疟原虫已被消灭,在无再次感染的情况上,经过一段时间的潜伏期,又出现疟疾发作,称为复发。复发是由肝细胞中迟发型子孢子结束休眠期后,重新侵入红细胞进行裂体增殖,裂殖子再次侵入血流,引起临床发作。恶性疟原虫和三日疟原虫无迟发型子孢子,故恶性疟和三日疟无复发而只有再燃,间日疟和卵形疟既有复发又有再燃。

3. 贫血与脾肿大　疟疾发作数次后,由于疟原虫对红细胞的直接破坏、免疫病理损伤、脾功能亢进及骨髓造血功能受到抑制,导致患者贫血。发作次数越多,病程越长,贫血越严重。同时由于脾充血和单核-巨噬细胞增生,导致脾脏肿大,加上疟原虫及其代谢产物的刺激,使脾纤维细胞增多,脾增大变硬,且不易恢复。

4. 凶险型疟疾　凶险型疟疾绝大多数由恶性疟原虫所致。常发生于恶性疟高度流行区的儿童及进入疟区无免疫力的人群,由于误诊、延迟治疗或治疗不当所致。常见的凶险型疟疾有脑型、超高热型、厥冷型和胃肠型等,其中以脑型疟疾多见,表现为剧烈头痛、谵妄、高热、昏迷等,死亡率较高。

(四)实验室诊断

外周血查见疟原虫为确诊的依据。一般采末梢血做薄血膜和厚血膜涂片,用瑞氏和姬氏染色后镜检疟原虫。间日疟和三日疟采血时间宜在发作后数小时至十几小时,恶性疟宜在发作开始时采血检查。

检测疟原虫抗原是诊断疟疾现症患者或带虫者的重要方法之一。而检测疟原虫抗体一般无早期诊断价值,但对多次寒热发作又未查明原因者,将有助于诊断。常用方法有酶联免疫吸附试验、间接免疫荧光试验等。

(五)防治原则

积极治疗患者,控制传染源,常用抗疟疾药物有氯喹、伯氨喹、乙胺嘧啶、青蒿素、蒿甲醚等。灭蚊防蚊,切断传播途径,是消灭疟疾的重要措施。加强宣传教育,对易感人群进行有计划的预防服药,预防药物有氯喹、乙胺嘧啶或磺胺多辛。

二、刚地弓形虫

刚地弓形虫简称弓形虫,寄生在人和许多动物的有核细胞内,引起人畜共患的弓形虫病。

(一)形态

弓形虫的生活史过程具有五种形态,即滋养体、包囊、裂殖子、配子体和卵囊。其中与致病和传播有关的形态有三种。

1. 滋养体　呈香蕉形,大小平均为 $1.5\ \mu m \times 5\ \mu m$,瑞氏或姬氏染色后胞质呈蓝色,胞核呈紫红色,位于中央。滋养体增殖迅速,又称速殖子。速殖子常散布于体液中,也可数个甚至20多个寄生于宿主细胞内,这种被宿主细胞膜包绕的虫体集合体称假包囊。

2. 包囊　呈圆形或椭圆形,直径为 $5\sim100\ \mu m$,具有一层由虫体分泌形成的坚韧囊壁。囊内含数个甚至数千个滋养体。包囊内的滋养体增殖缓慢,又称缓殖子。缓殖子形态同滋养体。

3. 卵囊　卵囊呈椭圆形,大小为 $10\ \mu m \times 12\ \mu m$,成熟卵囊内含两个孢子囊,每个孢子囊有 4 个新月形的子孢子。

(二)生活史

弓形虫的生活史复杂,需要两个宿主完成生活史。终宿主为猫科动物,中间宿主很广泛,猫科动物兼为中间宿主,人及其他多种动物(如哺乳类、鸟类、爬行类)为中间宿主。当卵囊、包囊或假包囊被猫科动物吞食后,子孢子、缓殖子、速殖子进入肠上皮细胞内进行裂体增殖,其中部分裂殖子形成雌、雄配子体，继而发育为雌、雄配子，两者结合成为合子，合子发育为卵囊。宿主上皮细胞破裂后，卵囊可随粪便排出。人或其他动物吞食卵囊或动物肉中包囊、假包囊后，子孢子、缓殖子、速殖子在肠内逸出，并侵入肠壁随血流或淋巴扩散全身，在有核细胞内发育繁殖形成假包囊。当被寄生的有核细胞破裂时，散出的裂殖子重新侵入新的组织细胞，反复繁殖，引起急性病变。当机体产生特异性免疫后，虫体增殖速度减慢，形成囊壁成为包囊，包囊可存活数年，成为慢性病变的主要形式。

（三）致病作用

弓形虫病包括先天性和获得性两种类型。

1. 先天性弓形虫病 虫体经胎盘传播，孕妇妊娠早期感染弓形虫，可导致死产、流产、早产、畸胎、无脑儿、脑积水、小头畸形等。出生婴儿多呈隐性感染，以后可出现脑钙化灶、脉络膜视网膜炎、精神障碍、运动障碍等，亦可见发热、皮疹、消化道症状、肝脾肿大、心肌炎、癫痫等表现。

2. 获得性弓形虫病 患者通过摄入被卵囊污染的水和食物，或食入含有活的包囊、假包囊的肉类而感染。免疫力正常者多呈隐性感染。当机体免疫功能低下，如患恶性肿瘤、AIDS或长期使用免疫抑制剂等时，隐性感染状态转为急性或亚急性，从而出现严重的全身性弓形虫病。

（四）实验室诊断

病原学检查的阳性率较低，目前诊断弓形虫病多采用免疫学检查如间接血凝试验、酶联免疫吸附试验等检测弓形虫特异性抗体。

（五）防治原则

弓形虫病以预防为主。加强饮食卫生管理，强化肉类检疫制度，不食生的或未熟的动物肉类。加强对家禽、家畜和其他可疑动物的管理。孕妇应避免与猫、猫粪接触，并定期对孕妇做弓形虫检查。积极治疗患者，常用药物有乙胺嘧啶、磺胺嘧啶及螺旋霉素等。

三、隐孢子虫

隐孢子虫广泛存在于人和动物体内，是一种引起人和动物腹泻的机会致病性原虫。隐孢子虫生活史简单，其无性生殖和有性生殖均在同一宿主体内进行，不需转换宿主。成熟卵囊为感染阶段，被宿主食入后，子孢子从囊内逸出，侵入肠上皮细胞内，发育为滋养体，经三次分裂后发育为 I 型裂殖体和 II 型裂殖体。成熟的 II 型裂殖体释出裂殖子侵入肠上皮细胞发育为雌、雄配子体，并进一步发育为雌、雄配子，雌、雄配子结合后形成合子，合子最后发育为卵囊，成熟的卵囊随宿主的粪便排出体外。

隐孢子虫寄生于小肠上皮细胞，损伤肠绒毛，导致宿主消化不良和吸收障碍，引起腹泻。临床症状的严重程度及病程的长短取决于宿主的免疫功能状态。对于免疫功能低下者如AIDS患者，可导致长期严重腹泻甚至死亡，因此隐孢子虫感染常为 AIDS 患者并发腹泻而死亡的原因。

取患者粪便涂片染色镜检，查出卵囊即可确诊，常用方法有金胺-酚染色法或改良抗酸染色法。免疫学方法如 ELISA 等可用于本病的辅助诊断和流行病学调查。

预防隐孢子虫感染，要加强粪便管理，注意个人饮食卫生，加强对免疫功能低下或缺陷者的防护，避免与患者及病兽接触。目前尚无理想药物治疗隐孢子虫，使用螺旋霉素、巴龙霉素、大蒜素治疗有一定的效果。

目标检测

一、选择题

A1 型题

1. 溶组织内阿米巴的致病作用与下列哪种因素有关？（　　）

　A. 宿主的免疫机能状态 　　　　　B. 虫株的毒力 　　　　　　　　　C. 细菌的协同作用

　D. 宿主的肠道内环境 　　　　　　E. 与上述因素都有关

2. 下列哪项不是阴道毛滴虫寄生的部位？（　　）

　A. 女性的阴道 　　　　　　　　　B. 人体的消化道 　　　　　　　　C. 女性的尿道

　D. 男性的尿道 　　　　　　　　　E. 男性的前列腺

3. 疟疾在人群之间传播是通过（　　）。

　A. 雄库蚊 　　　　B. 雌库蚊 　　　　C. 雄按蚊 　　　　D. 雌按蚊 　　　　E. 所有蚊种

4. 既可引起复发，又可引起再燃的疟原虫有（　　）。

　A. 三日疟原虫、恶性疟原虫 　　　　　　　　　B. 间日疟原虫、恶性疟原虫

　C. 卵形疟原虫、三日疟原虫 　　　　　　　　　D. 间日疟原虫、卵形疟原虫

　E. 卵形疟原虫、恶性疟原虫

5. 疟疾的传染源是（　　）。

　A. 感染的禽类 　　　　　　　　　B. 感染的哺乳动物 　　　　　　　C. 疟疾患者

　D. 带虫者 　　　　　　　　　　　E. 外周血有配子体的患者和带虫者

6. 刚地弓形虫的终宿主是（　　）。

　A. 猫科动物 　　　　B. 食草动物 　　　　C. 啮齿类动物 　　　D. 人 　　　　E. 爬行动物

7. 隐孢子虫感染多为（　　）。

　A. 急性感染 　　　　　　　　　　B. 隐性感染 　　　　　　　　　　C. 无隐性感染

　D. 慢性感染 　　　　　　　　　　E. 急性感染与慢性感染

二、病例分析题

1. 患者，女性，30 岁，已婚。自述：两周前去游泳池游泳，一周后出现外阴瘙痒，白带多，呈黄色，有臭味。实验室检查：白细胞 $11.5 \times 10^9/L$，将阴道分泌物涂片检查，发现水滴样、做旋转式运动的原虫。

思考：

（1）该患者可能患的是什么病？

（2）分析患者感染的可能原因，如何预防和治疗本病？

2. 患者，男性，25 岁，农民。自述：8 天前开始出现发冷、发热、出汗等不适，1～2 h 后恢复正常，间隔一天又重复发作一次。查体：T 38.8 ℃，精神、饮食、睡眠差，巩膜黄染，全身皮肤黏膜未见出血点，未见肝掌及蜘蛛痣。实验室检查：血常规中白细胞 $5.2 \times 10^9/L$，血红蛋白 71 g/L，红细胞 $2.44 \times 10^9/L$，外周血涂片及骨髓涂片在红细胞内发现了疟原虫。

思考：

（1）该患者可能患的是什么病？

（2）如何预防和治疗本病？

第二十三章 医学节肢动物

学习目标

1. 掌握常见医学节肢动物对人体的危害及防治原则。
2. 熟悉常见医学节肢动物的主要形态、结构特点。
3. 了解常见医学节肢动物的生活史与生态特点。

第一节 概 述

节肢动物门是动物界中最大的一门,约有 100 万种。其主要形态特征包括:虫体两侧对称,躯体及对称分布的附肢均分节;体壁由含几丁质及醌单宁蛋白的坚硬的外骨骼组成;发育过程包括蜕皮和变态。其中有些种类通过螫刺、寄生和传播病原体等方式危害人类健康,称为医学节肢动物。

一、发育与生态

1. 发育 节肢动物在由卵到成虫的发育过程中,其形态、生理和生活习性上的一系列改变,称为变态。凡经过卵、幼虫、蛹及成虫 4 个发育时期,各时期形态及生活习性完全不同称为全变态,如蚊、蝇等。凡经过卵、若虫及成虫 3 个发育时期,其中若虫与成虫形态相似,只是若虫的虫体较小,生殖器官未成熟,称为不完全变态,如虱、螨等。

2. 生态 指生物与外界环境各种因素的相互关系。因此,调查自然界的温度、湿度、地质及节肢动物的食性,对确定传播疾病的主要节肢动物,控制和消灭节肢动物及其传播的疾病具有重要的意义。

二、医学节肢动物对人类的危害

(一) 直接危害

1. 骚扰和吸血 某些节肢动物骚扰人类,影响人类正常生活和工作,如蝇在人周围飞翔或落在人体裸露部位爬行。蚊、虱、臭虫、蚋、蠓、虻、蜱、螨等叮刺吸血,被叮刺处有痒感,重者出现荨麻疹。

2. 蜇刺和毒害　某些节肢动物有毒毛、毒腺或体液有毒,叮咬和蜇刺时释放有毒物质,致人体局部组织损伤,如松毛虫和桑毛虫毒毛及毒液通过接触引起人体皮炎和结膜炎,松毛虫还可致骨关节疼痛,严重者可致骨关节畸形、功能障碍。

3. 寄生　某些节肢动物可寄生人体引起疾病,如有些蝇类幼虫寄生于宿主腔道可致蝇蛆病,疥螨寄生可致疥疮。

4. 过敏反应　节肢动物的分泌物、排泄物,以及尸体裂解物和脱落下来的表皮都是异源蛋白,可引起过敏反应,如尘螨可引起哮喘、鼻炎和异位性皮炎等疾病。

（二）间接危害

携带病原体的节肢动物称为媒介节肢动物,由其传播的疾病称为虫媒病,其传播方式分为机械性传播和生物性传播两种类型。

1. 机械性传播　病原体附着于节肢动物体表、口器,通过消化道从一个宿主传播给另一个宿主,或通过污染食物、餐具等将病原体传播给另一宿主,其形态和数量均不发生明显变化。

2. 生物性传播　病原体必须在媒介节肢动物体内经历发育或繁殖,才具有感染力,才能随节肢动物的活动传给人类,从而引起疾病,称生物性传播。根据病原体与其媒介节肢动物的关系将生物性传播分4种类型。

（1）发育式　病原体在节肢动物体内只有发育,发生形态结构和生理特性的变化,但并不繁殖,在数量上没有增加。

（2）繁殖式　病原体在节肢动物体内繁殖,数量增加,但无形态变化。

（3）发育繁殖式　病原体在节肢动物体内经历发育和繁殖两个阶段,不但形态发生变化,而且数量增加。处于发育阶段的病原体在感染期前对人无感染性,只有完成发育和繁殖并到达感染部位之后才能感染人。

（4）经卵传递式　病原体不仅在节肢动物体内繁殖,还能侵入节肢动物卵巢,经成虫产卵传递给下一代幼虫并具有感染性。例如恙螨幼虫叮刺宿主感染了恙虫病立克次体后,病原体经成虫产卵传递给下一代幼虫并使之具有感染性。

三、医学节肢动物的防治

对医学节肢动物的防治必须贯彻综合防治的原则,即从医学节肢动物与生态环境和社会条件的整体观点考虑,标本兼治,治本为主,采用合理的环境治理、化学防治、生物防治及其他有效手段,把医学节肢动物的种群数量控制在不足为害的水平,力争予以清除。

第二节　常见医学节肢动物

一、蚊

（一）发育与生态

蚊的种类很多,在我国与疾病有关的蚊类主要有按蚊属、库蚊属和伊蚊属。成虫呈灰褐色、棕褐色或黑色，体长为 1.6～12.6 mm，分头、胸、腹 3 个部分。头部近似球形，有复眼、触角、触须各 1 对，在头的前下方有一向前伸出的刺吸式口器，也称喙。雌蚊口器发达，适宜叮刺吸血，雄蚊口器退化，不吸血，只以植物液汁为食。胸部由前、中、后 3 节组成，中胸高度发达，有翅一对，足三对。腹部由 10 节组成，后 2 节变成外生殖器。雌蚊后有尾须 1 对，雄蚊则有钳状的抱器。

蚊卵小，长约 1 mm，其形态因种属而异。按蚊卵呈船形，两侧有浮囊，在水面上常呈网状分布。库蚊卵呈圆锥形，相互竖立黏成卵块，浮于水面。伊蚊卵呈长椭圆形，单个分散沉于水底。

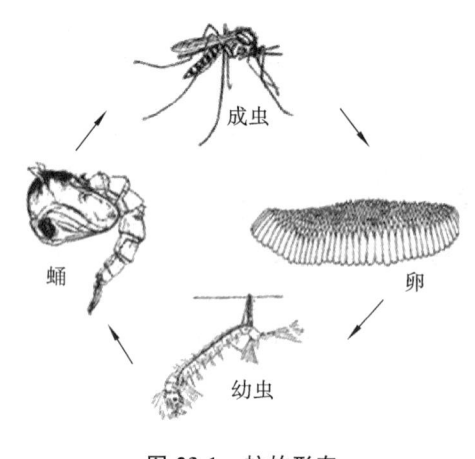

图 23-1　蚊的形态

幼虫分头、胸、腹 3 个部分。头部有眼、触角和口器。胸又分前、中、后 3 个胸节。腹分 9 节，第 8 节背面在按蚊有一对气门，并在 7 节以前各节背面有掌状毛；库蚊和伊蚊在第 8 节背面生有呼吸管。库蚊呼吸管上有管毛数对，伊蚊管毛仅一对。第 9 节为肛节。蛹形似逗点，不再进食，浮于水面，分头胸部和腹部，头胸部背面有呼吸管一对（图 23-1）。

蚊为完全变态。雌蚊交配后，吸血产卵于水中，在夏天约经 2 天可孵出幼虫，以水中微小生物为食，幼虫经 5～7 天，蜕皮 4 次化为蛹，再经 1～2 天羽化为成蚊。整个生活史需 7～15 天，一年繁殖 7～8 代。

蚊多滋生于沼泽、稻田、灌溉沟渠、污水坑、污水沟、树洞、石穴等处。雄蚊以植物汁液为食物，雌蚊主要以人、畜的血液为食物。雌蚊交配后即开始吸血，雌蚊吸饱血后需寻找温度、湿度适宜，阴暗、不通风的场所栖息。蚊的季节消长与温度、湿度与雨量等密切相关。如长江中下游一带的中华按蚊每年 3 月开始出现，成蚊密度在 5 月开始上升，7 月达高峰，9 月以后下降。气温低于 10 ℃时，大多数蚊种开始越冬，如微小按蚊以幼虫越冬，伊蚊则以卵越冬，而中华按蚊以成蚊越冬。

（二）致病与防治

成蚊通过叮刺、吸血致皮肤红肿瘙痒，并作为虫媒传播多种疾病，包括疟疾、丝虫病、流行性乙型脑炎、登革热等。防治应从消灭滋生地、杀灭蚊虫、防蚊驱蚊、做好个人防护等方面入手。

二、蝇

（一）发育与生态

蝇能传播多种疾病，是重要的医学节肢动物。我国常见的蝇类，主要有舍蝇、丝光绿蝇、大头金蝇、麻蝇、巨尾阿丽蝇等。

成蝇躯体多毛，分头、胸、腹 3 个部分。成虫头呈半球形，复眼一对，顶部有单眼 3 个，呈三角形排列。触角 1 对，分 3 节，蝇多为舐吸式口器，末端有 1 对唇瓣。胸部中胸背板上的鬃毛、斑纹，可作为分类依据。有平衡棒 1 对，足 3 对，末端有爪及发达的爪垫各 1 对。爪垫上密布细毛，并能分泌黏液，可携带病原体。腹部外观分 5 节，其余变为外生殖器。雄性外生殖器是分类的重要依据。蝇为全变态发育,经历卵、幼虫(蛆)、蛹和成蝇 4 期(图 23-2)。夏天是蝇类大量繁殖的季节,从卵发育至成蝇,需 7～8 天,1 只蝇可繁殖十几代。成蝇寿命为 1～2 个月。

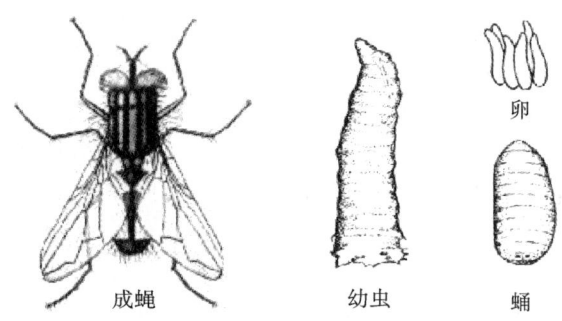

卵

成蝇　　　　幼虫　　　蛹

图 23-2　蝇的形态

蝇多滋生于粪便、腐败动植物、垃圾等处。多数为杂食性,舐吸各种腐败动、植物,又喜舐吸人和动物的各种排泄物、分泌物。蝇类飞翔能力强,有趋光性,一般在以滋生地为中心的 1～2 km 半径范围内活动觅食。大部分蝇类以幼虫越冬,少数蝇类以幼虫或成虫越冬。

（二）致病与防治

蝇类体内外均可携带病原体,另外蝇类有边吃、边吐、边泄的习性和杂食性、频繁取食等特点,因而是携带病原体污染食物或食具,造成病原体机械性传播的主要原因。这是蝇类传播疾病的主要方式,传播的疾病有痢疾、伤寒、霍乱、肠炎及蠕虫病等,有些蝇类可作为眼结膜吸吮线虫的中间宿主。

防治主要是做好环境卫生,及时清除粪便、垃圾以控制蝇类滋生,杀灭蛆、蛹及成蝇,注意个人卫生和饮食卫生。

三、蚤

（一）发育与生态

蚤为小型吸血昆虫,成虫体形侧扁,呈棕黄色或深褐色,体分头、胸、腹 3 个部分,有刺吸式口器,无翅,善于跳跃,是传播鼠疫等人畜共患病的媒介。蚤为完全变态,经历卵、幼虫、蛹和成虫 4 个阶段(图 23-3)。自卵发育为成虫需 1 个月左右,寿命为 1～2 年。雌、雄蚤均能吸血,耐饥力强。宿主范围很广,可寄生于鼠、猫、犬、羊、蝙蝠和人的体表,有些种类经常变换宿主,当宿主死后,即离去另觅宿主。这一习惯有利于蚤传播疾病。

（二）致病与防治

蚤对人体的危害除叮刺吸血、骚扰外,还可传播鼠疫、流行性斑疹伤寒、绦虫病等疾病。防治首先应着重处理蚤的滋生地,并须与灭鼠相结合,对滋生地可采用药物喷洒,同时,注意猫、犬等家畜的管理,定期用药液给犬、猫洗澡。

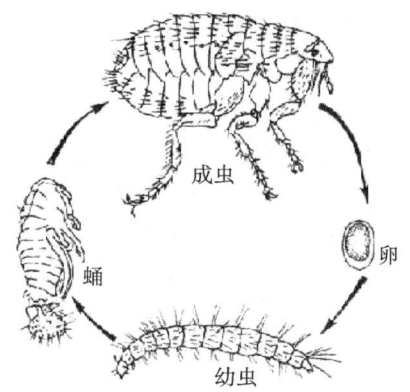

图 23-3　蚤的生活史

四、虱

（一）发育与生态

虱为永久性体外寄生虫，寄生于人体的虱有两种，即人虱和耻阴虱。人虱有头虱和体虱两个亚种，两者形态相似。虱体背腹扁平，呈灰色或灰白色。分头、胸、腹3个部分。头呈菱形，有刺吸式口器。触角1对，足3对，末端的爪与其胫节末端内侧的指状突起相对而形成抓握器。腹部分节，雌虫腹后端呈"W"形，雄虫腹后端钝圆。

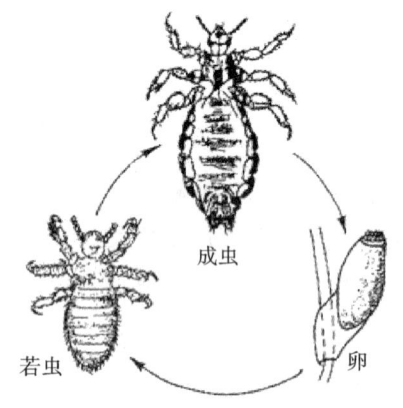

图 23-4　虱的生活史

虱为不完全变态发育，有卵、若虫及成虫3期（图23-4）。由卵发育为成虫需3～4周。

人虱多寄居于内衣、裤的皱缝内；耻阴虱寄生于阴毛、肛周毛处。雌、雄成虫及若虫均吸血，且虱有边吸血、边排粪的习性。虱对温度、湿度较敏感，当人体体温升高或下降时，则迅速转换新宿主寄生。

（二）致病与防治

人虱可通过接触方式传播流行性斑疹伤寒、回归热等疾病。耻阴虱主要通过性接触传播阴虱病，近年来其被列为性传播疾病。

防虱主要应做好个人卫生及公共卫生工作。耻阴虱感染者可将阴毛剃除后多次清洗阴部，或用药物杀灭耻阴虱。

五、蜱

（一）发育与生态

蜱俗称"草爬子""八脚子"，分硬蜱和软蜱。蜱是许多脊椎动物体表的暂时性寄生虫，是一些人畜共患病的传播媒介和储存宿主。主要种类有全沟硬蜱、草原革蜱、亚东璃眼蜱等。

蜱的头、胸、腹为一体，呈卵圆形，饥饿时背腹扁平，饱食后膨大呈豆粒状，表皮呈革质。虫体为红褐色或暗褐色，分颚体与躯体2个部分。颚基有对螯肢和口器，口器内有许多倒齿，用以牢固地钩着在宿主的皮肤上。躯体腹面有足4对，硬蜱背面有盾板而软蜱背面无盾板。

蜱为不完全变态发育，有卵、幼虫、若虫及成虫4期（图23-5）。蜱在自然条件下，完成1个世代发育需2～3个月，一般可活1个月至1年。而软蜱从卵发育至成虫需要1个月到1年，耐饥力极强，一般可活5～6年。

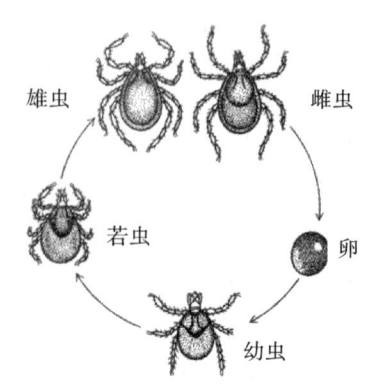

图 23-5　蜱的生活史

（二）致病与防治

蜱可通过叮刺吸血、分泌毒素引起局部皮肤充血、水肿及肌肉麻痹等损伤，严重的可引起蜱瘫痪甚至死亡。此外，作为媒介节肢动物可传播森林脑炎、蜱媒出血热、蜱媒回归热等疾病，有些病原体可在蜱体内储存数月，并经卵传至下一代。

对蜱的防治可采用消除滋生地、清理牲畜圈舍、保持通风干燥等措施。进入蜱类滋生地时,应当做好个人防护。

六、螨

危害人体的螨主要有恙螨、疥螨、蠕形螨3种。

1. 恙螨　又称沙螨,仅幼虫营寄生生活。幼虫体小,呈椭圆形,为红、橙、淡黄或乳白色。生活史经历卵、前幼虫、幼虫、若蛹、若虫、成蛹、成虫7个时期(图23-6)。多滋生于潮湿的丛林、河沟、岸边、草丛等处,恙螨幼虫寄生于鼠类、鸟类的耳窝、肛门等处,其传播主要靠宿主携带或随水漂流而扩散。

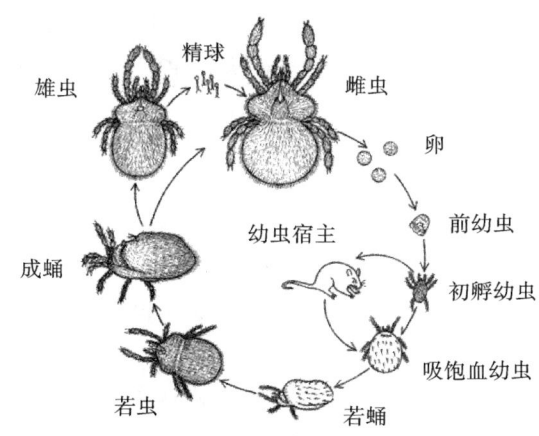

图 23-6　恙螨的生活史

2. 疥螨　专性寄生于人或动物表皮内的螨,为疥疮的病原体。寄生于人体的疥螨为人疥螨。成虫虫体呈类圆形,乳白色或黄白色,背面隆起,腹面平坦。发育过程分卵、幼虫、两期若虫和成虫。疥螨多寄生于人体皮肤薄嫩处,如指缝、肘窝、腋窝、腹股沟、阴部、乳房等处。因螨体机械刺激及其排泄物和分泌物的作用,引起宿主过敏反应,宿主感觉奇痒,尤以夜间为甚。因患者搔痒使丘疹破溃,继发感染而出现脓疱。硫黄是治疗疥疮的有效药物,成人可用$10\%\sim20\%$的硫黄软膏,每晚睡前涂擦一次,连续用药$3\sim4$天。也可用10%苯甲酸苄酯。无论使用何种药物,均须在擦药前洗热水澡,再涂擦药物。预防疥疮要注意个人卫生,避免与患者接触。患者使用过的衣服、被褥、毛巾等物品均须用沸水烫洗消毒。

3. 蠕形螨　寄生于人体的蠕形螨有毛囊蠕形螨和皮脂蠕形螨,为永久性皮肤寄生螨。虫体细长,呈蠕虫状,半透明。两种蠕形螨生活史相似,有卵、幼虫、前期若虫、若虫和成虫5期(图23-7)。蠕形螨完成一个世代发育需15天左右。蠕形螨各期均需寄生于皮肤内,寄生部位有头皮、颊、额、胸部、外耳道等处,其中以皮脂较丰富的面部感染率最高。毛囊蠕形螨寄生于毛囊深部,一个毛囊内可有多个寄生。皮脂蠕形螨多单个寄生于皮脂腺内。均以皮脂、角质蛋白和细胞代谢产物为食。蠕形螨是痤疮、疖肿等疾病的主要病因。蠕形螨对外界不良环境有一定的抵抗力,可通过接触脸盆、毛巾、衣被等方式传播。可采用挤压涂片法或透明胶纸法采集标本,镜检有虫体即可确诊。防治应注意个人卫生,避免与患者直接接触,尽量不用他人的毛巾、脸盆和衣被等物以防感染。治疗可局部用硫黄软膏、苯甲酸苄酯乳剂、甲硝唑(灭滴灵)冷霜等外用药剂。

图 23-7

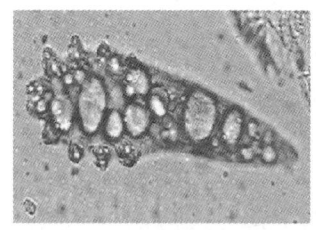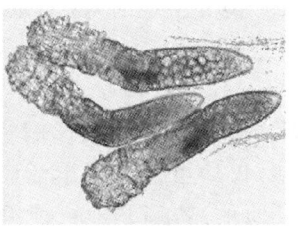

(a)皮脂蠕形螨　　　　　　　　(b)毛囊蠕形螨

图 23-7　蠕形螨

目标检测

一、选择题

A1 型题

1. 医学节肢动物对人的危害包括(　　)。

A. 吸血骚扰和毒害作用　　　　B. 毒害作用和致敏作用　　　　C. 致敏作用和寄生

D. 寄生和传播疾病　　　　　　E. 直接危害和间接危害

2. 蝇的生态习性中,与传播疾病有关的是(　　)。

A. 有些蝇种可直接产幼虫　　　B. 有趋光性、白天活动　　　　C. 季节分布较广

D. 大多数以蛹越冬　　　　　　E. 杂食性,边吃、边吐、边排

3. 蚤的吸血习性是(　　)。

A. 仅幼虫吸血　　　　　　　　B. 雌、雄蚤均吸血　　　　　　C. 仅雄蚤吸血

D. 幼虫与成虫均吸血　　　　　E. 仅雌蚤吸血

4. 虱的生态习性中,错误的是(　　)。

A. 边吸血边排粪便　　　　　　B. 成虫不耐饥,需每日吸血　　C. 幼虫营自生生活

D. 成虫、幼虫均吸血　　　　　E. 对宿主体温、湿度敏感

5. 尘螨过敏性疾病的主要诊断方法是(　　)。

A. 取活组织查找螨　　　　　　B. 做血涂片检查螨体　　　　　C. 查患者痰液中螨卵

D. 粪便涂片检查螨卵　　　　　E. 根据病史,结合免疫学检测

二、简答题

1. 简述医学节肢动物对人有何危害。

2. 简述蝇传播疾病的主要方式是什么,可传播哪些疾病,如何防治。

下篇 ■——

免疫学

第二十四章　免疫学概述

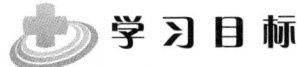 **学习目标**

1. 掌握免疫系统的功能。
2. 熟悉免疫学及免疫的概念。
3. 了解免疫学发展简史与发展趋势。

第一节　医学免疫学简介

一、免疫的概念

"免疫（immunity）"一词源于拉丁文，表示"免除瘟疫"。免疫是指机体免疫系统识别自身与异己物质，并通过免疫应答排除抗原性异物，以维持机体生理平衡的功能。免疫是人体的一种生理功能，人体依靠这种功能识别"自己"和"非己"成分，从而破坏和排斥进入人体的抗原物质，或人体本身所产生的损伤细胞和肿瘤细胞等，以维持人体的健康。

二、免疫系统的功能

免疫功能是免疫系统在识别和清除"非己"抗原的过程中所产生的各种生物学作用的总称。机体免疫系统主要是通过发挥以下三种免疫功能来保护机体，以维持机体生理平衡。

（一）免疫防御

免疫防御（immune defence）是指机体排斥异己物质抗原（如微生物及其代谢产物）的一种免疫保护功能。正常情况下可产生抗感染免疫的作用，但异常情况下防御功能过强会使机体产生超敏反应，过弱则产生免疫缺陷。

（二）免疫自稳

免疫自稳（immune homeostasis）是指机体为维持内环境稳定而发挥的一种生理功能。同

免疫防御的功能一样,在免疫机制正常的情况下机体可及时清除体内损伤、衰老和变性的细胞及外来抗原等,而对自身成分保持免疫耐受。但在免疫机制异常时机体会发生生理功能紊乱、自身免疫病等。

(三)免疫监视

免疫监视(immune surveillance)是指机体免疫系统能够及时识别并清除体内突变、畸变和被病毒感染的细胞的过程。当机体免疫监视功能发生异常时,有可能导致肿瘤的发生和持续的病毒感染。

第二节　免疫学发展简史与发展趋势

免疫学(immunology)是研究机体免疫系统结构和功能、免疫相关疾病发生机制、免疫学诊断和防治措施的独立学科。免疫学发展至今已有几百年的历史,可根据发展特点将其归纳为以下几个时期。

一、经验免疫学时期

早在中国古代,就有史书记载关于预防天花的方法,并在实践中创造性地发明了人痘苗。在明朝隆庆年间,人痘苗已得到广泛应用。到了 17 世纪,利用人痘苗接种预防天花的方法先后传入俄国、朝鲜、日本、土耳其、英国等,进而使该方法得以推广和验证。此即经验免疫学时期。它是人类认识机体免疫功能的开端,为以后英国医生琴纳(Jenner)发明牛痘苗奠定了基础。该时期发现了免疫现象,对医学实为一项伟大贡献。

二、经典免疫学时期

18 世纪至 20 世纪中叶为经典免疫学时期。这一时期,人们对免疫功能的认识由人体现象的观察进入了科学实验时期,并在此期间取得了许多重要成果。

(一)牛痘疫苗、减毒活疫苗的发明

18 世纪末,英国医生 Jenner 观察到患过牛痘的挤奶女工,不再患天花,后通过人体试验确认接种牛痘苗可预防天花,从而发明了牛痘疫苗。

19 世纪末,随着微生物学的发展,法国化学家巴斯德(Pasteur)和德国医生科赫(Koch)在创立了细菌分离培养技术的基础上,进行系统的科学研究,利用物理、化学、生物学方法获得了减毒活疫苗,并用于疾病的预防和治疗。

(二)抗体的发现

德国学者贝苓(Behring)和日本学者北里于 1890 年在用白喉外毒素免疫动物时发现,在被免疫的动物血清中有一种能中和外毒素的物质,称为抗毒素。将此免疫血清被动转移给正常动物,后者获得了中和外毒素的能力。1891 年 Behring 将白喉抗毒素应用于白喉病的治疗,开创了人工被动免疫疗法的先河。因此,Behring 于 1901 年获得诺贝尔生理学或医学奖。

（三）抗原的结构与抗原特异性

从 20 世纪初开始，兰德斯坦纳（Landsteiner）认识到决定抗原特异性的是很小的分子，其结构不同，则其抗原性不同。

经典免疫学时期除了上述成果之外还有超敏反应、免疫耐受以及免疫机制应答的研究等重要成果的发现，为免疫学的发展打下了坚实的基础。

三、现代免疫学时期

现代免疫学时期指 20 世纪 60 年代至今的时期。在这一时期，人们确认了淋巴细胞在免疫反应中的地位，阐明了免疫球蛋白的分子结构与功能，对免疫系统特别是细胞因子、黏附分子等进行了大量研究，并从分子水平对免疫球蛋白的多样性、类别转化等进行了有益的探讨，在许多方面取得了突破性成就。

四、应用免疫学的发展

应用基因工程开发免疫制品，使之得以大规模廉价生产；新型细胞因子的发现及应用，使多种免疫细胞在体外扩增培养成功并用于临床；分子生物学技术的发展，使人源抗体问世；对免疫途径及效应识别的了解，使人们发现了预防自身免疫病的新途径。免疫学应用方面的研究已在更广阔、更高水平上得到开展。例如，DNA 疫苗的运用、利用基因工程技术制备重组细胞因子等。

目 标 检 测

一、名词解释

免疫　免疫防御　免疫自稳　免疫监视

二、选择题

A1 型题

1. 下列描述免疫概念正确的是（　　　）。

A. 机体免疫系统识别自身物质的功能

B. 机体排除异物的功能

C. 机体免疫系统识别自身与异己物质，并通过免疫应答排除抗原性异物的功能

D. 机体只能识别异己物质并将其杀伤的过程

E. 机体免疫系统识别自身与异己物质，但无法将其排出体外的过程

2. 免疫系统的主要功能正确的是（　　　）。

A. 免疫防御、免疫抵抗、免疫杀伤　　　　　　B. 免疫预防、免疫自稳、免疫监视

C. 免疫预防、免疫杀伤、免疫监视　　　　　　D. 免疫防御、免疫自稳、免疫监视

E. 免疫预防、免疫自稳、免疫监视、免疫杀伤

3. 发明牛痘的科学家是（　　　）。

A. 巴斯德　　　　B. 列文虎克　　　　C. 琴纳　　　　D. 科赫　　　　E. 兰德斯坦纳

4. 机体免疫系统识别和清除突变细胞的功能叫作（　　　）。

A. 免疫防御　　　B. 免疫自稳　　　C. 免疫应答　　　D. 免疫监视　　　E. 免疫缺陷

5. 免疫对机体是( )。

A.有害的   B.有益的   C.有害无益的

D.有益无害的   E.正常情况下有益,异常情况下可能有害

三、简答题

1. 简述免疫系统的功能。

2. 简述免疫学发展简史与发展趋势。

第二十五章　免疫系统

1. 掌握免疫系统的概念和组成、中枢免疫器官和外周免疫器官的种类和功能。
2. 熟悉淋巴细胞表面标志及其检测的方法和意义，常见细胞因子的种类、特性及其生物学作用。
3. 了解细胞因子的临床应用价值。

免疫系统的生理功能主要是识别区分"自己"与"非己"成分，引发免疫应答，破坏和排斥"非己"成分，执行免疫效应；而对"自己"成分则形成免疫耐受，不发生排斥反应，以维持机体自身免疫的稳定状态(表 25-1)。免疫系统是执行免疫功能的重要物质基础，分为免疫器官、免疫细胞和免疫分子三个部分(图 25-1)。

表 25-1　免疫系统的基本功能

功能	正常表现	异常表现
免疫防御	清除病原微生物(抗感染免疫)	功能过强→超敏反应,功能过低→免疫缺陷病(慢性感染)
免疫自稳	清除自身衰老、死亡细胞(自身免疫耐受)	自身免疫病
免疫监视	清除突变或癌变细胞(抗肿瘤免疫)	功能过低→肿瘤发生(病毒持续感染)

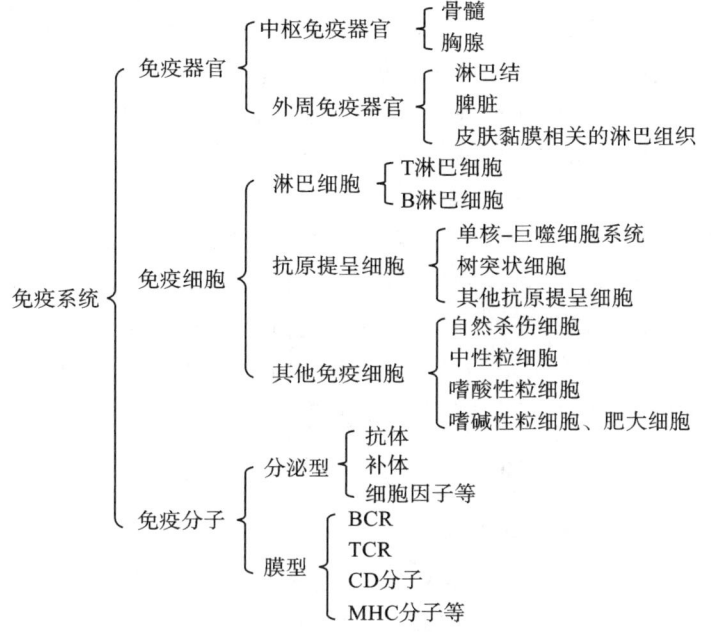

图 25-1　免疫系统的组织结构

第一节　免疫器官

免疫器官根据分化的早晚和功能不同,可分为中枢免疫器官和外周免疫器官。

一、中枢免疫器官

中枢免疫器官包括骨髓(bone marrow)和胸腺(thymus),是免疫细胞产生、发育、分化、成熟的场所;外周免疫器官是 T、B 淋巴细胞定居、增殖的场所及发生免疫应答的主要部位。

(一) 骨髓

骨髓是造血干细胞所在地,是人和其他哺乳动物主要的造血器官,是各种血细胞的重要发源地。骨髓含有具有强大分化潜力的造血干细胞,它们可在某些因素作用下分化为不同的造血祖细胞,进而分化为形态和功能不同的髓系干细胞和淋巴系干细胞。淋巴系干细胞再通过胸腺、腔上囊或类腔上囊器官(骨髓),分别衍化成 T 淋巴细胞和 B 淋巴细胞,最后定居于外周免疫器官。B 淋巴细胞在骨髓微环境和激素样物质的作用下发育成熟。

(二) 胸腺

胸腺位于胸骨后、心脏的上方,是 T 淋巴细胞发育、分化和成熟的场所。胸腺于胚胎 20 周时发育成熟,是产生最早的免疫器官,到出生时胸腺重 15~20 g,以后逐渐增大,至青春期可达 30~40 g,青春期后,胸腺随年龄增长而逐渐萎缩退化,到老年时基本被脂肪组织所取代。随着胸腺的逐渐萎缩、功能衰退,机体的细胞免疫力下降,对感染和肿瘤的监视功能减弱。胸腺由连接成网状的胸腺基质细胞(TSC)及网眼中的胸腺细胞、骨髓来源的单核-巨噬细胞、胸腺树突状细胞、结缔组织来源的成纤维细胞等构成。胸腺皮质区密布了不成熟的胸腺细胞,它们逐渐向髓质区迁移,经过双阴性细胞、双阳性细胞,最终发育为成熟的单阳性胸腺细胞——T 淋巴细胞。在这过程中,遍布于皮质、皮髓质交界处及髓质区的巨噬细胞(Mφ)、胸腺树突状细胞在胸腺细胞表面 MHC 阳性选择和阴性选择中起着相当重要的作用。

胸腺的大小和结构随年龄的不同具有明显的差异。胸腺具有以下 3 种功能。①胸腺是 T 淋巴细胞分化、成熟的场所。来自骨髓的前 T 淋巴细胞在胸腺内分化、增殖,5% 继续分化、成熟,在髓质内形成不同的淋巴细胞亚群,随血流到达外周免疫器官,参与细胞免疫。②对外周免疫器官和免疫细胞有调节作用。③参与自身免疫耐受的建立和维护。胸腺皮质区胸腺细胞密集,且为不成熟细胞;髓质区胸腺细胞疏散且较成熟。

二、外周免疫器官及组织

外周免疫器官是成熟 T 淋巴细胞和 B 淋巴细胞定居的场所,也是免疫细胞接受抗原刺激产生特异性抗体和致敏淋巴细胞等的主要场所,包括淋巴结、脾脏、扁桃体及黏膜相关的淋巴组织等。外周免疫器官起源于胚胎晚期的中胚层,持续存在于整个成年期,成年期切除后对机体的影响较小。

（一）淋巴结

淋巴结主要由淋巴组织和淋巴窦组成，外面包以致密结缔组织被膜，被膜向淋巴结内伸入，形成许多间隔或小梁，构成淋巴结的网状支架，并把淋巴结实质分隔成许多部分。淋巴结内靠近周围部分称为皮质，内含由淋巴细胞聚集而成的一些团块，称为淋巴小结。小结的中央常有细胞分裂增殖现象，故称生发中心。淋巴结的中央部分称为髓质，主要由淋巴组织形成的条索状的髓索构成。淋巴结内，凡是淋巴所流过的通道，称为淋巴窦。淋巴从输入管进入淋巴结的淋巴窦，再经输出管流出。当淋巴流经淋巴窦时，淋巴结才获得了由淋巴组织所产生的淋巴细胞。淋巴结数目较多，有浅、深之分，一般都沿血管周围分布，多成群位于身体较隐蔽的凹窝处，如腋窝、腹股沟、器官门或胸腹腔大血管附近。

淋巴结的免疫功能如下：①滤过、清除淋巴中抗原异物的作用。②是 T、B 淋巴细胞居留、增殖的场所。③是淋巴细胞接受抗原刺激、发生特异性免疫应答的场所。④参与淋巴细胞再循环。

黏膜相关的淋巴组织的免疫功能主要可概括为：①构成机体防御外来抗原的第一道防线。②发挥局部特异性免疫的作用。

（二）脾脏

1. 构成　脾脏是人体内最大的外周免疫器官。在白髓中，包绕中央小动脉的淋巴鞘称 T 淋巴细胞区。淋巴鞘的外周有淋巴滤泡称 B 淋巴细胞区。脾脏中 T 淋巴细胞约占 35%，B 淋巴细胞约占 55%。

2. 功能　脾脏既是血液的滤器，能有效清除病原体及衰老的红细胞，又是免疫细胞定居并产生免疫应答的重要场所。

（三）黏膜相关的淋巴组织

由呼吸道、胃肠道、泌尿生殖道的黏膜固有层和上皮细胞下散在的无被膜淋巴组织，以及某些带有生发中心的器官化淋巴组织如扁桃体、肠系膜淋巴结、肠集合淋巴结、阑尾等（均含 B 淋巴细胞、巨噬细胞）组成。

黏膜相关的淋巴组织除固有免疫外，还分泌 sIgA 发挥局部特异性免疫的功能，从而发挥黏膜的防御作用，是参与局部特异性免疫应答的主要部位。

三、淋巴细胞再循环

（一）定义

进入外周免疫器官、免疫组织的淋巴细胞，经淋巴循环和血液循环，重新运行并再分布于全身各处淋巴器官及淋巴组织的过程，称为淋巴细胞再循环。

具体而言，指淋巴细胞从外周免疫器官经胸导管进入血液循环，在血液循环后又经毛细血管、后微静脉回到淋巴器官或淋巴组织而反复循环的过程。

（二）意义

（1）使体内淋巴细胞分布更合理；

（2）增加抗原和淋巴细胞的接触机会，促进免疫应答的发生；

（3）有利于免疫信息的传递。

第二节　免疫细胞

　　凡是参与免疫应答或与免疫应答有关的细胞称为免疫细胞。包括造血干细胞、淋巴细胞、NK 细胞、单核-巨噬细胞、粒细胞、红细胞，以及肥大细胞和血小板等。其中能接受抗原刺激而活化、增殖、分化、发生特异性免疫应答，产生抗体或细胞因子的细胞，称为免疫活性细胞，包括 T、B 淋巴细胞。

一、T 淋巴细胞

　　T 淋巴细胞在胸腺内分化成熟。成熟 T 淋巴细胞由胸腺迁出，移居于周围淋巴组织中淋巴结的副皮质区和脾白髓小动脉的周围。

　　在 T 淋巴细胞发育的不同阶段及成熟 T 淋巴细胞的静止期和活化期，其细胞膜分子表达的种类和数量均不相同。这些分子为抗原性不同的糖蛋白。它们与 T 淋巴细胞对抗原的识别、细胞的活化、信息的传递、细胞的增殖和分化，以及 T 淋巴细胞的功能表达相关。它们也与 T 淋巴细胞在周围淋巴组织中的定位相关。由于这些分子在 T 淋巴细胞表面相当稳定，故可视为 T 淋巴细胞的表面标志，可以用以分离、鉴定不同功能的 T 淋巴细胞。这些分子的单克隆抗体对临床相关疾病的诊断和治疗也具有重要应用价值。

（一）T 淋巴细胞主要表面分子

　　1. T 淋巴细胞抗原识别受体（TCR）　由 α、β、γ、δ 四种肽链组成异二聚体，分 TCRαβ 和 TCRγδ 两种类型。TCR 通常与一组 CD3 分子以非共价键结合形成 TCR-CD3 复合物。TCR-CD3 复合物是 T 淋巴细胞识别抗原和转导信号的主要结构，其中 TCR 特异识别由 MHC 分子提呈的抗原肽，CD3 转导 T 淋巴细胞活化的第一信号。

　　2. CD4 和 CD8 分子　CD4 和 CD8 分子属 T 淋巴细胞辅助受体，这两种分子可同时表达于胸腺内早期胸腺细胞，称为双阳性胸腺细胞（CD4$^+$、CD8$^+$，DP）。而在成熟 T 淋巴细胞这两种分子是互相排斥的，只能表达一种分子，故可将成熟 T 淋巴细胞分为两类，即 CD4$^+$ 细胞和 CD8$^+$ 细胞。在外周淋巴组织中 CD4$^+$ T 淋巴细胞约占 65%，CD8$^+$ T 淋巴细胞约占 35%。CD4 分子识别 MHC Ⅱ 类分子，CD8 分子识别 MHC Ⅰ 类分子。这两种分子与抗原识别无关，但可与带有 MHC 分子的细胞结合，它们是细胞与细胞间相互作用的黏附分子。CD4 分子是 MHC Ⅱ 类分子的受体，它可与 MHC Ⅱ 类分子的非多态区结合。CD8 分子可与 MHC Ⅰ 类分子的非多态区结合。因此这两种分子具有增强 TCR 与抗原提呈细胞或靶细胞的亲和性，并有助于激活信号的传递。其主要功能如下：①增强 T 淋巴细胞与抗原提呈细胞（APCs）或靶细胞之间的结合；②辅助 TCR 识别抗原后的 TCR-CD3 复合物介导的信号转导作用；③使 T 淋巴细胞识别抗原分别受自身 MHC Ⅰ 和 MHC Ⅱ 分子的限制。

　　3. CD28 和 CTLA-4 分子　CD28 和细胞毒 T 淋巴细胞相关抗原-4（CTLA-4）分子都是 T 淋巴细胞表面重要的协同刺激分子受体，它们有共同的配体 CD80（B7-1）和 CD86（B7-2）。CD28 与配体的结合为 T 淋巴细胞活化提供协同刺激信号，而当 CTLA-4 与配体结合时，则抑制 T 淋巴细胞的活化。

4. CD2 分子 又称绵羊红细胞受体(E 受体)。CD2 分子是 T 淋巴细胞重要的表面抗原，B 淋巴细胞表面没有此抗原。CD2 分子与绵羊红细胞上 LFA-3 结合形成花环，称为 E-花环，可用鉴定和分离人 T 淋巴细胞。CD2 分子也是信号转导分子，可使 T 淋巴细胞活化，它不依赖于 TCR 途径，是 T 淋巴细胞活化的第二途径。特别是在胸腺内处于早期发育阶段的胸腺细胞尚未表达 TCR，此时胸腺细胞的活化与增殖可能是通过 CD2 分子与胸腺上皮细胞表面的 LFA-3 分子结合而实现。

5. 细胞因子受体 细胞因子受体(cytokine receptor，CKR)可表达于静止及活化 T 淋巴细胞表面，静止 T 淋巴细胞表面的细胞因子受体亲和力弱，数量少，而活化 T 淋巴细胞表面 CKR 亲和力高且数量多。

T 淋巴细胞表面可有多种细胞因子受体，包括 IL-2R、IL-4R、IL-6R 及 IL-7R 等。其中 IL-2R 由 α(P55)及 β(P70)链组成，α 链为低亲和力，β 链为中等亲和力，而 $\alpha\beta$ 异聚体分子则为高亲和力受体。

6. 丝裂原受体 如刀豆蛋白 A(ConA)受体，植物血凝素(PHA)受体。

有丝分裂原是指在体外能非特异地刺激初始淋巴细胞，导致淋巴母细胞转化、DNA 合成增加和产生有丝分裂等变化的物质。

(二) T 淋巴细胞亚群及其功能

T 淋巴细胞亚群是不均一的群体，按其抗原识别受体的类型不同，可将 T 淋巴细胞分为两大类。一类是 TCR$\alpha\beta$T 淋巴细胞，另一类是 TCR$\gamma\delta$T 淋巴细胞。

TCR$\alpha\beta$T 淋巴细胞也是不均一的群体，根据其表型(phenotype)即其细胞表面的特征性分子的不同，可将成熟 T 淋巴细胞分为两个亚类(subsets)，即 CD4$^+$T 淋巴细胞和 CD8$^+$T 淋巴细胞。

根据 TCR$\alpha\beta$T 淋巴细胞的免疫效应可将其分为两类。一类为调节性 T 淋巴细胞，可包括辅助性 T 淋巴细胞(TH)，另一类为效应性 T 淋巴细胞，可包括杀伤性 T 淋巴细胞(CTL 或 TC)。根据是否表达 CD4 或 CD8 分子，T 淋巴细胞可分为以下两种。

1. CD4$^+$淋巴细胞 CD4$^+$TCR$\alpha\beta$T 淋巴细胞(简称为 CD4$^+$T 淋巴细胞)的分子表型为 CD2$^+$、CD3$^+$、CD4$^+$、CD8$^-$。其 TCR 识别抗原具有 MHC II 类分子限制性。CD4$^+$T 淋巴细胞也是不均一的细胞群，按其功能可包括两种 T 淋巴细胞，即辅助性 T 淋巴细胞(TH)和迟发型超敏反应性 T 淋巴细胞(TDTH)。前者为调节性 T 淋巴细胞，后者为效应性 T 淋巴细胞。

CD4$^+$T 淋巴细胞能促进 B 淋巴细胞、T 淋巴细胞和其他免疫细胞的增殖与分化，协调免疫细胞间的相互作用。T 淋巴细胞在静止状态下不产生细胞因子，活化后才能产生。

近年来，根据建立的小鼠 TH 细胞克隆，分析其产生的细胞因子种类，发现 TH 细胞具有不同的调节功能，据此可将 TH 细胞分为两类，即 TH1 和 TH2 细胞。TH1 细胞与细胞免疫及迟发型超敏反应性炎症的形成有关，故亦称为炎症性 T 淋巴细胞，相当于 TDTH。TH2 细胞可辅助 B 淋巴细胞分化为抗体分泌细胞，与体液免疫相关，相当于 TH 细胞。

近年来，一些学者在过敏性疾病患者及健康人末梢血中建立了人 TH1 细胞和 TH2 细胞克隆，证实了人体内也存在 TH1 和 TH2 细胞。这两类细胞是互相制约的，它们的失调与感染性疾病及自身免疫病相关。

2. CD8$^+$T 淋巴细胞 CD8$^+$T 淋巴细胞也是不均一的细胞群，按其功能可分为抑制性 T 淋巴细胞(TS)和杀伤性 T 淋巴细胞(TC)，前者为调节性 T 淋巴细胞，后者为效应性 T 淋巴细胞。

(1) TC 细胞　杀伤性 T 淋巴细胞(TC)的分子表型为 CD2$^+$、CD3$^+$、CD4$^+$、CD8$^+$。其 TCRαβ 只能识别自己 MHC I 类分子与抗原肽片段结合的复合分子,所以具有 MHC I 类分子限制性。TC 细胞主要识别存在于靶细胞表面上的 MHC I 类分子与抗原结合的复合物,如被病毒感染的靶细胞或癌细胞等。因此,TC 细胞与抗病毒免疫、抗肿瘤免疫以及对移植物的移植排斥反应有关。

(2) TS 细胞　可发挥两种重要作用,首先,其对在胸腺内不能形成自身耐受的自身反应性 T 淋巴细胞克隆有抑制作用;其次,TS 细胞对非己抗原诱发的免疫应答也有抑制作用。实验证明,TS 细胞功能变化是引起各种免疫功能异常的重要原因之一。

由于对 TS 细胞的研究进展缓慢,人们尚有许多疑问待解决。这主要是因为尚不能获得较大量的纯化 TS 细胞,建立稳定的 TS 细胞克隆以及建立具有特异抑制活性的 TS 杂交瘤均未获成功。因此,对 TS 细胞的一些基本问题,如 Ts 细胞抗原识别受体(TCR)的性质及其分泌的抑制因子(TSF)的特性等问题,均有待进一步明确。故目前尚不能描述它们的分子结构及作用方式。

TS 细胞是否是一种独立的 T 淋巴细胞功能亚类,学者间还存在很多争论,今后必须证明它的 TCR 性质,找出其独特的表面标志,才能解决这一问题。

二、B 淋巴细胞

B 淋巴细胞首先被证明在鸟类淋巴样器官法氏囊内发育成熟。哺乳类动物 B 淋巴细胞,在胚胎早期系在胚肝发育成熟,晚期至出生后则在骨髓内分化成熟。成熟 B 淋巴细胞可定居于周围淋巴组织,如淋巴结的皮质区、脾的红髓及白髓的淋巴小结内。

B 淋巴细胞是体内唯一能产生抗体(免疫球蛋白分子)的细胞。机体内含有识别抗原特异性不同的抗体分子,其多样性来自不同的 B 淋巴细胞克隆。每一个 B 淋巴细胞克隆的特性是由其遗传性决定的,可产生一种能与相应抗原特异结合的免疫球蛋白分子。外周血中,B 淋巴细胞占淋巴细胞总数的 10%～15%。

(一) B 淋巴细胞抗原识别受体(BCR)

BCR 与 TCR 一样,也是由复合分子组成的。其是由特异识别抗原的信号传导分子组成的 BCR 复合分子。BCR 识别抗原分子由 B 淋巴细胞表面免疫球蛋白(surface immunoglobulin,sIg)组成,是由两条相同的重链(H)和两条相同的轻链(L)构成的 4 肽链分子。sIg 均为单体结构,在正常人外周血中多数 B 淋巴细胞可同时表达 sIgM 和 sIgD,少数 B 淋巴细胞只表达 sIgG、sIgA 或 sIgE。sIg 是鉴别 B 淋巴细胞的主要特征,可用荧光素标记的抗 Ig 抗体检测 B 淋巴细胞。

近年来的研究证明 BCR 还存在另一组分子,由二硫键连接的异二聚体分子组成,称之为 sIgα 和 sIgβ(分别命名为 CD79a 和 CD79b)。它们是由 Ig 超家族基因 mb-1 和 B29 分别编码的糖蛋白分子,它们的功能与信号传导有关,与 TCR 中 CD3 分子的作用相似。

BCR 能识别可溶性蛋白抗原分子,它识别的表位是抗原决定簇,这一特性与 TCR 明显不同。B 淋巴细胞经 BCR 对抗原进行摄取、加工和提呈,通过信号转导可引起胞内发生一系列生化变化及 B 淋巴细胞的增殖、分化、不应答或诱导细胞程序性死亡。

(二) Fc 受体

许多免疫细胞表面都有 Fc 受体,它是结合免疫球蛋白 Fc 段的分子结构。结合不同类别

Ig 的 Fc 受体,其性质各异,细胞上 FcR 的类型和数目也是不固定的。

大多数 B 淋巴细胞表面具有 IgGFc 受体Ⅱ(FcrR),能与 IgGFc 段结合。活化 B 淋巴细胞的受体密度明显增高,分化至晚期时又下降。FcrR 可与免疫复合物结合,有利于 B 淋巴细胞对抗原的捕获和结合,以及 B 淋巴细胞的活化和抗体产生。如将鸡红细胞(E)与其 IgG 抗体(A)结合形成的复合物与 B 淋巴细胞混合后,可见 B 淋巴细胞周围有红细胞黏附形成的花环,称为 EA 花环,也是检测 B 淋巴细胞的一种方法。

近年来发现在活化 B 淋巴细胞表面可具有 IgEFc 受体(FcrRⅡ)即 CD23 分子,它是一种 B 淋巴细胞生长因子受体,可能在 B 淋巴细胞分化、增殖中发挥重要作用。

(三) 补体受体(CR)

大多数 B 淋巴细胞表面有能与 C3b 和 C3d 结合的受体,分别称为 CRⅠ和 CRⅡ(即 CD35 和 CD21)。CRⅠ主要见于成熟 B 淋巴细胞,其在活化 B 淋巴细胞上的密度明显增高,但进入分化晚期又下降。CR 可与抗原、抗体及补体形成的免疫复合物结合,促进 B 淋巴细胞的活化,CRⅡ也是 EB 病毒的受体。

(四) 细胞因子受体(CKR)

活化 B 淋巴细胞可表达多种细胞因子受体,如 IL-1R、IL-2R、IL-4R、IL-5R,以及 IFN-γR 等,与相应细胞因子结合可促进 B 淋巴细胞的增殖和分化。

(五) 丝裂原受体

B 淋巴细胞表面的丝裂原受体与 T 淋巴细胞不同,因此刺激 B 淋巴细胞转化的丝裂原也不同。如用美洲商陆(PWM)或脂多糖与外周血淋巴组织共同培养时,B 淋巴细胞相应受体可与之结合而被激活,并增殖、分化为淋巴母细胞,称为 B 淋巴细胞有丝分裂原反应,也称淋巴细胞转化试验,可用于对 B 淋巴细胞的功能检测。

对 CD 分子的结构与功能研究的结果表明,这些分子不仅是 B 淋巴细胞的特异表面标志,还具有重要的生理功能。实验证明,B 淋巴细胞的活化,除了需要由 BCR 与其相应抗原结合后提供活化的起始信号外,还需由其表面的辅助分子与相应配体分子结合后提供的协同刺激信号,才能使 B 淋巴细胞处于活化状态,即 B 淋巴细胞的活化与 T 淋巴细胞一样,也是由双信号介导的。

目前已发现有一系列辅助分子参与这一过程,它们是 CD19、CD20、CD21、CD22、CD40 及 CD45 等分子。这些分子对 B 淋巴细胞的活化、增殖、分化或耐受体形成都具有重要作用。

(六) B 淋巴细胞亚群及功能

根据 CD5 的表达与否,可将 B 淋巴细胞分为 B1 细胞和 B2 细胞两个亚群。B1 细胞产生低亲和力的 IgM 抗体,在肠道黏膜免疫中发挥重要作用,参与固有免疫。B2 细胞即通常所指的 B 淋巴细胞,不表达 CD5,参与适应性体液免疫。

三、抗原提呈细胞

抗原提呈细胞是指能摄取、加工处理抗原,并将抗原提呈给 T 淋巴细胞的一类免疫细胞,在机体免疫应答中发挥重要作用,也称辅佐细胞。

抗原提呈细胞的分类如下:①专职 APC(professional APC):如 Mφ、树突状细胞、B 淋巴细胞等,组成性表达 MHCⅡ/Ⅰ类分子和多种共刺激分子,抗原提呈能力强。②兼职 APC (non-professional APC):如内皮细胞、上皮细胞、激活的 T 淋巴细胞、肿瘤细胞等,在某些因素刺激后表达 MHCⅡ类分子。

（一）吞噬细胞

单核-巨噬细胞包括外周血中的单核细胞（MC）和组织器官中的巨噬细胞（Mφ）。当感染发生时，中性粒细胞最早到达感染部位。

吞噬细胞的主要免疫学功能如下：①吞噬杀伤作用：吞噬多种病原微生物，以及体内衰老受损的细胞。②抗原提呈作用：捕获、加工抗原，将加工后的抗原信息传递给 T、B 淋巴细胞，在细胞免疫中还是效应细胞。③免疫调节作用：合成分泌多种活性因子如 IL-1，IFN-α 等。介导炎症反应和抗肿瘤作用。

（二）树突状细胞（DC）

树突状细胞（dendritic cells，DC）分髓系 DC 和淋巴系 DC 两大类，是目前所知功能最强的抗原提呈细胞，分布于除脑以外的全身各脏器，但数量极少。来源于骨髓前体细胞的 DC 分布于外周血或各类淋巴组织中，一般只占所在器官全部细胞的 1% 以下。由于所居留的组织部位不同或处于不同的发育阶段，DC 可有不同的名称，并表现出某些特有的生物学特征。如并指状 DC、朗格汉斯细胞、间质性 DC、血液 DC 等。成熟的 DC 高水平表达 MHCⅡ类分子。树突状细胞的主要功能如下：①摄取、处理、提呈抗原与免疫激活作用，DC 是机体免疫应答的始动者，在免疫应答过程中占有极其重要的地位；②免疫调节作用；③维持免疫耐受。

四、其他免疫细胞

临床一般将 CD3⁻、CD56⁺、CD16⁺ 的淋巴样细胞认定为自然杀伤细胞（natural killer cell，NK 细胞）。在外周血中数量最多，脾脏次之，淋巴结、骨髓中较少，胸腺中无 NK 细胞。NK 细胞无须抗原的刺激，而直接非特异性杀伤某些肿瘤细胞和病毒感染的靶细胞，在机体抗肿瘤、早期抗病毒或抗胞内寄生菌感染的免疫过程中起重要作用，并具有免疫调节作用。NK 细胞的主要功能如下。

1. 抗感染和抗肿瘤作用 NK 细胞无须抗原预先刺激就可直接杀伤肿瘤细胞和病毒、胞内寄生菌感染的细胞，因此在机体免疫监视和早期抗感染免疫过程中发挥重要作用。IgG Fc 段与 NK 细胞表面 Fc 受体结合后，使 NK 细胞对靶细胞产生定向非特异性杀伤作用，称抗体依赖细胞介导的细胞毒作用（ADCC）。杀伤特性不依赖抗体参与，不需抗原的刺激和致敏即可杀伤靶细胞。

2. 免疫调节作用 NK 细胞可合成和分泌 TNF，但无淋巴毒素（LT）。在一定条件下也可合成和分泌 IFN-γ 活化巨噬细胞，能杀伤引起感染的病原微生物。

第三节　免疫分子

免疫分子可包括免疫细胞膜分子，如抗原识别受体分子、分化抗原分子、主要组织相容性抗原分子以及其他一些受体分子等。也包括由免疫细胞和非免疫细胞合成和分泌的分子，如免疫球蛋白分子、补体分子以及细胞因子等。

细胞因子(CK)是指一类由活化的免疫细胞与某些基质细胞分泌的具有高活性、多功能的小分子多肽类物质,即由机体多种细胞产生的一大类能在细胞间传递信息、具有免疫调节和效应功能的蛋白质或小分子多肽的统称。可调节多种细胞的生理功能。细胞因子包括淋巴细胞产生的淋巴因子和单核-巨噬细胞产生的单核因子等。目前已知白细胞介素(interleukin,IL),干扰素(interferon,IFN)、集落刺激因子(colony stimulating factor,CSF)、肿瘤坏死因子(TNF)、生长因子(growth factor)等均是免疫细胞产生的细胞因子,它们在免疫系统中发挥着非常重要的调控作用,在异常情况下也会导致病理反应。

研究细胞因子有助于阐明分子水平的免疫调节机制,有助于疾病的预防、诊断和治疗,特别是利用细胞因子治疗肿瘤、感染、造血功能障碍、自身免疫病等,已收到初步效果,具有非常广阔的应用前景。

一、细胞因子的共同特性

(一) 生物学特性

细胞因子为低分子质量(<25 kD)的糖蛋白的分泌性蛋白,具有多源性。

(二) 作用方式

有自分泌、旁分泌或内分泌方式;通过其对应受体起作用。

(三) 作用特点

细胞因子作用特点为非特异性、多效性、重叠性、拮抗性、协同效应、多向性、高效性。

目前发现并正式命名的细胞因子有数十种,每种细胞因子均有其独特的、起主要作用的生物学活性。

二、细胞因子的种类和作用

(一) 白细胞介素

在1979年第二届淋巴因子的国际会议上,人们将介导白细胞间相互作用的一些细胞因子命名为白细胞介素(IL),并以阿拉伯数字排列,如IL-1、IL-2、IL-3。随着分子免疫学的研究进展,不断有新的IL被命名,迄今已正式命名到IL-15,可以预期,还会有更多的IL被发现。目前的研究发现,许多IL不仅介导白细胞间的相互作用,还参与其他细胞的相互作用,如造血干细胞、血管内皮细胞、成纤维细胞、神经细胞、成骨细胞和破骨细胞等的相互作用。

(二) 干扰素(IFN)

干扰素是机体活细胞受干扰素诱生剂或病毒感染的刺激后产生的能干扰病毒复制和增殖的小分子糖蛋白。干扰素(IFN)是最先发现的细胞因子,早在1957年,Lssacs等人发现病毒感染的细胞产生一种因子,可抵抗病毒的感染,干扰病毒的复制,因而命名为干扰素。根据其来源和结构,可将IFN分为IFN-α、IFN-β、IFN-γ,它们分别由白细胞、成纤维细胞和活化T淋巴细胞产生。IFN-α为多基因产物,有十余种不同亚型,但它们的生物活性基本相同。IFN除有抗病毒作用外,还有抗肿瘤、免疫调节、控制细胞增殖及引起发热等作用。

(三) 肿瘤坏死因子(TNF)

TNF是一类能直接造成肿瘤细胞死亡的细胞因子,根据其来源和结构分为两种,即

TNF-α 和 TNF-β。前者由单核-巨噬细胞产生,后者由活化的 T 淋巴细胞产生,又名淋巴毒素 (lymphotoxin)。TNF 除有杀肿瘤细胞作用外,还可引起发热和炎症反应,大剂量 TNF-α 可引起机体恶病质,呈进行性消瘦,因而 TNF-α 又称恶病质素。

(四) 集落刺激因子(CSF)

在进行造血细胞的体外研究中,人们发现一些细胞因子可刺激不同的造血干细胞在半固体培养基中形成细胞集落,这类因子被命名为集落刺激因子(CSF)。根据它们的作用范围,分别命名为粒细胞 CSF(G-CSF)、巨噬细胞 CSF(M-CSF),粒细胞和巨噬细胞 CSF(GM-CSF)和多集落刺激因子(multi-CSF,又称 IL-3)。不同发育阶段的造血干细胞起促增殖分化的作用,是血细胞发生必不可少的刺激因子。广义上,凡是刺激造血的细胞因子都可统称为 CSF,例如,刺激红细胞生成的促红细胞生成素(erythropoietin,EPO)、刺激造血干细胞的干细胞因子(SCF)、可刺激胚胎干细胞的白血病抑制因子(leukemia inhibitory factor,LIF)等均有集落刺激活性。此外,CSF 也作用于多种成熟的细胞,使其功能具有多相性作用(表 25-2)。

表 25-2   集落刺激因子的特性

细胞因子	产生细胞	效应
Multi-CSF	活化的 T 淋巴细胞	刺激造血干细胞增殖,促进肥大细胞、嗜酸性粒细胞、嗜碱性粒细胞增殖、分化
GM-CSF	活化的 T 淋巴细胞、巨噬细胞、成纤维细胞等	刺激粒细胞,促进巨噬细胞集落形成,刺激粒细胞功能
G-CSF	成纤维细胞、骨髓基质细胞、膀胱癌细胞株等	刺激粒细胞集落,刺激粒细胞功能
M-CSF	巨噬细胞	刺激巨噬细胞集落,刺激粒细胞功能,降低血胆固醇
SCF	成纤维细胞、骨髓和胸腺的基质细胞	刺激髓系、红系、巨核系及淋巴系造血祖细胞
EPO	肾细胞	刺激红系造血祖细胞
LIF	基质细胞、单核细胞	促进某些白血病细胞株的分化,促进胚胎干(ES)细胞的增殖,抑制 ES 细胞的分化

(五) 生长因子(GF)

1. 定义 一类具有刺激细胞生长作用的细胞因子。

2. 分类 转化生长因子-β(TGF-β)、表皮生长因子(EGF)、成纤维细胞生长因子(FGF)、神经生长因子(NGF)、血管内皮生长因子(VEGF)。

3. GF 与临床 表皮生长因子可用于人烧伤、糖尿病皮肤溃疡、褥疮、静脉曲张性皮肤溃疡等,可促进伤口愈合,被誉为美容界的"美丽因子"。

(六) 趋化因子(CF)

1. 定义 一类能吸引白细胞到达抗原所在部位,以清除抗原的细胞因子。

2. 分类 CXC 趋化因子、CC 趋化因子、C 趋化因子、CX3C 趋化因子。

3. 主要功能 趋化中性粒细胞;介导炎症反应。

三、细胞因子的生物学活性

细胞因子有如下作用。

1. 抗细菌作用   TNF、IL-1、IL-6 和趋化因子被称为促炎症细胞因子。

2. 抗病毒作用   IFN、IL-15、IL-12 是三种重要的抗病毒细胞因子。

3. 调节特异性的免疫反应   如 T 淋巴细胞、B 淋巴细胞的活化。

4. 刺激造血   如 GM-CSF、M-CSF、G-CSF、EPO、TPO、IL-3、IL-7。

5. 促进血管的生成   如 VEGF、IL-8、FGF 等。

目标检测

选择题

A1 型题

1. 有关中枢免疫器官和外周免疫器官的叙述,下列哪项不正确?（　　）
A. 中枢免疫器官是淋巴细胞分化成熟的场所
B. 外周免疫器官不需要细胞因子的作用
C. 中枢免疫器官可影响外周免疫器官的发育
D. 淋巴细胞再循环发生在外周免疫器官
E. 外周免疫器官是淋巴细胞定居和发生免疫应答的场所

2. 下列哪项是 T 淋巴细胞表面重要的协同刺激分子?（　　）
A. CD3　　　　B. CD4　　　　C. CD8　　　　D. CD28　　　　E. CD2

3. B 淋巴细胞的信号传导分子是（　　）。
A. CD2　　　　　　　　B. CD3　　　　　　　　C. CD56
D. CD79α/CD79β　　　　E. SmIg

4. 可刺激淋巴细胞非特异性增殖的物质是（　　）。
A. IL-2　　　B. IL-1　　　C. 促分裂原　　　D. HLA　　　E. 绵羊红细胞

5. 下列哪项不是细胞因子的特点?（　　）
A. 网络性　　　　　　B. 高效性　　　　　　C. 特异性
D. 以局部作用为主　　E. 一般为小分子

第二十六章 抗 原

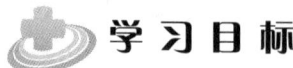

学习目标

1. 掌握抗原、抗原决定簇的概念，抗原的特性以及构成抗原的基本条件。
2. 熟悉医学上重要的抗原。
3. 了解抗原的分类和抗原的交叉反应。

第一节 抗原的概念及分类

一、抗原的概念

抗原（antigen，Ag）是指能够刺激免疫系统发生免疫应答，并且能够与相应的应答产物如抗体或致敏淋巴细胞发生特异性结合的物质。

二、抗原的基本性质

抗原一般具有两个基本性质：①免疫原性：指抗原具有能够刺激免疫系统发生免疫应答，产生效应物质（抗体或致敏淋巴细胞）的能力。②免疫反应性：指抗原具有与相应的免疫产物（抗体或致敏淋巴细胞）发生特异性结合的能力。这两个基本性质也被称作抗原的两重性。

三、抗原的分类

自然界中的抗原多种多样，具有多种分类方式。

1. 根据抗原的基本性能分类

（1）完全抗原 指既有免疫原性又有免疫反应性的物质。如细菌、病毒、异种血清和大多数蛋白质等。

（2）半抗原 又称为不完全抗原，指只具有免疫反应性而无免疫原性的物质，如某些药物、多糖、类脂等小分子物质。半抗原单独作用时不能刺激机体发生免疫应答，但当半抗原与某些大分子蛋白质载体结合时,即可转化为完全抗原,如青霉素。

2．根据抗原刺激机体产生抗体时是否需要 T 淋巴细胞辅助分类

（1）胸腺依赖性抗原（TD-Ag） 这类抗原需要在 T 淋巴细胞的辅助下,才能激活 B 淋巴细胞产生抗体。如细菌、病毒、异种血清等大多数抗原。

（2）胸腺非依赖性抗原（TI-Ag） 这类抗原不需要 T 淋巴细胞的辅助,能直接刺激 B 淋巴细胞产生抗体。如细菌脂多糖、细菌荚膜多糖、细菌多聚鞭毛素等少数抗原。

3．根据抗原的来源分类

（1）外源性抗原 指来自细胞外的抗原。如各种天然抗原（微生物、异种血清等）、人工合成的抗原等。

（2）内源性抗原 指机体自身所产生的抗原。如自身隐蔽抗原、变性的自身成分、病毒感染的细胞、自身肿瘤细胞所产生的抗原等。

第二节 影响抗原免疫原性的因素

抗原是否具有免疫原性,一方面取决于抗原本身的性质,另一方面取决于机体对抗原刺激的反应程度。因此,具有免疫原性的抗原通常应具备以下条件。

一、异物性

异物性是抗原具有免疫原性的首要条件,它是指抗原物质与机体自身组织成分之间存在的差异性。正常情况下,机体自身的组织成分是不会使机体产生免疫反应的,因此,异物通常是指那些结构组成与自身物质相差甚远或在胚胎期机体的免疫细胞从未与之接触过的物质。异物主要包括以下三类。

1．异种物质 来源于不同物种的物质,如各种病原微生物及其代谢产物、异种蛋白质等。这些物质对人而言都具有很强的免疫原性,能够刺激机体发生免疫应答。通常物种间亲缘关系越远,免疫原性越强。如鸭血清蛋白对鸡是弱抗原,而对家兔则是强抗原;马血清蛋白对驴是弱抗原,而对人则是强抗原。

2．同种异体物质 相同物种不同个体之间,由于遗传基因不同,其组织结构也会有差异。因此,同种异体物质也可能成为具有免疫原性的抗原。如人类血型抗原（ABO 血型抗原、Rh 血型抗原）、人类组织相容性抗原（HLA）等。

3．自身抗原 当自身成分受到某些外界条件的影响,如电离辐射、外伤、感染或药物等的作用时,其组织结构发生改变,或者一些从未与免疫系统接触过的物质（自身隐蔽抗原）释放出来,就会成为攻击自身免疫系统的"非己"物质,引起机体的免疫应答。

二、理化性状

具有免疫原性的抗原还应具有合适的分子质量、分子结构和物理状态等理化性状。

1．分子质量大小 在一定范围内,抗原分子质量越大,其免疫原性越强。具有免疫原性的物质,其分子质量通常大于 10 kD。大分子物质免疫原性强主要是因为:①分子质量越大,该抗原表面的化学基团就越多,从而就越能够刺激免疫细胞发生更强的免疫应答;②大分子物质结构复杂稳定,不易被破坏和清除,在体内停留时间长,有利于对机体免疫系统产生持续有效的刺激。

2. 化学组成和结构 一般情况下,大分子物质免疫原性强,但并不是所有的大分子物质都具有良好的免疫原性,如明胶蛋白的分子质量近 100 kD,但由于其化学组成主要是直链氨基酸,在体内易被降解为小分子物质,其免疫原性很弱。如果在明胶分子内引入少量的酪氨酸,则其免疫原性明显增强。因此具有免疫原性的抗原还应具有较复杂的化学组成和结构。此外,抗原表面的特殊化学基团还应与免疫细胞易接近,才能易被相应淋巴细胞表面抗原受体识别结合,免疫原性越强,反之则越弱。这说明免疫原性还与物质的化学组成和结构密切相关。

3. 物理状态 一般情况下,颗粒性抗原的免疫原性比可溶性抗原强,聚合态的蛋白质的免疫原性比单体强。

三、抗体的特性

抗原的免疫原性除了受抗原自身性质影响外,还与机体的年龄、性别、生理状态、遗传等因素有关。

四、抗原进入机体的方式

抗原可因其进入机体的方式(数量、途径、次数等)不同而产生不同的免疫效果。适当剂量的抗原更易刺激机体发生免疫反应,而过高或过低剂量的抗原更易引发免疫耐受。抗原进入机体的途径不同,所产生的免疫效果也不同,由强到弱依次是:皮内注射、皮下注射、肌内注射、腹腔注射、口服等。适当的免疫间隔时间产生的免疫效果较好,而免疫次数过于频繁容易引起免疫耐受。

第三节 抗原的特异性

抗原的特异性包括两个方面:一是免疫原性的特异性,指某一抗原只能刺激机体产生针对该抗原的抗体或致敏淋巴细胞;二是免疫反应性的特异性,指抗原只能与其相应的抗体或致敏淋巴细胞结合发生反应。例如,流感病毒只能刺激机体产生针对流感病毒的抗体,这种抗体也只能与流感病毒相结合发生反应,而不能与乙型肝炎病毒或其他病毒等抗原发生特异性反应。

抗原-抗体反应的特异性是免疫学防治和诊断中重要的理论依据。抗原的特异性取决于抗原分子中的抗原决定簇。

一、抗原决定簇

抗原决定簇(antigenic determinant,AD)是指抗原分子表面存在的能决定抗原特异性的化学基团，也称为抗原表位或抗原决定基。一种抗原分子表面可具备一种或多种不同的抗原决定簇。一种抗原决定簇只能刺激机体产生一种抗体或效应 T 淋巴细胞。

抗原决定簇的数量称为抗原结合价，又称功能价。天然抗原分子表面一般具有多个抗原决定簇，为多价抗原；而半抗原为单价抗原。抗原结合价的大小在一定程度上反映了抗原免疫原性的强弱。

二、抗原-抗体反应的特异性

抗原决定簇的化学组成、数量、空间构象、位置决定着抗原的特异性。例如，间氨苯甲酸、间氨苯磺酸、间氨苯砷酸三种物质只有一个化学基团不同，但它们与同一种抗体（抗间氨苯磺酸血清）之间发生反应的强弱程度却相差甚远（表26-1）。同样，邻氨苯磺酸、间氨苯磺酸、对氨苯磺酸三种物质虽然化学组成完全相同，但由于磺酸基位置不同，其与同一种抗体（抗间氨苯磺酸血清）发生反应的强弱程度也不相同（表 26-1）。由此可见，抗原决定簇的结构决定了抗原-抗体反应的特异性。

表 26-1　抗原决定簇的结构对抗原-抗体反应特异性的影响

抗血清 抗NH_2苯SO_3H血清	基团的位置 基团的组成　反应	NH_2苯R 邻位	NH_2苯R 间位	NH_2苯R 对位
	$R = SO_3H$	++	+++	±
	$R = AsO_3H_2$	−	+	−
	$R = COOH$	−	±	−

三、共同抗原和交叉反应

天然抗原一般具有多种抗原决定簇，每种抗原决定簇都能刺激机体产生一种相应的特异性抗体，因此一种抗原可以刺激机体产生多种抗体。而不同的抗原之间也可以存在相同或相似的抗原决定簇，我们把这些抗原称为共同抗原。因此不同的抗原可以刺激机体产生相同的抗体。某一抗原产生的抗体不但能与自身结合，还能与存在相同抗原决定簇的另一抗原发生反应，这种反应我们称之为交叉反应。例如，甲、乙两种不同的抗原由于具有相同的抗原决定簇，因此由甲抗原产生的抗体不但能与甲抗原特异性结合，还能与乙抗原发生反应，而由乙抗原产生的抗体不但能与乙抗原特异性结合，也能与甲抗原发生反应（图26-1）。将共同抗原和交叉反应的原理应用于血清学诊断，对临床疾病的辅助诊断具有重要的意义。

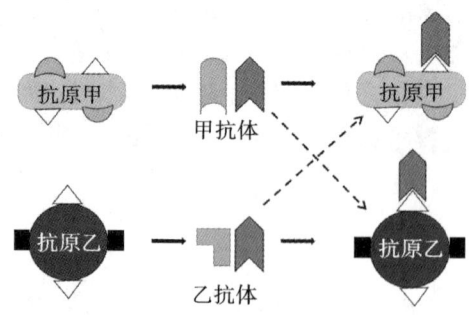

图 26-1　共同抗原与交叉反应

第四节　医学上重要的抗原

自然界中的抗原种类繁多,而医学上重要的抗原主要有以下几类。

一、异种抗原

来自不同物种的抗原称为异种抗原,对人而言,主要有病原生物及其代谢产物、动物免疫血清、异嗜性抗原等。

1. 病原生物及其代谢产物　细菌、病毒、人体寄生虫等都是异种抗原,能够引发机体产生很强的反应,具有很强的免疫原性。病原生物感染人体后,人体可以产生相应的抗体或效应 T 淋巴细胞,因此,医学上常利用其制成疫苗,进行预防接种,使人体产生特异性免疫力。病原生物的某些代谢产物也是良好的抗原,例如,细菌在生长代谢过程中产生的外毒素是蛋白质,能刺激机体产生相应的抗体即抗毒素。外毒素用 0.3％～0.4％甲醛处理,脱去毒性后,保留其免疫原性,称为类毒素。医学上常将类毒素制成免疫制剂,注入机体,刺激机体产生相应的抗体即抗毒素,从而预防由外毒素引起的疾病。医学上常见的类毒素主要包括破伤风类毒素、白喉类毒素等。

2. 动物免疫血清　动物免疫血清是指含有特异性抗体的动物血清制剂。临床上常用的动物免疫血清一般是用类毒素免疫动物(通常是马)制成的含有相应抗毒素的动物血清。这种血清由于既含有抗体,又来源于其他动物,因此对人而言具有两重性:一方面作为抗体,可以中和相应的外毒素,起到治疗疾病的作用;另一方面又是抗原,因为该血清是由其他动物产生的,对人而言是异种蛋白,具有很强的免疫原性,能刺激机体产生抗马血清的抗体,导致人体发生超敏反应。因此,在使用动物免疫血清前,一定要先进行皮肤试验,以防超敏反应的发生。临床上常见的动物免疫血清有破伤风抗毒素、白喉抗毒素等。

3. 异嗜性抗原　不同种属(动物、植物、微生物)之间存在的共同抗原称为异嗜性抗原。异嗜性抗原之间可引起广泛的交叉反应,从而引发人类免疫性疾病的发生。例如,A 群溶血性链球菌的细胞壁多糖与人体心肌、心瓣膜、肾小球基底膜之间存在共同抗原,当人体感染该菌后,产生的抗体除了对抗 A 群溶血性链球菌外,还能与人体心肌、心瓣膜、肾小球基底膜发生反应,引发心肌炎、风湿性心脏病、肾小球肾炎。因此临床上要警惕异嗜性抗原对人体的危害。

二、同种异型抗原

相同种属不同个体之间,由于遗传基因的不同,存在着不同的抗原,称为同种异型抗原,主要有红细胞血型抗原和人类主要组织相容性抗原。

1. 红细胞血型抗原　指存在于人类红细胞膜上的血型抗原,主要是 ABO 血型抗原和 Rh 血型抗原。根据 ABO 血型抗原的不同,可将人的血型分为 A 型、B 型、AB 型和 O 型。人的血清中含有相应的血型抗体,不同血型个体之间互相输血会引发输血反应,导致红细胞溶解。临床上输血一定要警惕输血反应的发生。而 Rh 血型抗原不符容易引起新生儿溶血症的发生。新生儿溶血症主要是发生在母亲为 Rh 阴性的 Rh 阳性胎儿(第二胎)身上。

2. 人类主要组织相容性抗原　又称为人类白细胞抗原(HLA),该抗原在器官移植排斥中起重要作用,进行器官移植时所发生的排斥反应就是由于 HLA 的不同所引起的。除同卵双生的个体外,不同个体之间的 HLA 均存在差异,因此,进行组织器官移植前应做 HLA 配型,防止发生过强的排斥反应,提高移植物的存活率。

三、自身抗原

能够刺激机体发生免疫应答的自身成分即为自身抗原。正常情况下,机体自身物质不会引起免疫应答,但在某些特殊条件(电离辐射、外伤、感染或药物等的作用)下,自身成分发生改变,也会诱导机体产生免疫应答。常见的自身抗原主要有隐蔽的自身抗原和变性的自身抗原。

1. 隐蔽的自身抗原　某些自身成分在解剖学上与自身免疫系统相隔绝,称为隐蔽的自身抗原。如眼晶状体蛋白、甲状腺球蛋白、精子等。当这些成分因外伤、手术不慎或者感染时进入血液循环,就会刺激机体发生免疫应答,引起自身免疫病。例如,眼晶状体蛋白入血引起交感性眼炎、甲状腺球蛋白入血引起甲状腺炎、精子入血引起男性不育。

2. 变性的自身抗原　在感染、电离辐射、药物等的作用下,机体自身某些组织成分结构发生改变,成为变性的自身抗原。这些抗原也能刺激机体发生免疫应答,引起自身免疫病。例如,某些患者服用氨基比林后,引起白细胞抗原发生改变,导致白细胞减少。

四、肿瘤抗原

肿瘤抗原是指细胞在癌变过程中新产生的抗原或过度表达的抗原。包括肿瘤特异性抗原和肿瘤相关抗原。

1. 肿瘤特异性抗原　指仅存在于肿瘤细胞表面的抗原。这类抗原是在细胞癌变过程中新产生的。

2. 肿瘤相关抗原　指非肿瘤细胞所特有,在正常细胞表面也存在,当细胞癌变时表达异常升高的抗原。常见的肿瘤相关抗原主要有以下三种:①甲胎蛋白(AFP):正常人血清中 AFP 含量极低(一般不超过 20 ng/mL),而原发性肝癌患者血清中 AFP 含量异常升高。因此,AFP 在临床上已用于原发性肝癌的辅助诊断和普查。②癌胚抗原(CEA):该抗原有助于结肠癌的早期诊断。③病毒性肿瘤抗原:目前已有研究表明,有些肿瘤的发生与病毒感染密切相关。例如,鼻咽癌的发生与 EB 病毒感染有关、肝细胞性肝癌与乙型肝炎病毒(HBV)感染有关、宫颈癌与人乳头瘤病毒(HPV)感染有关等。

五、变应原

引起超敏反应的抗原称为变应原。变应原种类繁多,常见的变应原如下:鱼、虾、蛋、乳制品、植物花粉、动物皮毛、空气粉尘、小分子药物（磺胺类、青霉素类等）、油漆、塑料等。变应原是否引起超敏反应，与个体遗传因素有关。

六、超抗原和佐剂

超抗原是一类在极低浓度（1～10 ng/mL）下便可诱导产生极强的免疫应答的抗原性物质。超抗原多为一些病原微生物及其代谢产物，如金黄色葡萄球菌肠毒素、表皮溶解毒素等。这些毒素与许多毒素性疾病密切相关。

佐剂是指一类可以提前或同时和抗原一起注入机体的能增强该抗原免疫应答能力的物质。临床上常用的免疫佐剂包括油性佐剂（如弗氏佐剂）、矿物盐佐剂（如硫酸铝）、合成佐剂（如多聚肌苷酸）、微生物制剂（如卡介苗）等。

目标检测

一、选择题

A1 型题

1. 决定抗原特异性的物质基础是（　　）。

A. 抗原分子质量大小　　　　　　B. 抗原的物理性状　　　　　　C. 抗原决定簇

D. 抗原的电荷性质　　　　　　　E. 抗原表面化学集团的数量

2. 下列物质中免疫原性最强是（　　）。

A. 蛋白质　　　　B. 脂质　　　　C. 核酸　　　　D. 多糖　　　　E. 类脂

3. 动物来源的破伤风抗毒素对人而言是（　　）。

A. 抗原　　　　　　　　　　　　B. 抗体　　　　　　　　　　C. 既是抗原又是抗体

D. 半抗原　　　　　　　　　　　E. 超抗原

4. 存在于不同种属之间的共同抗原称为（　　）。

A. 独特型抗原　　　　　　　　　B. 同种异型抗原　　　　　　　C. 异嗜性抗原

D. 变应原　　　　　　　　　　　E. 交叉抗原

5. 仅有免疫反应性而无免疫原性的物质是（　　）。

A. 完全抗原　　　B. 半抗原　　　C. 超抗原　　　D. 异嗜性抗原　　　E. 以上都不对

6. ABO 血型抗原属于（　　）。

A. 异种抗原　　　　　　　　　　B. 同种异型抗原　　　　　　　C. 组织相容性抗原

D. 异嗜性抗原　　　　　　　　　E. 自身抗原

7. 进行器官移植时引起排斥反应的是（　　）。

A. 组织相容性抗原　　　　　　　B. 异种抗原　　　　　　　　　C. 异嗜性抗原

D. 自身抗原　　　　　　　　　　E. 超抗原

8. 下列物质不属于 TD-Ag 的是（　　）。

A. 细菌　　　　B. 病毒　　　　C. 血细胞　　　　D. 血清蛋白　　　　E. 细菌脂多糖

二、简答题

1. 简述影响抗原免疫原性的因素。

2. 简述动物免疫血清为什么对人具有两重性。

第二十七章　免疫球蛋白与抗体

🔰 **学 习 目 标**

1. 掌握免疫球蛋白、抗体的概念；各类免疫球蛋白的特性；免疫球蛋白的生物学功能。
2. 熟悉免疫球蛋白的基本结构和水解片段。
3. 了解单克隆抗体、多克隆抗体、基因工程抗体的概念和制作方法。

第一节　免疫球蛋白的结构

抗体（antibody，Ab）是由 B 淋巴细胞接受抗原刺激后分化为浆细胞所产生的一类能与相应抗原特异性结合的球蛋白。抗体主要存在于血清中，因此抗体介导的免疫应答称为体液免疫。研究发现，人体血清中还存在一些与抗体结构类似但却无抗体活性的球蛋白。因此世界卫生组织和国际免疫学会决定，将具有抗体活性或化学结构与抗体相似的球蛋白统一命名为免疫球蛋白（immunoglobulin，Ig）。由此可见，所有的抗体都是免疫球蛋白，而免疫球蛋白并不一定都具有抗体活性。免疫球蛋白分为分泌型（sIg）和膜型（mIg），分泌型免疫球蛋白主要存在于血清和组织液中，具有抗体的各种功能，而膜型免疫球蛋白主要存在于 B 淋巴细胞膜的表面，是 B 淋巴细胞的表面标志，构成 B 淋巴细胞膜上的抗原受体。

一、免疫球蛋白的基本结构

免疫球蛋白的基本结构是由两条相同的重链和两条相同的轻链通过二硫键连接而成的"Y"字形的单体结构（图 27-1）。每条多肽链均有氨基酸（N 端）和羧基端（C 端），根据氨基酸组成与排列的不同，每条多肽链可以分为不同的功能区（结构域）。

（一）重链和轻链

1. 重链（heavy chain，H 链）　分子质量为 50～75 kD，是由 450～550 个氨基酸残基组成的长肽链。H 链恒定区氨基酸组成和排列不同，导致其抗原性也不同。据此可以将 H 链分为五类：α 链、γ 链、μ 链、δ 链和 ε 链，其对应的 Ig 也分为五类：IgA、IgG、IgM、IgD 和 IgE。不同类型的 Ig 具有不同的特征,其链内二硫键的数目、位置以及铰链区氨基酸的组成均有差异(图 27-2)。甚至同类 Ig 的二硫键和铰链区也会有差异,因此又可以将同类 Ig 分为不同的亚类。例如,人 IgG 可分为 IgG1～IgG4 四个亚类,IgA 可分为 IgA1～IgA2 两个亚类。

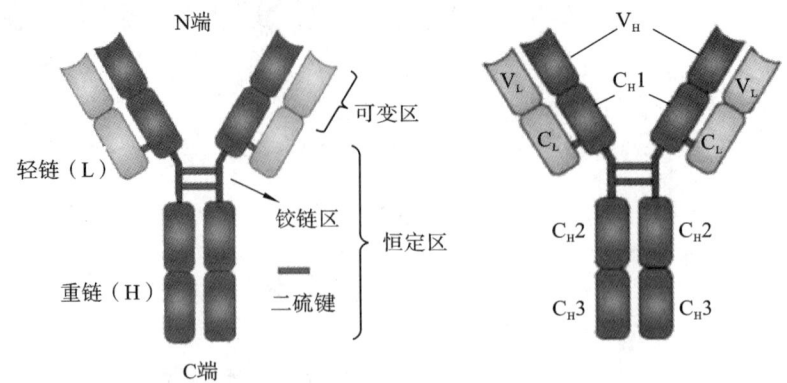

图 27-1 免疫球蛋白基本结构示意图(以 IgG 为例)

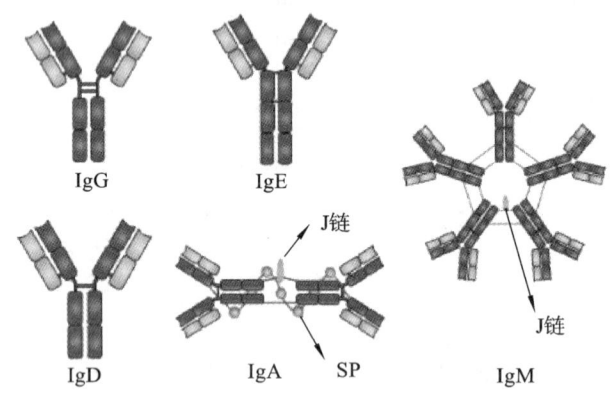

图 27-2 五类免疫球蛋白的结构示意图

2. 轻链(light chain,L 链) 分子质量约为 25 kD,是由约 210 个氨基酸残基组成的短肽链,L 链由二硫键与 H 链相连。L 链有两类:κ 链、λ 链,其对应的 Ig 分为两型:κ 型、λ 型。一个天然 Ig 分子的重链同类,轻链同型。

(二) 可变区、恒定区、铰链区

1. 可变区(variable region,V 区) 免疫球蛋白 H 链近 N 端 1/4 或 1/5 处和 L 链近 N 端 1/2 处,氨基酸的组成和排列顺序变化较大,称为可变区,用 V_H 和 V_L 表示(图 27-1)。

2. 恒定区(constant region,C 区) 免疫球蛋白 H 链近 C 端 3/4 或 4/5 处和 L 链近 C 端 1/2 处,氨基酸的组成和排列顺序变化不大,称为恒定区,用 C_H 和 C_L 表示(图 27-1)。不同种类的 Ig 的 H 链恒定区长度不一样,其分区也不一样:IgA、IgG 和 IgE 的 C_H 从 N 端到 C 端可分为 C_H1～C_H3 三个部分,IgM、IgD 的 C_H 从 N 端到 C 端可分为 C_H1～C_H4 四个部分(图 27-2)。

3. 铰链区 位于重链 C_H1 和 C_H2 之间的富含脯氨酸的区域即为铰链区(图 27-1)。该区富有弹性,易于伸展弯曲,能改变"Y"形两臂之间的距离,有利于可变区同时结合不同位置的抗原表位。铰链区易被胃蛋白酶和木瓜蛋白酶水解,产生不同的水解片段。

二、抗体的辅助成分

1. 连接链(joining chain,J 链)　J 链是富含半胱氨酸的多肽链,其主要功能是连接免疫球蛋白的单体形成二聚体或多聚体。例如,IgA 是由 J 链和二硫键连接而成的二聚体,IgM 是由 J 链和二硫键连接而成的五聚体(图 27-2)。

2. 分泌片(secretory piece,SP)　SP 是由黏膜上皮细胞合成并分泌的一种糖肽链,以非共价形式结合于 IgA 上,使 IgA 一起被分泌到黏膜表面,成为分泌型 IgA(sIgA)(图 27-2)。SP 的作用主要是保护 sIgA 的铰链区免受蛋白酶的水解作用,并介导 sIgA 通过黏膜细胞转运到黏膜表面。

三、免疫球蛋白的结构域

免疫球蛋白的多肽链可通过链内二硫键折叠成多个球形结构,称为免疫球蛋白的结构域,每个结构域大约含 110 个氨基酸残基,分别具有不同的功能,因此又可以将其称为功能区(图 27-1)。免疫球蛋白的 L 链有 V_L 和 C_L 两个结构域,H 链长度不同,结构域也不同:IgA、IgG 和 IgD 有 V_H、C_H1、C_H2、C_H3 四个结构域,IgM 和 IgE 有 V_H、C_H1、C_H2、C_H3、C_H4 五个结构域(图 27-2)。

免疫球蛋白各结构域的功能分别为:①V_L 和 V_H 是抗原结合部位;②C_L 和 C_H1 具有部分同种异型的遗传标志;③C_H2(IgG)和 C_H3(IgM)是补体结合位点,妊娠妇女的 IgG 还可借助 C_H2 通过胎盘进入胎儿体内;④IgG 的 C_H3 可与巨噬细胞、B 淋巴细胞、NK 细胞表面的 IgG Fc受体结合;⑤IgE 的 C_H2 和 C_H3 可与肥大细胞和嗜碱性粒细胞表面的 IgE Fc 受体结合,介导 I 型超敏反应的发生。

四、免疫球蛋白的水解片段

免疫球蛋白的铰链区易被胃蛋白酶和木瓜蛋白酶水解,产生不同的水解片段,借此可以用来研究免疫球蛋白的结构与功能,对某些抗体片段进行分离纯化。

1. 木瓜蛋白酶水解片段　木瓜蛋白酶作用于 Ig 铰链区二硫键连接的两条 H 链的近 N 端,将 Ig 水解成两个相同的抗原结合片段(Fab)和一个可结晶片段(Fc)(图 27-3)。Fab 含有一条完整的 L 链和 H 链的 V_H 和 C_H1 区,1 个 Fab 仅结合 1 个抗原表位,为单价,故不发生凝集反应或沉淀反应。Fc 相当于 IgG 的 C_H2 和 C_H3 区,无抗原结合部位,能与某些效应细胞或分子表面的 Fc 受体结合。

2. 胃蛋白酶水解片段　胃蛋白酶作用于 Ig 铰链区二硫键链接的两条 H 链的近 C 端,将 Ig 水解成一个含两个相同 Fab 的大片段 F(ab')$_2$ 和一些小片段 pFc'(图 27-3)。F(ab')$_2$ 可同时结合两个抗原表位,为双价,故能发生凝集反应或沉淀反应。pFc'的生物学作用尚不清楚。F(ab')$_2$ 既保留了 Ig 的抗原结合部位,又避免了 Fc 段抗原性引起的副作用,因此被广泛用于制作生物制品。例如,破伤风抗毒素和白喉抗毒素经胃蛋白酶消化提纯后,因去掉了 Fc 段而大大降低了超敏反应的发生率。

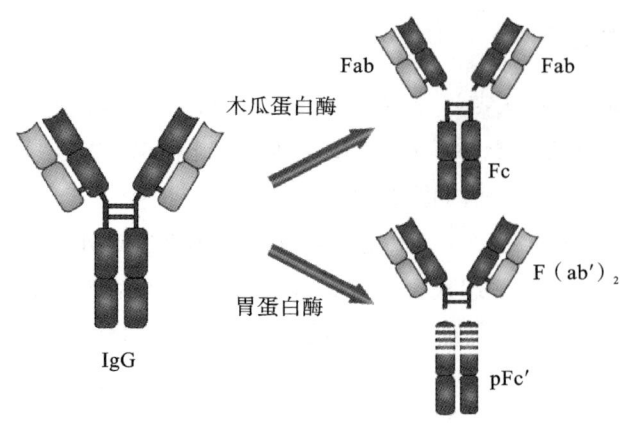

图 27-3 免疫球蛋白的水解片段(以 IgG 为例)

第二节 免疫球蛋白的生物学功能

免疫球蛋白是体液免疫中发挥效应的最主要的免疫分子,其功能是由其不同的结构域所决定的,主要表现在以下几个方面(图 27-4)。

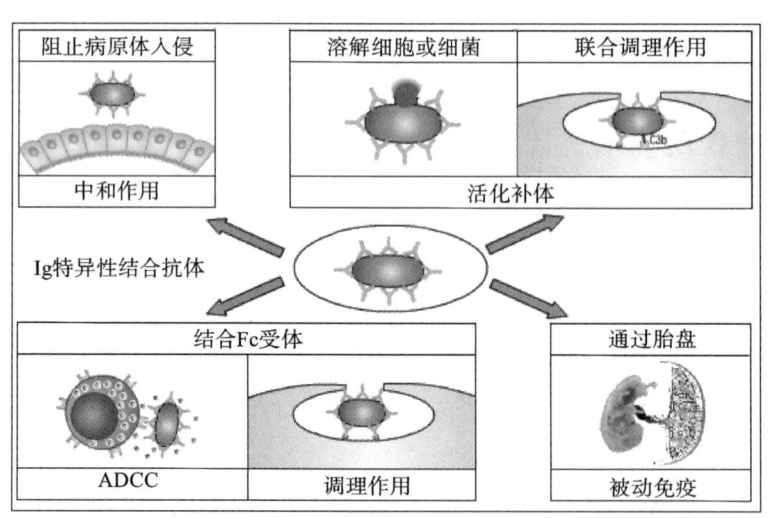

图 27-4 免疫球蛋白的生物学功能

一、识别抗原

识别抗原是由 Ig 可变区决定的,是抗体的首要功能。不同类型的 Ig 有单体、二聚体、五聚体之分,故其所能结合的抗原表位数量也不同。单体 Ig(IgG、IgD、IgE)可结合 2 个抗原表位,为双价;sIgA 可结合 4 个抗原表位,为 4 价;IgM 由于其立体构型空间位置的阻碍,无法达到理论上的 10 价，一般只能结合 5 个抗原表位，为 5 价。Ig 识别抗原所发挥的生物学效应有：中和毒素、阻止病原体入侵等。

二、激活补体

IgG1～IgG3 和 IgM 与相应抗原发生特异性结合后，其 C_H 区的补体结合位点暴露，启动补体的经典激活途径。IgG4、IgA 和 IgE 形成聚合物后可通过旁路途径激活补体系统，而 IgD 一般不能激活补体。

三、结合 Fc 受体

IgG、IgA 和 IgE 可通过其 Fc 段与相应细胞表面的 Fc 受体（FcR）结合，从而发挥不同的生物学效应。

1. 调理作用 指 Ig 的 Fc 段与巨噬细胞、中性粒细胞表面的 Fc 受体结合后，具有促进吞噬细胞对病原体的吞噬作用的能力，也称作调理吞噬作用（图 27-5）。

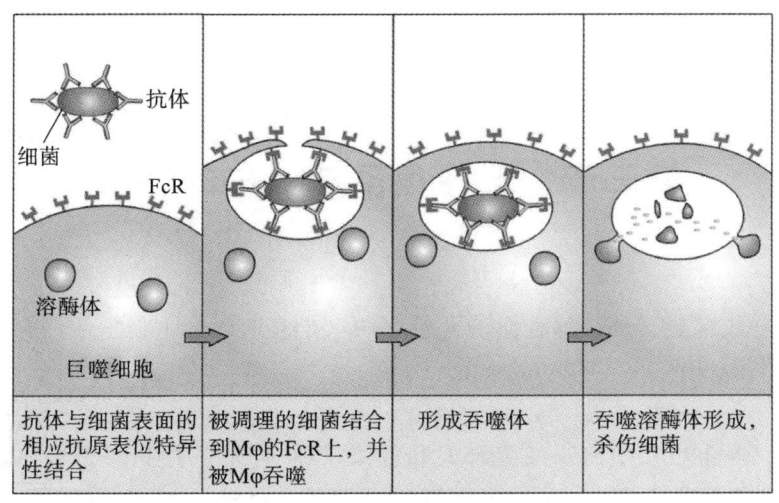

图 27-5 Ig 介导的调理作用

2. 抗体依赖细胞介导的细胞毒作用（antibody dependent cell mediated cytotoxicity，ADCC） 指具有细胞毒作用的细胞（如 NK 细胞或巨噬细胞）通过其表面的 FcR 与结合在靶抗原（细菌、病毒、肿瘤细胞等）上的抗体（如 IgG）的 Fc 段发生结合，从而介导 NK 细胞或巨噬细胞对靶抗原的杀伤作用（图 27-6）。

3. 介导Ⅰ型超敏反应 变应原刺激机体产生的 IgE 的 Fc 段具有亲细胞性，能特异性结合其靶细胞（肥大细胞和嗜碱性粒细胞）表面的 FcR，使机体处于致敏状态。当变应原再次进入机体时，变应原与已经结合在靶细胞上的 IgE 发生特异性结合，从而导致靶细胞脱颗粒释放组胺、白三烯等生物活性介质，导致Ⅰ型超敏反应的发生。

四、穿过胎盘和黏膜

IgG 是人类唯一能通过胎盘的 Ig，IgG 的这种功能是胎儿获得被动免疫的主要方式，对新生儿抗感染具有重要意义。sIgA 能穿过呼吸道、消化道黏膜到达黏膜表面，在黏膜局部免疫中发挥重要作用。

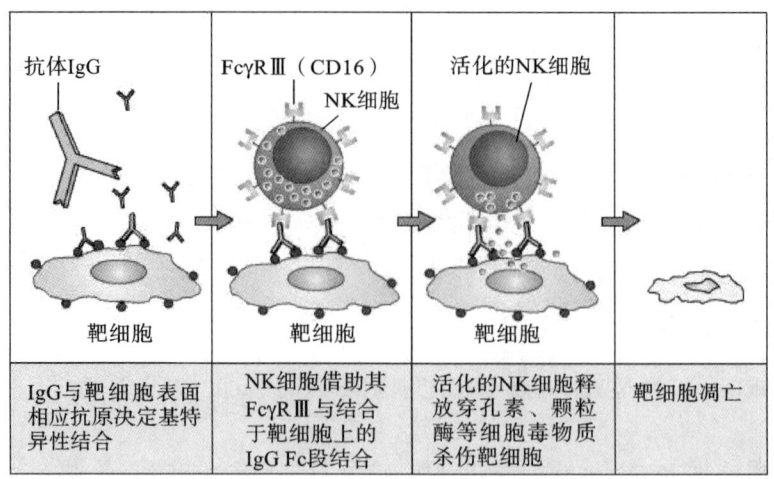

图 27-6　NK 细胞介导的细胞毒作用

第三节　五种免疫球蛋白的特性

不同 Ig 的合成部位、合成时间、血清含量、分布、半衰期以及生物学活性有所差别。

一、IgG

IgG 主要由脾、淋巴结中的浆细胞合成和分泌,以单体形式存在。在个体发育过程中,机体合成 IgG 的年龄要晚于 IgM,在出生后第 3 个月开始合成,3～5 岁接近成人水平。IgG 是血清中主要的抗体成分,约占血清总 Ig 的 75%。根据 IgG 分子中 γ 链抗原性的差异,人 IgG 有 4 个亚类:IgG1、IgG2、IgG3 和 IgG4。不同 IgG 亚类的生物学活性有所差异。IgG 的半衰期相对较长,为 20～30 天。IgG 可通过经典途径活化补体,其活化补体的能力依次是 IgG3＞IgG1＞IgG2。人的 IgG4 和小鼠的 IgG1 无固定补体的能力。IgG 是唯一能通过胎盘的 Ig,在自然被动免疫中起重要作用。此外,IgG 还具有调理吞噬、ADCC 和结合 SPA 等作用。由于 IgG 的上述特点,IgG 在机体免疫防护中起着主要的作用,大多数抗菌、抗病毒、抗毒素抗体都属于 IgG 类抗体。对麻疹、甲型肝炎等有免疫力的产妇或正常人应用丙种球蛋白或胎盘球蛋白可进行人工被动免疫,能有效地预防相应的传染性疾病。不少自身抗体如抗甲状腺球蛋白抗体、系统性红斑狼疮患者体内的抗核抗体以及引起 Ⅲ 型超敏反应的免疫复合物中的抗体大都也属于 IgG。

二、IgM

血清中 IgM 是由 5 个单体通过一个 J 链和二硫键连接成的五聚体,分子质量最大,称为巨球蛋白。在分子结构上 IgM 无铰链区。在个体发育过程中,无论是 B 淋巴细胞膜表面 Ig

(SmIg),还是合成分泌到血清中的 Ig,IgM 都是最早出现的 Ig,在胚胎发育晚期的胎儿即有能力产生 IgM。在抗原刺激诱导体液免疫应答过程中,一般 IgM 也最先产生。IgM 占血清总 Ig 的 5%～10%。由于 IgM 在免疫应答早期产生,并在补体参与下的溶血作用比 IgG 强 500 倍以上,而且活化补体后通过 C3B、C4b 等片段发挥调理作用,因此 IgM 在机体的早期免疫防护中占有重要地位。天然的血型抗体(凝集素)为 IgM,血型不符的输血,易发生严重的溶血反应。IgM 不能过胎盘,脐血中如出现针对某种病原微生物的 IgM,表示胚胎期有相应病原微生物如梅毒螺旋体、风疹病毒或巨细胞病毒等感染,称为胚胎感染或垂直感染。正常人血清中也含有少量单体 IgM。

膜表面 IgM 是 B 淋巴细胞识别抗原受体中的一种主要的 SmIg。成熟 B 淋巴细胞有 SmIgD,在正常人 B 淋巴细胞库中 SmIgM 阳性的 B 淋巴细胞约占 80%。在记忆 B 淋巴细胞中 SmIgM 逐渐消失,被 SmIgG、SmIgA 或 SmIgE 所替代。

三、IgA

IgA 主要由黏膜相关淋巴样组织产生,其中大部分是由胃肠淋巴样组织所合成,少部分由呼吸道、唾液腺和生殖道黏膜组织合成。哺乳期产妇腺组织含有大量 IgA 产生细胞,这些细胞主要来自胃肠。在人类,还有少量的 IgA 来自骨髓。人出生后 4～6 个月开始合成 IgA,4～12 岁血清中含量达成人水平,血清型 IgA 的量占总 Ig 的 10% 左右,半衰期为 5～6 天。IgA 有 IgA1 和 IgA2 两个亚类。IgA1 主要存在于血清中,约占血清中 IgA 的 85%,α1 链的分子质量为 56 kD;IgA2 主要存在于外分泌液中,少部分以血清型 IgA 存在,约占血清中 IgA 的 15%,α2 链缺乏铰链区,分子质量为 52 kD。血清中的 IgA 除单体形式外,还有由 J 链共价相连的二聚体或三聚体等形式。分泌型 IgA 由 J 链连接的双体和分泌成分所组成,主要存在于初乳、唾液、泪液、胃肠液、支气管分泌等外分泌液中,是黏膜局部免疫的最重要因素,分泌型 IgA 通过与相应的病原微生物(如脊髓灰质炎病毒)结合,阻抑其吸附到易感细胞上,分泌型 IgA 还可中和毒素如霍乱肠毒素和大肠杆菌毒素等。新生儿易患呼吸道、胃肠道感染可能与 IgA 合成不足有关。慢性支气管炎发作与分泌型 IgA 的减少也有一定关系。产妇可通过初乳将分泌型 IgA 传递给婴儿,这也是一种重要的自然被动免疫。嗜酸性粒细胞、中性粒细胞和巨噬细胞表达 FcαR,血清型单体 IgA 可介导调理吞噬和 ADCC 作用。此外,分泌型 IgA 具有免疫排除(immune exclusion)功能,即分泌型 IgA 结合饮食中大量的可溶性抗原以及肠道正常菌群或病原微生物所释放的热原物质,防止它们进入血液。

四、IgD

IgD 于 1995 年在人骨髓瘤蛋白中发现,分子质量为 175 kD,主要由扁桃体、脾等处浆细胞产生,人血清中 IgD 浓度为 3～40 μg/mL,不到血清总 Ig 的 1%,在个体发育中合成较晚。IgD 铰链区很长,且对蛋白酶水解敏感,因此 IgD 半衰期很短,仅 2.8 天。血清中 IgD 确切的免疫功能尚不清楚。在 B 淋巴细胞分化到成熟 B 淋巴细胞阶段,除了表达 SmIgD 外,在抗原刺激后还表现为免疫耐受。成熟 B 淋巴细胞活化后或者变成记忆 B 淋巴细胞时,SmIgD 逐渐消失。

五、IgE

IgE 是 1966 年发现的一类 Ig,分子质量为 188 kD,血清中含量极低,仅占血清总 Ig 的

0.002%，在个体发育中合成较晚。ε链有 4 个 $C_H(C\varepsilon1\sim C\varepsilon4)$，无铰链区，含有较多的半胱氨酸和甲硫氨酸。对热敏感，56 ℃、30 min 可使 IgE 丧失生物学活性。IgE 主要由鼻咽部、扁桃体、支气管、胃肠等黏膜固有层的浆细胞产生，这些部位常是变应原入侵和Ⅰ型超敏反应发生的场所。IgE 为亲细胞抗体，$C\varepsilon2$ 和 $C\varepsilon3$ 功能区可与嗜碱性粒细胞、肥大细胞膜上高亲和力 $Fc\varepsilon RⅠ$ 结合。变应原再次进入机体与已固定在嗜碱性粒细胞、肥大细胞上的 IgE 结合，可引起Ⅰ型超敏反应。寄生虫感染或过敏反应发作时，局部的外分泌液和血清中 IgE 水平都明显升高。

第四节　人工制备抗体

抗体在疾病的预防、诊断和治疗以及科学研究中都具有重要的意义，因此抗体需求量非常大，而天然抗体难以满足需求，那么，采用人工的方法制备抗体是人类获得抗体的一个重要手段。根据抗体制备方法和原理的不同，目前常用的人工制备抗体主要有三种：单克隆抗体、多克隆抗体、基因工程抗体。

一、单克隆抗体

单克隆抗体（monoclonal antibody，McAb）是指由单一 B 淋巴细胞克隆识别某一特定的抗原表位所产生的抗体。一种 McAb 只能识别一种抗原表位，具有高度的特异性，现已广泛应用于临床。

早在 1975 年，科学家 Kohler 和 Milstein 就发现，将能够产生特异性抗体但寿命却很短的 B 淋巴细胞与不能产生抗体但寿命却很长且能在体外无限增殖的恶性骨髓瘤细胞进行体外融合，经筛选和克隆化，建立杂交瘤细胞系，该细胞系既具有 B 淋巴细胞产生抗体的功能，又具有骨髓瘤细胞无限增殖的功能，经筛选后的阳性克隆能大量生产制备单克隆抗体。利用杂交瘤技术制备的单克隆抗体，具有多种优点：抗体特异性强、结构均一、效价高、无（少）交叉反应、成本低等。

但目前研制成功的单克隆抗体几乎都是鼠源性，对人体而言是异种抗原，过多使用易导致机体发生超敏反应。

二、多克隆抗体

天然抗原分子表面常具有多种抗原表位，能刺激多个 B 淋巴细胞克隆产生针对多种抗原表位的抗体混合物，称为多克隆抗体（polyclonal antibody，PcAb）。获得多克隆抗体的来源主要包括动物免疫血清、恢复期患者血清、免疫接种人群等。多克隆抗体具有来源广泛、制备简单、作用全面等优点，但由于其特异性差、容易发生交叉反应、不易大量制备等缺点，限制了它的应用。

三、基因工程抗体

基因工程技术的发展为人类解决如何降低鼠源性 McAb 引发的副作用的问题,拓宽 McAb 在人体中的应用提供了思路,基因工程抗体应运而生。基因工程抗体是指利用基因工程技术制备的抗体的总称。目前常见的基因工程抗体主要有:人-鼠嵌合抗体、人源化抗体、小分子抗体、改型抗体、双特异性抗体等。

基因工程抗体的制备方法是在基因水平上对 Ig 进行切割、连接或修饰,将部分或全部人源化的抗体的编码基因克隆到真核或原核表达系统中,体外表达人-鼠嵌合抗体或人源化抗体,或利用转基因技术将其转至敲除自身抗体基因而又加入人源抗体基因的小鼠体内,刺激小鼠的 B 淋巴细胞产生人源化抗体。该做法的优点是既能保持单克隆抗体的特异性,又能克服鼠源性单克隆抗体的缺点。

目 标 检 测

一、选择题

A1 型题

1. 关于抗体,下列哪项是错误的?(　　　)

A. 抗体是指具有免疫功能的球蛋白

B. 抗体主要存在于血液、体液、黏膜表面及分泌液中

C. 抗体是能与相应抗原特异性结合的球蛋白

D. 抗体都是免疫球蛋白

E. 免疫球蛋白都是抗体

2. 抗体与抗原结合的部位是(　　　)。

A. C_H 区　　　　B. V_H 区　　　　C. C_L 区　　　　D. V_L 区　　　　E. V_H 与 V_L 区

3. 抗体分子的基本结构是(　　　)。

A. 由 1 条重链和 1 条轻链组成的二肽链结构

B. 由 2 条相同的重链和 2 条相同的轻链组成的四肽链结构

C. 由 2 条不同的重链和 2 条不同的轻链组成的四肽链结构

D. 由 4 条相同的肽链组成的四肽链结构

E. 由 4 条不同的肽链组成的四肽链结构

4. 铰链区位于(　　　)。

A. V_H 和 C_H1 之间　　　　B. V_L 和 V_H 之间　　　　C. C_H1 和 C_H2 之间

D. C_H2 和 C_H3 之间　　　　E. C_H3 和 C_H4 之间

5. 含有分泌片的 Ig 是(　　　)。

A. IgG　　　　B. sIgA　　　　C. IgM　　　　D. IgD　　　　E. IgE

6. 含有 J 链的 Ig 是(　　　)。

A. IgG 和 sIgA　　B. IgM 和 sIgA　　C. IgG 和 IgD　　D. IgD 和 IgE　　E. IgE 和 sIgA

7. 能将 IgG 水解为 $F(ab')_2$ 和 pFc' 片段的是(　　　)。

A. 胃蛋白酶　　B. 木瓜蛋白酶　　C. 胰蛋白酶　　D. 菠萝蛋白酶　　E. 其他

8. 介导 NK 细胞、巨噬细胞发挥 ADCC 效应的 Ig 是(　　　)。

A. IgG   B. sIgA   C. IgM   D. IgD   E. IgE

B1 型题(供 1~8 题备选答案)

A. IgG   B. sIgA   C. IgM   D. IgD   E. IgE

1. 能介导 Ⅰ 型超敏反应的抗体是(   )。

2. 血清中含量最高、半衰期最长的 Ig 是(   )。

3. 与抗原结合后,激活补体能力最强的 Ig 是(   )。

4. 脐血中哪类 Ig 增高提示胎儿有宫内感染?(   )

5. 免疫应答中最早合成的 Ig 是(   )。

6. 参与黏膜局部抗感染免疫的 Ig 是(   )。

7. 人类 ABO 天然血型抗体是(   )。

8. 新生儿从初乳中获得的 Ig 是(   )。

二、简答题

1. 什么叫抗体?什么叫免疫球蛋白?

2. 免疫球蛋白的生物学功能有哪些?

第二十八章　补体系统

学习目标

1. 掌握补体系统的概念、补体的激活途径及作用。
2. 熟悉补体的组成及理化性质。

第一节　补体概述

补体(complement,C)是存在于人和脊椎动物血清及组织液中的一组具有酶样活性的球蛋白,加上其调节因子和相关膜蛋白共同组成一个反应系统即补体系统。补体系统参与机体的抗感染及免疫调节,也可介导病理性反应,是体内重要的免疫效应系统和放大系统。

一、补体系统的组分及命名

补体系统包括 30 余种活性成分,按其性质和功能可以分为三大类。

1. 固有成分　主要参加补体的激活反应过程,包括 C1、C2……C9,其中 C1 由 C1q、C1r、C1s 三种亚单位组成。另外,还有参与旁路激活途径的 B 因子、D 因子等。

2. 调节蛋白　参与补体激活的调控,包括 C1 抑制物、I 因子、C4 结合蛋白、H 因子等。

3. 补体受体　介导补体活性片段或调节蛋白发挥生物学效应,包括 CR1～CR5、C3aR、C2aR、C4aR 等。

1968 年 WHO 命名委员会对补体系统进行了统一命名。参与补体激活经典途径的固有成分按其被发现的先后顺序分别称为 C1、C2……C9,C1 由 C1q、C1r、C1s 三种亚单位组成;补体系统的其他成分以英文大写字母表示,如 B 因子、D 因子、P 因子、H 因子等;补体调节蛋白多以其功能进行命名,如 C1 抑制物、C4 结合蛋白、衰变加速因子等;补体活化后的裂解片段以该成分的符号后面加小写英文字母表示,如 C3a、C3b 等;具有酶活性的成分或复合物在其符号上加一横线表示,如 $C\overline{4b2b}$、$C\overline{3bBb}$ 等;灭活的补体片段在其符号前面加英文字母 i 表示,如 iC3b 等。

二、补体组分的理化性质

补体的大多数组分都是糖蛋白,且多属于 β 球蛋白;C1q、C8 等为 γ 球蛋白,C1s、C9 为 α 球蛋白。正常血清中各组分的含量相差较大,C3 含量最多,C2 最低。各种属动物血中补体含量也不相同,豚鼠血清中含有丰富的补体,故实验室多采用豚鼠血作为补体来源。补体性质不稳定,易受各种理化因素影响,例如,加热 65 ℃、30 min 即被灭活。另外,紫外线照射、机械振荡或某些添加剂等理化因素均可能破坏补体。因此补体活性检测标本应尽快地进行测定,以免补体失活。

第二节 补体系统的激活

补体系统的各组分在体液中通常以非活性状态、类似酶原的形式存在,当被一定因素激活后,才表现出生物活性。补体的激活途径包括经典途径(classical pathway)、旁路途径(alternative pathway)和 MBL 途径。三条激活途径均具有共同的末端通路,即攻膜复合物(MAC)的形成以及溶解靶细胞效应。

一、经典途径

经典途径是以结合抗原后的 IgG 或 IgM 类抗体为主要激活剂,补体 C1～C9 共 11 种成分全部参与的激活途径。经典途径的整个过程可分为识别、活化和膜攻击三个阶段(图 28-1)。

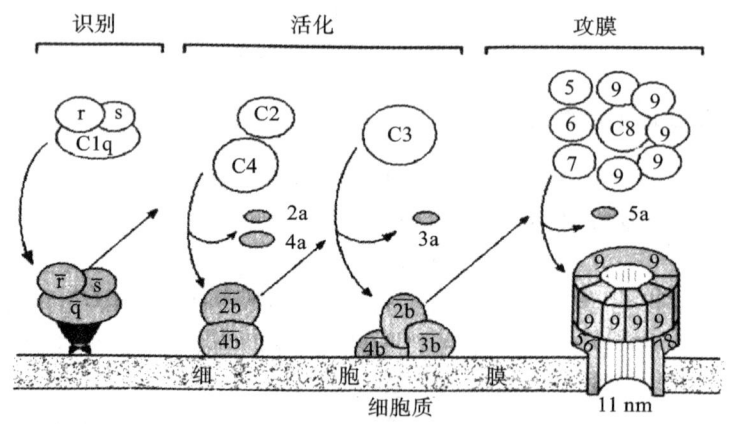

图 28-1 经典途径的三个阶段

(一)识别阶段

识别阶段即 C1 酯酶的形成阶段。C1 是由 C1q、C1r 和 C1s 分子组成的多聚体复合物,当抗原与相应抗体结合后,抗体发生构象改变,其 Fc 段的补体结合部位暴露,被 C1q 识别,并与之结合。进而 C1q 变构,相继激活 C1r、C1s,活化的 C1s 即为 C1 酯酶,这一过程需 Ca^{2+} 参与。

研究发现激活 C1q 的球形分子必须具有 2 个以上紧密相邻的 IgG 分子,IgM 只需 1 个分子即可,故单分子 IgM 比 IgG 激活补体的能力大得多,在补体介导的抗体溶细胞反应中,同量的 IgM 比 IgG 更有效。

(二) 活化阶段

活化阶段即 C3 转化酶(C$\overline{4b2b}$)和 C5 转化酶(C$\overline{4b2b3b}$)的形成阶段。有酶活性的 C1s 依次将 C4、C2 分别酶解为 a 片段和 b 片段,C4a 和 C2a 释放入液相,C4b 和 C2b 结合在已与抗体结合的靶细胞膜上,形成 C$\overline{4b2b}$,即经典途径 C3 转化酶。C$\overline{4b2b}$裂解 C3 为 C3a 和 C3b,C3a 释放入液相,C3b 与 C$\overline{4b2b}$结合,形成 C$\overline{4b2b3b}$,即经典途径 C5 转化酶。这一过程中产生的 C4a、C2a、C3a 释放到液相中发挥各自的生物学效应。

(三) 攻膜阶段

攻膜阶段即攻膜复合物(MAC)的形成阶段,C5 转化酶裂解 C5,形成 C5a 和 C5b。前者释入液相,后者仍结合在细胞表面,依次与 C6、C7、C8 结合成 C$\overline{5b678}$复合物,该复合物可牢固地附着于细胞表面,与 12~15 个 C9 分子结合,组成 MAC。MAC 插入靶细胞膜,形成一个内径为 11 nm 的小孔,可使水和无机盐自由进出,导致细胞溶解死亡(图 28-2)。

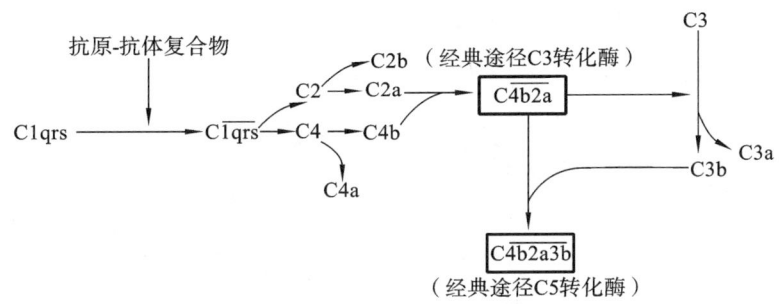

图 28-2　补体激活的经典途径示意图

二、旁路途径

旁路途径也称替代途径,与经典途径的不同之处如下:其越过 C1、C4 和 C2,直接激活补体 C3,然后完成 C5~C9 的激活过程;参与旁路途径的血清成分尚有 B、D、P、H、I 等因子。旁路途径的激活物主要是细胞壁成分,如脂多糖、酵母多糖等。C3 是启动旁路途径的关键分子。在生理条件下,C3 受蛋白酶的作用,可缓慢持续地产生少量的 C3b。C3b 可与 B 因子结合,血清中 D 因子继而将结合状态的 B 因子裂解成 Ba 和 Bb。Ba 释放入液相,Bb 仍附着于 C3b,所形成的 C$\overline{3bBb}$复合物即是旁路途径的 C3 转化酶。C$\overline{3bBb}$极不稳定,可被迅速降解。但血清中的备解素(P 因子)能稳定 C$\overline{3bBb}$的活性,使 C3 水解生成 C3a 和 C3b,C3b 沉积在颗粒表面并与 C$\overline{3bBb}$结合形成 C$\overline{3bnBb}$,此复合物即为旁路途径的 C5 转化酶,能裂解 C5,其后续激活过程及效应与经典途径完全相同,即进入 C5~C9 的激活阶段,形成 MAC,导致靶细胞溶解。此过程中 C3b 既是 C3 转化酶的成分,又是 C3 转化酶的作用底物,形成旁路途径的正反馈放大效应(图 28-3)。

三、MBL 途径

MBL 途径与经典途径类似,参与补体激活的有甘露糖结合凝集素(MBL)和 C 反应蛋白。在病原微生物感染的早期,肝细胞合成分泌急性期蛋白(如 MBL 和 C 反应蛋白),血浆中

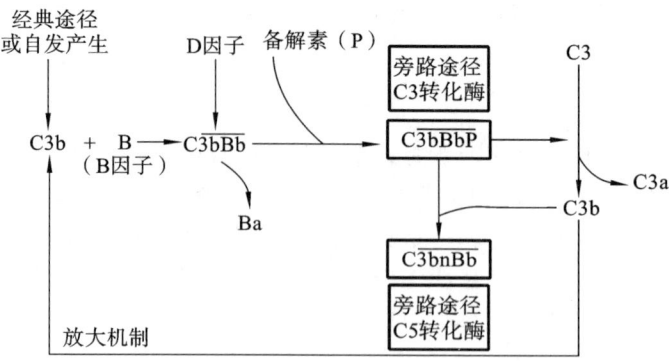

图 28-3　补体激活的旁路途径示意图

MBL 水平明显升高,MBL 可与某些细菌的甘露糖残基结合,再与丝氨酸蛋白酶结合,形成 MBL 相关的丝氨酸蛋白酶(MASP),MASP 具有与 C1s 相同的酶活性,可裂解 C4 和 C2 分子,继而形成 C3 转化酶,其后的反应过程与经典途径相同(图 28-4,表 28-1)。

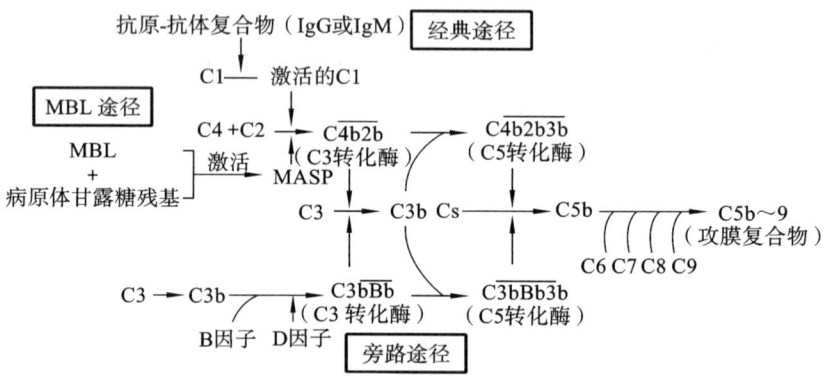

图 28-4　补体的三条激活途径

表 28-1　补体的三条激活途径的区别

区别点	经典途径	旁路途径	MBL 途径
激活物	抗原-抗体复合物 (IgG、IgM)	微生物颗粒或 外源性异物颗粒	病原体表面 特殊糖结构 (甘露醇、岩藻糖等)
参与的补体成分	C1~C9	C3、C5~C9 B 因子、D 因子	C2~C9
C3 转化酶	C $\overline{4b2b}$	C $\overline{3bBb}$	C $\overline{4b2b}$
C5 转化酶	C $\overline{4b2b3b}$	C $\overline{3bBb3b}$	C $\overline{4b2b3b}$
作用	特异性免疫应答	非特异性 免疫应答	非特异性 免疫应答
意义	参与感染后期或 再次感染的防御反应	早期抗感染	早期抗感染

第三节　补体系统的生物学意义

补体系统是机体重要的免疫效应系统之一。补体系统活化可以溶解细胞,在活化过程中产生的中间复合物及某些片段也具有多种多样的生物活性,因此补体系统对机体的作用是多方面的,既可参与机体的防御反应,维持自身稳定,亦可引起免疫损伤(表28-2)。

表28-2　补体各成分及其片段的生物活性

补体成分	生物活性
C1～C9	溶菌、杀菌和溶细胞作用
C3b、C4b	吞噬调理作用
C3b	免疫黏附作用
C1q、C4	中和与溶解病毒作用
C2a、C4a	激肽样作用
C3a、C5a、C4a	过敏毒素作用
C3a、C5a、C5b67	趋化因子
C3、C4、CR1	溶解和清除免疫复合物

一、溶细胞作用

不论通过何种途径活化,补体系统都能对其黏附的细胞产生溶解作用。在经典途径中,抗体的作用只是特异性地定位靶细胞和活化补体,而靶细胞的溶解则是补体系统的作用结果。对不同种类的靶细胞,补体的溶解效果亦不相同。例如,革兰阴性杆菌、支原体、异体红细胞和血小板对补体很敏感,革兰阳性菌对补体不敏感。

补体的溶细胞作用不仅可以抗菌,还可抵抗其他微生物及寄生虫的感染。病毒在与相应的抗体结合后,补体的参与可显著增强抗体对病毒的灭活作用,其机制可能是直接溶解有包膜的病毒,防止病毒对易感细胞的吸附和穿入,或干扰病毒在细胞内的增殖。补体缺陷的患者则易受病原微生物的侵害。此外,补体也常常引起病理性反应,例如异型输血时的溶血反应,自身免疫病时的细胞损伤等都可由补体系统引起。

二、对免疫复合物的清除作用

补体在活化过程中生成的中间产物,如C3b和C4b等,对抗原-抗体复合物有很强的亲和力,可共价结合到免疫复合物上,然后通过补体的其他效应对免疫复合物产生抑制或清除作用。

(一) 吞噬调理作用

人及其他哺乳动物的单核-巨噬细胞和中性粒细胞表面都有C3b和C4b受体,能与带有补体成分的免疫复合物相结合,将两者连接起来,促进吞噬细胞对免疫复合物的吞噬作用。在这种意义上,补体也可称为非特异性调理素(opsonin)。补体成分 C3b、C4b、iC3b 均有调理作用,这种调理作用在机体的抗感染过程中具有重要意义。

(二)免疫黏附作用

带有补体成分的免疫复合物还可通过 C3b 受体结合到红细胞和血小板的表面(免疫黏附作用)。被黏附的免疫复合物在肝中得到处理,或者通过吞噬作用促进其清除。

(三)对免疫复合物的抑制作用

C3 和 C4 对免疫复合物的共价结合可导致如下结果。

(1)阻碍免疫复合物相互结合形成大的网格而易于在组织中沉积;

(2)阻止免疫复合物激活补体而诱发一系列病理损伤;

(3)可破坏免疫复合物的空间结构而使其溶解。

上述作用对免疫复合物病有抑制效果,在补体活性降低或补体缺乏时,易发生免疫复合物病或使病情加重。

三、炎症介质作用

补体是机体重要的炎症介质之一,可通过许多途径引起不同的炎症。

(一)过敏毒素作用

C5a 和 C3a 可以作用到肥大细胞和嗜碱性粒细胞的细胞膜上,使细胞脱颗粒,释放组胺、白三烯及前列腺素等活性介质,引起类似过敏反应的病理变化,因此将 C5a 和 C3a 称为过敏毒素(anaphylatoxin)。现已发现 C4a 亦有较弱的过敏毒素作用。这类作用可被抗组胺药物封闭。

(二)趋化作用

C4a、C5a、C3a 和 C5b67 是中性粒细胞和单核-巨噬细胞的趋化因子(chemokine),可使这些吞噬细胞向炎症部位聚集,加强对病原体的吞噬和消除,同时引起炎症反应。

(三)激肽样作用

C2a、C4a 等具有激肽样活性,能增强血管的通透性,引起炎性充血。

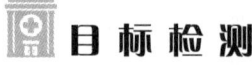

目标检测

一、选择题

A1 型题

1. 补体旁路激活途径与下列哪种作用无关?(　　　)

A. C3 裂解为 C3a 和 C3b　　　　　　　　　　B. C4 裂解为 C4a 和 C4b

C. B 因子裂解为 Ba 和 Bb　　　　　　　　　　D. C5 裂解为 C5a 和 C5b

E. 攻膜复合物形成

2. 具有调理作用的补体成分是(　　　)。

A. C4a　　　　　　B. C3b　　　　　　C. C3a　　　　　　D. C2b　　　　　　E. C5b

3. 补体经典途径激活顺序是(　　　)。

A. C123456789　　B. C124356789　　　C. C132456789　　　D. C134256789　　　E. C142356789

4. 补体不具备下列哪种作用?（　　　）

A. 溶解细胞作用　　　　　　　　B. 调理作用　　　　　　　　　C. 过敏毒素作用

D. 趋化作用　　　　　　　　　　E. 中和毒素作用

5. 不参加旁路激活途径的补体成分是（　　　）。

A. D因子　　　　B. C3　　　　　　C. C2　　　　　　D. C5　　　　　　E. B因子

6. 能发挥早期抗感染免疫的补体激活途径是（　　　）。

A. 经典激活途径　　　　　　　　B. 旁路途径　　　　　　　　　C. MBL途径

D. A+B　　　　　　　　　　　　E. B+C

7. 补体经典激活途径的激活物是（　　　）。

A. 细菌脂多糖　　　　　　　　　B. MBL　　　　　　　　　　　C. C反应蛋白

D. 抗原-抗体复合物　　　　　　 E. 细菌荚膜

8. 补体经典激活途径中的C3转化酶是（　　　）。

A. C$\overline{3bBb}$　　　　B. C$\overline{4b2b3b}$　　　C. C$\overline{4b2b}$　　　D. C$\overline{1s}$　　　E. C$\overline{3b}$

9. 补体旁路激活途径中的C3转化酶是（　　　）。

A. C$\overline{3bBb}$　　　　B. C$\overline{4b2b3b}$　　　C. C$\overline{4b2b}$　　　D. C$\overline{1s}$　　　E. C$\overline{3b}$

10. 参与经典激活途径的补体包括下列哪些?（　　　）

A. C1～C9　　　　　　　　　　 B. C2～C9　　　　　　　　　　C. C5～C9

D. B因子、D因子　　　　　　　 E. 以上都是

二、简答题

1. 简述补体的概念及组成。

2. 简述补体激活途径的区别。

3. 简述补体的生物学作用。

第二十九章　主要组织相容性复合体

第一节　人类主要组织相容性复合体

不同种属或不同个体间进行器官移植时,供者与受者相互接受的程度称组织相容性,如相容则不排斥,不相容则会出现移植排斥反应。移植排斥反应的本质是供、受者间细胞表面抗原不同引起的免疫应答,这种细胞表面能够诱导移植排斥反应的抗原称为组织相容性抗原或移植抗原。人和其他哺乳动物的组织相容性抗原均十分复杂,但有一组起决定性作用,能够诱导迅速而强烈的移植排斥反应,称为主要组织相容性抗原(major histocompatibility antigen,MHA),其余的称为次要组织相容性抗原。编码 MHA 的基因是一组呈高度多态性的紧密连锁的基因群,称为主要组织相容性复合体(major histocompatibility complex,MHC)。MHC 编码的蛋白质即 MHA,又称为 MHC 分子。

MHC 分子在哺乳动物中普遍存在,不同动物有不同的名称,如小鼠的 MHC 分子称为H-2抗原,猪的称为 SLA,家兔的称为 RLA。人类的 MHC 分子因最先在白细胞表面发现,且在白细胞表面含量最高,故又称为人类白细胞抗原(human leukocyte antigen,HLA),HLA 的编码基因即人类的 MHC,也称为 HLA 复合体。

一、人类 MHC 的基因结构

人类的 HLA 复合体位于第 6 号染色体的短臂上,长度约为 3600 kb,共有 224 个基因座位,其中有 128 个功能性基因(有产物表达),96 个假基因。根据复合体在染色体上的位置,将基因分成三类:Ⅰ类、Ⅱ类和Ⅲ类基因(图 29-1)。因近年来大量非经典 HLA 基因被发现,故根据编码产物的功能将 HLA 基因分为两类：一类是经典的 HLA 基因,编码产物直接参与抗原的提呈和 T 淋巴细胞的分化发育,具有高度的多态性,包括 HLA Ⅰ 类、Ⅱ 类基因,此为本章介绍的重点。另一类是免疫功能相关基因,包括 HLAⅢ类基因和最近确认的多种基因,主要参与炎症反应或调控固有免疫应答,不显示或仅显示有限的多态性。

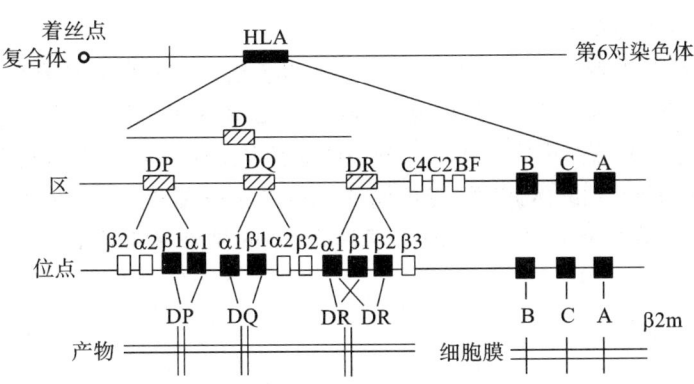

图 29-1　HLA 复合体基因结构示意图

（一）HLAⅠ类基因

经典 HLA Ⅰ 类基因区位于着丝点的远端,主要包括 HLA-B、HLA-C、HLA-A 三个基因座位,其编码产物为 HLA Ⅰ 类分子的 α 链。

（二）HLAⅡ类基因

经典 HLA Ⅱ 类基因区位于着丝点的近端,结构最为复杂,主要由 DP、DQ、DR 三个亚区构成,每个亚区又包含两个或两个以上的功能性基因座位,该区的基因以其编码的肽链（α 链和 β 链）直接命名,如 DRA、DRB1、DRB2。其编码的产物为 HLA Ⅱ 类分子。

（三）免疫功能相关基因

免疫功能相关基因分布于 HLA Ⅰ 类、HLA Ⅱ 类基因区内及 HLA Ⅲ 类基因区。主要包括血清补体成分的编码基因,编码产物为补体 C2、C4、B 因子等成分;抗原加工相关基因如抗原加工相关转运物（transporter associated with antigen processing, TAP）基因、HLA-DM 基因、HLA-DO 基因等;非经典 HLA Ⅰ 类基因如 HLA-E、HLA-G 等;炎症相关基因如肿瘤坏死因子基因家族、热休克蛋白基因家族、转录调节基因及类转录因子基因家族等。

二、人类 MHC 的遗传特点

（一）高度的多态性

HLA 复合体是迄今为止人体最复杂的基因系统,呈高度的多态性。所谓多态性是指在随机婚配的群体中,一个基因座位有多个等位基因,编码多种基因产物。对个体而言,一个基因座位只有两个等位基因,分别来自父、母双方。对群体而言,一个基因座位存在着多个等位基因,称为复等位基因,因此多态性是针对群体而言,反映了群体中不同个体同一基因座位上基因存在的差别。其产生的主要原因是 HLA 复合体是一群紧密连锁的基因,具有多基因座位,并且每个基因座位上又有多个复等位基因。至 2012 年 10 月,HLA 复合体的各基因座位已被发现且正式命名的复等位基因数达 8712 个。

（二）共显性表达

HLA 复合体上的等位基因没有显性基因和隐性基因的区别，均有相应的产物表达出来。只有纯合子个体才仅表达一种基因产物，但由于 HLA 复合体的高度多态性，因此纯合子个体出现的可能性非常小，大部分个体均为杂合子，同时表达两种基因产物。共显性表达进一步增强了人群中 HLA 表型的多样性。

HLA 复合体及其表型的高度多态性具有重要的意义：①使种群具有极大的基因储备，从而在群体水平上能够应对环境的变化，抵御各种病原体的侵袭，利于种群的生存与延续；②HLA 复合体的高度多态性决定了 HLA 分子的高度多态性，从而使不同个体对同种抗原的应答能力存在差异，控制着机体针对特定抗原的入侵能否应答及应答的强度；③给人类进行器官移植时在无血缘关系的个体中寻找 HLA 型别相似的供者带来困难；④可以作为个体身份识别的依据。

（三）单元型遗传

HLA 基因在一条染色体上的组合称为单元型。在遗传过程中单元型作为一个完整的单位由亲代遗传给子代，子代的一个单元型来自父亲，另一个则来自母亲（图 29-2）。因此在同胞兄弟姐妹之间，两个单元型完全相同或完全不同的概率均为 1/4；一个单元型相同的概率为 1/2，子代总有一个单元型与父亲相同，也总有一个单元型与母亲相同。这就决定了在进行器官移植时应该首先从直系亲属中选择移植供体，而且利用检测 HLA 基因型别可以进行亲子鉴定。

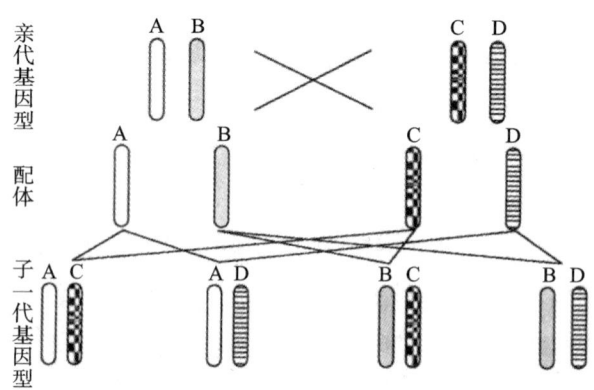

图 29-2　HLA 复合体单元型遗传示意图

（四）连锁不平衡

HLA 复合体具有多基因座位，如各座位的基因随机组合构成单元型，则该单元型的出现频率应等于各基因频率（基因频率是指某等位基因与该座位中全部等位基因的比例）的乘积，但实际上 HLA 复合体的各基因并不完全随机地组成单元型。如我国北方汉族 DRB1×0901 的基因频率是 15.6%，DQB1×0701 的基因频率是 21.9%，两者同时出现在一个单元型的随机频率为 3.4%（0.156×0.219），然而两者出现在一个单元型的实际频率为 11.3%。这种两个或两个以上基因座位上的等位基因，同时出现在一个单元型的实际频率，高于其随机频率，称为连锁不平衡。某些基因或单元型在不同种族或地区人群的频率分布有明显差异，因此 HLA 基因型可作为人种种群基因结构的一个重要特征，在人类学研究中可为探讨人类的源流和迁移提供有用的资料。

第二节　人类 MHC 编码分子(HLA 分子)

一、HLA 分子的分布

(一) HLA Ⅰ类分子的分布

HLA Ⅰ类分子广泛分布于所有有核细胞表面,包括网织红细胞和血小板,但不同组织细胞的表达水平差异很大,以淋巴细胞表达水平最高,其次是肝、肾、皮肤、主动脉和肌肉中的细胞,而成熟红细胞、胎盘滋养层细胞和神经细胞均不表达 HLA Ⅰ类分子。

(二) HLA Ⅱ类分子的分布

HLA Ⅱ类分子的分布比较局限,主要表达于单核-巨噬细胞和树突状细胞等抗原提呈细胞上,精子细胞和某些活化的 T 淋巴细胞上也有 HLA Ⅱ类分子的表达。一些在正常情况下不表达 HLA Ⅱ类分子的细胞,在免疫应答过程中亦可受细胞因子的诱导表达 HLA Ⅱ类分子,因此 HLA Ⅱ类分子的表达被看作提呈抗原能力的标志。

除在细胞表面可检出 HLA 分子外,在血清、尿液、唾液、精液及乳汁等中也可检出 HLA Ⅰ类和Ⅱ类分子,称可溶性 HLA 分子。

二、HLA 分子的结构

(一) HLA Ⅰ类分子的结构

Ⅰ类分子由非共价键连接的两条肽链组成:其中一条称为重链或 α 链,分子质量约为 44 kD,胞外部分有三个球形功能区(α1、α2、α3),另一条为轻链或称 β2 微球蛋白(β2m),分子质量约为 12 kD。事实上只有重链是 HLA Ⅰ类基因的编码产物,而轻链的编码基因则位于人第 15 号染色体上。HLA Ⅰ类分子根据位置和功能的不同可分为四个区域(图 29-3)。

1. 肽结合区　位于 α 链的氨基端,由 α1 和 α2 功能区组成,各含 90 个氨基酸,共同构成抗原结合槽,可容纳 8～10 个氨基酸长度的抗原片段,是 HLA Ⅰ类分子与内源性抗原肽结合的区域。肽结合区与抗原的结合有一定的选择性,但没有抗体、TCR 与抗原结合的特异性高。肽结合区结构差异是不同个体提呈抗原能力差异的主要原因。

2. Ig 样区　由 α3 功能区和 β2m 组成,两者均属于免疫球蛋白超家族(immunoglobulin super-family,IgSF),其氨基酸序列很少发生变异,与 Ig 恒定区具有同源性,故称为 Ig 样区。α3 功能区是与 T 淋巴细胞表面的 CD8 分子结合的部位,对 CD8$^+$ T 淋巴细胞的抗原识别起限制作用。β2m 不穿过细胞膜,也不与细胞膜接触,以非共价键与 α3 连接,其功能主要是维持 HLA Ⅰ类分子结构的稳定。β2m 无同种异型特异性,但具有种属特异性。

3. 跨膜区　由 25 个疏水性氨基酸组成的肽链形成螺旋状结构穿过细胞膜的脂质双分子层,借此将 HLA Ⅰ类分子锚定在细胞膜上。

4. 胞质区　由约 30 个氨基酸组成,位于胞质内,与跨膜信号的传递有关。

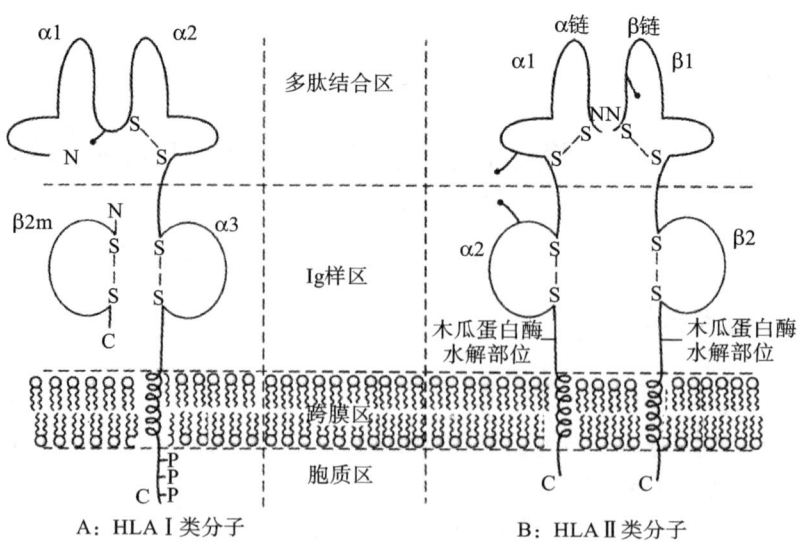

图 29-3 HLA 分子结构示意图

（二）HLA Ⅱ类分子的结构

HLA Ⅱ类分子是由非共价键连接的结构相似的两条多肽链组成，分别称为 α 链和 β 链，α 链的分子质量约 34 kD，β 链约 29 kD。两条肽链均嵌入细胞膜，伸入胞质中，胞外各有两个功能区，分别称为 α1、α2 和 β1、β2。与 HLA Ⅰ类分子不同的是，两条多肽链均由 HLA Ⅱ类基因编码，均具多态性。HLA Ⅱ类分子亦分为四个区域。

1. 肽结合区 由 α1 和 β1 功能区组成，各含 90 个氨基酸，构成抗原结合槽，可容纳 13～17 个甚至更多氨基酸组成的抗原肽，是 HLA Ⅱ类分子与外源性抗原肽结合的区域。

2. Ig 样区 由 α2 和 β2 功能区组成，该区的氨基酸序列高度保守，与 Ig 恒定区具有同源性，故称为 Ig 样区。β2 功能区是与辅助性 T 淋巴细胞的 CD4 分子结合的部位，借此对 CD4$^+$ T 淋巴细胞的抗原识别起限制作用。

3. 跨膜区 α 链和 β 链均穿过细胞膜，各包括 25 个氨基酸残基，将 HLA Ⅱ类分子锚定在细胞膜上。

4. 胞质区 α 链和 β 链各有 10～15 个氨基酸位于胞质内，与细胞内外信号传递有关。

三、HLA 分子的功能

（一）参与抗原的加工提呈

在特异性免疫应答中，HLA 分子参与对抗原的加工、处理与提呈过程。外源性抗原肽如细菌、异种蛋白等必须与 APC 细胞的 HLA Ⅱ类分子结合，形成外源性抗原肽 HLA Ⅱ类分子复合物，表达于细胞表面，才能向 CD4$^+$ T 淋巴细胞提呈抗原信息；内源性抗原肽如病毒、肿瘤抗原等必须与 HLA Ⅰ类分子结合，形成内源性抗原肽-HLA Ⅰ类分子复合物，表达于细胞表面，才能向 CD8$^+$ T 淋巴细胞提呈抗原信息。

（二）参与 T 淋巴细胞的限制性识别

TCR 在识别抗原肽的同时，还需识别与抗原肽结合的 HLA 分子，这一现象称为 HLA 的限制性。靶细胞与 CD8$^+$ T 淋巴细胞之间的相互作用受 HLA Ⅰ类分子的限制，即 CD8$^+$ T 淋巴细胞只能识别与 HLA Ⅰ类分子结合的抗原肽。APC 细胞与 CD4⁺ T 淋巴细胞之间的相互作用受 HLA Ⅱ类分子的限制,即 CD4⁺ T 淋巴细胞只能识别与 HLA Ⅱ类分子结合的抗原肽。

(三) 参与免疫应答的调节

不同个体的 HLA 分子谱不同,对特异性抗原应答的程度也不同。如某个体 HLA 分子的肽结合区与抗原肽的亲和力弱,则该个体对该抗原的刺激呈低应答或不应答状态;反之,则个体对该抗原的刺激呈高应答状态。因此不同的 HLA 分子谱是个体抗病能力差异的最主要的原因,在群体水平上的这种差异有助于增强物种的适应能力,推动生命的进化。

(四) 参与 T 淋巴细胞的分化发育

T 淋巴细胞必须在胸腺中经历阳性选择和阴性选择才能发育为成熟的 T 淋巴细胞,通过阳性选择获得 HLA 限制性,通过阴性选择获得对自身抗原的耐受性。HLA 分子参与了这两种选择过程。

(五) 诱导移植排斥反应

在进行同种异体器官移植时,HLA Ⅰ类分子和 Ⅱ类分子不符均可诱导迅速而强烈的移植排斥反应,是人类的主要组织相容性抗原。

综上所述,HLA 分子最初作为同种异型抗原诱导移植排斥反应而被发现,其实功能远不止于此,它从多个方面参与了机体对特异性免疫应答的调节,新近发现的很多免疫功能相关基因所编码的产物主要参与对固有免疫应答的调控,本章未做详述。

第三节　HLA 与医学

一、HLA 与器官移植

器官移植能否成功的关键是供、受者间组织能否相容,两者相容性的程度则主要取决于 HLA 的相似程度;越相似,则移植成功的可能性就越大。为预防移植排斥反应的发生,器官移植手术之前进行 HLA 配型(详见第二十八章)是寻找合适供体的最主要依据,通常移植物存活率高低的顺序为:同卵双胞胎＞同胞＞亲属＞无亲缘关系者。

二、HLA 分子的异常表达与临床疾病

肿瘤细胞表面提呈内源性抗原的 HLA Ⅰ类分子的表达往往缺失或减少,或特异性发生了改变,以致 CD8⁺ T 淋巴细胞不能有效识别肿瘤抗原,诱导不出机体的抗肿瘤免疫。因此细胞表面 HLA Ⅰ类分子表达下降或者缺失,提示细胞可能发生恶变。

正常情况下 HLA Ⅱ类分子主要表达在 APC 细胞和活化的 T 淋巴细胞表面,在感染或其他理化因素的作用下,一些本来不表达 HLA Ⅱ类分子的细胞,可以表达 HLA Ⅱ类分子,从而将自身抗原提呈给 CD4⁺ T 淋巴细胞,诱导自身免疫,引起自身免疫病。如正常情况下胰岛 β 细胞不表达 HLA Ⅱ类分子,如果异常表达了 HLA Ⅱ类分子,即可诱导出针对胰岛 β 细胞的

自身免疫应答,引起Ⅰ型糖尿病。

三、HLA 与疾病关联

通过群体调查和家系遗传分析发现,带有某些特定 HLA 抗原的个体易患某疾病,这种现象称为关联。关联性通常用相对风险率(RR)来表示。若 RR＞1,则认为有关联,RR 值越大,说明携带此抗原者患病的可能性就越大。如 90% 以上的强直性脊柱炎患者都带有 HLA-B27抗原,而正常人携带 HLA-B27 的概率仅为 9%,经计算其 RR 为 55～376,意味着表达 HLA-B27 的个体比不表达 HLA-B27 的个体,前者患强直性脊柱炎的概率是后者的 55～376 倍。目前已发现多种疾病与 HLA 抗原相关(表 29-1),研究 HLA 与疾病的关联不但有助于疾病的诊断,而且对阐明疾病的发病机制及预后判断等都有重要意义。

表 29-1　HLA 相关疾病及相对风险率

疾病名称	HLA 分子	相对风险率(RR)
强直性脊柱炎	B27	55～376
胰岛素依赖型糖尿病	DR3/DR4	25.0
乳糜泻	DR3	10.8
系统性红斑狼疮	DR3	5.8
多发性硬化症	DR2	4.8
类风湿关节炎	DR4	4.2
突眼性甲状腺肿	DR3	3.7
淋巴瘤性甲状腺肿	DR5	3.2
重症肌无力	DR3	2.5

四、HLA 与亲子鉴定和法医学

HLA 是迄今为止人体内最复杂的基因系统,具有高度的多态性,两个无亲缘关系的个体,在所有基因座位上拥有完全相同等位基因的概率几乎为零,并且每个人的 HLA 型别出生后就已确立,而且终身不变。因此检测 HLA 可用于个体身份的识别,如凶犯身份鉴定和死者身份鉴定。另一方面,HLA 为单元型遗传,子代与亲代之间有且只有一个单元型是相同的,HLA 检测可用于亲子关系鉴定。

目标检测

一、选择题

A1 型题

1. 人类 HLA 复合体位于(　　)。

A. 第 2 号染色体长臂　　　　B. 第 2 号染色体短臂　　　　C. 第 6 号染色体长臂

D. 第 6 号染色体短臂　　　　E. 第 10 号染色体

2. 人类的 MHC 是指(　　)。

A. 人体内与排斥反应有关的抗原系统

B. 人体内能引起强而迅速排斥反应的抗原系统

C. 人体组织相容性抗原的编码基因

D. 人体次要组织相容性抗原的编码基因

E. 人类编码 HLA 的基因群

3. 人类中能引起强而迅速的,针对同种异体移植物排斥反应的抗原是(　　)。

A. 组织相容性抗原　　　　　　B. 移植抗原　　　　　　C. 白细胞抗原

D. 主要组织相容性抗原　　　　E. 主要组织相容性复合体

4. 下列哪一种疾病与 HLA-B27 分子呈现强关联(相关)?(　　)

A. 强直性脊柱炎　　　　　　　B. 痛风　　　　　　　C. 重症肌无力

D. 胰岛素依赖型糖尿病　　　　E. 类风湿关节炎

二、简答题

1. 简述 HLA Ⅰ 类分子和 HLA Ⅱ 类分子的分布。

2. 简述 HLA 与医学的关系。

第三十章 免疫应答

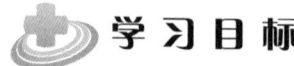

学习目标

1. 掌握 T、B 淋巴细胞介导的免疫应答。
2. 熟悉免疫耐受。
3. 了解免疫调节。

第一节 概　述

免疫应答(immune response)是指机体免疫系统受抗原刺激后,免疫活性细胞(T、B 淋巴细胞)发生活化、增殖、分化及产生特异性免疫效应的过程。在此过程中,T 淋巴细胞和 B 淋巴细胞是主体,抗原选择性刺激相应的 T 淋巴细胞和 B 淋巴细胞,使之活化后产生免疫效应物质(抗体或效应 T 淋巴细胞),最终发挥特异性免疫效应。免疫应答的生物学本质是识别"自己"与"非己",并清除"非己"抗原性物质,以保护机体免受抗原物质损害。但在某种情况下,免疫应答也可能对机体造成病理性损伤。

一、免疫应答的类型

根据参与免疫应答和介导免疫效应的组分和细胞种类不同,特异性免疫应答可分为 T 淋巴细胞介导的细胞免疫和 B 淋巴细胞介导的体液免疫两大类。根据抗原进入体内的时间、次数的不同,分为初次应答和再次应答。根据免疫活性细胞对抗原刺激的反应结果,分为正免疫应答和负免疫应答。正免疫应答是指机体免疫系统受抗原刺激后,免疫活性细胞活化、增殖、分化,并产生特异性免疫效应物质,最终表现对抗原的排异效应。负免疫应答即免疫耐受,指免疫系统对抗原的刺激不发生任何反应。

二、免疫应答的过程

免疫应答的基本过程可分为三个阶段(图 30-1)。

（一）感应阶段

又称抗原提呈和识别阶段。指抗原提呈细胞对抗原的摄取、加工处理及提呈，以及 T 淋巴细胞、B 淋巴细胞通过 TCR/BCR 对抗原的特异性识别。

（二）反应阶段

又称免疫细胞活化、增殖和分化阶段。指 T 淋巴细胞和 B 淋巴细胞接受抗原刺激后活化、增殖、分化，产生抗体和效应 T 淋巴细胞的阶段。

（三）效应阶段

指抗体和效应 T 淋巴细胞与相应抗原发生特异性结合，并通过多种机制对结合的抗原发挥清除效应。

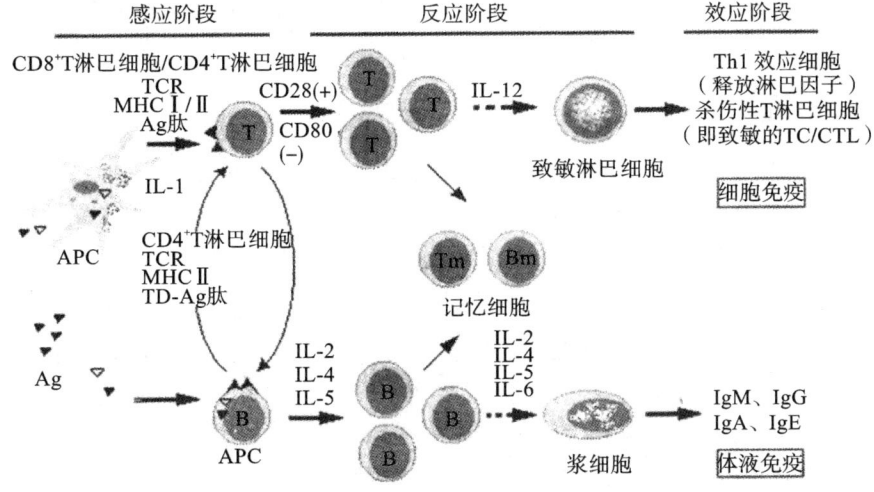

图 30-1　免疫应答的基本过程

三、免疫应答的特点

（一）特异性

表现为免疫活性细胞只能接受相应的抗原刺激而活化，所产生的免疫效应细胞和抗体只能与相应的抗原发生反应。

（二）记忆性

表现为免疫系统对抗原的初次刺激具有记忆性，当同一抗原再次刺激机体时，机体可产生比初次应答更迅速、更强烈、更持久的免疫反应。

（三）放大性

放大性指机体的免疫系统对抗原的刺激发生的免疫应答在一定条件下可以扩大，少量的抗原即可引起强烈的免疫应答。

（四）MHC 限制性

表现为免疫细胞与免疫细胞或靶细胞相互作用时，不仅要识别细胞表面的抗原决定簇还需识别细胞上的 MHC 分子，受到 MHC 约束，即具有同一 MHC 表型才能有效地相互作用，称为 MHC 限制性。

第二节　T淋巴细胞介导的细胞免疫

　　广义的细胞免疫是指由所有免疫细胞发挥的以清除异物的效应,包括巨噬细胞和中性粒细胞的吞噬作用,NK细胞及巨噬细胞发挥的ADCC作用以及T淋巴细胞介导的细胞免疫等。狭义的细胞免疫是指T淋巴细胞介导的细胞免疫,因效应T淋巴细胞具有抗原识别受体,它们须经抗原激发才能活化并发挥其效应,故又称特异性细胞免疫。下面讨论狭义的细胞免疫,即T淋巴细胞介导的细胞免疫。

一、细胞免疫的过程

　　激发细胞免疫的抗原为TD-Ag。根据其效应细胞的不同,细胞免疫有两种基本形式:一种是CD8$^+$CTL细胞介导的对靶细胞的特异性杀伤作用;另一种是CD4$^+$Th1细胞介导的通过释放细胞因子引起以淋巴细胞、单核-巨噬细胞浸润为主的炎症反应。

　　(一) CD8$^+$TC(CTL)细胞介导的免疫应答

　　1. 对抗原的识别与加工　病毒感染的细胞或肿瘤细胞本身具有抗原提呈作用,通常称之为靶细胞。这些细胞的抗原在胞质中降解为抗原肽,然后与MHCⅠ类分子结合形成抗原肽-MHCⅠ类分子复合物,被运送至靶细胞膜表面,供CTL细胞识别。

　　2. CTL细胞的活化、增殖与分化　CTL细胞的活化需要双信号的刺激。首先CTL细胞通过TCR识别靶细胞表面抗原肽-MHCⅠ类分子复合物中的抗原肽,CD8分子识别MHCⅠ类分子,从而获得CTL活化的第一信号,此信号经CD3分子传入细胞内;CTL细胞表面的黏附分子(主要为CD28)与靶细胞表面的相应配体分子(主要为B7)结合形成CTL活化的第二信号。CTL细胞在双信号的刺激后活化,经增殖、分化成为效应CTL细胞。

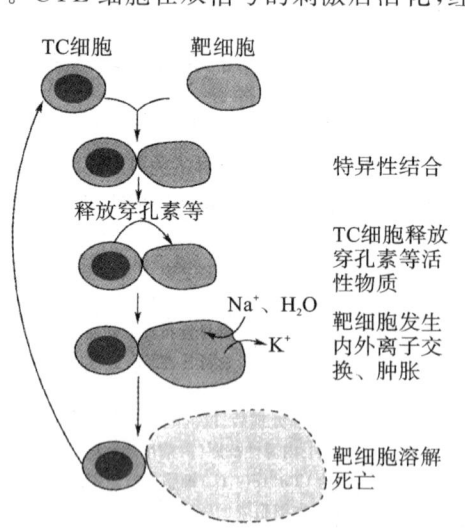

图30-2　CTL细胞杀伤靶细胞的示意图

　　3. CTL细胞的免疫效应　CTL细胞杀伤靶细胞有两种机制:细胞裂解和细胞凋亡。

　　细胞裂解属于通常意义上的细胞毒性。其过程如下:CTL细胞通过TCR特异性识别靶细胞表面的抗原肽-MHCⅠ类分子复合物,同时两者表面黏附分子相互作用,导致CTL细胞与靶细胞紧密接触,CTL细胞通过颗粒胞吐释放穿孔素和颗粒酶,穿孔素在靶细胞膜上形成孔道,当靶细胞膜上出现大量小孔后,水分子通过小孔进入靶细胞内,导致靶细胞裂解死亡(图30-2)。此外,CTL细胞释放的颗粒酶也可通过穿孔素形成的孔道进入靶细胞,使之溶解破坏。

　　细胞凋亡的机制如下:活化后的CTL细胞大量表达FasL(Fas配体),FasL和靶细胞表面的 Fas 分子结合,引发死亡信号的逐级转导,最终激活内源性 DNA 内切酶,使 DNA 断裂,导致靶细胞死亡。

(二) CD4$^+$Th1 细胞介导的免疫应答

CD4$^+$Th1 细胞主要针对外源性 TD-Ag 发生免疫应答,在宿主抗胞内病原生物感染中起重要作用。

APC 对外源性抗原的加工处理以及抗原的提呈机制同体液免疫,CD4$^+$Th1 细胞在双信号刺激下活化,在以 IL-12 为主的细胞因子作用下,增殖、分化为效应 CD4$^+$Th1 细胞。效应 CD4$^+$Th1 细胞通过分泌细胞因子活化巨噬细胞等而引起局部炎症。效应 CD4$^+$Th1 细胞释放的细胞因子主要有 IL-2、TNF-β、IFN-γ 等,这些细胞因子通过趋化作用可吸引单核-巨噬细胞和淋巴细胞聚集于局部组织,在 IFN-γ 的作用下单核-巨噬细胞活化,活化后的巨噬细胞发挥强大的杀伤胞内微生物和杀伤肿瘤细胞的功能。同时,巨噬细胞还可分泌多种引起炎症反应的细胞因子和生长因子,如 IL-1、IL-6 和 TNF,可作用于 T 淋巴细胞、炎症细胞和内皮细胞,增强其介导的免疫反应,同时也可引起局部组织损伤。

二、细胞免疫的生物学效应

(一) 抗感染作用

细胞免疫主要针对的是胞内感染的病原体,如病毒、胞内寄生菌(如结核分枝杆菌、麻风分枝杆菌、伤寒沙门菌等)、真菌和原虫等。

(二) 抗肿瘤免疫

CTL 细胞可直接杀伤带有相应抗原的肿瘤细胞,多种细胞因子可增强巨噬细胞、NK 细胞的抗肿瘤作用。

(三) 引起免疫损伤

细胞免疫应答还可引起 IV 型超敏反应、移植排斥反应及某些自身免疫病等异常免疫应答过程。

第三节 B 淋巴细胞介导的细胞免疫

B 淋巴细胞在抗原刺激下分化增殖为浆细胞,浆细胞合成并分泌抗体,由抗体发挥特异性免疫效应的过程称为体液免疫应答。B 淋巴细胞在免疫应答过程中,随刺激机体的抗原种类不同应答方式各异:在 TD-Ag(胸腺依赖性抗原)刺激下,B 淋巴细胞应答依赖 TH 细胞辅助;在 TI-Ag(胸腺非依赖性抗原)刺激下,B 淋巴细胞可直接产生应答反应。

一、B 淋巴细胞对 TD 抗原的免疫应答

(一) 抗原的处理和提呈

外源性 TD-Ag 进入机体后,由抗原提呈细胞捕获、吞噬入细胞内,经加工处理提取抗原

肽。抗原肽与 APC 内的 MHCⅡ类分子结合,形成稳定的抗原肽-MHCⅡ类分子复合物,再被转运到细胞表面,提呈给 TH 细胞。

B 淋巴细胞也是体内重要的抗原提呈细胞,B 淋巴细胞通过其表面的 B 淋巴细胞抗原受体结合外源性抗原,抗原进入胞内经降解产生抗原肽,后者与胞内的 MHCⅡ类分子结合形成复合物,被转运到细胞膜表面。

通常,初次应答时主要由巨噬细胞和树突状细胞完成抗原提呈作用,再次应答时抗原提呈细胞则由 B 淋巴细胞承担。另外,B 淋巴细胞摄取抗原是特异性的,即只摄取与 BCR 相应的可溶性抗原,而巨噬细胞摄取抗原是非特异性的,颗粒性抗原的提呈原则上要靠巨噬细胞来完成。

（二）TH 细胞的活化及对 B 淋巴细胞的辅助

TH 细胞必须经活化后才具有辅助 B 淋巴细胞产生抗体的作用。TH 细胞需经两个信号的刺激才能活化(图 30-3)。TH 细胞以 T 淋巴细胞抗原受体识别抗原肽,同时 TH 细胞表面的 CD4 分子识别 APC 细胞表面的 MHCⅡ类分子,通过这两个识别,TH 细胞获得活化的第一信号,该信号通过 CD3 分子传递到细胞内。APC 表面协同刺激分子(主要为 B7)等与 T 淋巴细胞表面协同刺激分子受体(主要为 CD28)等结合,产生 TH 细胞活化的协同刺激信号,即 TH 细胞获得活化的第二信号。同时,APC 释放 IL-1 等细胞因子促进 TH 细胞的活化。活化的 TH 细胞高度表达 CD40 受体,可与 B 淋巴细胞表面的 CD40 结合,产生 B 淋巴细胞活化的第二信号。

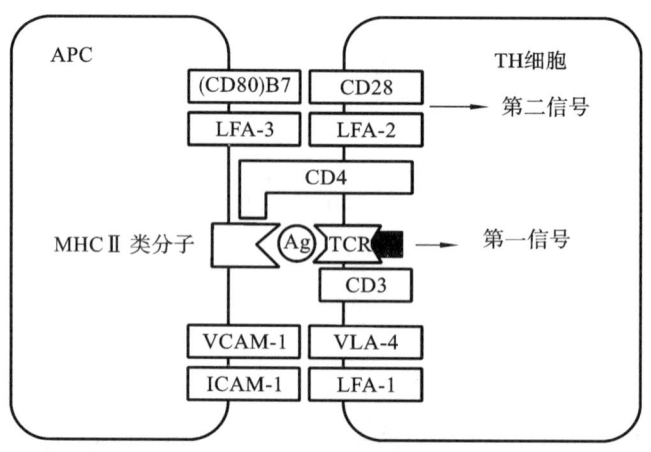

图 30-3　TH 细胞的活化信号

（三）B 淋巴细胞活化、增殖和分化

与 TH 细胞一样,B 淋巴细胞的活化也需要两个信号的刺激(图 30-4)。第一信号是 B 淋巴细胞的 BCR 识别并结合抗原肽,其抗原刺激信号由 Igα/Igβ 转导进入细胞内。第二信号即协同刺激信号,活化的 Th 细胞表面表达的 CD40L(CD40 配体)与 B 淋巴细胞表面的 CD40 结合,并与其他协同刺激分子共同提供 B 淋巴细胞活化的第二信号。在 TH 细胞与 B 淋巴细胞相互作用中,TH 细胞表面的 CD4 分子识别细胞表面自身的 MHCⅡ类分子。

B 淋巴细胞活化后,其细胞表面出现多种细胞因子受体,并接受 TH 细胞所产生的多种细胞因子的刺激。在不同的细胞因子的刺激下,B 淋巴细胞分化、增殖为各型浆细胞,并合成、分泌相应的抗体。在 B 淋巴细胞的分化过程中,部分 B 淋巴细胞分化为记忆 B 淋巴细胞,若再次接受相同抗原的刺激,可迅速活化为浆细胞,产生大量的抗体。

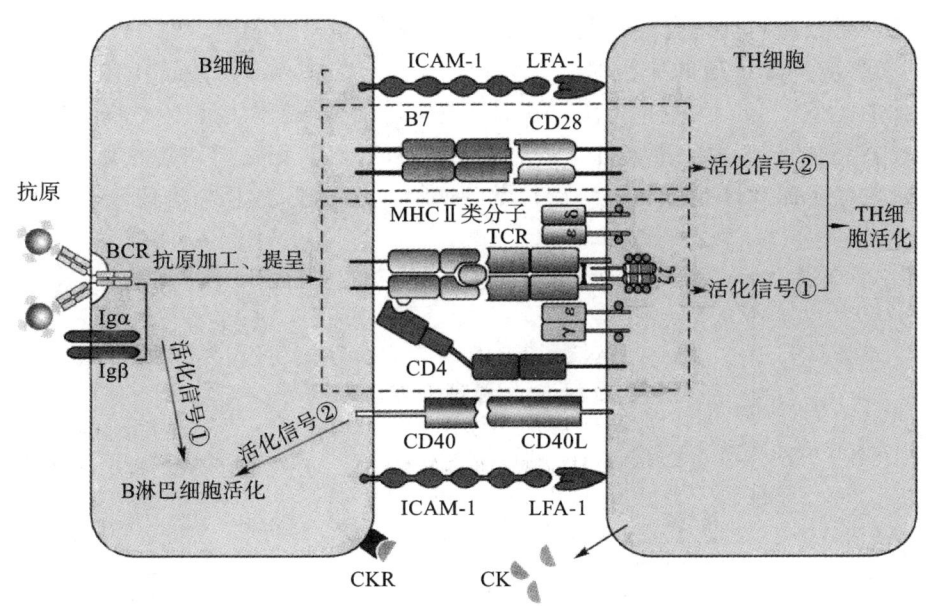

图 30-4 B 淋巴细胞活化双信号

二、B 淋巴细胞对 TI 抗原的免疫应答

根据激活 B 淋巴细胞方式的不同,TI-Ag 可分为 TI-1 和 TI-2 两类抗原。细菌脂多糖抗原、多聚鞭毛蛋白等属于 TI-1 抗原,此类抗原不易被降解。在高浓度时,它是 B 淋巴细胞的多克隆活化剂,诱导 B 淋巴细胞多克隆活化;在低浓度时,这类抗原的决定簇与 BCR 结合,使 B 淋巴细胞激活。而 TI-2 抗原多属细菌细胞壁与荚膜多糖成分,具有多个重复出现的呈线性排列的抗原决定簇,这类抗原决定簇与 BCR 发生广泛交联引起 B 淋巴细胞的活化。B 淋巴细胞对 TI-2 抗原的应答具有重要的生理意义。B 淋巴细胞针对某些细菌荚膜多糖所产生的抗体,可发挥调理作用,促进吞噬细胞吞噬病原菌,并有利于吞噬细胞将抗原提呈给特异性 T 淋巴细胞。

与 TD-Ag 比较,TI-Ag 刺激机体产生的体液免疫应答有以下特点:①TI-Ag 能直接刺激 B 淋巴细胞活化,不需要 APC 加工处理,不需要 TH 细胞的辅助;②在免疫应答过程中只产生 IgM;③在免疫应答过程中不产生记忆 B 淋巴细胞,故 TI-Ag 激发的体液免疫应答只表现为初次应答而无再次应答。

三、体液免疫应答产生抗体的一般规律

(一) 初次应答

初次应答是指特定抗原初次刺激机体所引发的免疫应答,其抗体生成有以下规律:①抗原首次进入机体,需经一定的潜伏期 5～10 天才产生抗体,2～3 周达高峰;②产生的抗体浓度低,亲和力低,在体内维持时间短;③初次应答产生抗体的类型首先是 IgM,当 IgM 高峰下降时,IgG 才出现。

（二）再次应答

再次应答是指相同抗原再次进入机体引起的免疫应答。其抗体生成的规律如下：①潜伏期短，约为初次应答潜伏期的一半时间；②抗体浓度升高快，亲和力强，在体内持续时间长；③产生抗体的类型以 IgG 为主。再次应答的细胞学基础是在初次应答的过程中形成了记忆 B 淋巴细胞，当相同的抗原再次进入机体刺激记忆 B 淋巴细胞，记忆 B 淋巴细胞可直接、迅速地分化成浆细胞而不需 TH 细胞的协助及 B 淋巴细胞分化阶段，故反应迅速。抗体产生的一般规律见图 30-5。

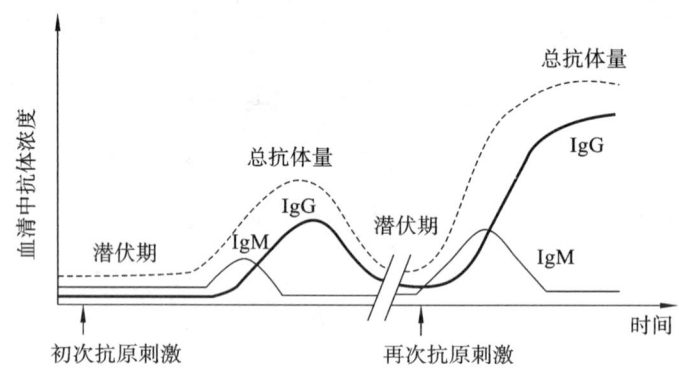

图 30-5　抗体产生的一般规律

掌握抗体产生的规律在医学实践中具有重要的意义。疫苗接种或制备免疫血清，应采用再次或多次加强免疫，以产生高滴度、高亲和力的抗体，获得较好的免疫效果。针对传染病的免疫学诊断时，特异性 IgM 的检测可用于传染病的早期诊断。检测特异性抗体的量作为传染病诊断指标时，需在疾病的早期和恢复期取患者双份血清，如抗体滴度（效价）增长 4 倍及以上具有诊断意义。

四、体液免疫的生物学效应

体液免疫主要通过抗体，并借助机体的其他免疫细胞或分子共同发挥作用。具体如下。

（一）中和作用

抗体与侵入机体的病毒或外毒素分子结合，从而阻断病毒进入细胞的途径或中和外毒素分子的毒性。

（二）调理作用

抗体与相应抗原结合后，其 Fc 段与吞噬细胞的 Fc 受体结合，增强吞噬细胞的吞噬功能。

（三）补体介导的细胞溶解作用

抗体与相应抗原结合后，可以启动经典途径激活补体，从而发挥补体溶菌、溶解靶细胞等效应。

（四）ADCC 作用

有的抗体（IgG）可以介导 NK 细胞对肿瘤细胞或病毒感染的细胞等靶细胞的杀伤作用。

（五）免疫损伤作用

某些情况下，抗体还可参与超敏反应，引起病理损伤。如 IgE 可介导 Ⅰ 型超敏反应，IgG 和 IgM 可介导 Ⅱ 型和 Ⅲ 型超敏反应。

第四节　免疫耐受

一、免疫耐受

免疫耐受是机体对抗原刺激表现为负免疫应答,是免疫活性细胞接触抗原性物质时所表现的一种特异性的无应答状态。这种表面上的无应答,是由于某种机制使应有的免疫应答未能表达,免疫耐受仅对诱发免疫耐受的抗原无应答,而对其他无关抗原仍保留免疫应答能力。免疫耐受不同于免疫缺陷,后者是由于机体免疫系统缺陷和功能障碍导致的对多种抗原物质不发生免疫应答或免疫应答低下,免疫缺陷无抗原特异性。

(一)免疫耐受现象

Owen 于1945年首先报道了在胚胎期接触同种异型抗原所致的免疫耐受现象。他观察到异卵双生小牛的胎盘血管相互融合,血液自由交流,呈自然联体共生。出生后,两头小牛体内均存在两种不同血型抗原的红细胞,构成红细胞嵌合体(chimeras),互不排斥。将一头小牛的皮肤移植给其孪生小牛,亦不产生排斥。但是不能接受其他无关小牛的皮肤移植。Owen 称此现象为天然免疫耐受。

在此发现之后,Medawar 于1953年报道,将 CBA 系小鼠的骨髓输给新生期的 A 系小鼠,在 A 系小鼠生长8周后,移植 CBA 系小鼠的皮肤,此移植的皮肤长期存活,不被排斥。此现象为在胚胎期人工诱导的免疫耐受。

此外,机体在后天成熟期,受各种因素的影响,也能产生对某种抗原的免疫耐受。

(二)诱导免疫耐受的因素

1. 抗原因素　诱导免疫耐受的抗原称为耐受原。抗原的性质、剂量及注射途径等均可影响抗原是否能成功地诱导免疫耐受。

(1)抗原性质　一般来说,分子质量小的抗原的免疫原性差,而致耐受能力强。此外,可溶性抗原常为耐受原,而颗粒性抗原易于引起正免疫应答。易被吞噬细胞迅速摄取的抗原常诱发免疫应答,而不易被吞噬的抗原多为耐受原。抗原表位密度高,即抗原分子表面具有许多相同重复的抗原决定簇者,其致耐受能力强。

(2)抗原的剂量　T、B 淋巴细胞产生耐受所需抗原量明显不同。T 淋巴细胞产生耐受所需抗原量是 B 淋巴细胞的 $1/10000 \sim 1/100$,而且发生快、持续时间长。而 B 淋巴细胞产生耐受不但需要大量抗原,且发生缓慢,持续时间短。因此小剂量抗原引起 T 淋巴细胞耐受,而大剂量抗原则可引起 T 淋巴细胞和 B 淋巴细胞耐受。只有适中剂量的抗原才能诱导产生正免疫应答。

(3)抗原注射途径　抗原经口服和静脉注射最易诱导耐受,腹腔注射次之,皮下及肌内注射最难形成耐受。

2. 机体因素　机体方面的因素包括遗传因素、年龄因素及机体免疫功能状态等。与免疫应答相同,免疫耐受也受机体遗传因素的调控。对于不同种或同种不同品系的动物,诱发免疫耐受的难易程度有明显差异。随机体年龄的增长,免疫系统发育渐趋成熟,诱导产生免疫耐受的难度就越大。机体免疫功能处于抑制状态,较易产生免疫耐受。

（三）免疫耐受的机制

免疫耐受分为中枢耐受及外周耐受。两类耐受的形成机制有所不同。

1. 中枢耐受 中枢耐受是指不成熟的淋巴细胞在中枢免疫器官内遇自身抗原所形成的耐受。T淋巴细胞及B淋巴细胞分别在胸腺及骨髓微环境中发育,与微环境基质细胞表面表达的自身抗原肽-MHC分子复合物呈高亲和力结合,引发阴性选择,启动细胞程序性死亡,致克隆消除。因此免疫系统对自身成分表现为天然耐受状态。

2. 外周耐受 外周耐受是指存在于外周免疫组织的成熟淋巴细胞,遇自身抗原及非自身抗原后,诱导的免疫耐受。对外周组织特异性抗原产生免疫应答的T淋巴细胞及B淋巴细胞克隆,存在于外周免疫器官及组织中,有机会与自身抗原接触,但由于各种因素的影响,一般也不会产生免疫应答,而处于耐受状态。如组织特异性抗原浓度太低,不足以活化相应的T淋巴细胞及B淋巴细胞;组织细胞不表达B7及CD40等协同刺激分子,因而无第二信号时,淋巴细胞也不能充分活化,呈克隆无能(clonal anergy)状态。多数无能细胞易发生凋亡而被克隆消除。

除此之外,外周免疫器官中成熟的淋巴细胞与外来抗原相遇后也能形成免疫耐受,任何有碍淋巴细胞识别、活化、增殖和分化的因素均可导致耐受。抑制性T淋巴细胞(TS)有抑制CTL细胞的功能,也与免疫耐受有关。

（四）免疫耐受的临床意义

免疫耐受影响着临床许多疾病的发生、发展和转归。可通过诱导和维持免疫耐受来防治自身免疫病及移植物的排斥反应。对于某些感染性疾病及肿瘤患者,设法解除免疫耐受,激发免疫应答有利于清除病原体及控制肿瘤。

二、免疫调节

免疫调节是指机体在遗传因素的调控下,免疫细胞、免疫分子、神经系统、内分泌系统等相互作用,使免疫应答维持合适的强度,以保证机体内环境的稳定。

（一）免疫应答的遗传控制

控制免疫应答的基因主要有两类:一类是编码直接识别抗原分子的基因,即T、B淋巴细胞抗原基因和Ig基因,另一类是编码控制免疫应答分子的基因。前者是免疫系统识别"自己"与"非己"成分,决定免疫应答特异性的物质基础;后者存在于MHC中,主要包括控制免疫细胞间相互作用的基因和控制机体对特定抗原发生免疫应答能力的基因。MHC的表达及其表达产物的作用十分重要,因为多种免疫细胞对抗原的识别过程均有MHC限制性,例如,TH细胞与APC间受MHCⅡ类分子的限制,CTL细胞对靶细胞的作用受MHCⅠ类分子的限制。

（二）细胞水平的免疫调节

1. T淋巴细胞的免疫调节 TH细胞分为TH1细胞和TH2细胞两个亚群,两个亚群经分泌因子相互调节。TH1细胞分泌IFN-γ抑制TH2细胞的增殖和功能;TH2细胞产生IL-4、IL-10,可抑制TH1细胞的活性。TS细胞可分泌抑制性细胞因子,通过抑制细胞免疫和体液免疫,发挥负反馈调节作用。

2. 独特型网络调节 BCR 的独特型是同一个体不同 B 淋巴细胞相互识别的基础。一般来说,B 淋巴细胞表面抗原受体的独特型决定基被其他细胞识别,则其活性受抑制。若 B 淋巴细胞表面抗原受体识别外来抗原或其他 B 淋巴细胞上的独特型抗原决定基时,该 B 淋巴细胞活性增强。机体内 B 淋巴细胞间通过这样的相互识别而被抑制或激活,构成一个动态平衡的网络系统,对免疫应答发挥重要的调节作用。

(三) 抗体和细胞因子的免疫调节

1. 抗体的免疫调节作用 抗体是免疫应答的效应产物,反过来又可以对免疫应答产生抑制作用。其抑制的机制如下:①抗体与抗原结合后封闭抗原的有效抗原决定簇,从而抑制 B 淋巴细胞应答;②IgG 与抗原结合形成的复合物,其中的抗原部分与 B 淋巴细胞的 BCR 结合,而 IgG 的 Fc 段与 B 淋巴细胞上的 Fc 受体结合,结果使 BCR 与 Fc 受体发生交联,传入抑制信号,影响 B 淋巴细胞的活化和抗体的产生。

2. 细胞因子的调节作用 细胞因子之间通过合成分泌的相互调节、受体表达的相互调控、生物学效应的相互影响而组成细胞因子网络,这一网络是免疫细胞间相互影响与调节的重要方式。如 T 淋巴细胞产生 IL-2、IL-4、IL-5、IL-6 等细胞因子,刺激 B 淋巴细胞的活化、增殖和抗体的产生;而 B 淋巴细胞产生 IL-12 调节 Th1 细胞和 CTL 细胞的活性。又如单核-巨噬细胞产生 IL-1、IL-6、TNF 等细胞因子,促进淋巴细胞分化;而淋巴细胞产生 IL-2、IFN-γ、GM-CSF 等细胞因子调节单核-巨噬细胞。免疫细胞还可通过分泌细胞因子产生自身调节作用。

(四) 神经、内分泌系统与免疫调节

免疫系统与神经、内分泌系统构成了复杂的神经-内分泌-免疫调节网络,共同维持机体内环境的平衡。几乎所有的免疫细胞上都有不同的神经递质和激素受体,能够接受多种激素及神经递质的刺激,从而使免疫功能受到调控。免疫系统同时也产生类似神经递质或激素样的可溶性分子或细胞因子,反作用于神经-内分泌系统,从而使机体各方面的功能维持在正常水平。

目标检测

一、选择题

A1 型题

1. 特异性细胞免疫的效应细胞是( )。

A. TH1、TH2　　B. TH1、TC　　C. TH1、TS　　D. TH2、TC　　E. TH2、TS

2. 抗体初次应答的特点是( )。

A. 抗体以 IgG 类为主　　　　　B. 抗体亲和力较高　　　　　C. 抗体浓度上升较快

D. 抗体浓度上升较慢　　　　　E. 抗体产生的潜伏期较短

3. 再次应答过程中抗体产生的特点是( )。

A. 抗体出现慢　　　　　B. 抗体维持时间短　　　　　C. 抗体量大

D. IgG 最早出现　　　　　E. 以上都是

4. 诱导免疫耐受的最佳时期是( )。

A. 老年期　　B. 幼年期　　C. 青年期　　　　D. 成年期　　　　E. 胚胎期

5. 介导细胞免疫的免疫细胞是( )。

A. T 淋巴细胞　　B. B 淋巴细胞　　C. 淋巴细胞　　　D. NK 细胞　　　E. 树突状细胞

二、简答题

1. 简述免疫应答的过程及特点。
2. 简述体液免疫应答的一般规律。
3. 简述免疫耐受的概念及意义。

第三十一章 超敏反应

学习目标

1. 掌握超敏反应的概念与分型,各型超敏反应的发生机制。
2. 熟悉各型超敏反应的常见疾病及防治原则。

若机体已被某抗原致敏,当再次接触相同抗原时则二次免疫应答被增强。当摄入的抗原量较大或机体处于高免疫应答状态时,则因免疫应答过强而导致组织损伤,此即称为超敏反应(hypersensitivity)。根据超敏反应发生的速度、发病机制和临床特征将超敏反应分为Ⅰ、Ⅱ、Ⅲ和Ⅳ型。Ⅰ、Ⅱ、Ⅲ型由抗体介导,可经血清被动转移。而Ⅳ型由T淋巴细胞介导,可经细胞被动转移,反应发生较慢,故称迟发型超敏反应。

第一节　Ⅰ型超敏反应

Ⅰ型超敏反应在四型超敏反应中发生速度最快,一般在第二次接触抗原后数分钟内出现反应,故又称速发型超敏反应或过敏反应,是临床最常见的超敏反应。具有如下特征:①反应发生快,消退也快;②有IgE抗体参与;③肥大细胞和嗜碱性粒细胞为主要参与细胞;④有明显的个体差异和遗传倾向。

一、参与Ⅰ型超敏反应的主要成分

(一) 变应原

凡经吸入或食入等途径进入体内后能引起IgE抗体产生并导致超敏反应的抗原性物质称为变应原(allergen)。多数天然变应原的分子质量为1万～7万Da。分子质量过大的变应原不能有效地穿过呼吸道和消化道黏膜,而分子质量过小的变应原难以将肥大细胞和嗜碱性粒细胞膜上两个相邻近的IgE抗体及其受体桥联起来,因而不能触发介质的释放。

引起超敏反应的重要变应原有两大类:①接触或吸入性变应原;②食物变应原。

1. 吸入性变应原　广泛存在于大自然界中,预防接触吸入性变应原较难。该类变应原可分为以下类型。

（1）种类繁多的植物花粉　花粉产量大，授粉期长，质轻，粒小，致敏花粉多属风媒花粉。花粉的播散具有区域性和季节性的特点。

（2）真菌　真菌在自然界中的分布极广，其孢子和菌丝等是重要的变应原。

（3）螨　螨属节肢动物门蜘蛛纲，屋尘螨、粉尘螨具有相同的抗原性均可引起超敏反应。每 0.1 g 被褥尘中，屋尘螨可多达 3000 个。

（4）上皮变应原　家养狗、猫和兔等的脱落上皮、毛、唾液、尿液等已成为人类尤其是儿童的重要变应原。

（5）屋尘　屋尘的成分复杂，其可能含有上皮脱屑、螨、昆虫的碎片及其排泄物、真菌、细菌、花粉、工业品等。

（6）羽毛　衣服、被褥、地毯、壁毯等中的鸡、鸭、鹅、鸽的羽毛也是变应原。有人报道，农牧民、兽医、饲养员、屠宰人员、皮革制造业者和科研人员对动物皮毛和排泄物的过敏较常见。

（7）昆虫变应原　飘散在空气中的飞蛾、蜜蜂、甲虫等的鳞片、脱屑和排泄物被机体吸入后可致敏，养蚕工人可对蛾毛、蛾尿、蚕丝和蚕尿过敏。

（8）植物变应原　除豚草和花粉外，植物纤维如木棉和除虫菊等吸入后可对机体致敏。烟草的致敏作用国内外均有报道。

2. 食物变应原　常见的过敏性食物如下：①蛋白质含量较高的牛奶和鸡蛋；②海产类食物，如无鳞鱼、海蟹、虾、海贝等；③蛋白质含量高且不易消化的食物如鱿鱼等；④真菌类食物，如蘑菇等。因保鲜食品及人工合成饮料等日益增多，因而食物添加剂（如染料、香料等）就成了一类新的重要变应原。

药物可经口服、注射和吸入等途径进入体内，少数患者用药后出现局部或全身药物过敏反应，如药疹、阿司匹林性哮喘、青霉素过敏性休克等。

（二）IgE 抗体

接触变应原的机会是特异性 IgE 抗体水平高低的重要决定因素。与正常人相比，超敏反应患者的血清 IgE 抗体水平明显升高，肥大细胞数较多而且胞膜上 IgE 受体也较多。

（三）细胞

肥大细胞和嗜碱性粒细胞是参与Ⅰ型超敏反应的主要细胞。

（四）生物活性介质

1. 预先合成并储备的介质　预先合成的介质主要是组胺、蛋白水解酶、肝素和趋化因子（如 β-葡糖醛酸糖苷酶、芳基硫酸酯酶、过氧化物歧化酶、过氧化酶等）。

2. 新合成的介质　①白三烯，包括 LTB4、LTC4、LTD4 和 LTE4。LTC4、LTD4 和 LTE4 即过敏性嗜酸性粒细胞趋化因子、过敏性慢反应物质。②趋化剂，包括中性粒细胞趋化因子（NCF）、过敏性嗜酸性粒细胞趋化因子和 LTB4，其作用是将中性粒细胞等细胞吸引到肥大细胞活化部位。③炎性活化剂，包括组胺、血小板活化因子、类胰蛋白酶和激肽原酶，它们引起血管舒张、水肿和组织损伤。④致痉剂，包括组胺、PGD2、PGE2、LTC4 和 LTD4，它们直接引起支气管平滑肌痉挛。

二、发生机制

Ⅰ型超敏反应的发生可分为三个阶段，即致敏阶段、发敏（介质释放）阶段、效应阶段。

1. 致敏阶段　抗原的进入→特异性 IgE 抗体产生→附着在肥大细胞、嗜碱性粒细胞表面→机体致敏状态。

2. 发敏阶段　以相同途径进入人体的抗原，抗原再次进入→结合特异性 IgE 抗体→效应细胞产生大量生物活性物质(组胺、白三烯等)。

3. 效应阶段　生物活性物质作用于靶器官和靶细胞，迟发相反应发生稍晚，持续时间较长，其特点是以嗜酸性粒细胞为主的炎细胞浸润。

三、临床常见疾病

Ⅰ型超敏反应性疾病涉及皮肤、呼吸道、消化道、血液系统、神经系统和循环系统等。

(一) 全身过敏反应(过敏性休克)

全身过敏反应(过敏性休克)是最严重的Ⅰ型超敏反应。

致敏患者常在接触相应变应原数分钟之内出现：胸闷、气急、呼吸困难、面色苍白、出冷汗、手足发凉、脉搏细速，甚至血压下降、意识障碍或昏迷。若抢救不及时可迅速死亡。

1. 药物过敏性休克　最常见由青霉素所引发。

(1) 原因　混有大分子杂质及降解产物(如青霉噻唑醛酸和青霉烯酸等)半抗原与组织蛋白结合后成为变应原，而诱发过敏性休克。

(2) 预防青霉素过敏性休克的有效措施　提高青霉素纯度和使用新鲜配制的青霉素制剂。放置 2 h 后配制的青霉素制剂不宜使用。

头孢菌素、链霉素、普鲁卡因、氨基比林、有机碘等也可引起过敏性休克。

初次注射青霉素的患者也可发生过敏性休克，可能与其曾经使用过被青霉素污染的医疗器械或吸入青霉菌孢子，或皮肤黏膜接触过青霉素或其降解物而使机体处于致敏状态。

2. 血清过敏性休克　也称血清过敏症。临床再次应用抗毒素、抗病毒血清治疗或紧急预防破伤风、白喉或病毒感染性疾病时，也可引起过敏性休克。临床使用动物血清时，应做皮肤过敏试验。

(二) 呼吸道过敏反应

1. 支气管哮喘　变应原或其他因素引起的支气管高反应性情况下出现的广泛而可逆的气道狭窄性疾病。是儿科和内科的重要呼吸系统疾病。好发于儿童和青壮年，有明显家族史。病情迁延、病程较长、频繁发作，并发症较多。引起哮喘的因素非常广泛复杂，吸入性变应原和食物变应原以及感染特别是呼吸道病毒感染均为哮喘发生的重要原因。其主要病理变化是小支气管平滑肌挛缩，毛细血管扩张、通透性增加，小支气管黏膜水肿、黏膜腺体分泌增加、黏液栓形成，因而气道变窄，患者感觉胸闷、呼吸困难。这些病理改变和症状主要是白三烯和组胺作用的结果。支气管哮喘的分型、鉴别诊断、防治和预后虽已取得很大进展，但仍有大量问题待解决。

2. 变应性鼻炎　变应性鼻炎即枯草热，也称花粉症，主要因吸入植物花粉致敏引起，因此具有明显的季节性和地域性特点。该病的临床表现主要出现在鼻部、眼部和呼吸道。检查可见鼻黏膜苍白水肿、眼结膜充血等。根据症状及花粉浸液皮肤试验结果诊断并不困难。抗组胺药能显著控制临床症状，也可在鼻、眼局部应用类固醇和肥大细胞稳定剂如色甘酸钠等药物。花粉季节前脱敏治疗常能收到较好效果。

(三) 消化道过敏反应

消化道过敏反应一般出现于进食后数分钟至 1 h。其症状有口周红斑、唇肿、口腔疼痛、舌

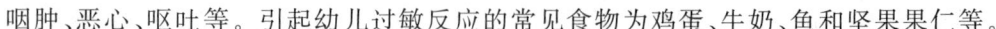

咽肿、恶心、呕吐等。引起幼儿过敏反应的常见食物为鸡蛋、牛奶、鱼和坚果果仁等。

（四）皮肤过敏反应

主要表现为荨麻疹、特应性皮炎（湿疹）、皮疹伴剧烈瘙痒、血管神经性水肿等。特应性皮炎也称异位皮炎，是常见的皮肤超敏反应性疾病，约 70% 患者有阳性家族史。大多患者血清IgE 水平升高。病变以皮疹为主，特点是剧烈瘙痒。急性期的病理改变是细胞间质水肿和上皮内疱疹形成，真皮浅层可有水肿、血管扩张和淋巴细胞、嗜酸性粒细胞等浸润。亚急性期表皮内有小疱和角化现象，有大量淋巴细胞浸润。慢性特应性皮炎主要表现为表皮角化和增生、皮肤增厚、苔藓化、血管周围大量炎性细胞浸润，常有色素沉着。皮疹好发于肘窝、腘窝、颈部和面部。此病可分婴儿型、儿童型和成人型。婴儿的特应性皮炎也称婴儿湿疹，多在生后 4～6 个月发病，病变有渗出型和干燥型两种。成人型多在青年期发病，表现为泛发的融合的扁平丘疹，病损皮肤增厚和苔藓化。特应性皮炎对理化等刺激异常敏感。大多患者间歇发作，冬季易复发。诊断主要依据典型的皮肤表现和阳性家族史。

四、防治原则

寻找变应原，避免再接触；切断或干扰超敏反应发生过程中某些环节，以终止后续反应的进行。去除变应原是最好的治疗。这可能需要改变饮食、职业或迁居、停药，或去除家中宠物。

（一）寻找变应原

临床上可通过询问病史、皮肤试验寻找变应原，避免接触。

（二）皮肤过敏试验

常用的皮肤过敏试验如下。

1. 青霉素皮试　取 0.1 mL 含 10～50 单位的青霉素稀释液，在受试者前臂屈侧皮内注射，15～20 min 后观察结果，如局部出现水肿、直径＞1 cm 的红晕、全身不适者均为阳性。

2. 异种动物免疫血清皮试　将 1：（100～1000）抗毒素给患者做皮内注射，于 15～20 min 后观察结果，结果判定同青霉素皮试。

（三）脱敏疗法

某些变应原虽能被检出，但难以避免再次接触，临床上常采用脱敏疗法或减敏疗法防治Ⅰ型超敏反应的发生。

在用抗毒素血清治疗某些主要由外毒素引起的疾病时，如遇皮肤试验阳性者，可采用小剂量、短间隔（20～30 min）、连续多次注射抗毒素的方法进行脱敏，然后再大量注射进行治疗，不致发生超敏反应。脱敏注射的原理可能是小剂量变应原进入机体后，仅与少数致敏细胞上的IgE 结合，脱颗粒后释放的活性介质较少，不足以引起临床反应，而少量的活性介质可被体液中的灭活物质迅速破坏。短时间内，经多次注射变应原，体内致敏细胞逐渐脱敏，直至机体致敏状态被解除，此时再注射大量抗毒素不会发生过敏反应。但这种脱敏是暂时的，在一段时间后，机体又可恢复致敏状态。

（四）减敏疗法

对某些已查明，但日常生活中又不可能完全避免再接触的变应原如花粉、尘螨等可采用小剂量、间隔较长时间（1 周左右）、多次皮下注射相应变应原的方法进行减敏治疗，可防止疾病复发。其作用机制可能是反复多次皮下注射变应原，诱导机体产生大量特异性 IgG 抗体，该类抗体与再次进入机体的相应变应原结合,可阻止其与致敏细胞上的 IgE 结合,从而阻断超敏反应的进行。故这种抗体又被称为封闭抗体。

(五）药物治疗

使用某些药物干扰或切断超敏反应发生过程中的某些环节对防治Ⅰ型超敏反应性疾病具有重要的应用价值。

1. 抑制活性介质合成和释放的药物　①阿司匹林:为环氧合酶抑制剂,可阻断花生四烯酸经环氧合酶作用生成 PGD2。②色苷酸钠:可稳定细胞膜,抑制致敏细胞脱颗粒,减少或阻止活性介质的释放。③肾上腺素、异丙肾上腺素、麻黄碱及前列腺素 E 等:能激活腺苷酸环化酶,增加 cAMP 的生成,阻止 cAMP 的降解,此两类药物均能提高细胞内 cAMP 水平,抑制致敏细胞脱颗粒、释放活性介质。

2. 活性介质拮抗药　苯海拉明、扑尔敏、异丙嗪等组胺受体竞争剂,可通过与组胺竞争结合效应器官上的组胺 H1 受体,发挥抗组胺作用;阿司匹林对缓激肽有拮抗作用;多根皮苷酊磷酸盐为白三烯的拮抗剂。

3. 改善效应器官反应性的药物　肾上腺素能使小动脉、毛细血管收缩,降低血管通透性,常用于抢救过敏性休克患者;此外,还具有使支气管舒张、解除支气管平滑肌痉挛的作用。葡萄糖酸钙、氯化钙、维生素 C 等,除具有解痉、降低血管通透性的作用外,还可减轻皮肤和黏膜的炎症反应。

第二节　Ⅱ型超敏反应

Ⅱ型超敏反应,是由 IgG、IgM、IgA 类抗体与靶细胞膜表面相应抗原或半抗原结合,在吞噬细胞、NK 细胞或补体的参与下,引起以细胞溶解或组织损伤为主的病理反应,故又称细胞毒型或细胞溶解型超敏反应。

IgG 和 IgM 抗体与靶细胞表面抗原结合,通过募集和激活炎症细胞及补体系统而引起靶细胞损伤,因此此型超敏反应也称抗体依赖的细胞毒超敏反应、细胞溶解型或细胞毒型超敏反应。这些抗体能与自身抗原或与自身抗原有交叉反应的外来抗原特异性结合。这些自身抗体可以与靶抗原结合或以游离形式存在于血液循环中。抗体、补体、巨噬细胞(Mφ)和 NK 细胞均参与该型反应。该型反应中的靶细胞主要是血细胞和某些组织成分。

Ⅱ型超敏反应中最常见的形式是由直接针对细胞或组织上的抗原并能结合补体的 IgG 或 IgM 抗体所引起。细胞表面抗原与相应抗体结合导致细胞崩溃死亡、组织损伤或功能异常。参与Ⅱ型超敏反应的抗原、抗体及组织损伤机制如下:①主要由 IgG、IgM 抗体参与;②由补体、吞噬细胞、NK 细胞等介导破坏靶细胞;③靶细胞常为血细胞和某些组织细胞。

一、发生机制

(一)诱发Ⅱ型超敏反应的抗原

Ⅱ型超敏反应中的靶细胞主要是血细胞,白细胞、红细胞和血小板均成为反应的攻击目标。某些组织特别是肺基底膜和肾小球毛细血管基底膜也是该型反应中的常见抗原。机体产生抗细胞表面抗原或组织抗原的原因可能有以下方面。

1. 同种异型抗原或抗原体的输入　同种不同个体间血型不匹配的输血引的输血反应以及母子因 Rh 或 ABO 血型不符所致的新生儿溶血症是典型的例子。

2. 感染　病原微生物特别是病毒感染可致自身细胞或组织抗原的抗原性改变,以致机体将它们视为外来异物发生免疫应答;有些病原微生物与自身组织抗原有交叉反应性,如有的链球菌株细胞壁与人肺泡基底膜及肾小球毛细血管基底膜具有交叉抗原性,因此抗链球菌的抗体也能与肺、肾组织中的交叉抗原结合并引起损伤。

3. 药物　多数药物为半抗原,它们可吸附在血细胞表面,成为新抗原被机体免疫系统识别。

4. 免疫耐受机制的破坏　物理、化学、生物、外伤等因素使机体免疫耐受机制失调,从而使机体产生抗自身抗原的抗体。

（二）抗体

介导Ⅱ型超敏反应的抗体主要属 IgG 和 IgM 类,是针对自身细胞或组织抗原的,因此多为自身抗体。IgM 为五聚体,能有效地结合抗原、激活补体和介导吞噬作用。IgG 的 C_H2 和 IgM 的 C_H4 功能区均有与 C1q 结合的位点。

（三）抗体引起靶细胞或组织损伤的主要机制

（1）补体介导的细胞溶解　IgM 或 IgG 类自身抗体与靶细胞上的抗原特异性结合后,通过经典途径激活补体系统,最后形成攻膜复合物,直接引起膜损伤,使靶细胞溶解死亡。

（2）炎症细胞的募集和活化　在抗体所在处,由于局部补体活化产生的过敏毒素 C3a 和 C5a 对中性粒细胞和单核细胞具有趋化作用,因此常可见这两类细胞的聚集。这两类细胞的表面均有 IgG Fc 受体,故 IgG 抗体可与靶细胞结合并被激活。活化的中性粒细胞和 Mφ 产生水解酶和细胞因子等,引起细胞或组织损伤。

（3）覆盖有抗体的靶细胞被吞噬　如自身免疫性溶血性贫血时机体产生了抗自身红细胞的抗体,被自身抗体结合和调理的红细胞易于被肝、脾中的 Mφ 所吞噬,使红细胞减少而引起贫血。

（4）抗体依赖细胞介导的细胞毒作用（ADCC）　覆盖有低浓度 IgE 抗体的靶细胞能介导细胞外非特异性杀伤机制,可被非致敏淋巴网状细胞非特异性地杀伤。因淋巴网状细胞表面有能与 IgG Fc 段的 C_H2 和 C_H3 功能区结合的特异性受体,故这种杀伤作用称为 ADCC。吞噬的和非吞噬的髓样细胞以及 NK 细胞均有 ADCC 活性。如人单核细胞和 IFN-γ 活化的中性粒细胞借助其 FcγRⅠ和 FcγRⅡ杀伤覆盖有抗体的瘤细胞,而 NK 细胞通过 FcγRⅢ杀伤靶细胞。在 ADCC 效应中细胞与靶细胞间的接触十分重要。细胞弛缓素 B 因能干扰细胞移动而抑制 ADCC 反应。聚合 IgG 因牢固地结合 Fc 受体而阻断效应细胞与靶细胞表面上的抗体相互作用。在体外嗜酸性粒细胞可杀伤覆盖有 IgG 或 IgE 抗体的血吸虫。ADCC 在体内的作用如何尚待阐明,但这种细胞毒作用对于机体抗寄生虫和抗肿瘤可能具有积极意义。

（5）抗细胞表面受体、抗激素、抗交叉抗原等自身抗体也具有重要致病作用。

二、临床常见疾病

（一）输血反应（ABO 抗原、Rh 抗原、HLA）

多由 ABO 血型不符、误输异型血所致。输入的异型红细胞与受血者体内的天然血型抗体结合,激活补体导致血管内溶血。AB 血型的人红细胞表面有 A 抗原和 B 抗原,而 O 型血的人红细胞表面没有 A 抗原和 B 抗原。A 型血的人血清中有天然抗 B 抗体,B 型血的人则相反,而 O 型血的人有抗 A 抗体和抗 B 抗体。机体输异型血后,可出现:高热、寒战、心悸、气短、腰背痛、血红蛋白尿(酱油尿)、急性肾衰竭和 DIC 等。

如果反复多次输入异型 HLA 血液,可诱导产生抗白细胞抗体、抗血小板抗体,机体出现非溶血性发热即白细胞输血反应。

(二) 新生儿溶血症

由于母子血型抗原不同而引起。可见于母子 Rh 血型不符或 ABO 血型不符。临床上以 Rh 血型不符引起的新生儿溶血症较严重,患儿可出现明显黄疸,甚至核黄疸。

Rh 血型为一重要抗原系统,其中 RhD 抗原最重要。如母亲为 Rh 阴性,胎儿为 Rh 阳性,在首次分娩时,胎儿血液进入母体内,母亲被胎儿的 Rh 阳性红细胞致敏,产生了以 IgG 抗体为主的抗 Rh 抗体。当再次妊娠时,抗 Rh 抗体经胎盘进入胎儿体内,并与胎儿红细胞膜上的 RhD 抗原结合,红细胞被溶解破坏。分娩后 72 h 内给母体注射抗 RhD 血清能成功地预防 Rh 血型不符所引起的溶血症。

母子间 ABO 血型不符引起的新生儿溶血症在我国并不少见,病情较轻,但至今尚无有效的预防措施。

(三) 药物过敏性血细胞减少症

服用某些药物(如氨基比林、甲基多巴等)或受某些病原体(流感病毒、疟原虫、利什曼原虫等)感染后,可使血细胞表面结构及抗原性发生改变,形成自身抗原。机体针对抗原性改变的血细胞发生病理性免疫应答,导致血细胞被破坏。由于损伤的血细胞种类不同,临床上可表现为自身免疫性溶血性贫血、粒细胞减少症或血小板减少性紫癜。如与持续服用氯丙嗪或非那西丁有关的溶血性贫血,与服氨基比林或奎尼丁有关的粒细胞缺乏症,用司眠脲引起的血小板减少性紫癜等均属此类。

(四) 自身免疫性溶血性贫血

患者产生了抗自身红细胞抗体,主要为 IgG 抗体。引起红细胞溶血的主要机制如下:如补体活化至 C9,则红细胞直接被溶解;如补体仅激活 C3,则覆盖有 IgG 抗体和 C3b 的红细胞被肝、脾中的吞噬细胞吞噬消化。

(五) 肺出血-肾炎综合征

即 Goodpasture 综合征,是由自身抗体引起的以肺出血和严重肾小球肾炎为特征的疾病。因某些病毒(A2 型流感病毒)感染或吸入有机溶剂造成肺组织损伤,损伤的肺组织因抗原性改变而诱生自身抗体。由于肺泡基底膜和肾小球基底膜之间有共同抗原,该抗体可与肺泡基底膜和肾小球基底膜中第Ⅳ型胶原结合并在局部激活补体和中性性细胞,造成肺出血和肾炎。显微镜下可见坏死、白细胞浸润及抗体和补体沿基底膜呈线状沉积。

患者临床表现为咯血、蛋白尿、红细胞及管型尿,甚至肉眼血尿,严重的可出现进行性肾功能不全。

(六) 自身免疫性受体病

抗细胞表面受体的自身抗体与相应受体结合导致细胞功能紊乱,但无炎症现象和组织损伤。细胞功能的异常可以表现为受体介导的对靶细胞的刺激作用,也可表现为抑制作用。

1. 甲状腺功能亢进（Graves 病）　患者产生了抗促甲状腺激素（thyroid-stimulating hormone，TSH）受体的自身抗体，而 TSH 的生理功能是刺激甲状腺上皮细胞产生甲状腺素。自身抗体与 TSH 受体结合自身抗体的作用与 TSH 本身相同，其与 TSH 受体结合，导致甲状腺上皮细胞分泌甲状腺素失调，甚至在无 TSH 存在下也能产生过量甲状腺素，出现甲状腺功能亢进。Roiitt 称这种刺激型超敏反应为 V 型超敏反应，但多数人认为它是 II 型超敏反应的一种特殊表现形式。

2. 重症肌无力　抗受体抗体介导的功能受抑制的病症。80％以上患者有针对神经肌肉接头处突触后膜上乙酰胆碱受体的抗体，补体参与发病过程。神经肌肉传导障碍导致晨轻暮重、活动后加重、休息可减轻的渐进性骨骼肌无力及各种受累器官的症状。因受体内吞和在胞内的降解，受体数目减少。

3. 胰岛素抵抗型糖尿病　有些对胰岛素无反应的糖尿病患者有抗胰岛素受体的自身抗体，受体与自身抗体结合后，胰岛素不能与其受体结合。

第三节　III 型超敏反应

III 型超敏反应的抗体虽与 II 型超敏反应中的抗体相似，主要也是 IgG 和 IgM 类抗体，但不同之处是这些抗体与相应可溶性抗原特异性结合形成抗原-抗体复合物（免疫复合物），并在一定条件下沉积在肾小球基底膜、血管壁、皮肤或滑膜等组织中。免疫复合物激活补体系统，产生过敏毒素，吸引中性粒细胞在局部浸润；使血小板聚合，释放出血管活性胺或形成血栓；激活 Mφ 使其释放出 IL-1 等细胞因子。结果引起以充血、水肿、局部坏死和中性粒细胞浸润为特征的炎症性反应和组织损伤，此型超敏反应亦称免疫复合物介导的超敏反应。

其特点如下：①主要由 IgG、IgM、IgA 抗体介导；②中等大小的可溶性免疫复合物沉积是致病的关键；③激活补体后吸引中性粒细胞，中性粒细胞释放溶酶体酶是引起损伤的主要原因；④引起血管炎和血管周围炎为主的免疫病理改变是临床表现的主要特征。

一、发生机制

（一）中等大小免疫复合物的形成条件

循环免疫复合物的大小是一个主要因素，因很小的免疫复合物容易从肾排出，或在血液中循环，不易发生沉积，大的免疫复合物易被单个核吞噬细胞吞噬和清除。一般而言，分子质量约 100 万 Da 的中等大小的可溶性免疫复合物易于沉积在组织中。

在体内，免疫复合物形成的结局不但取决于抗原和抗体的绝对量，而且还取决于它们的相对比例。抗原、抗体的相对比例决定了免疫复合物的性质及免疫复合物在体内的分布。抗体过剩和轻度抗原过剩的免疫复合物迅速沉积在局部。

（二）免疫复合物的沉积

免疫复合物的沉积与下列因素有关。

1. 机体清除免疫复合物的能力　免疫复合物在组织中沉积的程度与机体从血液循环中清除它们的能力成反比。循环免疫复合物的清除由单核-巨噬细胞系统以及结合补体蛋白质的功能的完整性所决定。吞噬细胞功能缺陷促进免疫复合物持续存在并继续在组织中沉积。C2 或 C4 先天性缺陷的患者常可出现Ⅲ型超敏反应，其原因是抗原、抗体反应所产生的 C3b 不足，或因缺乏补体受体介导的吞噬作用而导致免疫复合物在血流中持续循环。在这种情况下，沉积在组织中的免疫复合物通过补体非依赖的机制或通过激活 C3 旁路途径而使炎症细胞聚集在免疫复合物沉积的局部。

2. 抗原和抗体的理化特性　抗原和抗体的表面电荷，抗原和抗体之间结合的亲和力、抗体的类别等均影响免疫复合物的形成和沉积。免疫复合物中的抗原如带正电荷，那么这种复合物就很容易与肾小球基底膜上带负电荷的成分相结合，因而沉积在基底膜上。这种复合物产生的组织损伤一般较重而且持续时间较长。

3. 解剖和血流动力学因素　这些因素对于决定免疫复合物的沉积位置是重要的。为行使形成尿液或滑膜液的功能，肾小球和滑膜中的毛细血管是在高流体静压下通过毛细血管壁而超过滤的，因此它们成为免疫复合物常沉积的部位之一。

4. 炎症介质的作用　免疫复合物与炎症细胞结合，并刺激炎症细胞在局部释放细胞因子和血管活性胺等介质，使血管通透性增加。由于内皮细胞之间的间距增大，免疫复合物在血管壁的沉积也增加，结果放大了组织损伤，使病情加重。

(三) 免疫复合物沉积的后果

在免疫应答过程中，抗原-抗体复合物的形成是一种常见现象，但大多可被机体的免疫系统清除，而不具有致病作用。但若复合物的数量、结构、清除情况或局部的功能和解剖的特性等因素造成大量复合物沉积在组织中时，则引起组织损伤和出现相关的免疫复合物病。

（1）抗原-抗体复合物与补体结合，补体被活化，释放出过敏毒素 C3a 和 C5a。过敏毒素引起肥大细胞脱颗粒，释放出组胺、趋化因子等生物活性介质，从而使血管通透性增加。趋化因子吸引多形核细胞流动和汇集，多形核细胞将免疫复合物吞噬，中性蛋白水解酶、胶原酶、激肽形成酶和阳离子从中性粒细胞中释出，损伤局部组织，加重炎症反应。抗原-抗体复合物激活补体系统是Ⅲ型超敏反应中引起炎症反应和组织损伤的最主要原因。

（2）免疫复合物引起血小板聚合　并释放出 5-羟色胺等血管活性胺，导致血栓形成，使血流停滞或血管完全被堵导致局部组织缺血。

（3）可溶性免疫复合物被 Mφ 吞噬后不易被消化，而成为一个持续的活化刺激动因，Mφ 被激活释放出 IL-1 等细胞因子，加重了炎症反应。

二、临床常见疾病

(一) 局部免疫复合物病

1. Arthus 反应　Maurice Arthus 用马血清皮内免疫家兔几周后发现，再次重复注射同样血清后在注射局部出现红肿反应，3～6 h 的反应达高峰。红肿程度随注射次数增加而加重，注射 5～6 次后，局部出现缺血性坏死，反应可自行消退或痊愈，此即 Arthus 反应。经抗原反复免疫之后，注射抗原的皮下出现局部红肿、出血甚至坏死等强烈的炎症反应。这是一种局部Ⅲ型超敏反应。其机制是所注射的抗原与血管内的抗体结合形成可溶性免疫复合物并沉积在注射部位的小动脉壁上，引起免疫复合物介导的血管炎。补体活化后迅速产生的过敏毒素引起肥大细胞脱颗粒、血小板聚合并释放出血管活性胺,使红肿加剧。皮损中有大量多形核白细胞浸润。

2. 类局部免疫复合物病 反复注射动物来源的胰岛素或狂犬病疫苗等制剂,可刺激机体产生相应抗体。再次注射后,注射部位可出现红肿、出血,甚至坏死等类似 Arthus 反应的急性炎症。长期吸入含霉菌孢子的粉尘或动物毛屑等变应原的空气,可引起超敏反应性肺泡炎或间质性肺泡炎。

(1) 对吸入抗原的反应 对吸入外源性抗原的肺内 Arthus 反应与人类很多超敏反应性疾病有关,它们多表现为与职业有关的超敏反应性肺炎,如农民患者吸入嗜热放线菌孢子或菌丝后 6～8 h 内出现严重呼吸困难,是吸入的抗原与特异性 IgG 抗体结合成免疫复合物所致。临床上尚有许多与此相似的肺部 III 型超敏反应,并根据患者的职业或致敏抗原的性质给予相应的病名,如养鸽者病(因吸入鸽干粪中的血清蛋白质)、干乳酪洗涤者肺(因吸入青霉菌孢子)、蔗尘肺、皮革者肺(吸入牛蛋白质)等。这些都是由于反复吸入工作环境中的抗原性物质而产生的抗原-抗体复合物介导的职业性疾病。

(2) 对内源性抗原的反应 感染因子在局部释放的抗原常引起 III 型超敏反应,如淋巴管中的死丝虫引起炎症反应,使淋巴流动受阻。对于有高水平抗体的患者,治疗使抗原突然释放出而产生免疫复合物介导的 III 型超敏反应。如用氨苯砜治疗结节性麻风患者后皮肤上出现红斑结节,用青霉素治疗梅毒患者发生赫氏反应(治疗后梅毒增剧反应)等。

(二) 循环免疫复合物所致的疾病

1. 血清病 与 Arthus 反应不同,血清病是一种由循环免疫复合物引起的全身的 III 型超敏反应性疾病。用马的抗白喉或破伤风类毒素的抗血清被动免疫以预防和治疗这些严重疾病,至今仍不失为一个重要的手段。有些患者在注射动物抗血清后 7～10 天出现体温升高、全身荨麻疹、淋巴结肿大、关节肿痛等症状。有的还可有轻度急性肾小球肾炎和心肌炎。血清中补体水平下降。由于该病主要因注射异种动物血清所致,故称为血清病。用抗蛇毒抗体治疗蛇咬伤、用鼠源性单克隆抗体治疗恶性肿瘤或自身免疫病、用抗淋巴细胞或抗胸腺细胞血清治疗移植排斥反应时也可出现血清病。在停止注入上述血清后,症状一般不经治疗可自行消退。

由一次注射大量异种蛋白抗原引起的血清病称急性血清病,其特征是有大量免疫复合物沉积,因反复注射异种蛋白抗原所致者称慢性血清病,免疫复合物形成较少,并常沉积在肾、动脉和肺中。

血清病的发病机制是由于注射的抗原量过大,致使在机体中产生相应抗体时血液循环中仍存在较多所注射的抗原,一旦抗原、抗体相遇就形成比例不等的可溶性复合物。当中等大小的复合物未能被单核-巨噬细胞系统吞噬清除时则附着在皮肤、关节、肾和心等处。关于免疫复合物为什么特别容易沉积在某局部的确切机制仍不明,但最近认为在某特定位置产生复合物的一个机制是在抗体合成开始之前,该组织已有抗原在局部沉积,因而抗体出现后就与存在于该组织上的抗原结合,在此情况下,复合物在局部而非在血液循环中形成。

2. 链球菌感染后肾小球肾炎 在有慢性感染和自身免疫的情况下,因抗原持续存在而使免疫复合物的沉积长期存在。很多肾小球肾炎与循环免疫复合物有关,如系统性红斑狼疮患者肾中有 DNA-抗 DNA-补体沉积物。最明显的是由肾源性链球菌的某些菌株感染所引起的肾病,以及与三日疟有关的尼日利亚儿童的肾病综合征。慢性病毒感染的过程中也可出现复合物性肾炎,如淋巴细胞性脉络丛脑膜炎病毒感染小鼠出现肾小球肾炎,是人类肾小球肾炎的代表性模型。

3. 系统性红斑狼疮和类风湿关节炎　复合物可在身体其他部位沉积，脉络丛是一个主要的过滤场所，故也有利于免疫复合物的沉积，这是系统性红斑狼疮患者出现中枢神经系统症状的原因，脑脊液中 C4 水平常下降。在亚急性硬化性全脑炎患者的神经组织中有麻疹抗原和相应抗体的复合物沉积。在血清病和系统性红斑狼疮的皮疹中，其表皮与真皮连接的基底膜上有 Ig 和 C3 沉积。有报告提示，结节性多动脉炎病损部位含有乙型肝炎病毒的免疫复合物。青霉素等药物与人体蛋白质结合后具有了抗原性，与相应抗体结合的复合物亦可引起Ⅲ型超敏反应。

第四节　Ⅳ型超敏反应

　　细胞介导的免疫反应有不同的类型。与由特异性抗体介导的上述三种类型的超敏反应不同，Ⅳ型或迟发型超敏反应（delayed type hypersensitivity，DTH）是由特异性致敏效应 T 淋巴细胞介导的细胞免疫应答的一种类型。在豚鼠、大鼠和小鼠中，对绝大多数蛋白质抗原的 DTH 反应均可经 CD4+ T 淋巴细胞被动转移。但最近研究证明，CD8+ T 淋巴细胞也可被动转移 DTH 反应。如抗病毒的 DTH 反应主要是由 CD8+ T 淋巴细胞介导的。而对注射入体内的蛋白质或细胞外的抗原主要由 CD4+ T 淋巴细胞介导 DTH 反应。DTH 反应中的最终效应细胞是活化的单个核吞噬细胞。

　　该型反应均在接触抗原 24 h 后出现，故称为迟发型超敏反应。在对胞内寄生菌如分枝杆菌、单核细胞增多性李斯德菌、病毒、真菌感染的许多超敏反应中，在某些简单化学物质介导的接触性皮炎以及对移植组织器官的排斥反应中，均可见 DTH 反应。

　　特点：①由致敏 T 淋巴细胞再次接触抗原而引发；②反应发生慢，一般接触抗原后 24～72 h 发生，消退也慢；③病变特征是单核细胞、淋巴细胞浸润为主的炎症反应；④抗体、补体均不参与该反应；⑤无明显个体差异。

一、发生机制

　　Ⅳ型超敏反应的本质是以细胞免疫为基础而引起的免疫病理损伤。Ⅳ型超敏反应是由 T 淋巴细胞介导的免疫应答。引起组织损伤的 T 淋巴细胞主要是 CD4+ 的 TH1 细胞和 CD8+ 的 TC 细胞（CTL）。

　　急性 DTH 反应是细胞免疫介导的一种反应形式。在反应中，CD4+ T 淋巴细胞识别可溶性蛋白质抗原，CD8+ T 淋巴细胞识别细胞内微生物抗原，它们通过分泌细胞因子对抗原进行应答。其中 TNF 激活后毛细静脉的血管内皮细胞，血管内皮细胞将中性粒细胞、淋巴细胞和单核细胞募集到组织中。IFN-γ 则能使聚集的单核细胞分化成 Mφ 而将抗原清除。但如抗原持续存在，则 Mφ 处于慢性活化状态，并分泌更多细胞因子和生长因子，最后损伤组织被纤维组织所代替。在 DTH 早期，炎症浸润细胞中富集具有活化细胞表型特征（如 IL-2 受体 P55 表达增加）的 CD4+ T 淋巴细胞和活化的 Mφ。而 DTH 晚期，上皮样 Mφ 和巨噬细胞与成纤维细胞和新血管数目均有增加。

DTH 反应包括三个连续的过程,具体如下:

1. 识别相(cognitive phase) CD4$^+$T 淋巴细胞和某些 CD8$^+$T 淋巴细胞识别存在于抗原提呈细胞(APC)表面上的外来蛋白质抗原。

在皮肤 DTH 中,将抗原呈递给 CD4$^+$T 淋巴细胞并启动 DTH 反应的 APC 可能有三类:第一类是存在于上皮中的特定的 APC 如朗格汉斯细胞。它们能将抗原运输到引流淋巴结并在此与抗原特异性 T 淋巴细胞接触,活化的 T 淋巴细胞在数目和跨越内皮屏障的能力方面均有增加。第二类是皮肤中的 Mφ 和单核细胞,它们一旦离开血液循环并进入 DTH 反应部位的血管外组织中,就分化成 DTH 的最终效应细胞即活化的巨噬细胞。单核细胞分化成效应细胞称为巨噬细胞活化。活化过程是新的基因或原有基因转录增加的结果,表现为各种基因表达产物量的增加。活化的 Mφ 能完成静止单核细胞所不能发挥的功能。可溶性细胞因子特别是 IFN-γ 和脂多糖等细菌产物均能引起基因转录和 Mφ 活化。活化的 Mφ 能分泌炎症介质引起局部炎症反应,清除微生物抗原,使 DTH 消退。最后一类 APC 可能是小细静脉内皮细胞。抗原进入局部的小静脉内皮细胞在 DTH 中的作用除作为 APC 启动 T 淋巴细胞活化外,还能调节白细胞的浸润,因此它在炎症反应中具有重要作用。人、狒狒和狗的小静脉内皮细胞表达与提呈抗原有关的 MHCⅡ类分子。豚鼠诱导内皮细胞表达 MHCⅡ类分子是 DTH 反应中较早的表现之一。而由 CD8$^+$T 淋巴细胞介导的对病毒抗原的 DTH 的反应中,内皮细胞提呈抗原与 MHCⅠ类分子密切相关。但需指出,上述 APC 中没有一类 APC 能单独在所有种属、所有组织中启动各种抗原的 DTH 反应。

2. 激活相(activation phase) 为 T 淋巴细胞分泌细胞因子和增殖的时相。一旦 T 淋巴细胞被 APC 激活,就能通过分泌细胞因子而介导 DTH。以下 3 个细胞因子对炎症反应的发生最为重要。

(1) IL-2 IL-2 能引起抗原活化 T 淋巴细胞的自泌性增殖。IL-2 还能放大 CD4$^+$T 淋巴细胞合成的 IL-2、INF-γ、TNF 和淋巴素(lymphotoxin,LT)。

(2) IFN-γ IFN-γ 能作用于内皮细胞和 Mφ 等 APC,增加 MHCⅡ类分子表达,提高将抗原提呈给局部 CD4$^+$T 淋巴细胞的效率,这也是诱导 DTH 的一个重要放大机制。IFN-γ 能增强炎症处浸润单核细胞消灭抗原的能力。IFN-γ 不仅是最强的激活 Mφ 的细胞因子,也是 DTH 中最重要的细胞因子。

(3) TNF 和 LT 它们能放大小静脉内皮细胞结合和活化白细胞的能力,从而导致炎症反应。

3. 效应相(effector phase) 在 DTH 中,效应相可分炎症形成和炎症消退两个阶段。炎症形成指的是血管内皮细胞被细胞因子激活,血管中的白细胞聚集于抗原进入的局部组织中。炎症消退是由于外来抗原被细胞因子活化的 Mφ 所消除。

二、临床常见疾病

Ⅳ型超敏反应的本质是以细胞免疫为基础而引起的免疫病理损伤。

(一)接触性皮炎

接触性皮炎是一种由 T 淋巴细胞介导的针对环境中抗原的湿疹样皮肤病。引起本病的抗原主要是天然的或合成的有机化合物和金属,如镍、染料、磺胺等,以及有毒植物,但以毒葛和槲叶毒葛最常见。在美国 50% 接触性皮炎患者由这两种抗原引起。外来半抗原物质可能与朗格汉斯细胞表面分子结合形成新抗原,富含 MHC 分子的朗格汉斯细胞将抗原加工处理并提呈给 T 淋巴细胞。病理特征为小静脉周围有淋巴细胞浸润包绕,上皮细胞有水疱和坏死,有嗜碱性粒细胞和嗜酸性粒细胞、间隙纤维蛋白沉积,皮肤水肿。急性期皮损表现为红肿和水疱,重症者可有剥脱性皮炎,慢性期表现为丘疹和鳞屑。

(二)移植排斥反应

B 淋巴细胞和 T 淋巴细胞均参与移植排斥反应,移植排斥反应属于迟发型超敏反应。在典型同种异体间的移植排斥反应中,受者的免疫系统首先被供体的组织抗原所致敏。克隆增殖后,T 淋巴细胞到达靶器官、识别移植的异体抗原,启动一系列反应,导致淋巴细胞和单个核细胞局部浸润等炎症反应甚至移植器官的坏死。

(三)与自身免疫病的关系

引起自身免疫病的主要机制有多克隆淋巴细胞的刺激、与自身抗原部分的交叉反应、外来抗原的侵入以及免疫调节的异常。大多数自身免疫病的确切发病机制仍不明。很多器官特异性自身免疫病被认为是由自身反应性 T 淋巴细胞引起的。有些胰岛素依赖型糖尿病患者胰岛四周有淋巴细胞和 M φ 浸润,β 细胞被破坏。将患自发性糖尿病的大鼠或小鼠的 CD4$^+$ T 淋巴细胞转移给正常鼠可引起相似损伤。实验性变态反应性脑脊髓炎(EAE)是经髓鞘碱性蛋白(MBP)免疫小鼠后由 CD4$^+$ T 淋巴细胞引起的神经性疾病。该病小鼠的脑和脊髓神经周围有活化巨噬细胞,导致髓鞘被破坏、神经传导异常等。最近研究证明,鼠 EAE 是由 MBP 特异的、表达 Vβ8 和 Vβ13 的、MHC Ⅱ 类限制的 T 淋巴细胞介导的。实验性自身免疫性甲状腺炎也有类似迟发型超敏反应的炎症现象。

(四)与传染病的关系

Ⅳ 型超敏反应的组织损伤与感染关系密切,结核病时的肺空洞形成、干酪样坏死和全身毒血症,以及麻风患者皮肤肉芽肿均与细胞介导的超敏反应有关。抗原的持续存在引起局部慢性迟发型超敏反应,致敏 T 淋巴细胞连续释放出细胞因子导致大量 M φ 聚集。天花的皮疹以及单纯疱疹的皮损主要是由于细胞毒性 T 淋巴细胞广泛损伤病毒感染的细胞而引发的迟发型超敏反应导致的。在念珠菌病、球孢子菌病、组织胞浆菌病等真菌病以及血吸虫病等中均已证明有细胞介导的超敏反应发生。

上述四型超敏反应各具特征,Ⅰ 型主要由 IgE 抗体介导,故补体不参与,由肥大细胞等释放的介质引起组织损伤,症状发生和消退在四型中最快。Ⅱ 型由抗组织和细胞表面抗原的 IgG 或 IgM 抗体介导,血细胞是主要靶细胞,补体活化、白细胞聚集并活化,以及受体功能异常为该型超敏反应机制。Ⅲ 型由循环可溶性抗原与 IgM 或 IgG 抗体形成的复合物介导,补体参与反应,白细胞聚集和被激活。Ⅰ ~ Ⅲ 型均可经血清抗体转移。Ⅳ 型超敏反应由 CD4$^+$ T 淋巴细胞介导,引起组织损伤的机制是 Mφ 和淋巴细胞的局部浸润、活化及细胞因子的产生。

需指出,临床实际情况是复杂的,常可见两型或三型反应同时存在。因大多数免疫应答中体液免疫和细胞免疫均参与,如移植排斥反应和结核分枝杆菌感染时的发病机制和组织损伤绝非由单独一型超敏反应所能解释,可能以某一型为主或在疾病发展的不同阶段由不同型超敏反应所主宰。还需强调的是一种抗原在不同条件下可引起不同类型的超敏反应,例如,青霉素可引起 Ⅰ 型过敏性休克;结合于血细胞表面可引起 Ⅱ 型反应;如与血清蛋白质结合可能出现 Ⅲ 型反应,而青霉素油膏局部应用可引起 Ⅳ 型超敏反应。

目标检测

一、选择题

A1 型题

1. 参与 Ⅰ 型超敏反应的 Ig 是（   ）。

A.IgA   B.IgD   C.IgE   D.IgG   E.IgM

2. 参与 Ⅳ 型超敏反应的成分是（   ）。

A.Ig   B.补体   C.B 淋巴细胞

D.致敏 T 淋巴细胞   E.NK 细胞

3. 抗体参与的超敏反应是（   ）。

A.Ⅰ 型   B.Ⅰ 型、Ⅱ 型   C.Ⅳ 型

D.Ⅰ、Ⅱ、Ⅲ 型   E.Ⅰ、Ⅳ 型

4. 抗毒素脱敏疗法的原理是（   ）。

A.稳定肥大细胞膜   B.加速组织胺的灭活   C.逐渐消耗特异性 IgE

D.中和 IgG   E.舒张平滑肌、收缩毛细血管

5. Ⅰ 型超敏反应中具有重要调节作用的细胞是（   ）。

A.中性粒细胞   B.嗜碱性粒细胞   C.肥大细胞

D.嗜酸性粒细胞   E.血小板

6. Ⅲ 型超敏反应的重要病理学特征是（   ）。

A 中性粒细胞浸润   B.巨噬细胞浸润   C.红细胞浸润

D.淋巴细胞浸润   E.嗜酸性粒细胞浸润

7. 青霉素皮试阳性者应（   ）。

A.少量多次注射   B.改用其他抗生素   C.改用抗毒素

D.继续使用青霉素   E.用干扰素

8. 抗毒素皮试阳性，又非用不可时应（   ）。

A.改用另一种抗毒素   B.观察几天后重新皮试   C.采用脱敏疗法

D.改用抗生素   E.改用干扰素

9. 下列疾病中哪种不属于 Ⅰ 型超敏反应？（   ）

A.血清病   B.血清过敏反应   C.支气管哮喘

D.青霉素过敏性休克   E.食物过敏反应

二、简答题

1. 简述细菌在培养基中的生长现象。

2. 简述细菌的合成代谢产物及其意义。

第三十二章 抗感染免疫

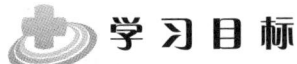

学习目标

1. 掌握非特异性免疫及其抗感染作用。
2. 熟悉特异性免疫及其抗感染作用。

抗感染免疫是指机体免疫系统抵抗病原生物感染的一系列防御功能。抗感染免疫的研究是免疫学形成和发展的基础,并在传染病的诊断、治疗和预防中发挥了极为重要的作用。根据抗感染免疫发生机制的不同,可将其分为非特异性免疫和特异性免疫。在抗感染过程中,一般非特异性免疫首先发挥作用,并引导出特异性免疫。特异性免疫不仅对抗原产生了更强烈的应答反应,还加强了非特异性免疫的作用。特异性免疫在前面相关章节已有解释,本章重点谈非特异性免疫。

第一节 非特异性免疫及其抗感染作用

一、非特异性免疫概述

(一)概念

非特异性免疫亦称天然免疫或固有免疫,是人类在长期种系发育和进化过程中逐渐形成的一系列防御机制。此类免疫功能主要经遗传获得,出生后即有,其作用迅速而广泛,对抗原无针对性。非特异性免疫在机体防御机制中具有重要意义,病原体要侵入机体首先要突破机体非特异性免疫这道防线。

(二)特点

非特异性免疫具有以下特点:①先天具备,人人都有,个体之间的差异较小,可遗传;②对抗原的应答无特异性,对所有抗原均有一定的作用;③无免疫记忆性;④发挥早期免疫作用。

二、非特异性免疫的组成

机体的非特异性免疫由屏障结构、吞噬细胞和体液中的抗病原体物质三部分组成。

（一）屏障结构

屏障结构是机体先天具备的能够阻挡病原体或毒性物质等进入机体的结构，机体的屏障结构包括以下三种。

1. 皮肤黏膜屏障　系由皮肤和黏膜上皮细胞及其附属成分构成的天然屏障结构，是机体防御病原生物的第一道防线。

（1）机械性屏障作用　健康完整的皮肤和黏膜可以阻挡和排除病原生物，如果皮肤黏膜受到损伤，病原生物则可通过受损部位入侵机体；此外泌尿系统尿液的冲洗作用、呼吸道黏膜柱状上皮细胞纤毛的定向摆动作用和肠蠕动等，都能有效地将病原生物从机体内清除。

（2）化学屏障作用　皮肤和黏膜的腺体可分泌多种杀菌和抑菌物质，构成体表化学屏障。例如皮肤汗腺分泌的乳酸、皮脂腺分泌的脂肪酸、黏膜分泌的溶菌酶、以及胃酸、蛋白酶等都有强大的杀灭病原生物的作用。

（3）正常菌群的生物屏障作用　寄居于皮肤和黏膜表面的正常菌群是机体的生物屏障，对其他病原体的入侵有拮抗作用。它们可通过与病原体竞争受体和营养物质以及代谢产物抑制等方式，阻止病原体定植。例如，口腔中唾液链球菌产生的过氧化氢能杀死脑膜炎奈瑟菌和白喉棒状杆菌；肠道中大肠埃希菌的大肠菌素和酸性产物能抑制金黄色葡萄球菌、痢疾志贺菌等生长；咽喉部甲型链球菌能抑制肺炎链球菌生长等。如果由于各种原因引起菌群失调，则可引起某些疾病的发生。

2. 血脑屏障　血脑屏障主要由致密的脑毛细血管内皮层、基底膜和围绕在血管壁外的星状胶质细胞形成的胶质膜构成。此屏障能阻挡病原体及其他有害物质从血液进入脑脊液或脑组织，故能保护中枢神经系统。婴幼儿血脑屏障发育尚不完善，故易发生中枢神经系统感染。

3. 胎盘屏障　胎盘屏障由母体子宫内膜的底蜕膜和胎儿绒毛膜滋养层组成。此屏障可防止母体内的病原体及有害产物进入胎儿体内，保护胎儿免受感染。但在妊娠 3 个月内，胎盘屏障尚未发育完善，母体此时如果感染某些病原体如风疹病毒、巨细胞病毒、单纯性疱疹病毒、弓形虫等，病原体有可能经胎盘进入胎儿体内，造成胎儿畸形甚至死亡。另外，药物也可通过胎盘影响胎儿。因此，在妊娠期间尤其是妊娠早期，应尽量防止母亲发生感染并尽可能不用或少用药物。

（二）吞噬细胞

机体内具有吞噬功能的细胞统称为吞噬细胞，当病原生物突破机体屏障后，向机体内部扩散，此时机体的吞噬细胞可发挥非特异免疫作用，吞噬、杀灭进入体内的病原体。

1. 吞噬细胞的种类　吞噬细胞主要包括中性粒细胞（即小吞噬细胞）和单核-巨噬细胞（即大吞噬细胞）两大类，均有较强的变形运动和吞噬消化异物能力。

（1）中性粒细胞　存在于机体的血液中，其数量庞大，占白细胞总数的 70%，但寿命短暂，更新迅速。呈圆形，细胞核分叶，胞质的溶酶体中富含溶菌酶、过氧化氢酶、乳铁蛋白等，中性粒细胞可通过趋化因子的作用在病原体入侵时迅速逸出血管，到达感染部位吞噬病原体并可以迅速将吞噬的病原生物杀死及消化。

（2）单核-巨噬细胞　指外周血中的单核细胞和组织器官中的巨噬细胞。外周血单核细

胞占白细胞总数的 $1\%\sim3\%$,进入组织后发育为巨噬细胞。巨噬细胞寿命较长,可在组织中存活数月,形体较大,胞质内富含溶酶体和其他细胞器。巨噬细胞在特异性免疫及非特异性免疫过程中发挥着非常重要的作用。

2. 吞噬细胞的吞噬过程

（1）接触病原体　吞噬细胞接触病原体可以是偶然相遇,也可以是趋化作用吸引吞噬细胞,并通过抗体及补体的调理作用将细菌黏附于吞噬细胞表面以加强吞噬作用。

（2）吞入病原体　可通过两种方式吞入,对于较大的病原体颗粒（如细菌）,吞噬细胞能伸出伪足将其包绕后摄入细胞内,形成吞噬体,此称吞噬（图 32-1）。对于小的病原体颗粒（如病毒）,吞噬细胞与其接触后细胞内陷,将其吞入,形成吞饮体,此称吞饮。

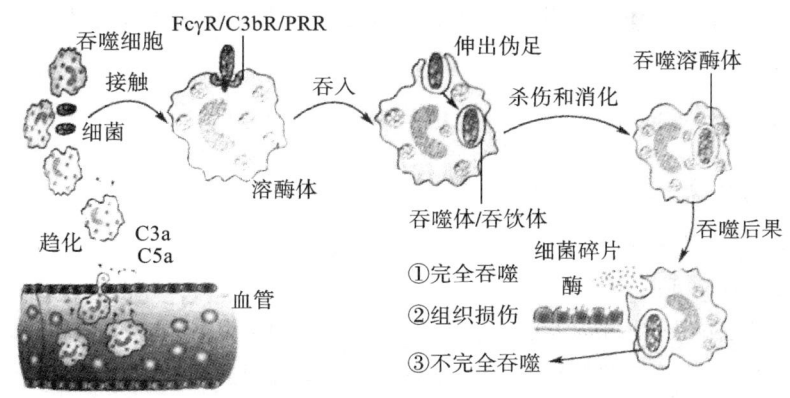

图 32-1　吞噬细胞吞噬细菌过程示意图

（3）杀死病原体　吞噬体及吞饮体形成后,吞噬细胞内的溶酶体与之靠近并接触、融合形成吞噬溶酶体,溶酶体内的酶包括杀伤性酶（溶菌酶、碱性磷酸酶等）及消化性酶（蛋白酶、多糖酶、核酸酶等）,可发挥杀灭、溶解及消化病原体的作用,并将消化后的残渣排出吞噬细胞外。

3. 吞噬的后果　由于病原生物的种类不同,机体的免疫状况等不同,吞噬作用可能出现不同结果。吞噬作用发生后,其结果也并非总是对机体有利的,有时也可造成一定的损害。

（1）完全吞噬　大多数病原体被吞噬后可被吞噬细胞完全杀死及消化,此称完全吞噬。

（2）不完全吞噬　某些病原体,如结核分枝杆菌、布鲁杆菌等,在机体缺乏特异性细胞免疫的情况下,该类病原体虽被吞噬细胞吞噬或吞饮,但是却不能被杀灭。病原体可在吞噬细胞内生长繁殖,从而避免药物及血清中抗菌物质对它们的杀伤。病原体还可随吞噬细胞游走,导致更为严重和广泛的感染。

（3）对机体的损伤　在吞噬过程中,吞噬细胞向胞外释放多种溶酶体酶可造成机体组织的损伤。

（三）体液中的抗病原体物质

正常人体液中存在多种抗病原体物质,其中重要的有补体、溶菌酶、防御素、急性期蛋白及细胞因子等。

溶菌酶广泛分布于血液、唾液、泪液、尿液、乳汁、肠液及吞噬细胞溶酶体中。溶菌酶能水解革兰阳性菌细胞壁中的肽聚糖,使细菌的细胞壁损伤而溶菌。而对革兰阴性菌的溶解则需要抗体的协助。防御素是一类富含精氨酸的小分子多肽,主要杀灭胞外菌。

第二节　特异性免疫及其抗感染作用

特异性免疫又称适应性免疫或获得性免疫,是指机体出生后,在自然界生活过程中与相应的抗原接触后,针对该抗原所发生的特有的免疫应答,主要包括以 B 淋巴细胞介导的体液免疫和以 T 淋巴细胞介导的细胞免疫。对于不同类型的病原生物感染,机体的特异性免疫以不同的形式发挥免疫作用。

一、抗菌免疫

(一) 抗胞外菌免疫

胞外菌及其代谢产物刺激机体后,主要通过体液免疫发挥作用,产生多种类型的免疫球蛋白,主要包括 IgG、IgM 和 sIgA。

1. 抗体的调理作用　特异性 IgG 通过其 Fab 段与细菌抗原结合,其 Fc 段与吞噬细胞表面 IgG Fc 受体结合,可增强吞噬细胞对细菌的吞噬作用。此外抗体与细菌抗原结合所形成的复合物与补体 C3b 等裂解片段结合,可进一步促进吞噬作用。

2. 抗体与补体联合参与的溶菌作用　抗体(IgG、IgM)与细菌抗原结合,通过经典途径激活补体,在细菌细胞表面形成攻膜复合物,使细菌溶解。

3. sIgA 可抑制病原菌黏附　病原菌通过呼吸道、消化道、泌尿生殖道黏膜入侵机体时,黏膜表面的 sIgA 与细菌菌毛等黏附物质结合,阻止其进入黏膜而阻断感染。

(二) 抗胞内菌免疫

机体抗胞内菌免疫主要通过细胞免疫作用:①通过 CD8$^+$ CTL 细胞释放穿孔素和颗粒酶直接杀死病原菌及其感染的细胞;②通过 CD4$^+$ Th1 细胞释放细胞因子,可激活并促进吞噬细胞的吞噬能力,从而清除入侵的病原菌。

(三) 抗毒素免疫

有些细菌可产生外毒素,机体抗毒素免疫机制以体液免疫为主。抗毒素(IgG)与相应的外毒素结合发挥中和作用,通过阻断外毒素与宿主易感细胞上受体的结合,使外毒素不能发挥毒性作用。

二、抗病毒免疫

机体抗病毒免疫包括体液免疫的作用和细胞免疫的作用。

(一) 体液免疫的作用

病毒抗原刺激机体免疫系统后,机体可产生多种特异性抗体(IgG、IgM、IgA),抗体与病毒结合后能使病毒不能吸附和穿入易感细胞,失去感染性,这种保护细胞使其免受病毒感染的作用称为中和病毒作用,这种抗体称为中和抗体。IgG 类抗体不仅可以中和游离的病毒,还可以通过 ADCC 作用清除受病毒感染的靶细胞。

（二）细胞免疫

对已经侵入细胞或在细胞内增殖的病毒，主要依靠细胞免疫加以清除。CD8$^+$ CTL 细胞对病毒感染的靶细胞直接发挥细胞毒作用。CD8$^+$ CTL 细胞可连续杀伤多个靶细胞。CD4$^+$ Th1 细胞可释放多种细胞因子，特别是 IFN-γ，能增强细胞免疫功能，限制病毒的扩散和增殖。有些细胞因子（如 IL-2)可激活 NK 细胞和 CD8$^+$ CTL 细胞，增强其杀伤能力。

目标检测

一、选择题

A1 型题

1. 对血脑屏障描述错误的是（　　）。

A.由软脑膜、毛细血管壁及星状胶质细胞组成

B.能阻挡细菌进入脑组织

C.对中枢神经系统有保护作用

D.婴幼儿血脑屏障未发育成熟，易发生中枢神经系统感染

E.是阻止细菌入侵机体的第一道屏障

2. 完全吞噬是指（　　）。

A.将入侵的细菌全部吞噬　　　　　　　B.吞噬后细菌被杀死、消化

C.细菌在吞噬细胞内生长　　　　　　　D.细菌随吞噬细胞游走、扩散

E.不依赖抗体的协助

3. 不属于正常体液与组织中的抗菌物质的是（　　）。

A.补体　　　　　B.防御素　　　　　C.抗生素　　　　　D.溶菌酶　　　　　E.乙型溶素

4. 发挥先天性免疫抗感染作用的屏障结构不包括（　　）。

A.皮肤屏障　　　B.血脑屏障　　　C.血气屏障　　　D.胎盘屏障　　　E.黏膜屏障

5. 机体抗胞内菌感染的免疫应答主要是（　　）。

A.全身免疫　　　B.体液免疫　　　C.细胞免疫　　　D.局部免疫　　　E.以上都是

6. 固有免疫应答的特点，下列错误的是（　　）。

A.先天具备，可遗传　　　　　B.对抗原无特异性　　　　　C.无免疫记忆

D.免疫作用发生迅速　　　　　E.对抗原有针对性

二、简答题

1. 简述非特异性免疫应答的组成及作用。

2. 简述非特异免疫应答的特点，以及其与特异性免疫应答的特点之间的区别。

第三十三章 临床免疫学

1. 掌握免疫缺陷病、自身免疫病、肿瘤免疫、移植免疫的特点。
2. 熟悉常见肿瘤抗原的临床意义。
3. 了解免疫缺陷病、自身免疫病、肿瘤免疫、移植免疫的常见类型。

第一节 免疫缺陷病

由遗传因素或其他原因造成的免疫系统发育或免疫应答障碍而导致的一种或多种免疫功能不全称为免疫缺陷，由此所致的各种临床综合征称为免疫缺陷病（ID）。

免疫缺陷患者可出现免疫细胞的发育、分化、增生、调节和代谢障碍，并引起机体免疫功能低下或缺陷，临床表现为反复或持续感染，可伴发过敏性疾病和自身免疫病，并有发生恶性肿瘤的倾向。

一、免疫缺陷病的分类和特点

（一）免疫缺陷病的分类

1. 原发性免疫缺陷病（PIDD） 由遗传因素或先天免疫系统发育不良而造成免疫功能障碍所致的疾病称为原发性免疫缺陷病。按其累及的免疫成分分为抗体免疫缺陷（B淋巴细胞）、细胞免疫缺陷（T淋巴细胞）、联合免疫缺陷（T、B淋巴细胞）、吞噬细胞功能缺陷和补体生成缺陷5类。

2. 继发性或获得性免疫缺陷病（SIDD 或 AIDD） 由恶性肿瘤、感染、代谢性疾病、营养不良和其他疾病等诱发因素导致的免疫功能障碍引起的疾病称为继发性或获得性免疫缺陷病。继发性免疫缺陷病依其免疫功能受损类型可分为继发性T淋巴细胞功能缺陷、继发性低丙种球蛋白血症、继发性吞噬细胞功能缺陷和继发性补体缺陷4类。

（二）免疫缺陷病的特点

免疫缺陷病的特点如下：①反复感染；②可伴发肿瘤；③可伴发自身免疫病；④有遗传倾向；⑤临床表现和病理损伤复杂多样。

二、原发性免疫缺陷病

原发性免疫缺陷病（PIDD）又称先天性免疫缺陷病（CIDD），是由于免疫系统遗传基因异常或先天性免疫系统发育障碍而致免疫功能不全引起的疾病。

（一）原发性 B 淋巴细胞缺陷

原发性 B 淋巴细胞缺陷是由于 B 淋巴细胞先天性发育不全，或由于 B 淋巴细胞不能接受 T 淋巴细胞传递的信号，而导致抗体产生减少的一类疾病。该病以患者体内 Ig 水平降低或缺陷为主要特征，外周血 B 淋巴细胞可减少或缺陷，T 淋巴细胞数量正常。主要临床表现为反复化脓性感染。

常见原发性 B 淋巴细胞缺陷病如下：①X 性连锁无丙种球蛋白血症（XLA）；②X 性连锁高 IgM 综合征（XLHM）；③选择性 IgA 缺陷。

（二）原发性 T 淋巴细胞缺陷

原发性 T 淋巴细胞缺陷是指 T 淋巴细胞的发生、分化和功能障碍的遗传性缺陷，其中包括 T 淋巴细胞及其前体。以 T 淋巴细胞缺陷为主的疾病包括先天性胸腺发育不全综合征、TCR 活化和功能缺陷等。

（三）重症联合免疫缺陷

重症联合免疫缺陷（SCID）是一组胸腺、淋巴组织发育不全及 Ig 缺乏的遗传性疾病，机体不能产生细胞免疫应答和体液免疫应答。患者出生六个月即出现发育障碍，易发生严重感染而死亡。包括性联重症联合免疫缺陷病（X-SCID）、腺苷脱氨酶缺乏症等。

（四）原发性吞噬细胞缺陷

原发性吞噬细胞缺陷主要表现为吞噬细胞的数量、移动和（或）黏附功能、杀菌活性等异常，临床表现为化脓性细菌或真菌反复感染，轻者仅累及皮肤，重者则感染重要器官而危及生命。本组疾病主要涉及单核-巨噬细胞和中性粒细胞，包括中性粒细胞数量减少、白细胞黏附缺陷（LAD）、慢性肉芽肿病（CGD）等。

（五）原发性补体系统缺陷

原发性补体系统缺陷多数为常染色体隐性遗传，少数为常染色体显性遗传，为最少见的原发性免疫缺陷病。在补体系统中，几乎所有的补体固有成分、补体调控蛋白及补体受体都可发生缺陷。临床表现为反复化脓性细菌感染。代表有遗传性血管神经性水肿、阵发性睡眠性血红蛋白尿症等。

三、继发性免疫缺陷病

继发性免疫缺陷病（SIDD）是后天因素造成的，继发于某些疾病或使用药物后所致的免疫系统暂时或持久损害的一类免疫缺陷性疾病。

根据免疫功能受损类型的不同，可分为继发性 T 淋巴细胞功能缺陷、继发性低丙种球蛋白血症、继发性吞噬细胞功能缺陷和补体缺陷。

继发性免疫缺陷病的常见原因有：①肿瘤；②感染性疾病；③遗传性疾病；④营养不良；⑤其他：如电离辐射、手术、创伤等均可引起免疫功能低下；⑥免疫抑制疗法。

获得性免疫缺陷综合征（AIDS）又称艾滋病，是由人类免疫缺陷病毒（HIV）感染引起的一组综合征，患者以 CD4⁺ T 淋巴细胞减少为主要特征，同时伴反复机会感染、恶性肿瘤及中枢神经系统退行性病变。

AIDS 的临床特点如下：①机会性感染：AIDS 患者死亡的主要原因。②恶性肿瘤：AIDS 患者易伴发 Kaposi 肉瘤和恶性淋巴瘤。③神经系统损害：约 60% 的 AIDS 患者出现 AIDS 痴呆症。

第二节　自身免疫病

正常情况下，机体能识别"自我"，对自身的组织细胞成分不产生免疫应答，或仅产生微弱的免疫应答，这种现象称为自身免疫耐受。

在某些情况下，自身免疫耐受遭到破坏，机体免疫系统对自身成分发生免疫应答，这种现象称为自身免疫。

自身免疫的发生是机体免疫系统产生了针对自身成分的自身抗体或自身反应性 T 淋巴细胞，又称为致敏 T 淋巴细胞（以下简称致敏 T 淋巴细胞），自身抗体或自身反应性淋巴细胞能与相应的自身成分产生免疫应答。由自身免疫应答引起的疾病称为自身免疫病（AID）。

一、自身免疫病概述

一般按受累器官组织的范围将自身免疫病分为器官特异性和非器官特异性两大类。自身免疫病的共同特征如下：①可以有诱因，也可以无诱因，但多数病因不清。无诱因者多称为"自发"性或"特发"性。②患者以女性居多，并随年龄增加，发病率有所增加。③有遗传倾向，已发现有些特定基因与自身免疫病的发病有密切关系。④血清中有自身抗体或体内有针对自身组织细胞的致敏 T 淋巴细胞。⑤疾病的重叠现象，即一个患者可同时患一种以上自身免疫病。⑥一般病程较长，多迁延为慢性。⑦病理损伤的局部可发现有淋巴细胞、浆细胞、中性粒细胞浸润。⑧免疫抑制剂治疗多可取得较好的疗效。

二、自身免疫病与免疫损伤

在某些情况下，机体的自身免疫耐受遭到破坏，机体免疫系统针对某些自身组织成分产生了免疫应答，就可能导致自身免疫病的发生。发生自身免疫病的关键是机体产生了针对自身组织成分的自身抗体和致敏 T 淋巴细胞，并在体内发生了自身免疫应答，导致自身组织细胞损伤。

（一）自身抗原

一系列因生物、物理、化学因素而引起自身组织细胞结构与成分发生改变，并能引起机体免疫系统针对这些自身组织细胞成分产生免疫应答反应的抗原物质称为自身抗原。与自身抗原形成相关的主要因素如下。

1. 隐蔽抗原的释放　隐蔽抗原是指体内某些组织成分,如精子、眼内容物、脑等,在正常情况下从未与免疫细胞接触过,但其对应的淋巴细胞克隆仍存在,并具免疫活性。一旦因手术、外伤、感染等原因破坏隔绝屏障,隐蔽抗原释放入血液或淋巴,便与免疫系统接触。免疫系统将其误认为"异物",引发自身免疫应答。

2. 自身成分的改变　自身成分在受到物理、化学因素或生物因素作用后,抗原性发生变化。改变的自身成分可刺激免疫系统引起自身免疫应答。

变性的 IgG 可刺激机体产生抗变性 IgG 抗体(类风湿因子),并与抗变性 IgG 抗体结合形成中等大小的免疫复合物,沉积于关节滑膜上,引起自身免疫病——类风湿关节炎。

3. 共同抗原引发的交叉反应　某些细菌、病毒与正常人体某些组织细胞上有相似的抗原决定簇,针对这些细菌、病毒抗原决定簇产生的自身抗体和致敏淋巴细胞可与自身组织细胞发生交叉反应,引起自身免疫病。

如 A 型溶血性链球菌的多种抗原蛋白与人心肌内膜和肾小球基底膜有共同抗原,感染链球菌后产生的抗体可与心肌及肾小球基底膜起交叉反应,引起风湿性心脏病和急性肾小球肾炎。

(二) 免疫调节异常

免疫调节异常的机制如下。

1. 淋巴细胞旁路活化　识别外来抗原载体决定簇的 Th 细胞能被激活发生反应,故外来抗原可辅助 B 淋巴细胞产生免疫应答,即称为 Th 细胞旁路活化,从而引发自身免疫应答。

2. 多克隆刺激剂的旁路活化　某些多克隆刺激剂如 EB 病毒和超抗原,可激活处于耐受状态的 Th 细胞或者直接向 B 淋巴细胞发出辅助信号刺激其产生自身抗体,引发自身免疫应答。

3. 辅助刺激因子表达异常　抗原提呈细胞表面辅助刺激因子的异常表达,便可激活自身免疫应答的 T 淋巴细胞,引发自身免疫病。

4. 自身致敏　T 淋巴细胞与自身抗原应答。

(三) 遗传因素

携带 DR3 抗原的个体,患重症肌无力、系统性红斑狼疮(SLE)、胰岛素依赖型糖尿病的概率较不带 DR3 抗原的个体高。

携带 HLA-B27 抗原的个体患强直性脊柱炎的概率较高。DR4 与类风湿关节炎、寻常性天疱疮,DR5 与桥本甲状腺炎的发生均有明显关系。

HLA 连锁基因的缺陷与自身免疫病的发生有关,如 HLA-Ⅲ类基因中补体 C4 基因的缺失、Fas/FasL 的基因缺陷与 SLE 均有明显关系。

三、常见的自身免疫病

(一) 由Ⅱ型超敏反应引起的自身免疫病

1. 抗血细胞表面抗原的抗体引起的自身免疫病

(1) 自身免疫性溶血性贫血(AIHA)　①体内出现抗红细胞自身抗体,抗人球蛋白试验阳性;②红细胞寿命缩短。

(2) 特发性血小板减少性紫癜(ITP)　ITP 患者血清中存在抗血小板抗体,该抗体可以缩短血小板的寿命。

2. 抗细胞表面受体抗体引起的自身免疫病

（1）重症肌无力　重症肌无力（MG）患者体内存在神经肌肉接头乙酰胆碱受体的自身抗体。疾病可发生于任何年龄，患者最先出现的症状是眼肌无力，进而累及机体的其他部位，常呈进行性加重。

（2）毒性弥漫性甲状腺肿　毒性弥漫性甲状腺肿患者血清中有抗促甲状腺激素受体（TSHR）的 IgG 型自身抗体。

自身抗体作用于 TSHR 后，刺激甲状腺细胞分泌过多的甲状腺激素。当毒性弥漫性甲状腺肿患者体内该自身抗体持续存在时，可刺激甲状腺激素持续分泌，造成甲状腺功能亢进。

3. 细胞外抗原的自身抗体引起的自身免疫病

（1）抗肾小球基底膜肾炎　抗肾小球基底膜肾炎患者大部分为肺出血-肾炎综合征（又称 Goodpasture 综合征）患者，即肾小球肾炎与出血性肺炎同时发生。患者血液中可检测到抗肾小球基底膜Ⅳ型胶原抗体，该抗体的效价与肾组织损害的严重程度呈正相关。

（2）抗肾小管基底膜（TBM）肾炎　抗 TBM 抗体单独引起肾小管损伤性肾炎的概率较小，50%～70%的抗肾小球基底膜肾炎患者同时出现抗 TBM 抗体，并伴有肾小管间质性肾炎。

（二）自身抗体、免疫复合物引起的自身免疫病

1. 系统性红斑狼疮（SLE）　患者体内可产生针对核酸、核蛋白和组蛋白的抗核抗体及其他自身抗体，这些自身抗体与相应抗原结合形成的免疫复合物可沉积在心血管结缔组织、肾小球基底膜、浆膜、关节滑膜和多种脏器小血管壁上，免疫复合物在局部激活补体，吸引中性粒细胞浸润，造成局部组织的慢性炎性损伤。

SLE 患者常有多系统、多器官的损害。根据损害的器官不同，患者可出现发热、皮疹、关节痛、肾损害，以及心血管病变、浆膜炎、贫血、精神症状等多种临床表现。

2. 类风湿关节炎（RA）　患者体内产生的变性 IgG 作为自身抗原刺激免疫系统产生多种抗变性 IgG 的自身抗体，即类风湿因子（RF）。变性 IgG 与类风湿因子结合，形成的免疫复合物沉积于关节滑膜等部位，激活补体，在局部引起慢性渐进性免疫炎症性损害，部分病例可累及心、肺及血管等。

3. 干燥综合征（SS）　该疾病的典型特征为分泌腺体功能异常，导致皮肤和黏膜干燥，泪腺与唾液腺最常被侵犯，从而产生眼干与口干。抗 SSA/Ro 抗体、抗 SSB/La 抗体通常为阳性。本病常与高丙种球蛋白血症性紫癜、SLE、硬皮病、胆汁性肝硬化和淋巴增生性疾病伴随发生。

4. 多发性肌炎（PM）及皮肌炎（DM）　多发性肌炎是以损害肌肉为主要表现的自身免疫病，如果同时有皮肤损害，则称为皮肌炎。

多发性肌炎及皮肌炎患者有多种自身抗体，其中较特异的抗 Jo-1、Mi 抗体主要见于多发性肌炎，而抗 PM-1、Ku 抗体多见于多发性肌炎与硬皮病的重叠。

5. 硬皮病（Scl）　硬皮病最典型的表现为皮肤变紧、变硬。当病变侵害少量皮肤时，称为局限性硬皮病，全身性病变时则称为进行性系统性硬化症（PSS）。

75%的 PSS 患者的抗核抗体阳性，抗 Scl-70 抗体是 PSS 的特异性抗体，80%～95%的局限性硬皮病患者抗着丝点抗体阳性。

(三) T淋巴细胞对自身抗原应答引起的自身免疫病

由致敏 T 淋巴细胞对自身抗原的免疫应答可引起自身组织细胞损伤。在 Fas/FasL 基因缺陷的患者体内,因为激活诱导自身免疫应答的淋巴细胞凋亡机制障碍,T、B 淋巴细胞克隆性增殖失控,T 淋巴细胞的调节功能紊乱,也可引发由 T 淋巴细胞介导的自身免疫病。

1. 1 型糖尿病(DM1)　由于 Fas 与 FasL 相互作用,使表达 Fas 的胰岛 β 细胞受到破坏。患者体内产生了针对胰岛 β 细胞的 $CD8^+$ CTL 细胞,并对胰岛 β 细胞发生免疫应答,损伤胰岛 β 细胞。

2. 多发性硬化症(MS)　髓鞘碱性蛋白(MBP)作为自身抗原致敏 Th 细胞,当 Th 细胞进入中枢神经系统后,再次与 MBP 接触而发生免疫应答反应,导致脊髓鞘被破坏,从而引起 MS。

第三节　肿瘤免疫

肿瘤免疫学是研究肿瘤抗原性质、机体对肿瘤的免疫应答,机体免疫功能与肿瘤发生、发展的相互关系,以及肿瘤免疫学诊断和免疫学防治的科学。

一、肿瘤抗原

肿瘤抗原是指在肿瘤发生、发展过程中新出现或过度表达的抗原物质。

机体产生肿瘤抗原的可能机制如下:①基因突变;②细胞癌变过程使原本不表达的某些基因被激活;③抗原合成过程的某些环节发生异常;④胚胎时期抗原或分化抗原的异常、异位表达;⑤某些基因产物尤其是信号转导分子的过度表达;⑥外源性基因(如病毒基因)的表达。

(一) 根据肿瘤抗原的特异性分类

1. 肿瘤特异性抗原(TSA)　TSA 是肿瘤细胞所特有的新抗原,它只表达于肿瘤细胞,而不存在于正常组织细胞。TSA 可存在于不同个体的同一组织学类型的肿瘤中,如黑色素瘤相关排斥抗原(MARA)。

2. 肿瘤相关性抗原(TAA)　TAA 是指非肿瘤细胞所特有的,正常组织或细胞也可表达的抗原物质,但此类抗原在癌变细胞的表达水平远远超过正常细胞。

(二) 根据肿瘤抗原的产生机制分类

(1) 理化因素诱发的肿瘤抗原　机体受到化学致癌剂(如甲基胆蒽、氨基偶氮染料、二乙基亚硝胺等)或物理因素(如紫外线、X 射线等)的作用,可使某些基因产生突变,诱发肿瘤产生。此类肿瘤抗原的特点是特异性强,但免疫原性弱。

(2) 病毒诱发的肿瘤抗原　人类某些肿瘤的发生与病毒感染有密切关系。能够诱发肿瘤的病毒,主要是 DNA 病毒和 RNA 病毒,尤其是反转录病毒。

(3) 自发性肿瘤抗原　自发性肿瘤表达的抗原大部分可能为突变基因的产物。

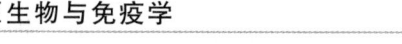
（4）正常细胞成分的异常表达。

二、机体抗肿瘤的免疫学效应机制

机体抗肿瘤的免疫学效应机制十分复杂，涉及多种免疫成分，包括先天性免疫（非肿瘤特异性免疫）和获得性免疫（肿瘤特异性免疫），二者共同参与机体免疫监视和抗肿瘤效应。

（一）抗肿瘤的细胞免疫机制

细胞免疫机制在机体抗肿瘤效应中发挥着最主要的作用，参与抗肿瘤免疫的细胞包括 T 淋巴细胞、NK 细胞、巨噬细胞和树突状细胞等。

（二）抗肿瘤的体液免疫机制

免疫系统针对肿瘤抗原发生体液免疫应答，产生特异性抗肿瘤抗原的抗体，并发挥抗肿瘤作用。包括：①补体的溶细胞效应。②抗体依赖细胞介导的细胞毒效应。③抗体的免疫调理作用。④抗体封闭肿瘤细胞表面某些受体。⑤抗体干扰肿瘤细胞的黏附作用。⑥其他机制。

第四节　移植免疫

应用自体或异体的正常细胞、组织、器官置换病变或功能缺损的细胞、组织、器官，以维持和重建机体生理功能，这种治疗方法称为细胞移植、组织移植和器官移植。提供移植物的个体称为供者，接受移植物的个体称为受者或宿主。根据移植物来源及其遗传背景不同，可将移植分为四类：①自体移植：移植物取自受者自身，此类移植不会发生移植排斥反应，例如自体皮肤移植。②同系移植：指遗传基因型完全相同或基本近似的个体之间的移植，如单卵孪生之间的移植，此类移植一般不发生排斥反应。③同种异体/异基因型移植：指同种内遗传基因不同的个体间的移植，临床移植多属于此类型，这种移植常出现排斥反应。④异种移植：指不同种属个体间的移植，迄今此类移植尚无长期存活的报道。

一、移植免疫与移植排斥反应

所植入的移植物能否被宿主接受，与供、受者的遗传背景有密切关系。若二者的遗传背景存在差异，移植物通常会发生炎症反应和坏死，此称移植排斥反应。移植排斥反应实质上是受者免疫系统对供者移植物抗原的免疫应答。引起移植排斥反应的抗原物质称组织相容性抗原或移植抗原，其中起重要作用的是主要组织相容性抗原，此外，还有次要组织相容性抗原、ABO 血型抗原和组织特异性抗原。移植排斥反应根据攻击的对象分为两种类型：①宿主抗移植物反应：指实质器官移植中，宿主对供者器官产生的排斥反应。一般将宿主抗移植物反应分为超急性、急性和慢性三种类型。②移植物抗宿主反应：指在骨髓（造血干细胞）移植或其他免疫细胞移植中，移植物中的淋巴细胞可识别宿主抗原，产生免疫应答，损伤宿主的靶细胞。

二、移植排斥反应的免疫检验

1. 组织配型　其目的是选择合适的供者。检测项目包括 ABO 血型配型、HLA 配型和

HLA 交叉配型等。

2. 移植排斥反应的免疫检验 排斥反应发生时受者体内的免疫应答会发生一系列变化，据此，检测机体的免疫状态可帮助诊断或推测排斥反应的发生。检测项目主要是外周血 T 淋巴细胞及其亚类计数。另外，还可以检测相关抗体、补体、细胞因子及其受体、黏附分子及其配体。

目标检测

一、选择题

A1 型题

1. 下列对自身抗体的论述哪一项是正确的？（   ）

A. 正常个体中不可能检出自身抗体

B. 检出自身抗体即意味着发生了自身免疫病

C. 非自身免疫病患者体内也可检出自身抗体

D. 正常人到老年期，自身抗体的检出率明显降低

E. 自身抗体可通过Ⅰ型免疫损伤机理而致病

2. 下列哪种疾病是非器官特异性自身免疫病？（   ）

A. 重症肌无力　　　　　　　　　　　　B. 慢性甲状腺炎

C. 慢性溃疡性结肠炎　　　　　　　　　D. 系统性红斑狼疮

E. 特发性血小板减少性紫癜

3. 关于 AIDS 的发病机理，下列哪一项是错误的？（   ）

A. 隐蔽抗原的释放　　　　　　　　　　B. 外来抗原与机体组织抗原交叉

C. 替代途径激活补体　　　　　　　　　D. 免疫系统调节机能紊乱

E. 以上都不对

4. AIDS 的特征性免疫学异常是（   ）。

A. 选择性 T 淋巴细胞缺乏，$CD4^+/CD8^+$ T 淋巴细胞比值下降

B. 皮肤迟发型超敏反应减弱或丧失　　　C. 血清 IgG、IgA 升高

D. 补体降低　　　　　　　　　　　　　E. 以上都不对

5. 重症联合免疫缺陷病治疗可选用（   ）。

A. 胚胎胸腺移植　　　　B. 骨髓或胚肝移植　　　　C. 丙种球蛋白替代疗法

D. 新鲜血浆输注　　　　E. 同种致敏淋巴细胞过继性转移疗法

6. 继发性免疫缺陷病可能的诱因不包括（   ）。

A. 肿瘤　　　　　　　　B. 病毒性感染　　　　　　C. 胸腺发育不全

D. 免疫抑制疗法　　　　E. 营养不良

7. 血浆蛋白质中 AFP 的中文名称为（   ）。

A. 清蛋白　　　　　　　B. 总蛋白　　　　　　　　C. 甲胎蛋白

D. 免疫球蛋白　　　　　E. 甲状腺激素

8. 不需要进行组织配型的移植手术为（   ）。

A. 干细胞移植　　　　　B. 肾移植　　　　　　　　C. 角膜移植

D. 肝脏移植　　　　　　E. 皮肤移植

二、简答题

1. 什么是自身免疫病？常见的自身免疫病有哪些？如何检测？

2. 原发性免疫缺陷病有哪些检测项目？

3. 什么是移植排斥反应？

第三十四章 免疫学应用

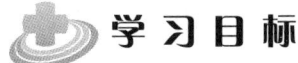 **学习目标**

1. 掌握人工主动免疫与人工被动免疫。
2. 熟悉免疫学治疗。
3. 了解免疫学检测。

免疫学应用主要是应用免疫学的基本理论和技术来预防、诊断及治疗疾病。随着免疫学理论与技术的快速发展，免疫学的临床应用已从传统的对传染病的防治和诊断，扩展到了对肿瘤、自身免疫病、免疫缺陷、超敏反应性疾病及移植排斥反应等的防治和诊断。

第一节 免疫学防治

一、免疫学预防

机体特异性免疫的获得方式如表 34-1 所示。

表 34-1　机体特异性免疫的获得方式

类别	获得方式
自然主动免疫	隐性感染、患传染病
自然被动免疫	母体 IgG 通过胎盘、母乳喂养
人工主动免疫	接种疫苗、类毒素
人工被动免疫	注射抗毒素、丙种球蛋白等

人为地给机体输入抗原物质或直接输入现成的免疫活性物质，使机体获得某种特异性免疫力，从而达到预防和治疗某些疾病的方法称为人工免疫。人工免疫所用的物质为生物制品，生物制品是指用微生物或其毒素、酶的提取成分，以及人或动物免疫血清、细胞等制成的用于疾病的预防、诊断和治疗的各种制剂。根据输入的物质、免疫力产生的机制等不同，可将人工

免疫分为人工主动免疫和人工被动免疫两类。

（一）人工主动免疫

人工主动免疫是用人工接种方法给机体输入疫苗或类毒素等抗原性生物制品，刺激机体产生特异性免疫应答而获得免疫力的方法。这种免疫力是机体免疫系统受到抗原刺激产生的，故出现较慢，一般在接种后1～4周产生，但因有免疫记忆，所以免疫力维持时间较长，可长达数月或数年，甚至终身免疫，主要用于某些传染病的特异性预防。用于人工主动免疫的生物制品主要有疫苗和类毒素两种。

1. 人工主动免疫制剂

（1）疫苗　用细菌制成的抗原性生物制品称为菌苗。用病毒、螺旋体、立克次体和衣原体制成的抗原性生物制品称为疫苗。习惯上把以上两类制剂统称为疫苗。疫苗包括死疫苗、病毒活疫苗、亚单位自身疫苗及新型疫苗等。

①灭活疫苗：选择免疫原性好的病原体，经人工培养后，用理化方法将病原体杀死或灭活而制成的生物制品，称死疫苗。常用的死疫苗主要有伤寒、副伤寒、乙脑、百日咳、霍乱、流感、流脑及狂犬病等疫苗。死疫苗能诱导机体产生特异性体液免疫，一般不诱导机体产生细胞免疫，故免疫效果有一定的局限。死疫苗不能在人体内繁殖，其免疫效果相对较弱，要获得强而持久的免疫力，需要多次接种且接种量要大。接种后少数人可出现局部反应及发热等全身不适。其优点是稳定、易保存，一般不出现毒力回复的危险。

②减毒活疫苗：通过人工诱导变异或在自然界中筛选出毒性大幅下降或基本无毒的病原生物制成的生物制品，称减毒活疫苗，较为典型的是卡介苗，卡介苗是将有毒的结核分枝杆菌经过13年长期培养，获得的第230代细菌毒力大大下降但仍保持免疫原性的变异株。减毒活疫苗无毒性、无致病性，接种后可在机体内生长繁殖，在体内停留时间长，免疫效果好，一般接种次数少，接种量少，不良反应也少。减毒活疫苗可通过自然感染的途径接种，可使机体产生分泌型IgA，如脊髓灰质炎疫苗口服接种。减毒活疫苗除诱导体液免疫应答外也可以诱导细胞免疫应答。但是减毒活疫苗稳定性比较差，不易保管，需低温保存，且保存时间短。理论上存在回复突变的可能性。免疫力低下者及孕妇一般不宜接种。常用的减毒活疫苗有卡介苗、麻疹、风疹、脊髓灰质炎疫苗等（表34-2）。

表34-2　灭活疫苗与减毒活疫苗的比较

种类	灭活疫苗	减毒活疫苗
制剂性状	灭活的病原体	毒力减弱的活病原体
接种量及次数	2～3次，接种量大	接种一次，接种量小
免疫效果	维持半年至一年	维持3～5年甚至更长
保存稳定性	易保存，4 ℃可保存一年	不易保存，冷冻干燥可较长时间保存
不良反应	不良反应重（发热、局部或全身症状）	不良反应较轻

③亚单位疫苗：提取某病原体与免疫有关的有效成分，去除与免疫无关或有毒的部分制成的疫苗为亚单位疫苗，在亚单位疫苗中加入佐剂可大大增强其免疫原性。亚单位疫苗结构相对简单，所以副作用也少。目前临床上常用的亚单位疫苗有肺炎链球菌和脑膜炎奈瑟菌的荚

膜多糖疫苗、流感病毒血凝素及神经氨酸酶亚单位疫苗、百日咳杆菌的丝状血凝素亚单位疫苗等。

④ 其他：除此之外，还有自身疫苗、人工合成肽疫苗、结合疫苗及基因工程疫苗等。

（2）类毒素

用 0.3％～0.4％ 甲醛处理细菌产生的外毒素，使其失去毒性但仍保留免疫原性，即类毒素，如白喉类毒素、破伤风类毒素等。目前临床上使用的百白破三联疫苗就是用百日咳灭活菌苗、白喉类毒素破伤风类毒素三者混合制成。

2．人工主动免疫注意事项

（1）接种对象　对与病原生物接触机会多的高危人群、在某些传染病的暴发和流行地区的人群做针对性接种。

（2）接种剂量、时间　死疫苗接种剂量大，间隔一定时间后还要接种第二次。类毒素与死疫苗相似，用量较大，一般接种 2 次，间隔时间为 4～6 周。减毒活疫苗一般只需接种一次，剂量较小。

（3）接种途径　死疫苗由于接种时所需剂量较大，因此一般采取皮下接种，而减毒活疫苗采用皮肤划痕法、皮内接种法或采取自然感染途径接种，如脊髓灰质炎疫苗采用口服，麻疹、流感、腮腺炎等疫苗采用雾化吸入。

（4）接种反应　免疫接种后可引起局部红肿、疼痛甚至附近淋巴结肿大，以及发热、头痛、乏力、全身不适等反应，对此只需一般的对症处理或不经处理也可消退。但有时反应严重可引起Ⅱ、Ⅲ、Ⅳ型超敏反应，这可能与机体生理因素、免疫功能状态有关，在实际工作中应引起注意。

（5）接种禁忌　接种时患有某些疾病如高热、严重心血管疾病、各种急性传染病、肿瘤、肾病、活动性肺结核、风湿病、糖尿病及各种免疫缺陷病等患者都不宜接种，孕妇也不宜接种。

（二）人工被动免疫

人工被动免疫是给机体输入含有特异性抗体的免疫血清或细胞因子等制剂，使机体立即获得某种特异性免疫力的方法。人工被动免疫是被动接受其他个体或动物的免疫效应物质（并非自己产生），形成的免疫力快，但维持时间短，多用于治疗和紧急预防。用于人工被动免疫的生物制品主要有抗毒素、胎盘球蛋白和血浆丙种球蛋白等。

1．人工被动免疫制剂

（1）抗毒素　将类毒素多次免疫动物后，取其血清经提取纯化制成的生物制品。主要有破伤风抗毒素、白喉抗毒素、肉毒抗毒素及气性坏疽多价抗毒素等。抗毒素具有双重性，对外毒素来说是抗体，而对人体来说又是抗原，使用时可能引起超敏反应。

（2）胎盘球蛋白和血浆丙种球蛋白　从健康产妇胎盘血中提取的球蛋白称为胎盘球蛋白，主要含 IgG 抗体。由正常人血液中提取的蛋白称为血浆丙种球蛋白，内含 IgG 和 IgM 抗体。因成人在一生中发生过多种传染病的隐性或显性感染，血清中含有相应的抗体，所以，可用此类制剂作为多种病原体感染的紧急预防。

（3）其他　近年来，细胞因子制剂在临床上的使用越来越多，如重组细胞因子（包括干扰素、白介素及肿瘤坏死因子等），单克隆抗体制剂（如生物导弹技术等）。在临床上用于治疗病毒性感染及肿瘤取得了很好的疗效。

2．注射人工被动免疫制剂的注意事项

（1）防止超敏反应　使用动物血清制品前，应询问过敏史，并做皮肤试验，如果皮肤试验阳性但又必须使用时可采用脱敏疗法或减敏疗法。

（2）不滥用丙种球蛋白及胎盘球蛋白　多次注射此类物质，可引起超敏反应。给儿童注射丙种球蛋白预防麻疹，虽可推迟发病，但年龄越大，发病越重，并发症也越多。人工主动免疫与人工被动免疫的比较见表34-3。

表 34-3　人工主动免疫与人工被动免疫的比较

比较项目	人工主动免疫	人工被动免疫
输入物质	抗原 （疫苗、类毒素等）	抗体 （抗毒素、丙种球蛋白）
免疫力出现的时间	慢，1～4 周	快，输入后立即生效
维持时间	长，可维持数月甚至数年	较短，一般维持几周时间
临床应用	多用于传染病的预防	多用于传染病的 紧急预防与治疗

（三）计划免疫

根据某些特定传染病的疫情监测和人群免疫状况分析，按照规定的免疫程序和年龄特点有计划地对人群进行预防接种，以提高人群免疫水平，达到控制以至消灭相应传染病的重要措施。科学地制订计划免疫程序是重要的内容，严格按照程序接种是有效控制传染病的重要手段。

我国儿童法定计划免疫接种疫苗种类及程序见表34-4。2007 年，我国扩大了计划免疫免费提供的疫苗种类，在原有的基础上新增加了 8 种疫苗，包括甲型肝炎疫苗、流脑多糖疫苗、乙脑疫苗、风疹疫苗、腮腺炎疫苗、钩端螺旋体疫苗、流行性出血热疫苗及炭疽疫苗。

表 34-4　中国儿童计划疫苗接种程序表

年龄	疫苗	年龄	疫苗
出生	乙肝疫苗（第 1 天）， 卡介苗（第 2～3 天）	6 个月	乙肝疫苗
1 个月	乙肝疫苗	8 个月	麻疹疫苗 （乙脑减毒活疫苗）
2 个月	脊髓灰质炎减毒活疫苗	1.5～2 岁	百白破混合制剂 （乙脑减毒活疫苗、甲肝减毒活疫苗）
3 个月	脊髓灰质炎三价混合、疫苗 百白破混合制剂	4 岁	脊髓灰质炎三价混合疫苗、 麻疹疫苗
4 个月	脊髓灰质炎三价混合疫苗、 百白破混合制剂	7 岁	卡介苗、麻疹疫苗、 百白破混合制剂
5 个月	百白破混合制剂	12 岁	卡介苗（农村）

计划免疫包括两个程序：一是全程足量的基础免疫，即在 1 周岁内完成的初次接种；二是以后的加强免疫，即根据疫苗的免疫持久性及人群的免疫水平和疾病流行情况适时地进行复种。这样，才能巩固免疫效果，达到预防疾病的目的。

此外我国还对不同地区的人群及某些特殊人群针对性接种某些疫苗，如精制破伤风类毒素主要针对特殊职业人群,如矿工等易受伤人群;流感等则根据流行的情况进行接种。

二、免疫学治疗

当机体的免疫功能异常(如免疫功能低下或亢进)时,可以导致机体患许多严重的疾病,如各种传染病、自身免疫病、肿瘤等,利用某些药物及生物调节剂人为地增强或抑制机体的免疫功能,以达到治疗疾病目的的治疗方法,称为免疫治疗。免疫治疗包括免疫调节、免疫重建、免疫替代疗法等方法。

(一) 免疫调节

免疫调节是指用生物制剂或药物来增强或抑制机体的免疫应答,调节免疫功能,达到治疗疾病的目的。

1. 免疫增强剂 免疫增强剂是指能增强、促进或调节机体免疫功能的生物或非生物制剂。免疫增强剂种类繁多,包括重组细胞因子、化学合成药物、细菌制剂及中草药等。

(1)重组细胞因子 利用基因工程技术生产的细胞因子,如 IFN、TNF、IL-2、IL-3、CSF等。细胞因子具有广泛的生物学活性,是机体非常重要的免疫调节剂,在各种肿瘤、传染病、血液病等的治疗中起着重要作用。

(2)化学合成药物 某些化学合成药物具有明显的免疫刺激作用,能通过不同方式增强机体的免疫功能。如左旋咪唑,该药物可激活吞噬细胞,促进淋巴细胞分泌多种细胞因子,增强 NK 细胞的活性,对免疫功能低下者有明显的增强免疫功能的作用。此外,西咪替丁、异丙肌苷等也是良好的免疫调节剂。

(3)细菌制剂 目前研究最多、应用最广的有卡介苗、短小棒状杆菌等。其作用方式主要是活化巨噬细胞,增强 NK 细胞的活性,可以非特异性地增强机体免疫功能,在抗肿瘤、抗各种传染病的治疗上发挥重要功能。

(4)中草药 在中医方面,有多种中药对机体的免疫功能有明显的增强作用,常见的如人参、黄芪、枸杞、灵芝、冬虫夏草、鹿茸等。其中某些中药的提取物(如人参皂苷、黄芪多糖、香菇多糖、灵芝多糖等)具有多种免疫调节功能,能有效地提高机体的免疫功能。目前在临床上用于肿瘤及传染病的辅助治疗并取得了较好的效果。

2. 免疫抑制剂 免疫抑制剂是一种抑制机体免疫功能的生物或非生物制剂。主要用于治疗各种免疫性疾病、减弱排斥反应等,包括激素、烷化剂、环孢素 A、KF-506、抗人 T 淋巴细胞及亚群单克隆抗体、抗细胞因子抗体及中草药等。

(二) 免疫重建

将免疫功能正常的人体造血干细胞或淋巴细胞移植给免疫缺陷的个体,使患者恢复免疫应答的能力,称为免疫重建。由于造血干细胞来自骨髓、胚胎及脐血等,目前免疫重建包括骨髓移植、胚胎肝移植和脐血干细胞移植等。主要用于白血病、重症联合免疫缺陷病、造血系统疾病及肿瘤等的治疗。

(三) 免疫替代疗法

免疫替代疗法是因机体缺乏某种免疫活性物质,通过给机体输入该物质,从而维持机体的免疫功能。如对先天性性联无丙种球蛋白血症患者,持续输入正常人免疫球蛋白,可在较长时间内维持其生命。

第二节　免疫学检测

免疫学检测技术已在医学和生物学研究领域被广泛应用。在临床医学中,免疫学理论可用于检测抗原、抗体、免疫细胞及细胞因子,用于探讨免疫相关疾病的发病机制及各种传染病的诊断、病情监测与疗效评价等,也可用于评价实验动物的免疫功能状态。随着现代免疫学以及细胞生物学、分子生物学等相关学科的发展,免疫学检测技术也不断发展和更新,新方法层出不穷,其灵敏度、可重复性等大大提高,促使基础医学、临床医学飞速发展。

一、抗原、抗体的检测

抗原与抗体在体外可以特异性结合,在一定条件下出现肉眼可见的现象,也可借助仪器进行定性及定量分析。因试验用的抗体来自血清,因此抗原-抗体反应也称血清学试验。

(一) 抗原-抗体反应的特点

1. 特异性　一种抗原一般仅能与由它刺激所产生的抗体结合,这种抗原、抗体结合反应的专一性即特异性。抗原-抗体反应的理论基础就是特异性,故可用已知抗体检测未知抗原,或用已知抗原检测未知抗体。

2. 比例性　抗原、抗体数量比与可见反应的出现有关,二者只有在比例适合的时候,才能出现最易观察到的凝集或沉淀现象。抗原或抗体过多,都会影响结果的观察。

3. 可逆性　抗原与抗体的结合为分子表面的非共价结合,结合相对稳定,但在某些情况下(如高盐、低 pH 值等)也可解离,解离后的抗原或抗体分子仍保持原有的理化性质及生物学活性。

4. 阶段性　抗原-抗体反应分为两个阶段,第一阶段为特异性结合,很快即可完成,第二阶段是在液相中出现可见现象,根据反应时参与的因素(如电解质、酸碱度、温度等),可为数分钟或数日。

(二) 抗原-抗体反应的类型

1. 凝集反应　细菌、红细胞等颗粒性抗原与相应抗体在一定的条件下(如电解质、pH、温度、抗原和抗体比例等)结合后形成肉眼可见的凝集现象,此类反应称为凝集反应。

(1) 直接凝集　将细菌或红细胞与相应抗体直接反应,出现细菌凝集或红细胞凝集现象(图 34-1)。试验中通常将颗粒性抗原称为凝集原,将抗体称凝集素或抗血清。直接凝集包括玻片法和试管法。①玻片法:定性试验,简便快速,多采用已知抗体检测未知抗原,常用于细菌鉴定和 ABO 血型鉴定。②试管法:半定量试验,是在试管中倍比稀释待检血清,加入已知颗粒性抗原,用于抗体的半定量检测,如诊断伤寒的肥达试验、诊断立克次体病的外斐试验。

(2) 间接凝集　将可溶性抗原包被在与免疫无关的载体颗粒表面,再与相应抗体反应,出现肉眼可见的颗粒物凝集现象,称正向间接凝集试验。如果把抗体包被在与免疫无关的载体颗粒表面检测相应的抗原则称为反向间接凝集试验。常用的载体为人 O 型血红细胞、聚苯乙烯乳胶颗粒等(图34-2)。在检测标本中的抗原时,先将标本与已知的抗体混合,然后再加入事先已吸附已知抗原的载体颗粒,如果标本中有被测抗原,则已知抗体先与标本中的抗原结合,结果第二步因没有抗体与载体颗粒表面的抗原结合而不出现凝集现象为阳性,此试验称间接凝集抑制试验。

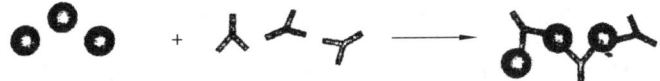

颗粒性抗原（如细菌等）　　相应抗体　　抗原抗体结合出现凝集现象（肉眼可见）

图 34-1　直接凝集反应示意图

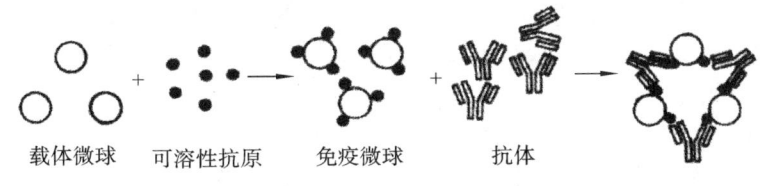

载体微球　可溶性抗原　免疫微球　　抗体

免疫微球凝集

图 34-2　间接凝集反应示意图

间接凝集反应具有简便、快速、灵敏度高等优点,因此在临床上得到广泛应用,例如妊娠胶乳试验以及类风湿因子、乙型肝炎病毒表面抗原、梅毒反应素的检测等,均可采用间接凝集试验。

2. 沉淀反应　可溶性抗原(如血清蛋白质、细胞裂解液或组织浸液等)与相应抗体结合后在一定条件下出现肉眼可见的沉淀物,称为沉淀反应。此试验中的抗原称为沉淀原,抗体称为沉淀素。主要包括琼脂扩散试验与免疫比浊技术。

(1) 琼脂扩散试验　在半固体琼脂凝胶中进行的沉淀反应称琼脂扩散试验。①单向免疫扩散:将已知定量抗体混于琼脂凝胶中制成琼脂板,在适当位置打孔后将抗原加入孔中扩散。抗原在扩散过程中与凝胶中的抗体相遇,形成以抗原孔为中心的沉淀环,环的直径与抗原含量呈正相关。取已知定量抗原绘制标准曲线,可根据所形成沉淀环的直径,从标准曲线中查出待检标本的抗原含量。本法常用于定量测定血清 IgG、IgM、IgA、C3 及其他血清蛋白的含量。②双向免疫扩散:将抗原与抗体分别加于琼脂凝胶的小孔中,二者自由向四周扩散,在相遇处形成沉淀线。一对相应的抗原抗体只形成一条沉淀线,多种抗原、抗体系统可形成多条沉淀线。本法常用于抗原或抗体的定性检测和两种抗原的相关性分析(图34-3)。③火箭电泳:将单向琼脂反应放在电场中进行,电泳时将抗原放在负极使其向正极定向泳动,在泳动过程中与琼脂中的已知抗体结合形成锥形沉淀峰,形似火箭,故称火箭电泳。沉淀峰的高度与抗原浓度成正比。火箭电泳需时较短,应用范围与单项免疫扩散相同。④对流免疫电泳:将双向免疫扩散的琼脂板,打成平行的两排孔,一侧孔中加抗原,另一侧孔中加抗体,抗原置负极侧,抗体置正极侧,在电泳仪上电泳,大大缩短反应时间。如有相应抗原、抗体,在 1 h 左右即可看到两孔之中有沉淀线出现,其应用范围与双向免疫扩散相同。

(2) 免疫比浊技术　在一定的抗体浓度下,加一定体积的样品,经过一段时间,用光散射浊度计测定反应液体的浓度,来推算样品中的抗原含量。本法灵敏、快速、简便,可取代单向琼脂扩散法测定免疫球蛋白的含量。

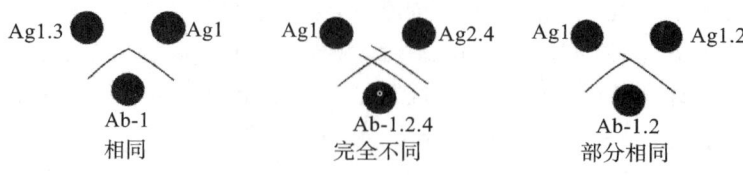

图 34-3　双向免疫琼脂扩散试验结果示意图

3. 免疫标记技术　免疫标记技术是用荧光素、酶、胶体金及放射性核素等标记物标记抗体或抗原所进行的抗原-抗体反应。免疫标记技术可增强抗原-抗体反应的灵敏度及精确度，既可对样品做定性、定量检测，也可进行定位分析，是目前应用最为广泛的免疫学检测技术。

（1）免疫荧光技术　此法是用荧光素标记抗体或抗原，再与待检标本中抗原或抗体反应后置荧光显微镜下观察，抗原-抗体复合物散发荧光，借此对标本中的抗原或抗体进行鉴定或定位分析。常用的荧光素有异硫氰酸荧光素和藻红蛋白等，免疫荧光技术包括直接法及间接法。

（2）酶免疫测定　此法将抗原-抗体反应的特异性与酶催化作用的高效性相结合，即以酶标记的抗原或抗体作为主要试剂，检测样本中相应的抗体或抗原，通过酶作用于底物后的显色反应判定结果。也可用酶标测定仪测定光密度（OD）值以反映抗原或抗体含量，其特点为方法简单、灵敏度高、特异性好，酶标记物有效期长、试剂价格低。灵敏度可达每毫升 ng 甚至 pg 水平。常用于标记的酶有辣根过氧化物酶、碱性磷酸酶等。常用的方法有酶联免疫吸附试验（enzyme linked immunosorbent assay，ELISA）。

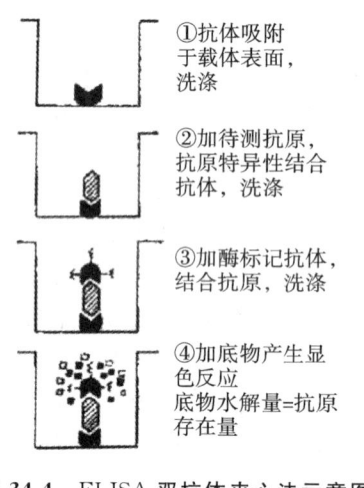

①抗体吸附于载体表面，洗涤

②加待测抗原，抗原特异性结合抗体，洗涤

③加酶标记抗体，结合抗原，洗涤

④加底物产生显色反应底物水解量=抗原存在量

图 34-4　ELISA 双抗体夹心法示意图

ELISA 基本方法如下：将已知抗原或抗体吸附在固相载体（聚苯乙烯微量反应板）表面，使抗原-抗体反应在固相表面进行，用洗涤法将固相上的抗原-抗体复合物与液相中的游离成分分开，再加入底物显色。根据所检测成分不同，采用不同的操作方法，如夹心法、间接法、竞争法、捕获法等。下面简介两种常用的 ELISA 方法：①双抗体夹心法：用于检查特异性抗原。将已知抗体包被固相载体，加入待检标本，标本中若含有抗原即与固相表面的抗体结合，洗涤去除未结合成分，加入酶标记抗体，作用后洗去未结合的酶标记抗体，加入底物，底物受酶催化而显色（图 34-4）。②间接法：用于检测特异性抗体。将已知抗原包被固相载体，加入待检标本，洗涤后再加入酶标记的抗体，洗涤后加底物，观察显色反应。

（3）免疫胶体金技术　免疫胶体金技术是以胶体金作为标记物应用于抗原-抗体反应的一种新型免疫技术。目前已有数十种检测试剂应用于临床。在免疫检测中，金标记常与膜载体配合，形成特定的测定模式，典型的如斑点免疫渗滤试验及斑点免疫层析试验等，是目前临床上广泛使用的既简便、快速，又灵敏度高、精确度好的一种方法。

（4）放射免疫测定法　用放射性核素标记抗原或抗体进行免疫学检测。它将放射性核素具有的高灵敏度和抗原-抗体反应的特异性相结合，使检测的灵敏度达 pg 水平。该法常用于测定微量物质，如胰岛素、生长激素、甲状腺素、孕酮等激素，以及吗啡、地高辛等药物。但此技术存在一定的放射性污染。

二、免疫细胞及其功能检测

免疫细胞及其功能检测包括免疫细胞的计数、鉴定以及某些细胞因子的检测，检测目的在于评估机体免疫状态、辅助诊断某些疾病和观察临床治疗效果。

1. T 淋巴细胞总数测定 测定外周血 T 淋巴细胞总数，了解机体的细胞免疫功能状态，具体方法有 E 花环试验、荧光抗体染色等。

2. T 淋巴细胞亚群测定 方法同上，所用的单克隆抗体分别为鼠抗人 CD4 和 CD8 的单克隆抗体。通过荧光抗体技术检测 $CD4^+$ T 淋巴细胞及 $CD8^+$ T 淋巴细胞的数量及比值。如感染 HIV 后，$CD4^+/CD8^+$ T 淋巴细胞比值迅速降低甚至倒置。

3. T 淋巴细胞增殖试验 植物血凝素（PHA）、刀豆蛋白 A（ConA）等丝裂原以及抗 CD3 抗体等均能非特异性激活培养的 T 淋巴细胞，使其转化为淋巴母细胞。在增殖过程中，细胞 DNA、RNA、蛋白质合成增加，细胞形态发生改变，最终细胞分裂。通过计算淋巴细胞的转化率来测定 T 淋巴细胞的功能状态。

4. B 淋巴细胞总数测定 采用荧光抗体染色技术，通过检测 SmIg 来了解 B 淋巴细胞的数量。将荧光标记的兔抗人免疫球蛋白与已分离的人外周血单个核细胞作用，荧光显微镜下观察，发出荧光的细胞即为 B 淋巴细胞。

5. 细胞因子检测 常用方法有三种。①生物活性检测法：其基本原理为某些细胞的增殖有赖于细胞因子的存在，细胞增殖与细胞因子的量呈正相关；选择相应的细胞株，加入样品后根据细胞增殖水平可确定样品中细胞因子的含量。②免疫学检测法：采用 ELISA 法，用抗细胞因子单克隆抗体检测相应的细胞因子。③分子生物学检测法：即采用核酸杂交技术检测某种细胞因子 mRNA 的存在和表达，此法敏感性高、特异性强，可用于多种细胞因子的检测。

目 标 检 测

一、选择题

A1 型题

1. 下列哪种情况是自然被动免疫？（   ）

A. 隐性感染获得的免疫 　　　　　　　　　　　B. 注射抗体获得的免疫

C. 注射类毒素获得的免疫 　　　　　　　　　　D. 口服疫苗获得的免疫

E. 通过初乳、胎盘获得的免疫

2. 患传染病后获得的免疫力称为（   ）。

A. 人工免疫 　　　　　　　　B. 自然主动免疫 　　　　　　　　C. 自然被动免疫

D. 人工主动免疫 　　　　　　E. 人工被动免疫

3. 活疫苗的特点，不包括（   ）。

A. 用弱毒株或无毒株制成 　　　　　　　　B. 易保存，安全性好

C. 接种次数少，剂量小 　　　　　　　　　　D. 接种后副反应较少

E. 免疫效果好，维持时间长

4. 下列几种结论中正确的是（   ）。

A. 患传染病获得的免疫称为自然被动免疫

B. IgG 或 sIgA 能使机体产生自然主动免疫

C. 注入抗毒素后产生的免疫为人工主动免疫

D. 接种疫苗后产生的免疫称为人工主动免疫

E. 通过胎盘获得的免疫称为自然主动免疫

5. 在抗原-抗体反应中,哪一项是错误的?(　　)

A. 抗原、抗体可逆性结合　　　　　　　　　B. 抗原、抗体结合稳定、不可逆

C. 抗原、抗体按一定比例结合　　　　　　　D. 反应受温度影响

E. 反应受酸碱度影响

6. 机体感染病原体后建立的特异性免疫是(　　)。

A. 人工主动免疫　　　　　　B. 人工被动免疫　　　　　　C. 自然主动免疫

D. 自然被动免疫　　　　　　E. 以上都不是

7. 使用细菌的外毒素经甲醛处理后制成的是(　　)。

A. 抗毒素　　　　B. 类毒素　　　　C. 内毒素　　　　D. 致敏毒素　　　　E. 细菌素

二、简答题

1. 简述人工主动免疫与人工被动免疫的区别。

2. 简述人工主动免疫的注意事项。

选择题参考答案

References | 参考文献

[1] 钱国英,陈永富,汪财生.免疫学与免疫制剂[M].杭州:浙江大学出版社,2012.

[2] 李凡,徐志凯.医学微生物学[M].9 版.北京:人民卫生出版社,2018.

[3] 阳莉,陈晓露.病原生物与免疫学[M].北京:中国医药科技出版社,2013.

[4] 龚宗跃.免疫学基础与病原生物学[M].郑州:河南科学技术出版社,2017.

[5] 杨朝晖,张亚光.病原生物与免疫学[M].北京:中国医药科技出版社,2018.